U0302842

"十二五"国家重点图书出版规划项目

国医大师临床研究

中华中医药学会 组织编写

朱良春从痰瘀论治复杂疑难病

朱婉华 胡镜清 主编

科学出版社
北京

内 容 简 介

国医大师朱良春先生是中医临床大家，十分重视经典理论，反复强调："振兴中医，必须回归中医，坚持中医理念，以中医经典、中医基础理论为指导。"此书的编写就是一次围绕朱老从痰瘀论治复杂疑难病的探寻，由"痰瘀学说窥见"（理论结合临床）、"治法方药应用"（经验用药解析及专病临证详谈）、"验案实录探微"（风湿、肿瘤、杂病）三个篇章展开。另外，在"同道体悟心得"中选取以朱老为主的国医大师的传承人学习老一辈学术思想的心得体会；在"大师经验参学"中则遵循朱老"博采众长"的治学精神，选录了 16 位国医大师及 2 位全国名中医有关痰瘀学术思想的论文，从不同广度与深度来学习大师们的临证经验。

本书获得国家重点研发计划项目中医药现代化研究专项"冠心病等疾病痰瘀互结病因病机与诊治方案创新研究（No. 2019YFC1708500）"基金资助。适合广大中医临床医生、中西医结合工作者和科研人员参考阅读。

图书在版编目（CIP）数据

朱良春从痰瘀论治复杂疑难病 / 朱婉华，胡镜清主编. —北京：科学出版社，2021.8

（国医大师临床研究）

ISBN 978-7-03-069688-5

Ⅰ. ①朱⋯　Ⅱ. ①朱⋯　②胡⋯　Ⅲ. ①疑难病–辨证论治–经验–中国–现代　Ⅳ.①R241

中国版本图书馆 CIP 数据核字（2021）第 177480 号

责任编辑：刘　亚 / 责任校对：申晓焕
责任印制：赵　博 / 封面设计：黄华斌

科 学 出 版 社 出版
北京东黄城根北街 16 号
邮政编码：100717
http://www.sciencep.com

三河市春园印刷有限公司印刷
科学出版社发行　各地新华书店经销
*

2021 年 8 月第 一 版　开本：787×1092　1/16
2025 年 4 月第五次印刷　印张：24 1/2　插页：4
字数：563 000

定价：**150.00 元**
（如有印装质量问题，我社负责调换）

国医大师朱良春简介

朱良春（1917～2015 年），主任中医师、教授，首届国医大师，全国老中医药专家学术经验继承工作指导老师。早年拜孟河御医世家马惠卿先生为师。继学于苏州国医专科学校，并于 1938 年毕业于上海中国医学院，师从章次公先生，深得其传。历任南通市中医院首任院长（1956～1984）、中国农工民主党中央委员、江苏省政协常委暨南通市政协副主席、中国中医药学会第 1～2 届理事暨江苏省分会副会长、南通市科学技术协会副主席等职。1987 年 12 月获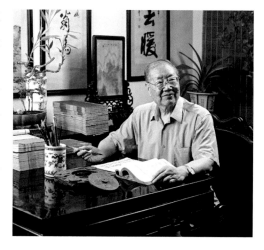国务院批准为"杰出高级专家"，享有终身不退休待遇。1991 年 7 月，国务院颁予政府特殊津贴证书。曾任南通市中医院首席技术顾问，中国癌症基金会鲜药研制学术委员会名誉主任，南京中医药大学终身教授、博士生导师，上海同济大学特聘教授，广州中医药大学第二临床医学院及长春中医药大学客座教授，中国中医科学院学术委员会委员，中国中医药学会终身理事，中医教材顾问委员会委员，《世界中医药》杂志顾问委员会副主任委员，新加坡中华医学会专家咨询委员，美国中医针灸医师联合会高级顾问等职。

朱良春教授从医近 80 载，是全国著名的中医学家，其治学严谨，医术精湛，对内科杂病的诊治具有丰富的经验，提出对时行热病应"先发制病"，痹症具有"久病多虚，久病多瘀，久痛入络，久必及肾"之特点，慢性久病"从肾论治"等论点。先后研制了"益肾蠲痹丸""复肝丸""痛风颗粒"等具有自主知识产权的医院制剂，"益肾蠲痹丸"获部、省级科技奖。主要学术著作有《虫类药的应用》、《章次公医案》、《医学微言》、《朱良春用药经验集》、《中国百年百名中医临床家丛书·朱良春》、《现代中医临床新选》（日文版，合著）、《章次公医术经验集》、《朱良春医集》、《朱良春虫类药的应用》（第 2 版）等 10 余部，发表学术论文 190 余篇。曾先后应邀赴日本、新加坡、法国、马来西亚等国家做学术演讲。他因擅长用虫类药治疗疑难杂症，故有"虫类药学家"之称。他尝取苏东坡"博观而约取，厚积而薄发"为座右铭，博采众长，冶为一炉。章次公先生"发皇古义，融会新知"之主张及张锡纯之求实精神，对他启迪殊深。朱老一生勤于实践，师古不泥，仁心仁术，惠泽苍生，是一位理论联系实际的中医临床大家！

主 编 简 介

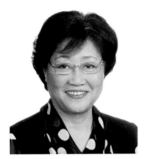

朱婉华，1949 年生，教授，硕士研究生导师，主任中医师。我国首批国医大师朱良春教授的学术继承人，江苏省名中医，第二、三批江苏省老中医药专家学术经验继承工作指导老师，中华中医药学会全国名老中医学术传承工作团队老师，江苏省非物质文化遗产"益肾蠲痹法治疗风湿病技术"市级代表性传承人，南通良春中医医院院长暨南通市良春中医药研究所所长，国家中医药管理局重点专科风湿病科全国痛风协作组组长。现任中华中医药学会风湿病分会顾问，世界中医药学会联合会风湿病专业委员会副会长，中华中医药学会名医学术思想研究会名誉副主任委员；中国癌症基金会北京鲜药研制中心副主任委员；中国中医药研究促进会肿瘤专业委员会名誉副主任委员；中国中医药信息学会名老中医薪火传承分会副会长，海峡两岸医药卫生交流协会风湿免疫病学专业委员会高级顾问，《世界中西医结合杂志》《风湿病与关节炎杂志》编委。

朱婉华教授从医 40 余年，善于继承和创新，在整理朱良春国医大师经验的基础上，在中医药治疗风湿病、肿瘤领域已形成自己独特的临床治疗体系。已在风湿病领域获得 10 项部、省、市级科技成果进步奖，国家发明专利 6 项，主持研发治疗类风湿关节炎的"益肾蠲痹丸"，主持国家科技部"十五"重点攻关项目 2 项，国家科技部"十一五"科技支撑计划 2 项，江苏省科技支撑计划 1 项，主编《痛风（浊瘀痹）诊疗与康复手册》《朱良春益肾蠲痹法治疗风湿病》，主编著作 5 部，副主编著作 23 部，在各级各类杂志发表学术论文 100 余篇。

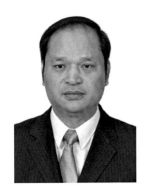

胡镜清，1965 年生，研究员，博士研究生导师。现任中国中医药科技发展中心（国家中医药管理局人才交流中心）主任，中国中医科学院首席研究员，国家中医药管理局中医临床研究方法重点研究室主任，中国中医科学院临床流行病学学科带头人。兼任中华中医药学会中药临床药理学分会主任委员、世界中医药学会联合会临床疗效评价专业委员会会长、中华医学会临床流行病学和循证医学分会第八届委员会常委。

胡镜清研究员主要研究方向为中医病机病证理论及应用研究，研究专题包括中医证候规范与辨证方法、老年疾病防治与健康服务等。先后主持包括重点研发计划项目 973、863、国家科技支撑计划、国家自然科学基金在内的国家级及省部级课题 20 余项，包括 2014 年国家重点基础研究发展计划（973 计划）项目"中医证候临床辨证的基础研究"任首席科学家，2019 年重点研发计划项目"冠心病等疾病痰瘀互结病因病机与诊治方案创新研究"任项目负责人。获得国家科技进步奖等省部级及以上科技成果奖励 20 余项，发表论文 200 余篇。

保持中医特色，发挥中医优势，解疑释难，用新的技艺，屡起沉疴，为保障人民健康，作出卓越贡献！

朱良春 辛卯夏 庚九五

国医大师朱良春寄语

传丹溪心法固本强基
承良春方术行稳致远

朱良春从痰瘀论治复杂疑难病新著付梓滋庆

辛丑仲夏 孙光荣 敬题于北京

国医大师孙光荣题字

缘　起

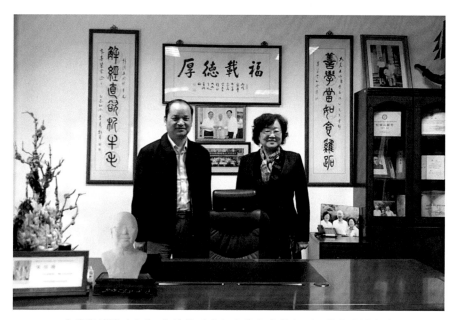

主编胡镜清（左）、朱婉华（右）在朱老生前名医工作室合影留念

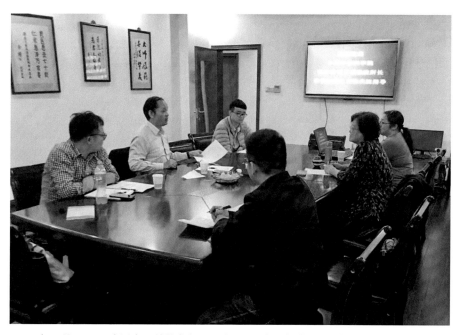

2019年4月20日，中国中医科学院中医基础理论研究所胡镜清所长携团队来南通良春中医医院进行考察后，双方决定对国医大师朱良春治疗疑难病的临床经验进行梳理研究

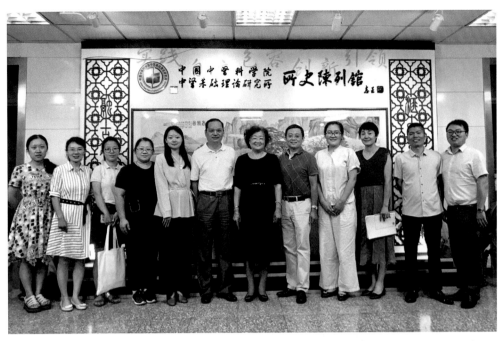

2019 年 8 月 14 日，中国中医科学院中医基础理论研究所和南通市良春中医药临床研究所传承团队成员第一次申报课题研讨会后合影留念

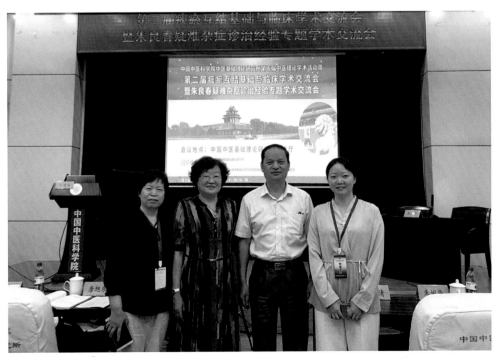

2020 年 8 月 26 日，在第二届痰瘀互结基础与临床学术交流会暨朱良春疑难杂症诊治经验专题学术交流会上，《朱良春从痰瘀论治复杂疑难病》主编朱婉华（右三）、胡镜清（右二），副主编蒋恬（右一）、陈党红（右四）合影留念

"国医大师临床研究"丛书编辑委员会

《朱良春从痰瘀论治复杂疑难病》编委会

主　编　朱婉华　胡镜清
副主编　蒋　恬　陈党红
编　委　（按姓氏笔画排序）

"国医大师临床研究"丛书序

　　2009 年 6 月 19 日,人力资源和社会保障部、卫生部和国家中医药管理局在京联合举办了首届"国医大师"表彰暨座谈会。30 位从事中医临床工作(包括民族医药)的老专家获得了"国医大师"荣誉称号。这是中华人民共和国成立以来,中国政府部门第一次在全国范围内评选国家级中医大师。国医大师是我国中医药事业发展宝贵的智力资源和知识财富,在中医药的继承创新中发挥着不可替代的重要作用。将他们的学术思想、临床经验、医德医风传承下来,并不断加以发展创新,发扬光大,是继承发展中医药学,培养造就高层次中医药人才,提升中医药软实力与核心竞争力的重要途径。

　　为了弘扬中华民族文化,广泛传播和充分利用中医药文化资源,满足中医药人才队伍建设的需要;进一步完善中医药传承制度,将国医大师的学术思想、经验、技能更好地发扬光大。科学出版社精心组织策划了"国医大师临床研究"丛书的选题项目,这个选题首先被新闻出版总署批准为"十二五"国家重点图书出版规划项目,后经科学出版社遴选后申报国家出版基金项目,并在 2012 年获得了基金的支持。这是国家重视中医药事业发展的重要体现,同时也为中医药学术传承提供良好契机。国家出版基金是国家重大常设基金,是继国家自然科学基金、国家社会科学基金之后的第三大基金,旨在资助"突出体现国家意志,着力打造传世精品"的重大出版工程,在"弘扬中华文化,建设中华民族共有精神家园"方面与中医药事业有着本质和天然的相通性。国家出版基金设立六年以来,对中医药事业给予了持续的关注和支持。

　　作为我国成立最早、规模最大的中医药学术团体,中华中医药学会长期以来为弘扬优秀民族医药文化,促进中医药科学技术的繁荣、发展、普及推广发挥了重要作用。本丛书编辑出版工作得到了中华中医药学会大力支持。国家卫生和计划生育委员会副主任、国家中医药管理局局长、中华中医药学会会长王国强亲自出任丛书主编。

　　作为中国最大的综合性科技出版机构,60 年来科学出版社为中国科技优秀成果的传播发挥了重要作用。科学出版社为本丛书的策划立项、稿件组织、编辑出版倾注了大量心血,为丛书高水平出版起到重要保障作用。

　　本丛书同时还得到了各位国医大师及国医大师传承工作室和所在单位的大力支持,并得到各位中医药界院士的支持。在此,一并表示感谢!

　　本丛书从重要论著、临床经验等方面对国医大师临床经验发掘整理，涵盖了中医原创思维与个性诊疗经验两个方面。并专设《国医大师临床研究概览》分册，总括国医大师临床研究成果，从成才之路、治学方法、学术思想、技术经验、科研成果、学术传承等方面疏理国医大师临床经验和传承研究情况。这既是对国医大师临床研究成果的概览，又是研究国医大师临床经验的文献通鉴，具有永久的收藏和使用价值。

　　文以载道，以道育人。丛书将带您走进"国医大师"的学术殿堂，领略他们深邃的理论造诣，卓越的学术成就，精湛的临床经验；丛书愿带您开启中医药文化传承创新的智慧之门。

"国医大师临床研究"丛书编辑委员会

2013 年 5 月

自　序

　　国医大师朱良春是中医临床大家，十分重视经典理论，反复强调："振兴中医，必须回归中医，坚持中医理念，以中医经典、中医基础理论为指导。"他精于辨证而长于用药，近80年从医生涯中，灵活运用中医经典理论指导临床，将辨证与辨病相结合，临证用药精专、配伍精当，尤其用虫类药心法独到，形成系统辨治以风湿病中类风湿关节炎、强直性脊柱炎、系统性红斑狼疮、干燥综合征、硬皮病、痛风等；肿瘤中肺癌、胃癌、肝癌、恶性淋巴瘤、脑胶质瘤等为代表的复杂疑难病的学术思想体系。朱老的学术思想如同"明灯"，带我们探寻无尽的临证宝藏。此书的编写就是一次围绕朱老从痰瘀论治复杂疑难病的探索。

　　对于复杂疑难病的辨治，朱良春先生在长期临床实践与深入探索病理机制后，将其病理特点概括为"虚""痰""瘀"，提出"怪病多由痰作祟，顽疾必兼痰和瘀"，并以"久病多虚，久病多瘀，久病入络，久必及肾"对其病机转归进行高度概括；提出"治痰要治血，血活则痰化"的原则，以达"将化未化之痰，行之归正；已化之痰，攻而去之"的目的；在此基础上还提出"上下不一应从下，表里不一当从里"的原则，提倡"百病不治，求治于肾"。朱老认为"虚""痰""瘀"这三大病理因素几乎贯穿复杂疑难病始终，应从"正虚为本、痰瘀为标"核心病机出发，化繁为简，在"扶正、化痰、消瘀"的治法原则内同中求异，对于专病的立法处方宜围绕其病机核心和病理关键，区别正、邪性质及病情程度而有所偏重。如对痹病（风湿病）辨证施治时，朱老强调必须抓住三个环节——治证与治病、扶正与逐邪、通闭与解结，重点解决三大主症——疼痛、肿胀、僵直拘挛，形成"益肾蠲痹法"治疗风湿病技术，确立"益肾壮督治其本、蠲痹通络治其标"的治疗大法。而对于肿瘤的辨治，朱老则强调正虚是肿瘤产生的前提条件。先天不足、阴阳失调、气血不足、肾精亏虚、脾胃虚弱等患者，正虚感邪、正邪相争而正不胜邪，从而出现气滞、血瘀、毒邪、湿聚、痰凝互结等一系列病理变化，最终形成肿瘤。朱老创立"扶正消癥法"治疗肿瘤，以"培补正气固其本，消癥荡邪治其标"为法度，草木药和虫类药相伍治疗各种肿瘤，以抑制肿瘤生长，防止肿瘤复发及转移，改善患者生活质量为治疗目的。如治疗消化道肿瘤，朱老以扶正消癥法，加白术、藤梨根、八月札、红藤、败酱草等消癥散积，并以黄芪配莪术，益气护膜、扶正化瘀，以充分发挥中医药多层次、多环节、多途径、多靶点作用于机体的优势。朱老认为中医之生命力在于学术,学术之根源本于临床,临床水平之检测在于疗效,所以临床疗效是迄今为止一切医学的核心问题,也是中医学强大生命力之所在。

老子《道德经》有云:"死而不亡者寿",《礼记·中庸》引孔子:"故大德,……必得其寿",恰如国医大师朱良春先生的写照。朱老一生都在学中医、做中医、传中医。除了学术经验甚为丰富,自成体系,恩惠后学及嘉惠患者外,特别是朱老的治学精神至今一直影响和鼓舞着中医学子。朱老曾在多个场合指出:"中医药学是中华传统文化的一部分,要想真正掌握它、运用它,不熟读经典、深入钻研,不认真实践、融会贯通,是不可能得其精髓而有所造诣的,须下大功夫深研、用心体会运用。"朱老精耕经典著作,对其中许多义理深入钻研,结合自己的体悟,不断进行总结、归纳,形成了自己独特的学术体系。朱老博采众长,善思善用,是医圣张仲景倡导"勤学古训,博采众方"的实践者。例如,朱老认真学习《柳选四家医案》《临证指南医案》,思考其中临证经验,灵活应用张锡纯《医学衷中参西录》中升陷汤治大气下陷(心肺功能低下、全身衰竭之候)、参赭镇气汤治虚喘(心脏性喘息及慢性肺源性心脏病之上盛下虚者)、振颓丸治痿废(脑血管意外后遗症、截瘫、类风湿关节炎等运动障碍者)等,多有心得。除了重视前人医案外,朱老亦很重视"师传",认为在名师的指导下,读书和实践都可以少走很多弯路。他在少年时拜御医马培之之侄马惠卿,青年时期更受章次公亲炙,打下坚实的中医理论与临证基础,践行章公"发皇古义,融会新知"的主张,强调"发挥中西医各长,取长补短",应"着眼于核心病机",在临床上提倡"双重诊断(中、西医诊断),一重治疗(中医药治疗)"。在从医近80年时间里,朱老除了繁忙的行政事务外,勤于临证,敏于思考,日间应诊,夜间读书,坚持"每日必有一得",常年做读书临床笔记,积累了大量的临证经验,经过细致深入归纳、总结,形成了许多甚至是独创的学术观点,予后学以深刻启迪。

朱老常说"中医不仅是一种谋生手段,更是一种仁术",朱老德艺双馨,一生都在践行孙思邈的"人命至重,有贵千金,一方济之,德逾于此"的信条。朱老视患者如亲人,对待同行如春风和煦,爱护弟子并无私传授。朱老不尚空谈,求真实干,一生为中医事业奔波,深得杏林敬重。他深造于经典,创新于当代,成就了超群的学识;是被弘一法师称为"善疗众生疾"的"大医王",是善用虫类药治疗各种疑难杂病和急危重症而屡有奇效的"五毒医生";是"心似佛而术近仙"的中医药学家,永远值得后辈敬重!

最后用"以良方寿世,如春雨膏田"来缅怀我们尊敬的朱良春先生!

朱婉华　胡镜清

辛丑年初夏

目　　录

第三篇　验案实录探微

第四篇　同道体悟心得

第五篇　大师经验参学

第一篇

痰瘀学说窥见

第一章　复杂疑难病探源

1　病理多因虚、痰、瘀

国医大师朱良春先生曾说过，世界上没有绝对的"不治之症"，只有"不知之症"。对于复杂疑难病症，主要还在于未认清其背后的机制，用药就不能有的放矢，难有良效，故破解疑难病症要从深入探索病理机制上下工夫，努力从不知到渐知，转不治为可治。

朱老长于辨治复杂疑难病症，认为复杂疑难病症在于病机之"复杂"、辨证之"疑"、论治之"难"。既要辨识何邪为患、邪之深浅，捋清错杂之病机，又要了然正气之虚实、预后之转归，故在辨治复杂疑难病症时特别强调"持重"与"应机"。所谓"持重"，就是辨证即明，用药宜专；所谓"应机"，即症情既变，立法用药亦随之调整。掌握此辨证论治之规律，找到证的本质，化"复杂"为清晰、辨"疑"而不惑、治"难"亦不乱，自可得心应手，化解复杂疑难病症为可辨可治。朱老对待每一位疑难病症患者都认真细致，通过运用中医四诊及自己探索的诊法（如人中诊法、舌边白涎诊法、望睛法等），结合现代医学检查，详细、全面了解患者的病史、病情、既往检查、治疗等情况。朱老认为望诊是四诊之首，"望而知之谓之神"可辨识病邪之深浅、正气之虚实、疾病之转归。特别是为医日久的经验积累，一望患者面貌、体态便可知精气神之状态及预后。而问诊是四诊中最基本、最主要、最重要的方法，问诊详尽，可以发现真正病因，并结合饮食、情志、既往病史等因素，谨察病机，从而抓住复杂疑难病症之辨证关键所在。

对于复杂疑难病症的辨治，朱良春先生在长达近 80 年的临床实践与深入探索病理机制后，将其病理特点概括为"虚""痰""瘀"，提出"怪病多由痰作祟，顽疾必兼痰和瘀"，并以"久病多虚，久病多瘀，久痛入络，久必及肾"对其病机转归进行高度概括，在此基础上提出"上下不一应从下，表里不一当从里"的原则，提倡"百病不治，求治于肾"。朱老认为"虚""痰""瘀"这三大病理因素几乎贯穿复杂疑难病症始终。关于"虚"，由于复杂疑难病症多迁延日久，缠绵难愈，故多有虚证的临床症状。"虚"是五脏虚弱或精气血不足的表现，单脏或多脏亏虚要视具体表现而判定。关于正气亏虚是复杂疑难病症的病理基础，将在本篇第二章做详细论述，在此暂不赘述。痰浊、瘀血是人体受某种致病因素作用后在疾病过程中所形成的病理产物。这些病理产物形成之后，又能直接或间接作用于人体某一脏腑或组织，发生多种病证，故又属致病因素之一。具体到每位患者、不同的发展阶段，其痰、瘀又有轻重、缓急、主次之不同。如痰浊重于瘀血，则须化痰为主；如瘀血重于痰浊，则化瘀为先；痰瘀并重，则痰瘀并消。

朱老认为"痰"具有明显的特征，主要表现：①眼神呆滞，面色晦暗，或眼眶周围青暗。②形体丰腴，手足作胀。③皮肤油垢异常，或面色光亮如涂油，其两颊色红，多为痰火；而呈灰滞，恒为痰湿。④神志恍惚或抑郁，或烦躁不宁。⑤舌体胖大，苔白腻如积粉，或灰腻而厚，脉沉或弦或滑或濡缓。⑥易惊悸，烦懊不眠，或昏厥、抽搐，或神志失常。这些辨痰要点，临证时不必诸症俱全，有时抓住一二特征性表现即可。而痰瘀之患，大多有苔腻、脉滑或舌紫、脉涩之候，然有时上述之症没有，而症状确属痰瘀，如痰多、眩晕、癫痫、刺痛、久痛、腹部癥积、皮下肿块，亦可从痰瘀试治，得效较速，说明皆为痰瘀作祟，临证可参考苔腻部位和脉滑涩部位来辨别痰瘀的部位。

痰浊与瘀血既是机体在病邪作用下的病理产物，也可作为病因作用于人体。如风湿病大多为慢性进行性过程，疾病既久，则病邪由表入里，由轻而重，导致脏腑功能失调，而脏腑功能失调的结果之一就是产生痰浊与瘀血。如风寒袭肺，肺气郁闭，则肺津凝聚成痰；寒湿困脾，脾失运化，湿聚成痰；痹证日久，伤及肾阳，水道不通，水湿上泛，聚而为痰，若伤肾阴，虚火灼阴而变成痰浊；肝气郁滞，气郁化火，炼津为痰；风湿痹阻心气，血脉瘀滞，气滞血凝。或风湿病日久，五脏气机紊乱，升降无序，则气血痰浊交阻，痰瘀乃成。又如神经精神类疾患，朱老也是抓住"痰""瘀"两端，以涤痰化瘀作为此类疑难病症的重要治则，灵活化裁，往往取得明显疗效。痰涎壅塞，气道不畅，神明之府被痰困蒙，上不能通，下不能达，则眩晕、癫、狂、痫以作。如不少反复缠绵的癫、狂、痫患者，舌质可见紫色或瘀斑，精神症状呈周期性加重，皆是兼有瘀血之故。因为痰气凝滞，气病及血，气血瘀阻，蒙蔽灵窍，而致精神失常，症状顽固不愈。

痰瘀为病因，或偏于痰重，或偏于瘀重，或痰瘀并重，临床表现不尽相同。若以痰浊痹阻为主，因痰浊流注关节，则关节肿胀，肢体顽麻；痰浊上扰，则头晕目眩；痰浊壅滞中焦，气机升降失常则见胸脘满闷，纳差呕恶。若以瘀血为主，则血瘀停聚，脉道阻滞，气血运行不畅而痛，表现为肌肉、关节刺痛，痛处不移，久痛不已，痛处拒按，局部肿胀或有瘀斑。若以痰瘀并重，痹阻经脉，痰瘀为有形之物留于肌肤，则见痰核、硬结或瘀斑；留著关节、肌肉，则肌肉、关节肿胀疼痛；深著筋骨，则骨痛肌痿，关节变形、屈伸不利。由此可见，痰瘀既成，则胶着于骨骱，痹阻经络，遂致关节肿大、变形、疼痛加剧，皮下结节或红斑，肢体僵硬，麻木不仁，为病多顽固难愈。"痰瘀互结"是风湿病中的一个重要证候，且多出现于中医风湿病的中、晚期，可见于筋痹、脉痹、骨痹、心痹、肺痹中。西医风湿病中的类风湿关节炎、强直性脊柱炎、骨关节炎、系统性红斑狼疮、皮肌炎、硬皮病、结节性多动脉炎、血管炎等，均可见之。清代董西园在《医级·杂病》谓："痹非三气，患在痰瘀"，确是对《内经》痹病病因学的一个发展。

清代叶天士在《临证指南医案》中多次提及"初病在经，久痛入络，以经主气、络主血""初为气结在经，久则血伤入络""病久……痛久则入血络"，形成了中医络病学说的雏形。朱良春先生在总结前人经验的基础上，将络瘀理论应用于复杂疑难病症的诊疗，提出了"久病入络、久病多瘀"的病机观。朱老宗叶天士之说，言"经主气，络主血"，络为聚血之所。经络为全身气血通道，气血为病往往都会影响经络，络脉多深在脏腑组织之中，凡是发生于经络系统终末段、深入到脏腑机体四肢百骸的疾病，统属于"络病"。对于顽痹者，多因风湿病失治、误治、久治乏效，缠绵难愈，经气之伤渐入血络，留滞于内，络脉失和，血失通利，血络也瘀，深入骨骱，痰瘀并阻络道，凝涩不通，邪正混淆，如油入面，而形成"久病入络"的病机。久病入络、久痛入络是疾病发展、病情深重、病位深在的一般规律，诚如叶天士言："在经多气病，在络多血病""百日久恙，血络必伤""痛久则入血络"，临床则多见于风湿病关节肿痛，功能障碍症状较重、病程长，疾病缠绵难愈者。

总之，对于涉及多系统的复杂疑难病症而言，病机上抓住了"虚""痰""瘀"三大特点，就是抓住了重点和主线，也就抓住了治疗的关键。

2　辨证亦需重辨病

朱良春先生早在 1961 年就提出中医的"辨证论治"与现代医学的"辨病论治"相结合的学术观点（《江苏中医》1961 年 7 月），1962 年又对"辨证与辨病相结合的重要性及其关系的探讨"结合临床体会做了进一步阐述（《中医杂志》1962 年 1 期）。

朱老指出，病是证产生的根源，证是疾病反映出来的现象，因此"证"和"病"是一种因果关系，有着不可分割的联系。辨病是前提，辨证是手段。辨证是基于疾病核心病机的分类和细化。脱离了辨病，单靠辨证就会割舍疾病的总体特征。否定或肯定病和证的任何一方面都是片面的、不完善的。而两者结合，则是创造新医药学派的重要途径。辨病是临床的需要，因为治病是临床的目的。目前在临床上辨病主要是辨西医之病，这的确可帮助我们从病理生理、病理解剖、转归预后诸方面更好地把握疾病本质，但并不意味着从中医角度辨病没有意义。重视中医辨病，是强调从中医理论角度认识和把握疾病的本质性病机，在此基础上，或辨证施治，或专病专方，才能取得根本疗效。如"痛风性关节炎"，历代医家多将之归于"痹证"范畴加以辨治，而以往痛风的中西医病名皆为"痛风"，这与中医古籍中所论述的风邪或兼夹郁火致病之痛风并非同一种疾病。朱老指出，此病背后更深的原因实为"痰湿阻滞于血脉之中难以泄化，与血相结而为浊瘀滞留于经脉，则骨节肿痛、结节畸形，甚则溃破，渗溢脂膏；或郁闭化热聚而成毒，损及脾肾"，明确指出"凡此皆浊瘀内阻使然，实非风邪作祟""浊瘀是内因，是主因，受寒、受湿、饮食等因素只是体内病变前提下的诱发因素"，创"浊瘀痹"中医新病名，它概括了痛风"浊毒瘀滞"的病机本质，既有别于西医，又统一于中医"痹证"范畴，补充了《内经》《金匮要略》中有关痹证的分类不足，提出浊、瘀、痰内邪互为因果致痹的论点，更是对《内经》"风寒湿三气杂至合而为痹"、外邪致痹理论的继承发展。

另外，复杂疑难病症如风湿免疫性疾病、恶性肿瘤、神经系统变性疾病需要长期乃至终生服药，只有把握正确的病机，才不会因暂时的取效不捷，怀疑药不对症而频频改方，使之功亏一篑。特别是将中医精髓和核心的"辨证"与"辨病"密切结合，一方面可使患者得到及时正确的治疗；另一方面对提高临床疗效、研究疾病与证候的关系、探索疾病诊治的规律等也有积极的意义。

*备注：2017 年 3 月 13 日，国家中医药管理局印发中风病（脑梗死）等 92 个病种中医临床路径和中医诊疗方案，其中就包括了风湿病科：浊瘀痹（痛风性关节炎）。"浊瘀痹"

被正式命名为痛风性关节炎的中医病名。

3　治则当以平为期

朱老在复杂疑难病症的治疗上，十分重视燮理阴阳，恢复人体"阴平阳秘"的正常生理状态。中医是道法自然的医学、平衡的医学，中医经典著作始终贯穿着天人合一的整体观，历代医家也都是在道法自然理论的指导下，充分发挥、传承弘扬，使中医成为历数千年而不衰的生命科学。道法自然是以不变应万变，是人类解决疑难杂症的最高智慧。疾病的发生，从最根本意义上说是阴阳的相对平衡遭到破坏，出现阴阳偏盛偏衰的结果。《素问·至真要大论》指出："谨察阴阳所在，而调之，以平为期。"中医不是对抗医学，不是以杀灭细菌、病毒为前提的，而是用药物调整人体阴阳平衡，平衡的目的是恢复人体的自然状态，祛除的只是疾病，保护的却是人体。

《素问·阴阳应象大论》曰："阴阳者，天地之道也，万物之纲纪，变化之父母，生杀之本始，神明之府也，治病必求于本。"本者，阴阳也。运用宏观的整体观念，"亢则害，承乃制"，"阴平阳秘，精神乃治，阴阳离决，精气乃绝"，复杂疑难病症"以平为期"的治疗原则，就是强调抓住疾病本质，针对主要矛盾进行治疗，矛盾解决了，疾病自然向愈，即"治病必求于本"，整个治疗过程也都是以恢复机体阴阳协调平衡和内环境相对稳定为目的。朱老深赞张景岳"善补阳者，必于阴中求阳，则阳得阴助而生化无穷；善补阴者，必于阳中求阴，则阴得阳升而源泉不竭"的观点，提倡"燮理阴阳"辨治复杂疑难病症。2011年哈佛大学曾对中医阴阳五行理论有这样的评价："中医的阴阳五行，是描述人体高度复杂开放的巨系统，最简单的哲学模式。"

治则是指导治法的总则，治则确立后，治法即是在治则指导下的具体措施和方法。治则在先，抽象程度高，注重整体；治法在后，针对性强，注重具体；治则的正确与否需在治法的实施过程中不断考证并完善。病变万端，错综复杂，也不会超过八纲；在治疗方面，古往今来，经方、时方，不下数十万个，但也离不开八法，"八法之中，百法备焉"。医圣张仲景说："观其脉证，知犯何逆，随证治之。"这是对中医治病科学性的高度概括，成为中医千古不易之法门，以人为本，通过四诊，司外揣内，不管疾病如何变化，如能认真掌握和运用，就能洞察疾病之幽奥，见微知著，发于机先，顺势调整人体的阴阳平衡，就能使复杂的疾病简单化，执简以驭繁是人类攻克疾病的最高智慧。

郭博信曾说过："中医是无形的科学"，中医经典著作中处处闪烁着"伟大的真理，科学的预见"。朱良春先生提出"经典是基础，师承是关键，实践是根本"，通过认真学习《内经》《伤寒杂病论》等经典著作，联系临床实践体悟，寻回失去的中医"元神"，同时融会新知，将能无往而不利，战胜诸多疑难杂症。

第二章　正气亏虚是基础

1　久病多虚必及肾

朱良春先生认为正气亏虚是复杂疑难病症产生的基础，亦是主因，"邪之所凑，其气必虚"，"至虚之处，便是容邪之所"，可见复杂疑难病症离不开邪正之纷争。《灵枢·百病始生》言："风雨寒热不得虚，故邪不能独伤人。"指出正虚是邪气内侵的必要条件，没有正虚则邪气无以致病，正虚感邪而发诸病。《医宗必读·积聚》指出："积之成也，正气不足，而后邪气踞之。"先天不足、阴阳失调、气血不足、肾精亏虚、脾胃虚弱等体质之人，正虚感邪、正邪相争而正不胜邪，从而出现气滞、血瘀、毒邪、湿聚、痰凝互结等一系列病理变化。在复杂疑难病治疗过程中的正邪消长将直接影响病情转归和预后，所以"扶正"是关键，治病需留人。扶正可增强患者体质，正气充足方可祛邪消癥，亦可防止抗病无力而诸症丛生。朱老常用黄芪、党参、白术等补气，用熟地、当归、鸡血藤、白芍、仙鹤草等养血，用肉桂、干姜、制附片温阳，用百合、天冬、麦冬、生地等滋阴，不一而足，贵在随证治之。

在虚的因素中，五脏虚损尤以肾虚凸显。肾的主要生理功能是贮藏精气，为先天之本、水火之脏，内寓真阴真阳，是人体阴阳之根、生命之源。肾虚最易耗伤精气，伐其根本，从而导致生长发育、生殖及脑、髓、骨等方面的功能不足。肾主水，司二便，故肾病会产生水液代谢障碍和二便异常。如肿瘤（骨肿瘤、脑肿瘤、前列腺肿瘤、子宫肿瘤等）多具有肾脏病理特点。肾与五脏关系非常密切，肾一方面"受五脏六腑之精而藏之"；另一方面五脏之阴都由肾阴来滋养濡润，五脏之阳都由肾阳来温煦推动。所以，肾的病理性亏虚常具有整体性的影响。如肾阳虚衰，他脏之阳亦不振，会出现心肾阳虚、肺肾气虚、脾肾阳虚等；肾阴亏虚，必致他脏阴液亦不足，如出现心肾阴虚、肝肾阴虚、肺肾阴虚等。"五脏之伤，穷必及肾"，他脏之虚损到一定程度，也势必进而导致肾之阴阳虚衰，临床上肾与他脏合病最多。所以朱良春先生在治疗复杂疑难病症时，特别注重肾脏阴阳的调整，以"损其偏盛，补其偏衰"燮理阴阳为主法，认为"百病不治，求治于肾""久病多虚""久必及肾"，而命门真阳需特别维护。清代陈士铎在《石室秘录》中明确指出："命门者，先天之火也，心得命门而神有主，始可应物；肝得命门而谋虑；胆得命门而决断；胃得命门而能受纳；脾得命门而能转输；肺得命门而治节；大肠得命门而传导；小肠得命门而布化；肾得命门而作强；三焦得命门而决渎；膀胱得命门而收藏；无不借命门之火以温养之。"朱老认为，命门的真阳是人体一切功能活动的动力，五脏六腑的功能得以正常运转，都有赖于命门真阳的温煦。倘若命门火衰、真阳不振，不仅将出现一系列阳虚征象，而且还会影响整体病变。朱老指出："阴阳互根"，阳损可以及阴，阴损亦可及阳，所以在治疗上必须强调平衡阴阳，水火并济，始可收到事半功倍之效。

如痹证包含了现代医学 100 多种疾病（类风湿关节炎、强直性脊柱炎、颈椎退变、腰椎退变、坐骨神经痛、痛风、红斑狼疮、硬皮病等）。朱老提出的"顽痹从肾论治"观点，得到国内众多医家的赞同。以此理论来指导临床诊治，往往都能取得良好效果。朱老总结痹证具有"久病多虚，久病多瘀，久痛入络，久必及肾"的特点，既有邪实痰瘀的一面，也有正虚肾亏的一面，肾藏精生髓主骨，"益肾壮督"方为治本之道，有助于调节机体免疫功能，修复骨质代谢，对根治疾病起着决定性作用。朱老自拟验方"培补肾阳汤"，以淫羊藿、仙茅、怀山药、枸杞子、紫河车、甘草为基本方治疗高血压、月经不调、慢性肝炎、肠炎、水肿、哮喘、肾炎、顽固性头痛、失眠等疾病，取得较为满意的疗效。对长期使用激素的患者，在逐渐减量的同时，给予补肾治疗，并常用大剂量穿山龙、地黄、淫羊藿等，既可尽快撤除激素，又能防止反跳。

再如朱老在治疗肿瘤时，常辨证选用淫羊藿、仙茅、怀山药、蜂房、巴戟天、淡苁蓉、补骨脂、骨碎补、山萸肉、菟丝子等温肾药物，或用生地黄、川石斛、天冬、女贞子、旱莲草、枸杞子、制黄精等滋阴药物。特别是肿瘤后期，多脏器损伤和阴阳气血亏损的病变（恶病质），朱老强调不可过用攻伐之品，以防伤其正。《素问·移精变气论》言："病形已成，乃欲微针治其外，汤液治其内，粗工凶凶，以为可攻，故病未已，新病复起。"《素问·六元正纪大论》指出："大积大聚，其可犯也，衰其大半而止，过者死。"故朱老在运用清热解毒、涤痰散结、化瘀软坚等祛邪药时均视患者体质和轻重缓急而定，待体质许可时选之，或待病情稳定后调减。朱老喜用仙鹤草治疗各种肿瘤，尤其是气血虚弱、神疲乏力、面色萎黄者，每日常用量达 60～150g 之多，煎汤代水再煎余药，其效非凡。《本草纲目拾遗》述其有"消宿食，散中满，下气，疗……翻胃噎膈"之效。仙鹤草有补虚、扶正、强壮作用，可治劳力过度，症见神疲乏力、面色萎黄等，故又称脱力草。现代研究证明，仙鹤草含多种抗癌成分，对人体的癌细胞有较强的杀灭作用。

2 莫忘固护先后天

朱良春先生还特别重视调益脾肾，固护先后天之本。脾主运化、主升，运化水谷，将食物消化吸收，将水谷精微从中焦上输于心肺及头面五官，通过心肺的作用化为气血，濡养全身，故脾为后天之本、气血化生之源，所以得谷者生，失谷者亡。《素问·平人气象论》亦有"人无胃气曰逆，逆者死"之述。脾又为运化中枢、生痰之源，朱老指出只有顾护胃气、脾胃健运，正气方能充足，治疗复杂疑难病症方能祛邪外出。以痛风的辨治举例，朱老认为痛风不是普通的关节痹痛，它是体内自身代谢失常导致的疾病，有其内在根源，并明确指出其"似风而非风"。该病的治疗难点在于易反复发作，疗效不能巩固，不易根治。针对目前痛风辨治多重清热利湿止痛的现象，朱老提出自己独到的看法——痛风主要责之

"浊瘀"，而非"湿热"，痛风实际上是脏腑功能失调、升降失常、气血失和的全身性疾病。浊毒瘀滞、脾肾失调始终是痛风致病的主线。急性期、慢性期、缓解期不同阶段所反映的恰是"邪盛""正虚"消长演变出现的证候变化。正因为基于这样深刻的认识，朱老对痛风的治疗有很清晰的思路和成熟的方药（已形成医院制剂使用 20 余年），力求防止复发、阻断进展，所以疗效也较为巩固，包括顽固的痛风石也能化解和控制进展。对于痛风的治疗朱老把调益脾肾之法提到很高且重要的位置，并作为治疗大法贯彻疾病治疗的始终。朱老以其独特的见解很好地贯彻了"治病求本""扶正祛邪"的思想，他反复强调痛风（浊瘀痹）若忽视对脾肾的调养，则主要病因"浊瘀"不能从根本上化解，而脾肾二脏的调摄是杜绝痛风发病和并发症发生的根本。朱老用药没有只顾眼前的症状，而是深挖根源，尤其是强调间歇期和慢性期的扶正调治，不忘固护先后天之本，体现了医家的长远眼光。

3　杂合以治扶正气

朱良春先生擅于博采诸法之长以扶正，临证不拘泥于单纯口服给药。具体论之亦有"八法"。

（1）针灸：患者脾胃阳虚，出现苔白腻、舌淡胖、嗳气、胃胀、腹胀、腹水等情况，可艾灸足三里、神阙、中脘、水分等穴位；出现恶心呕吐可针刺足三里、内关、合谷等穴位；患者肾阳虚，表现出畏寒怕冷、足冷、精神萎靡、疲倦乏力、嗜睡、右尺沉弱等，可艾灸足三里、三阴交、关元、中极、命门、肾俞等穴位；患者阳虚欲脱时可急灸关元、足三里、涌泉等穴位，也有回阳之效。

（2）灌肠：对于脾胃虚弱、胃纳欠佳，甚至病情危重难以自行服药的患者，采取中药汤剂灌肠法，以减轻胃肠负担，开辟药物吸收新途径。

（3）捏脊：对于体质虚弱的慢性病患者，朱老会指导家属用捏脊法辅助治疗，因其法可疏通经络，调整脏腑，提高机体免疫功能。

（4）外敷：朱老研制了不同功效的外敷药，有膏布类温经蠲痛膏、有促进疮疡面修复的软膏、有消除关节红肿热痛的加味芙黄膏，还有温阳健脾理气的脐贴，通过外敷神阙穴以达到温阳健脾、消胀止痛之效。

（5）熏蒸：根据《内经》所记载："其有邪者，渍形以为汗"，对于内在正气不足，外而感受风、寒、湿、热所引起经络阻滞、气血运行不畅，局部疼痛或伴活动受限的患者，利用中药熏蒸"渍形"透皮给药、扶正以借汗法透邪外出。用现代医学解释就是加速患者血液及淋巴循环，促进机体新陈代谢，提高机体抗病水平。

（6）话疗：这里重点说一下此法，"善医者，医其心"，朱老就特别重视与患者的沟通，并把对疑难病症患者的心理调摄称为"话疗"。通过"话疗"，一方面有助于更加全面地收集四诊信息，提高诊治疗效；另一方面在互动中可使患者建立起对医生的信任，从而积极配合治疗，最主要的作用还是"调心摄生以复其气"。《素问·五常政大论》言："化不可代，时不可违……养之和之，静以待时，谨守其气，无使倾移，其形乃彰，生气以长，命曰圣王。"扶正是帮扶，而不是代替，医生不是患者的主宰。治疗目的是帮助患者恢复和利用自身脏腑功能，让患者懂得它们是自己最好的"医生"。向患者传递正能量，树其正气，调其情志，顺应天时，合理饮食，起居有常，戒除不良嗜好，远离污染环境，提升对治病、康复、养生方面的认知。朱老认为过激情绪变化，或精神压力太大，经常忧郁焦虑，易导致脏腑功能失调、气血逆乱、气滞血瘀而成癥积，情志失调是多种疑难病症形成的重要因素，患者的心理状况会影响其心身健康和生活质量，消极的心理反应会促使病情恶化，影响治疗和预后。

（7）饮食：俗话说"民以食为天"，经饮食转化成的水谷精微物质是正气的主要来源。患者应远离被污染的环境，选择新鲜、安全的食物和水源。饮食宜忌对患者也非常重要，忌口后疗效就可提高。朱老的观点是以素为主，适当进食有营养的荤菜，如鸡蛋、少量瘦肉和淡水鱼，可以吃新鲜的水果和蔬菜，水果可以打成汁后温服。不要吃大规模饲养的家禽，因可能添加了化学饲料和生长激素，会对疾病发展产生影响。不同疾病也有着不同的忌口要求，比如痛风患者忌膏粱厚味、烟酒、浓汤、海鲜、豆制品。强直性脊柱炎患者忌食海鲜、牛羊肉。肿瘤患者忌食肥肉、鸭鹅肉、牛羊肉、甲鱼、桂圆、荔枝、海鲜，不可多吃辛辣、黏腻、腌制、油炸、烧烤之品。进食宜温，不吃冷的食物和寒凉之品。特别是伴有纳差、胃胀、舌苔厚腻的患者，忌年糕、粽子、汤圆、红薯等难以消化的食物。

（8）起居：患者应规律起居，合乎天时，适寒热，以免六淫外袭。根据体质适当活动，在疲劳时多静养或卧床。如体力许可，可练习八段锦、太极拳、站桩、静坐及功能锻炼，但不可骤然消耗过多体力。

综上，国医大师朱良春认为正气虚损是复杂疑难病症产生的内因和基础，正邪消长决定了病情的转归和预后，因此在临床上尤为重视维护患者正气，其扶正思想和具体方法都值得深入体悟与实践！

第三章　化痰消瘀是关键

1　痰瘀同源溯因果

正气亏虚、痰瘀互结是疑难病症的病理基础，诸多错综复杂的病变反应只是外在征象。在疾病发展过程中，痰、湿、浊、毒、瘀是贯穿疾病始终的病理产物。而痰、瘀看似是两个不同方面的病理产物，但追溯其产生的源头，结合痰瘀互结证型特征，却存在着千丝万缕的联系，实则为一，即气血津液运行失司。痰作为病理物质，多由机体功能失调，气道闭塞，脏腑不和，津液凝聚，水湿停留，气化不利而成痰涎。朱良春先生认为痰瘀生成与脾肾二脏清浊代谢紊乱有关。脾主运化，肾主气化，脾肾失调，其输散运转与气化蒸发失常，水谷精微则转化成湿浊、痰饮、瘀血等致病物质；反之，痰湿浊瘀内阻又可损及脏腑的生理功能，如此循环往复，既果且因。另外，从"津血同源""精血同源"的中医理论基础也可明了"痰瘀同源"，其已形成了一个由因成果、果复感因、互为因果、相互作用、周而复始的恶性循环（虚→痰→瘀→痰瘀互结→更虚→瘀结→痰凝→痰瘀交阻→损及脏腑）。

《景岳全书》曰："痰即人身之津液，无非水谷之所化，……但化得其正，则形体强，荣卫充，而痰皆本气血，若化失其正，则脏腑病，津液败，而气血即成痰涎。"又曰："精凝血败，皆化痰耳!岂以精血之外而别有所谓痰者耶。"又见唐容川在《血证论》指出："须知痰水之壅，瘀血使然，但去瘀血，则痰水自消。"可见古代医家对痰瘀同源、痰瘀合治的理论与实践由来已久。朱老在其著作中也多次提出"怪病多由痰作祟，顽疾必兼痰和瘀""见痰休治痰""久病多虚，久病多瘀，久痛入络"的观点。因为痰瘀之间有着不可分割的内在联系，这种内在联系具体表现在痰瘀同源、互为因果、互相转化、彼此消长。痰瘀互结在复杂疑难病中尤显突出，故在辨证施治中当把握其病机特点而采取痰瘀同治，即"祛痰勿忘治瘀、消瘀兼顾化痰、抑或并重而治"。

2　在气在血须细审

痰浊水饮与瘀血同源，皆属于阴邪，痰瘀互结所致的病理产物亦可引申为《内经》中"益火之源以消阴翳"的"阴翳"。气为阳，血为阴，阳不摄阴，往往阴病及阳，脏腑气血紊乱。在众多朱老的临证医案中，尤可发现朱老对细审气血的重视。因为病位在气在血，痰瘀孰轻孰重，理法方药的确立都直接关乎复杂疑难病症的疗效。

如乳癖（乳腺小叶增生），多因肝气郁结，冲任失调所致。朱老言此时须注重调畅肝气，宜选用柴胡、香附、橘核为君，再配伍僵蚕、白芥子消痰散结，当归、赤芍、穿山甲活血散瘀，引经药王不留行通行乳络，气得畅行则可助力瘀散痰消，坚块自可消弭。

又如眩晕（内耳眩晕症），朱老认为瘀血阻于清窍也可并发眩晕；本病既有肝阳夹痰，又有瘀血存在。现代医学认为本病大多伴有迷路炎症水肿，朱老认为局部的炎症水肿都伴有瘀血的存在，所以选用川芎、红花、丹皮、赤芍活血化瘀；半夏、代赭石、钩藤、白蒺藜、全瓜蒌、枳壳平肝化痰；木通、泽泻、牛膝活血利水以减轻迷路水肿。其中川芎配牛膝，升降结合，一行头部之瘀血，一则引药下行；少量枳壳，一则泄胸中之气，治其胸闷憋气，二则调其气机之正常升降，有利于痰瘀并消。

再如慢性肝炎活动期，反复黄疸者，多不思饮食，神疲乏力，肝功能反复异常。此为肝脾同病，因肝郁气滞，脾胃运化失健而致。在疏肝与健脾之法同进时，用药须注意疏而勿过，否则因理气而耗气；补而勿壅，否则因呆钝而碍运；更应考虑到久用健脾运中，疏肝行气而伤阴的问题，兼用养阴。凡迭治不愈，苔腻舌质暗红者，多属久病多瘀、浊瘀内蕴。朱老常于疏肝运脾、清热利湿的辨证用药基础上，重用豨莶草取其擅活血解毒排浊之力，临床恒获比较满意的效果。

慢性胆囊炎属中医学"胁痛""胆胀"等病范畴。胆属少阳，为生气所从出，升发是胆之性，通降乃胆之用，升发太过，则胆胀胁痛或犯胃为呕。朱老根据其寒热错杂，胆气郁滞，胆热胃寒，或气血不和，痰瘀阻络，气机升降失利，胆失通降，胃失温煦等常见证，用平调寒热、通降气机；调和气血、化瘀通络；疏通胁络，分化痰瘀；祛湿泄热，宣畅气机等法可使慢性胆囊炎得以根治。对于胆结石之胆胀胁痛，虽多为痰瘀交阻，法当利胆散结，但肝阴不足，少阳升发之气受阻，胆病及胃，即木盛乘土之虚实夹杂之证，则必须甘缓和中，敛阴和阳以治其本。此乃朱老深谙《内经》"肝苦急，急食甘以缓之"及《难经·十四难》"损其肝者，缓其中"之具体运用也。对于年老体弱、脾胃虚寒、不耐攻伐之人，须护土助运，益气健脾治其本。

另外，对于久治不愈的胆石症，不论寒热，凡是虚证，均要时时不忘扶正以祛邪。朱老注重以甘缓和中来调整气机，使脾胃升降有序，有促助肝胆疏泄之大功，而达结石不攻而下。若无视整体病机，一味重投化石排石或疏肝利胆之品，则不但难以收到理想效果，反而多见不良反应。胆附于肝，胆汁来源于肝，其经脉互相络属，互为表里，可见肝胆关系至为密切，其发病往往互为因果，其证治亦多相通之处。

在治疗三高（高黏血症、高脂血症或伴高血压）患者时，朱老观察到此类患者多表现为气虚夹痰瘀之证候。气虚血运无力，血流不畅久而成瘀，气虚运化无能，膏粱厚味变生痰浊，气虚痰瘀互为因果，络道被阻致诸证蜂起。朱老自创"双降汤"，方由水蛭（研末吞服）、广地龙、黄芪、丹参、当归、赤芍、川芎、泽泻、生山楂、豨莶草、甘草组成。其中以水蛭、地龙破血逐瘀为主药，合丹参、当归、赤芍、川芎活血通脉；山楂、泽泻、豨莶草降脂泄浊，且能降压；特别重用黄芪补气，取其气生则血生，使血循畅达，且可免破瘀伤正之弊。临床研究证明，本方具有改善血液流变性，改善微循环，增加血流量，改善血液黏稠度，改善脂质代谢等作用。服后既可降脂通脉，降血黏度、降压，防止心脑栓塞、梗阻，又能减肥轻身。

又譬如咳喘、水肿、心悸（慢性肺源性心脏病），若患者伴舌暗紫、少苔、脉弦滑，多责之痰热阻肺，肺失肃降，属于气病及血，瘀阻心肺，可先予消痰行瘀，以冀治节有权。痰瘀交阻于肺，则气道壅塞，故而咳喘；肺失通调水道则复见水肿、心悸，这和现代医学"肺郁血"的症状是一致的。朱老常选用对药，以檀香宣理心肺胸膈之气，合琥珀活血散瘀；伍以桃仁、杏仁、全瓜蒌宣肺行瘀；平地木、昆布、广地龙、海浮石消痰利水，诸药合和常常效如桴鼓。

再举心痹（风湿性心脏病），特别是风湿性心脏病五大证（咳喘、怔忡、足肿、咯血、痹痛）尽皆具备时须细审。心痹之咳喘系心脉瘀阻，气血运行不畅，因心肺同居上焦，上焦壅遏导致肺脏瘀血、宣肃失职、痰瘀夹水气逗留，致肺无以朝百脉而使然。该病既有心体受损、心脉不通的器质性病变，又有痰、瘀、水交阻的病理产物滞留，同时患者体质多偏于阳虚。而且心痹之咳喘甚者易并发咯血，《外台秘要》指出："心咳，咳而吐血。"其量或多或少，其色或紫或红，多伴见心悸、胸痛、气短等证候，甚者有虚脱之虑。咯血，一方面是气虚不能帅血归经，一方面是瘀阻而新血难守，虚实错杂，殊难措手。若见血止血，妄用收涩之品，诚非探源之治也，亦难收预期之效。朱老通常采用益心通脉，参用宣通肺络、泄化痰瘀之品，以人参、黄芪益气养心；丹参、桃仁、苏木活血通脉；茜草根、煅花蕊石既可化瘀，更善止血；杏仁、桑白皮降气定喘兼利水；附片、白术、茯苓温阳利水；炙甘草宁心。其中以"人参配苏木、花蕊石"对瘀血乘肺之咳喘、咯血尤为合拍。诸药匡正祛邪，标本兼顾，收效甚佳。临证时朱老对痰阻气分或是血分用药也会有不同考量，如胸闷气喘，咳嗽痰多，多属痰阻气分，若见苔腻者，常用胆星、半夏；若苔不腻者，则常用海浮石、全瓜蒌、贝母。如见局部肿块，脉滑，则常是痰阻血分，药物选用海藻、昆布、白芥子等则效甚。若药后气仍未纳，喘仍未平者，宜酌加紫石英、远志、紫河车、补骨脂、胡桃肉等通心肾、填下元之品；喘剧者更加蛤蚧粉分吞，以增强温肾纳气之功。

对于胸痹（冠心病），汉代张仲景在《金匮要略》中不仅描述了"胸痹"的症状为"胸背痛，短气""心痛彻背，背痛彻心"，同时指出其脉"阳微阴弦"，揭示了阴乘阳位的病机。仲景所创立的以通阳散结为主的治疗大法，为后世所宗。究其意义，乃胸中阳微则阴寒上乘，于是心脉痹闭，血运不畅，不通则痛。朱丹溪亦提出"心胃痛，须用劫药，痛乃止，如仓猝散"。而前辈医家，针对此证之"心脉不通"，采用活血化瘀法者尤众。考活血化瘀法之应用，至少有两千余年历史，《内经》成书约在周秦之际，其中已记载不少瘀血之病机及活血化瘀之治则。《神农本草经》成书于汉之前，其中列载许多活血化瘀药物。现代对活血化瘀法的研究更为深入。实践证明，它对缓解心绞痛、降低血脂及改善心电图均有较好的作用，不失为治疗冠心病的一个重要途径。但朱老指出须知冠心病有虚有实，即使实证，亦系本虚标实。实证当化瘀宣通，虚证必扶正养营。若虚实不辨，一味化瘀，徒伤正气，于病何益！冠心病病位在心，但与其他诸脏均有密切的关系。必须整体辨证地看待，才能使处方用药吻合病机。《内经》早有"肾心痛""胃心痛""脾心痛""肝心痛""肺心痛"之说，可见五脏之滞，皆可发为心痛。关于心病的辨治大法，《难经》指出："损其心者，调其营卫。"清代名医薛宝田先生推演其义，谓："荣卫为血脉之所生，心为之主，然荣卫起于中州，肝肺脾肾实助其养，养其四脏则心自安也。"此见甚是，而"养其四脏则心自安"

之论，更是发前人所未发。朱老兼收并蓄，于冠心病伴心气不足，症见胸闷气短、心痛隐隐、心悸殊甚、忐忑不安、口干少津、苔薄、脉细涩者，治心必兼补中。胃之大络名虚里，心悸殊甚，乃宗气外泄，此时则忌用活血化瘀法，常取生脉散合四君子汤加玉竹、桂枝、柏子仁（大量），以益心气，养心营，通心脉，兼扶中气，收效较佳。而对于过汗引起的心阳虚，则取桂枝与甘草二味以复心阳，且加大桂枝用量。《伤寒论》谓："发汗过多，其人叉手自冒心，心下悸，欲得按者，桂枝甘草汤主之。"寓意良深。阳以阴为基，阴非阳不化，桂枝能和营通阳，甘草既养营补虚，又宣通经脉，两味并用，刚柔互济，心阳渐复，对心动过缓亦有佳效。

特别是胸痹心痛（心绞痛），早在《内经》就有"厥心痛，痛如以锥针刺其心""真心痛，手足青至节，心痛甚，旦发夕死，夕发旦死"等记载。朱老亦从气血痰瘀之主次入手治之：三七、琥珀、丹参化心经之瘀血；半夏、胆星、瓜蒌消痰宽胸；细辛、肉桂、沉香温通心肺之阳，通络定痛；娑罗子、广郁金理气化痰；太子参补益气阴，务使心气条达，痰浊消除而疼痛遂止。

随着中风（脑卒中及其后遗症）发病率增高及发病年龄趋于年轻化，动脉硬化成为其主要元凶。朱老认为多责之肾虚痰瘀内生，阻于脑窍而发，所以确立治疗大法为"补肝肾、化痰瘀、慧脑窍"。药用生黄芪、钩藤、枸杞子、制首乌、女贞子、地龙、淫羊藿、丹参、石菖蒲、广郁金、陈胆星、川芎、水蛭（研粉分吞）、甘草。或用地龙、蜈蚣、水蛭、川芎各等份，研末装 0 号胶囊，对中风后遗症亦有佳效。对于口眼㖞斜者，加全蝎粉（分吞）、僵蚕、制白附子；舌强语謇者，加石菖蒲、女贞子；肢体痿软者，加桑寄生、制首乌、乌梢蛇；血压偏高者，加紫贝齿、怀牛膝。同时配合肢体功能锻炼，怡性悦情，有助于加速康复。

3　化痰消瘀辨同异

不同疾病从辨证论治来说，实证无非风、寒、湿、热、痰、瘀，虚证无非脏腑、气血、阴阳亏虚。这在很大程度上反映了不同疾病的共性，补虚泻实确是提纲挈领的施治大法，但扶正（详见本篇第二章）与祛邪的切入点，就复杂疑难病症的病理特点而言具有一定特性，究其根本皆由痰瘀互结使然。朱良春先生认为祛邪的关键即在"化痰消瘀"，且化痰消瘀亦有三因治宜，即因质、因病、因时。针对患者因体质刚柔之别，痰瘀积聚于体内可以出现从阴从阳的转化：体质壮实者，邪从"热化"，往往病势急，每呈热、毒、浊、瘀之征象，炎症反应明显，多表现为喜冷苔黄腻、脉弦滑实等；体质较差、正气亏虚者，脏腑功能偏低，相对气化活动较弱，邪随"寒化"，病程较长，寒、痰、浊、瘀的征象显露，多表现出精神疲倦、怯寒就暖、舌质暗、苔白或腻、脉沉细弦或涩、大便溏烂不调等。朱老还特别指出即便辨证归属同一证型"痰瘀互结"，不同疾病乃至相同疾病不同阶段的临床特征及主要矛盾也不尽相同，治疗用药亦当有所差异，审证查因尤其需要细致入微，遣方用药才能精准巧妙。朱老还汲取先贤有益的经验，如蒋宝素在《问斋医案》所论："痰本津液精血之所化，必使血液各守其乡，方为治痰大法，若但攻痰，旋攻旋化，势必攻尽血液脂膏而后已。"朱老亦提出"治痰要治血，血活则痰化"的原则，以达"将化未化之痰，行之归正；已化之痰，攻而去之"的目的。

例如，顽痹（类风湿关节炎）从病理变化来说，滑膜炎是类风湿关节炎的主要病变，滑膜细胞显著增生，淋巴细胞和浆细胞聚集，滑膜内微血管增多，肉芽组织形成，血管内皮肿胀，类风湿因子 IgM、IgG、IgA 大多在关节内部产生，这些病理变化都与痰瘀深结经隧骨骱之机制相吻合。实验证明，采用活血化瘀药，能够抑制滑膜的增生和血管翳的形成，阻止类风湿关节炎滑膜炎症的进展和骨质侵袭，病理模型实验和临床实际也是颇为吻合的。在辨证时参用当归、赤芍、丹参、水蛭、地鳖虫、红花等活血化瘀药，确能提高疗效。此时化瘀药还起到改善软骨细胞功能，促进新骨生成及修补的功效。顽痹初期，风寒湿邪阻滞经络，关节肿痛，朱老常用川乌、桂枝、乌梢蛇、徐长卿、青风藤、薏苡仁等，祛风散寒，除湿通络，蠲痹止痛，辅以淫羊藿、鹿衔草、鸡血藤等，益肾壮督，养血祛风。顽痹中期，痰瘀阻络，致使关节僵肿变形，朱老常用桃仁、红花、土鳖虫、蜣螂虫、僵蚕、白芥子等，祛痰化瘀，辅以巴戟天、骨碎补、蜂房等，益肾壮督，以助通经散结之力。病至晚期，正虚邪恋，骨弱筋挛，活动严重受限，朱老常用生熟地黄、当归、紫河车、肉苁蓉、鹿角胶、补骨脂等，益肾壮督，荣筋健骨，辅以蜈蚣、全蝎、水蛭、天南星等透骨搜络、涤痰化瘀之品，冀顽痹得除，功能恢复。由此可见，早期关节肿胀多因"湿胜则肿"，治可祛湿消肿，但日久湿聚为痰，痰瘀交阻，肿胀僵持不消，须在祛湿之时参用化痰消瘀之品始可奏效，故治疗重在早期。当病至中晚期时，病邪与瘀血凝聚经隧，胶结难解，常规用药恒难奏效，必须选用可搜剔经隧骨骱痰瘀之品，以蠲肿痛。此时疼痛多为瘀痛，即叶天士所云"络瘀则痛"是也。另外，朱老认为在顽痹的演变过程中，风寒湿邪郁久化热，关节热痛者，可用川乌、桂枝、当归等，辛通痹闭，配以生地、知母、地龙、忍冬藤、虎杖等，清化郁热。若进一步发展为瘀热浊毒之证，关节热肿痛剧，兼见环形红斑或皮下结节者，则用寒水石、水牛角、赤芍、丹皮、地龙等，清化瘀热，配以大剂量土茯苓、萆薢、生薏苡仁等，降泄浊毒。

又如大偻（强直性脊柱炎），因肾督亏虚加之风寒湿热之邪乘虚侵袭，深入骨骱脊髓，痰浊瘀血逐渐形成，凝滞经脉终致脊柱疼痛，出现龟背畸形。其病理变化是由于椎突关节狭窄，椎间盘外环纤维化，以及椎体周围韧带钙化，使脊柱强直畸形，处方时朱老常选用鹿角片、露蜂房、穿山甲、蕲蛇等血肉有情之品，可活血通督，散结消瘀，除痹起废。

再如浊瘀痹（痛风）合并中风（脑梗死），此时若单用治疗痛风的验方显然药力不及，如若抓住了两者病变的共同本质"痰"和"瘀"，将朱老创立的两大法"泄浊化瘀法"与"益肾蠲痹法"合用，往往收效显著。因为痛风是由于脾肾功能失调，湿浊痰瘀难以泄化，浊瘀聚而成毒所致。现代医学则定义为尿酸盐沉积所致的晶体相关性关节病，而越来越多的研究显示高尿酸血症是脑血管意外发生的重要危险因素，尤其是缺血性中风与腔隙性脑梗死。所以在治此类复杂疑难病症时，选用土茯苓、萆薢、薏苡仁、威灵仙等泄浊解毒之品，配伍赤芍、地鳖虫、桃仁、地龙等活血化瘀通络之品，共奏祛风化痰、泄浊解毒、消瘀解痉之功。可迅速消除高尿酸血症对中枢神经系统的毒性反应，使血管炎症得以恢复，在治疗痛风的同时，脑梗死的症状也可随之缓解。再次印证了只有把握住化痰消瘀的同与异，方能有的放矢。

比如顽固性头痛（血管神经性头痛），一般西药止痛罔效，而常规使用头痛类"散偏汤""通窍活血汤""清上蠲痛汤"等名方效亦不佳者，朱老会从痰浊瘀血痹阻头窍入手治之，选用川芎、桃红、半夏、白附子、白芷、细辛，并加用虫蚁搜剔之品如炙蜈蚣、炙僵蚕，以祛血络之痰瘀，宣通阳气，可速获痹蠲痛止之效。

对于肿瘤，因癌细胞不断分裂增殖，癥瘕痞块压迫周围血管、神经，而出现疼痛、梗阻，甚则腐烂、坏死，可见发热、出血、昏谵等征象。朱老主张扶正消癥大法，以化痰消瘀而达"邪去正始安"的目的。通常早期以祛邪为主，中期攻补兼施，晚期则以扶正为主，佐以祛邪。由于肿瘤发现时，多属中晚期，必须攻不伤正，时刻注意阴阳气血之调燮，尤应侧重补脾益肾，方可缓解症情，延长生存期。痰是多数肿瘤的致病因素，朱丹溪曰："凡人身上中下有块者多是痰。"朱老常选用生南星、生半夏（此二味药有毒，需加生姜3片先煎半小时为妥）、壁虎、僵蚕、蜂房、川贝母、海藻、昆布、天葵子、白芥子等涤痰散结之药物。如见肿瘤质坚，推之不移，高低不平，肿痛，舌质紫暗，脉坚涩，呈瘀积癥痞者，可选用三棱、莪术、水蛭、虻虫、全蝎、蜈蚣、䗪虫、桃仁、红花、丹参、赤芍等化瘀软坚药物，改善病灶周围的血液循环，促使抗癌药物的渗透，使肿瘤变软、有所缩小，疼痛减轻，症状缓解，发展受控。体质虚实，痰瘀偏倚，临证皆当通其变者，细参而用。譬如食管癌在病理上有鳞癌、腺癌之不同，在辨证上亦有虚实之分。早中期多表现为气滞、痰聚、血瘀、毒踞之实证，晚期则因病程缠延日久，进食困难，而致气阴两亏，虚实夹杂。朱良春先生自拟"通膈利咽散"，方由水蛭、炙全蝎、炙蜈蚣、炙壁虎、炙僵蚕、炙蜂房、海藻共研细末而成，每服5g，每日3次，用西洋参（阳虚气弱者用红参）煎汤送服，上列虫类药均有消坚破结，解毒化瘀之功，伍以参汤补益气阴，提高机体抗病能力，扶正祛邪熔为一炉，用以治疗中晚期食管癌，可控制癌症进展、缓解临床症状、延长患者生存期。

综上所论，复杂疑难病症千变万化、错综复杂。在辨证施治过程中，除了紧抓主要矛盾外，还要捋清思路、辨明真伪，治当应变、药贵合宜，以人为本、以平为期。把握以上要点，自可化复杂疑难为得心应手，而渐入朱老之恩师章次公先生所赠印章"儿女性情，英雄肝胆、神仙手眼、菩萨心肠"之佳境。

第二篇

治法方药应用

第四章 经验用药解析

第一节 心脑病证药

1 附子：强心救逆，温五脏阳，宣痹抗炎

附子，味辛、甘，性大热，归心、肾、脾经。是中药四大主药，又称"药中四雄"（人参、石膏、大黄、附子）之一，可见其重要性。附子之功，在于温五脏阳，又可强心救逆。

1.1 强心救逆

古今善用附子者，首推张仲景。仅《伤寒论》六经病中用附子者几近 20 方之多，约占全书 112 方的 1/6。在使用附子的处方中，最为重要的在于其强心作用的四逆汤诸方，盖热病死于热者不多，而死于心力衰竭者众。昔朱老之恩师章次公先生独具慧眼地指出："仲景是发明热病心力衰竭的第一人"，而抢救热病心衰，即是"救逆"的首选药物——附子。章先生亦善用附子，他对热病中、后期，邪势方衰而体力不支，有厥脱之危者，赏用《冯氏锦囊》之全真一气汤，此方人参、附子与地黄、麦冬同用，强心救逆，养阴益气，在热病治疗中可谓别开生面。如今以四逆汤（及其改进剂型参附注射液）治疗感染性休克、心源性休克，广泛用于内科临床，其强心升压，改善微循环的作用非常突出。附子强心的有效成分为去甲基乌头碱，现代研究证实其强心作用可靠，有改善外周及冠脉血循环，增加心肌收缩力，提高心排血量，扩张周围血管，降低外周阻力的作用。急性热病如此，慢性病过程中出现充血性心力衰竭，用附子亦有著效。盖心衰以阳气虚衰为本，血瘀水停为标，对心衰而见心悸怔忡、自汗短气、神疲乏力，甚至身寒肢冷、浮肿尿少、夜尿多、舌淡苔白、脉弱或结代者，朱老常以附子为主药，振奋心肾之阳，伍以人参、茯苓、白术、生姜、赤白芍、桂枝、葶苈子、仙鹤草、丹参、益母草等，每收捷效。照仲景用法，附子用于厥脱之急救，挽阳气之亡失于顷刻，须用生者，其力始宏。但生附子应用不当，常致中毒，朱老认为用熟附子效果亦可，不必拘泥。朱老特别指出，热病用附子，要见微知著，如果出现四肢厥冷、冷汗大出、脉微欲绝、口鼻气冷而后用之，即置患者于姜附桶中，亦往往不救。他曾提出附子的使用标准：舌淡润嫩胖，口渴不欲饮，或但饮热汤；面色苍白；汗出，四肢欠温；小便色清。虽同时兼见高热、神昏、烦躁、脉数，亦当用附子，以振奋衰

颓之阳气，避免亡阳厥脱之变。

1.2　温五脏之阳

（1）温肾阳：既用于肾阳虚惫不能化气行水、尿少所致之水肿（如人参汤、真武汤），又用于虚劳之夜尿频多、腰痛神疲之证（如金匮肾气丸）。泌尿系结石方中稍佐附子3～5g，有增强排石之功。

（2）温脾阳：对脾阳虚水谷运化失职之久泻、水泻，或暴泻损及脾阳者，附子合炮姜、焦白术、茯苓、炙甘草、人参、伏龙肝，少佐乌梅、黄连，取效亦捷。

（3）温肺阳及肝阳：中医术语中习惯上不称肺阳虚、肝阳虚，实际上肺气虚而有寒象二者即为肺阳虚（如咳喘、咳痰清稀、背冷、形寒）；肝为刚脏，内寄相火，肝阴肝血为本，肝阳肝气为用，肝阴肝血虽多不足之证，肝阳肝气亦有用怯之时。其症疲惫乏力，悒悒不乐，巅顶冷痛，胁肋、少腹隐痛，阴器冷感，脉弦缓。故肺阳虚可用附子合干姜、炙甘草；肝阳虚可用附子合桂枝、黄芪。

1.3　宣痹止痛

附子又为痹证要药，朱老对病情顽缠，疼痛剧烈者，常以益肾蠲痹丸配合汤药，以期迅速地控制病情，减轻患者的痛苦。

1）风寒湿相兼为痹，症情偏寒者，朱老常以附子为主药，配合桂枝、赤芍、白术、甘草、制川乌、细辛、穿山龙、生姜。

2）风湿热痹，亦有用附子之时，常用附子配苍白术、黄柏、蚕沙、忍冬藤、萆薢、薏苡仁、菵草。此际用附子，一方面是因为本有湿邪存在，湿为阴邪，湿盛则阳微；另一方面，因湿热蕴结，阳气被遏，故借附子之大辛大热通阳。虽同用附子，但配伍不同，用量亦不同，风寒湿痹须用大剂量（15～30g），此则仅须小剂量（3～6g）。

3）肩关节周围炎，亦常用附子，患者常诉肩部冷感，怕风，喜暖，受凉即肩部疼痛加剧。朱老经验以附子为主药，配合桂枝、蜂房、羌活、防风、姜黄、海桐皮、赤芍、当归、淫羊藿、细辛、威灵仙、黄芪、白术之类，15剂为1个疗程，常可获效。

4）强直性脊柱炎，常须大剂附子配合益肾壮督活血之品，如老鹿角、淫羊藿、熟地、补骨脂、蜂房、蕲蛇、巴戟天、地鳖虫、赤芍、红花，兼吞服益肾蠲痹丸。唯此病颇为顽缠，必须坚持服药，非短时期所可见功。

1.4　引经抗炎

不唯痹证，诸多慢性炎症亦多用附子，如慢性阑尾炎、慢性肾炎、慢性盆腔炎、慢性支气管炎等。朱老认为，不能因为有一个"炎"字，就不敢用附子，附子也有较好的抗炎作用，总的还是以辨证论治为指归。同时，附子也可与清热解毒、活血化瘀药配伍，仲景治肠痈之薏苡附子败酱散，即已开先例。汪昂《本草备要》对附子之功用说得很全面精辟："其性浮而不沉，其用走而不守，通行十二经，无所不至。能引补气药以复散失之阳；引补血药以滋不足之真阴；引发散药开腠理，以逐在表之风寒；引温暖药达下焦，以祛在里之寒湿。"可以参证。

【用量及用法】　　一是不同的人对附子有不同的耐受性,有人用 30～60g 无不良反应,有人仅用几克就会出现中毒反应。因此,除危急情况之外,应当慎重,不妨先从小剂量(3～6g)开始,如无反应,可以逐渐加大剂量,采取递增的方式,大致以 30g 为度。得效后不必再用大量,亦可同样采取递减的方式,慢慢减下来。二是熟附子的加工,是用卤水浸泡后再在笼屉里蒸熟,其有毒的成分会受到破坏,而有效成分不变。如附子用量较大,仍以制者入药为妥。且必须先煎半小时,煎时最好加生姜三五片,或再加入蜂蜜一匙同煎更好。四川医生的经验是以口尝不麻为度,如果感觉口舌发麻,就应再煎。另外,煎附子之水要一次放足,不能中途再添加水。附子中毒最先出现的症状是头晕,心慌,口、舌、唇、四肢发麻,说话不爽利。可用淘米水一大碗即服,有缓解中毒症状的作用,然后可用甘草 60g 水煎服。严重者除上述症状外,兼见恶心呕吐,皮肤冷湿,胸闷,心率慢而弱,血压下降,心律失常,体温下降,或突然抽搐,则应及时送医院急救。

2　川桂枝:平降冲逆,温复心阳,解肌通脉

桂枝,味辛、甘,性温,入心、肺、膀胱经。有发汗解表,温通经脉,通阳化气之功。清代邹润安指出它的主要作用有六:"和营,通阳,利水,下气,行瘀,补中。"

朱老对桂枝的应用功夫娴熟。他遵仲景大法,用桂枝配麻黄以解表散寒,配白芍以调和营卫,配人参以益气解表,配茯苓以通阳行水,配防己以温行水气,配黄连以平调寒热,配石膏以解表清里,配大黄以温下寒实,配丹皮以和营祛瘀,配龙骨、牡蛎以养心安神等。他认为桂枝加桂汤治"奔豚"其效确实,并据桂枝温阳通脉的作用引用于治疗心动过缓之证,屡屡建功,指出:"欲温通心脉,桂枝用一般剂量即可;欲复心阳,常须用大量其效始著,多与甘草相伍。"兹将此两点分述如次。

2.1　疗奔豚

仲景描述奔豚"从少腹起,上冲咽喉,发作欲死,复还止"。其状若江豚之上窜,发则有形,止则不见,可见是一种发作性的冲逆病。朱老认为:"奔豚气之'气'字,殊堪玩味,盖其病乃气体循冲脉上下攻筑,多无实质可据。"从仲景说,"从惊发得之",则其为情志发病,殆无疑义。此证的治疗,仲景主用桂枝加桂汤和奔豚汤,前者侧重伐肾邪,后者侧重折肝火。奔豚汤本文不加讨论,奔豚用桂枝,是取其温肾制肝、平降冲逆的作用。即使肾邪所致奔豚,亦往往夹肝邪为患,诚如朱丹溪所云:"上升之气,自肝而出,中夹相火",若无肝邪,恐不至如斯之冲逆。桂枝加桂汤治气体冲逆有效,但方中无一味理气之药,据此可以推断桂枝有疏理肝郁作用,证之临床,亦信而可证。再配合敛降肝火之芍药,则肾邪得伐,肝邪得制,冲逆自平。至于桂枝加桂汤所加之桂,是为桂枝,抑或为肉桂,后世医家意见不一,其实桂枝味薄质轻,肉桂味厚质重,欲兼宣通心肺之阳,则宜桂枝;欲散下焦沉寒痼冷,则宜肉桂,当据证而酌用。

2.2　治心动过缓

桂枝善于温通心阳，与甘草同用，治阳虚心悸有良效，适用于心阳不振、心脉痹闭之证。朱老经验，凡冠心病、病态窦房结综合征引起之心动过缓，用之有提高心率的作用，常以桂枝、黄芪、丹参、炙甘草为基本方，随症佐药。盖心阳虚者心气必虚，故用黄芪以补气；心阳虚则营运不畅，故用丹参以养血活血；阳以阴为基，心阳虚者必兼见心血虚，故用甘草以柔养。此四味共奏益心气、复心阳、通心脉之功。而其中关键，桂枝的用量须打破常规。朱老用桂枝，一般从 10g 开始，逐步递增，最多加至 30g，服至口干舌燥时，则将已用剂量略减 2～3g，续服以资巩固。若囿于常法，虽药已对症，但量小力弱，焉能收效。

此外，桂枝以其有温通之功，所有痹证，不论风寒湿热诸证，参用之多有良效。苔白厚、质淡者，用量宜 15～20g；病轻或苔黄，或质微红者，用量宜 6～10g 为是。以其善于解肌，凡面瘫偏于风寒者，用桂枝、黄芪各 20g，防风 15g，甘草 6g，煎服，收效较佳。慢性盆腔炎少腹隐痛，得温较舒，舌质淡者，多为瘀阻冲任，寒凝胞脉，不宜用清热解毒之品，应予温经化瘀之桂枝、吴茱萸、小茴香、当归、艾叶、红花等，始可奏效。

3　石菖蒲：入心涤痰，化浊开窍，宣结理气

石菖蒲，味辛、苦，性温，归心、胃经。其辛温芳香为开窍要药，常用于治疗健忘、多寐、神昏、癫狂、惊痫、中风失语等神志方面的疾患，而究其主要作用，乃在于入心涤痰，痰浊去则气血通，神明自复矣。

3.1　用于急性热病或杂病之痰蒙清窍

石菖蒲涤痰开窍的卓越作用，被广泛用于治疗急性热病及杂病之痰蒙清窍证。急性热病之神昏，多系热邪内陷所致。邪热鸱张，极易熏灼津液，炼而为痰，痰热蒙蔽心窍，则谵妄神昏作矣！雷丰《时病论》的"祛热宣窍法"即为此而设，"治温热、湿温、冬温之邪，窜入心包，神昏谵语或不语，舌苔焦黑，或笑或痉"等，方中既用犀角、连翘配牛黄至宝丹以清心泻火，而雷氏又特别指出："凡邪入心包者，非特一火，且有痰随火升，蒙其清窍"，故复以川贝母化痰，鲜石菖蒲开窍，以"救急扶危于俄顷"。此方之重点，侧重于祛热，涤痰宣窍为其次；盖痰由热生，若不重点治热，则本末倒置，徒治痰无功。此方配伍精炼，不失为热病神昏之效方，临床屡用有效。痰火盛者，随症加入天竺黄、郁金、竹沥之类收效尤著。至若湿温证，痰浊蒙蔽心包，症见身热不甚，神识呆钝，表情淡漠，时明时昧，喉间痰鸣，舌苔白而厚腻者，非菖蒲之化浊辟秽、涤痰开窍不为功，可选《温病全书》之菖蒲郁金汤（鲜石菖蒲、郁金、炒山栀、连翘、菊花、滑石、竹叶、丹皮、牛蒡子、竹沥、姜汁、玉枢丹）。痰湿盛者，可配苏合香丸以"温开"；痰热盛者，宜配至宝丹以"凉开"。此证必俟痰浊去、机窍开，神识始得渐苏。《随息居霍乱论》之菖阳

泻心汤（石菖蒲、黄芩、半夏、黄连、紫苏、厚朴、竹茹、枇杷叶、芦根），系从仲景泻心汤法脱化而来，治痰浊壅闭、神识昏迷、胸膈痞塞之症甚效，盖以石菖蒲涤痰化浊，配合芩、连之苦降，夏、朴之辛开，而奏通闭开痞之功。诚如清代周岩云："王孟英菖阳泻心汤，以菖蒲偶竹茹、枇杷叶等味亦妙。内用仲圣泻心汤三物，以菖蒲代生姜，盖义各有当也。"大能启人慧思。

3.2　用于神志疾病之痰浊

用石菖蒲治疗杂病有关神志方面疾病的方剂甚多，常用的有《备急千金要方》之孔圣枕中丹（龟板、龙骨、远志、石菖蒲），此方可用于治疗健忘。考健忘多由思虑伤及心脾，或房事不节，耗损真阴，以致神明不安、脑力不济所致。然多夹痰浊，故安神益志、宁心化痰并重，在补益中寓宣通之意，枕中丹之意甚妙。此外，《备急千金要方》之定志小丸（人参、茯苓、石菖蒲、远志），开心散（药物同上方，唯用量与剂型不同）等方皆用石菖蒲，均为心气不足兼夹痰浊者而设。王秉衡《重庆堂随笔》云："石菖蒲舒心气，畅心脉，怡心情，益心志，妙药也。"认为其功乃在于"祛痰秽之浊而卫宫城""宣心思之结而通神明"，可谓一语破的。

3.3　用于冠心病之心气虚夹痰者

此由前贤心法扩充，冠心病之心气虚夹痰者，症见胸闷短气，精神抑郁，多寐健忘，舌质淡、苔白腻，脉弦滑。恒用人参、酸枣仁合甘麦大枣汤以补益心气，温胆汤加远志、石菖蒲以化痰开窍，契合冠心病本虚标实之病机，故屡奏效机。朱老近年来对心肌炎或冠心病而见心律不齐、心悸怔忡、夹有痰浊、苔白腻者，恒以石菖蒲、炙远志各3g，泡水送服刺五加片，1日3次，颇收佳效。盖取石菖蒲、远志宁心化痰，调畅心气；刺五加增强机体抵抗力，调节心脏功能，三者合用，相得益彰，其效著也。

3.4　用于梅核气

梅核气一病，多由情志抑郁、痰气交阻所致，石菖蒲既长于治痰，又兼有理气之功，故用之甚为合拍。临床上常在半夏厚朴汤等方剂中加用此药，可以提高疗效。常见慢性气管炎患者服石菖蒲后，可使痰量锐减，其专于治痰之功，于兹可见矣！

4　夏枯草：解郁安神，泄热宁络，散结除痹

夏枯草，味辛、苦，性寒，入肝、胆经。为清肝火、散郁结之药，常用于治疗肝火上炎之目赤肿痛、头痛、头晕，也用于治疗瘰疬、痰核等病证。除此，朱老以为此药下述作用，有其独到疗效。

4.1　安神宁志

不寐虽病因复杂，但究其发病之关键乃"阴阳违和，二气不交"，脏腑气血失和。根据

朱丹溪"夏枯草能补养厥阴血脉"之说，朱老认为夏枯草能散郁火之蕴结，安神以定魄。常选夏枯草与半夏合用治不寐。正如《医学秘旨》云："盖半夏得阴而生，夏枯草得阳而长，是阴阳配合之妙也。"两药合用，使"阴阳已通，其卧立至"。又《重庆堂随笔》云其"散结之中兼有和阳养阴之功，失血后不寐者服之即寐"。故朱老认为夏枯草治疗失血性不寐，尤其对阴虚火旺、肝阴不足者更为适宜。

4.2 清泄热毒

盖因夏枯草苦寒能清热，味辛能散结的作用，朱老将其广泛用于治疗热毒郁结之病症，如用单味药 10～30g 煎汁代茶饮，治疗慢性咽炎、扁桃体炎；加车前草、凤尾草治疗尿路感染；加败酱草、鸭跖草、赤芍、丹参治疗盆腔炎（浓煎成 150ml，保留灌肠，每晚 1 次，经期停用）；加橘核、荔枝核、川楝子、蒲公英治疗睾丸炎；加谷精草、密蒙花治疗葡萄膜炎；加葶苈子、大枣、鱼腥草治疗渗出性胸膜炎；加芍药汤治疗痢疾。现代药理研究证实，夏枯草煎剂于体外对金黄色葡萄球菌、志贺菌属、伤寒沙门菌、大肠埃希菌、铜绿假单胞菌、乙型溶血性链球菌、肺炎链球菌、百日咳杆菌皆有较强的抗菌作用，可以说明其清泄热毒之功。

4.3 止血宁络

李中梓《本草通玄》云："夏枯草补养厥阴血脉，又能疏通结气"，用于治疗血崩。临床实践证明，夏枯草对肺结核、支气管扩张之顽固性出血亦有明显疗效，为肺科一良药。以夏枯草 15～30g，百部 20g，黄芩 10g，代赭石 30g，煅花蕊石 30g，煎服。《本草经疏》中云夏枯草治疗鼠瘘，民间还移用于治疗痔疮肿大出血属热毒者，用此药加槐花、皂角刺、败酱草、生地榆、苦参、熟大黄、赤芍、丹皮等，往往肿消痛定血止。

4.4 清热除痹

《神农本草经》云夏枯草"主寒热……脚肿湿痹"，《滇南本草》有夏枯草"祛肝风，行经络，行肝气，开肝郁，止筋骨疼痛、目珠痛，散瘰疬周身结核"的记载。此药治痹古有记载，今人用之较少。朱老认为此药不失为治疗热痹的一味佳药，具有清火热、散郁结、通经络之功。现代药理研究显示，夏枯草具有明显的抗炎消肿作用。

4.5 疏利散结

夏枯草因能散结，还可用治冠心病动脉硬化。动物实验证实此药能延缓主动脉粥样硬化斑块的形成，具有防止动脉粥样硬化的作用。朱老还认为，夏枯草尤善通心气，用治胸膈之痞满，每获良效，因其苦能泄降，辛能疏化，寒能胜热，故可宣泄胸膈之郁滞，疏利气血之运行，用量宜 15～30g。

此药有少数患者服后胃脘有不适感，可减少用量或辅以护胃的玉蝴蝶、凤凰衣等，胃脘不适感即可消失。

第二节　肺系病证药

1　北细辛：降逆止咳，利水消肿，通阳散结

北细辛，味辛，性温，归心、肺、肾经。其大辛纯阳为药中猛悍之品，以温散燥烈为能事，用之得当，则其效立见。兹略举数端于下：

1.1　降逆止咳

朱老指出，前人曾形象地把肺喻为钟，所谓"肺如钟，撞则鸣"。外而风寒燥热，内而七情致损，皆可以影响于肺，使肺气失宣散肃降之常，发为咳嗽。细辛所治之咳嗽气逆，乃为外有寒邪，内伏水饮，中外皆寒之证，小青龙汤便是代表方。此方之结构，大率分为三组，一组药是用麻桂解表散寒（《伤寒论》原文为"伤寒表不解"）；第二组药是用干姜、半夏蠲除水饮（《伤寒论》原文为"心下有水气"）；第三组是白芍、五味子，甘缓酸敛，缓和药性之猛暴，使之成为有制之师。而细辛一味，在方中独有深意，一层意思是助麻桂解表；一层意思是助姜夏化饮；而五味子酸敛，与细辛之辛散相伍，一合一开，意在使肺之宣降复常，而咳逆自止，则是第三层意思。仲景用药之妙，在此方得到了最充分的体现。医生治咳嗽的通病多体现在两方面，一是用通套的止咳方药，见咳止咳；二是宁可用清热化痰之药，也不轻用辛温燥烈之品。这两者都错在失去了辨证论治的精神。

1.2　利水消肿

肾炎初起，有类风水，但有夹寒夹热之异，其症见头面浮肿、畏风、苔薄白、脉浮。夹热者，口渴、舌红、苔黄、脉数，用加减越婢加术方（麻黄、石膏、苍白术、蝉衣、白花蛇舌草、连翘、银花、车前草、野菊花、泽兰、益母草）；夹寒者，舌淡、苔白、脉不数、口不渴、畏寒，则取仲师治少阴反热之麻黄附子细辛汤（麻黄、制附片、细辛）合五皮饮（桑白皮、大腹皮、生姜皮、陈皮、茯苓皮），其效甚捷，盖细辛既温少阴之经，又兼有行水气之长，往往三五剂即可消肿。肾炎虽多见血压增高，而麻、附均有升压作用，朱老认为，有斯证即用斯药，不必避忌。事实上患者服上述处方后并无血压上升的弊端。

1.3　宣痹止痛

细辛有较好的止痛作用，风火牙痛，症见牙龈肿痛，喜吸凉风，口渴，舌红，脉滑数，常用细辛与石膏、荆芥、防风、薄荷、川芎、赤芍、蜂房、白芷、黄芩、升麻、甘草配伍，既是"火"，用石膏、黄芩正为得当，何以还用细辛？这是因为细辛有发散之长，取"火郁发之"的意思。此方加川乌、花椒，对龋齿疼痛也极有效。细辛也常用于痹证疼痛，《神农本草经》谓其主"百节拘挛，风湿痹痛"。无论风寒湿痹、风热湿痹均可用之，但寒证用量可加大（朱老常用量为 8～15g），后者则仅取其宣通经隧、冲开蕴结之湿热，用量则不宜重，一般 3～5g 即可。细辛也为头痛要药，寇宗奭说其"治少阴头痛如神"。实际上风寒、

风热头痛也常用之，《太平惠民和剂局方》川芎茶调散及菊花茶调散即是其例。

1.4　通阳散结

由于细辛味辛走窜，善于通阳散结，对某顽症痼疾如红斑狼疮、湿疹、肿瘤、帕金森病、心动过缓等，在辨治方中加用细辛，多可提高疗效。唯阴虚火旺、舌质红者忌用。

1.5　愈合口疮

口疮多属于火，但有虚实之异，实火宜清宜下，虚火可补可敛。朱老治实火口疮，常以黄连配细辛，一寒一热，一直折，一发越，合奏消炎止痛之效。除内服外，也可以黄连3份，细辛1份，共研细末，蜜调外搽。对虚火口疮，则常于辨证汤药之外，用细辛15g，研细末，水蜜各半调匀如糊状，放置纱布中，贴在脐部，用胶布密封，2日一换，一般3日左右，口腔溃疡即可获愈合。

【用量探讨】　关于细辛的用量，历来多有限定，如张璐说："细辛，辛之极者，用不过五分"；顾松园说："以其性最燥烈，不过五分而止"；《本草别论》说："多（用）则气闷塞不通者死"。朱老积多年经验认为，不可拘泥于前人旧说，头痛、腹痛、咳嗽、牙痛、口腔溃疡、肾炎，一般用3～6g，类风湿关节炎、肥大性脊柱炎，则可用10～20g，以上均为汤剂用量。为求稳当，也可先煎半小时。但若研末吞服，则需特别慎重，以小剂量为宜。

2　葶苈子：泻肺定喘，利水消肿，强心抗衰

葶苈子，味辛、苦，性寒，入肺、膀胱经。长于下气行水，对于痰浊内阻，壅阻气道，气逆喘咳者，或水肿胀满，而体气不虚者，用之多收佳效。然葶苈子有甜苦之分，《本草纲目》云："葶苈甘苦二种，正如牵牛黑白二色，急缓不同……大抵甜者下泄之性缓……苦者下泄之性急。"朱老认为，肺热咳喘多选甜葶苈，而泻水消肿则以苦葶苈为胜。

2.1　泻肺除饮

葶苈子苦降辛散，其性寒冷，故能泻肺止喘，利水消肿。朱老凡遇咳喘气阻，痰涎壅盛，而舌苔腻者，均于辨证方中加用葶苈子10～15g，服用一二剂后，恒奏显效。因其苦寒善泄，"通利邪气之有余，不能补益正气之不足"，故虚人须慎用，或与山药、白术等品同用始妥。葶苈子泻肺定喘，先贤仲景之葶苈大枣泻肺汤治悬饮；己椒苈黄丸治饮留肠间，与热互结而腹满、口干舌燥之痰饮病，均以葶苈子为主药。章次公先生对痰饮咳喘者，常取葶苈子30g、鹅管石40g、肉桂10g，共研细末，每服6g，1日2次，既能温化饮邪，又可涤痰定咳，收效甚佳。朱老常谓："痰饮病概括了现代医学之慢性支气管炎、支气管哮喘、渗出性胸膜炎、胃肠功能紊乱及幽门梗阻等病，以上诸病凡见面目浮肿、咳喘气逆、痰涎壅盛、呕吐痰水而肺气不虚者，均可参用葶苈子，颇能提高疗效，缩短疗程。"

2.2　抗御心衰

心衰的病理以虚为本，总属五脏俱虚，因虚致实，产生水饮、血瘀，上凌心肺则悸、喘。由于葶苈子有强心苷的作用，能使心肌收缩加强，心率减慢，对衰竭的心脏可增加输出量，降低静脉压，因此风湿性心脏病及肺源性心脏病并发心力衰竭者均可用之。多年来朱老对心衰患者善用扶正祛邪法取效，常以葶苈大枣泻肺汤为主，随症加味，能使临床症状和心衰较快地缓解或消失；多数患者不仅病情稳定，而且可以恢复工作能力。凡见心慌气短、动则加剧，自汗，困倦乏力，苔白质淡，脉沉弱者，乃心脾气虚之证，宜加用炙黄芪、党参、白术、炙甘草，以益气健脾；两颧及口唇发绀，时时咯血，脉结代，舌质紫瘀者，系心体残损、肺络瘀阻之证，应加用化瘀和络之品，如丹参、苏木、花蕊石、桃仁、杏仁、炙甘草等；如阳虚较甚，怯冷，四肢不温，足肿，舌质淡胖苔白，脉沉细而结代者，需加用附片、淫羊藿、鹿角片、炙甘草等品以温肾助阳。对于慢性肺源性心脏病并发心力衰竭者，朱老除辨证用药外，多加用葶苈子末，每次 4g，1 日 3 次，餐后服，奏效甚佳。一般在服药后三四日，尿量增加，浮肿渐退，服药至 2 周时，心衰显著减轻或消失，且无任何副作用。

3　紫菀：辛润宣肺，祛痰降气，利尿通便

紫菀，味辛、苦，性温，归肺经。为祛痰止咳药，《神农本草经》谓其"主咳逆上气，胸中寒热结气"，是其用于咳喘痰嗽的最早记录。而其利尿通便之特殊作用，方书所载不多见。最早用紫菀利尿，见于唐代孙思邈《备急千金要方》"治妇人卒不得小便，紫菀末，井华水服三指撮"。其后，宋代《太平圣惠方》以紫菀配黄连、甘草治小儿尿血，水道中涩通，用意均颇奇特。用紫菀通大便，则始于宋人史载之，据云蔡京病大便秘结，太医治之不得通。史当时初至京城，无医名，闻之，则上门施技，却为守门者所阻，待其后诊过蔡京之脉，即云："请求二十钱。"蔡惊问："何为？"史云：用来买药，即用紫菀研末送服，须臾大便即通，史于是名满开封。

朱老指出，紫菀所以能通利二便，是因其体润而微辛微苦，观其药材，须根皆可编成辫状，故紫菀又有"女辫"之别名，其性润可知。润则能通，辛则能行，苦可泻火，故用于二便之滞塞有效。且肺为水之上源，肺气为痰火所壅，则治节不行，不能通调水道，于是小便不利；肺与大肠相表里，肺气不利，大肠失于传导，则大便亦不得通。由斯观之，紫菀所治之二便不利，必有肺气不宣之见症，非一切二便不利皆可治之也。推之凡清金润肺、消痰降气药，皆具有通利二便之功用，如瓜蒌、紫苏子、马兜铃、杏仁、桑白皮皆然。此说颇能开人悟境，记之以供同道参考。

4　知母：清热养阴，除烦止渴，化痰止咳

知母，味苦、甘，性寒，归胃、肾经。临床应用广泛。朱老云其上、中、下焦诸多病

变皆能治疗，其清热养阴润燥，生津除烦止渴之功效，鲜有药物能比。外感、内伤杂病用之多获良效。现将朱老常用配伍药对归纳如下。

4.1　石膏配知母，治气分实热

此为清解气分实热常用药对之一，源于《伤寒论》中用于治疗阳明经气分大热之白虎汤。石膏味辛，性寒，清泻肺胃实热，而知母味苦，性寒，清泻实火又能润燥，两药配伍，清解气分实热之力增强，而无伤脾胃之虑。配合黄连、山栀、芦根、银花、生甘草，治疗热病高热不退，面红目赤，烦渴欲饮，舌红，脉洪大等。

4.2　知母配地骨皮，退虚热

罗天益所著《卫生宝鉴》中秦艽鳖甲散与黄芪鳖甲散，两方皆用此药。朱老喜用知母、地骨皮配伍治疗各种虚劳烦热，午后潮热，手足心热及盗汗、咳嗽、咽干、倦怠乏力、纳食不振、舌淡红、少苔、脉细数等，并伍以白薇、天冬、白芍、料豆衣等；如咳嗽少痰，常配贝母、桑白皮、紫菀、百部；气阴两虚，伍以太子参、怀山药。

4.3　知母配百合，疗妇女脏躁

此病往往表现为心神恍惚，悲伤欲哭，夜寐不宁，心悸欠安，临床常以甘麦大枣汤为治。朱老有时喜用知母、百合配伍，再加用合欢皮、夜交藤、绿萼梅、生白芍等，养阴清热，除烦止渴，安神疏肝，奏效甚捷。

4.4　知母配人中白，治牙痛、口疮

牙痛、口疮多因胃火上炎所致，见有舌红、口干、便干等症时，朱老常以知母、人中白相伍，加用银花、牛膝、麦冬、丹皮、升麻、黄连等，效果显著。

4.5　知母配贝母，治燥热咳嗽

知母并不能像贝母那样有直接止咳化痰之功能。重要的是知母能清肺之实热、虚热，使肺之肃降功能正常。李时珍《本草纲目》中云其："下则润肾燥而滋阴，上则清肺金而泻火"。朱老指出，知母用于治疗咳嗽，无论痰黄痰白、干咳少痰、无痰，皆可应用。但最宜于热痰、燥痰，见痰少质黏，痰黄稠黏，咳吐不易，可伍以金荞麦、杏仁、鱼腥草、瓜蒌等；而干咳少痰或无痰，伍以麦冬、北沙参、紫菀、百部等。

4.6　知母配生地黄，治疗消渴

朱老在治疗消渴病时，亦喜用知母、生地黄相伍。两者味甘、苦，性寒，养阴生津，除烦止渴，适用于各型消渴病。现代研究也证明，两者均有明显的降血糖作用。

4.7　知母配寒水石，擅治热痹

痹证如见关节红肿、热痛，局部皮肤色红，伴发热或汗出头痛，舌红，苔黄，脉弦，为热痹之象。朱老常以知母伍寒水石，以桂枝、生白芍、赤芍、萆草、虎杖等掺入其中。

如疼痛较剧，亦可配少量附片或川乌，取热痹佐用热药，加大开痹通络之力，以使邪去络通，疼痛减轻。配伍白芍、甘草养阴和里，可防温药伤阴之弊。知母伍寒水石不仅能清络热，并善止痛，使抗链球菌溶血素"O"（ASO）、红细胞沉降率（ESR）趋于下降。

4.8　知母配黄柏，治疗下元虚损，相火妄动

下元虚损，相火妄动见骨蒸潮热、遗精盗汗、失眠等症。

另外，知母性寒滑润，脾胃虚寒便溏者忌用。

5　射干：利咽定喘，清降痰火，活血利水

射干，形如乌羽、乌扇，而为其别名。味苦，性寒，归肺经。《金匮要略》之咳嗽上气用射干麻黄汤，治疟母之鳖甲煎丸用乌扇。《千金方》治喉痹用乌扇膏，治便毒用射干同生姜煎服，皆取其善降之性和降火解毒、祛痰利咽之功。朱老除治喉痹外，如梅核气、支气管哮喘亦多用射干。

5.1　用于梅核气

《金匮要略》论"妇人咽中如有炙脔，半夏厚朴汤主之"之症，《医宗金鉴·诸气治法》称之为梅核气。痰凝气郁，阻滞胸咽，舌苔白腻，脉弦小滑，是半夏厚朴汤的适应证，多见情志抑郁而病的初始阶段。若情绪波动反复不愈，痰郁化热，苔黄舌红者，用泄化痰热、清肝达郁为宜，朱老用射干与夏枯草、蒲公英、郁金、绿萼梅、海蛤壳等相伍；若咽部暗红有瘀血征象者加牛角鳃，咽中梗阻往往随之如失。朱老用射干清降痰火，不直折其火势，而取其引经报使，引肺热移至大肠，痰热从大便而外泄。

5.2　用于支气管哮喘

射干对多种呼吸道急性感染者有良好疗效，其代表方剂如射干麻黄汤等。支气管哮喘是一种发作性的变态反应性疾病，发作期以气促、哮鸣、咳嗽、痰多等症状尤为明显。"风""痰""气"与其发作密切相关。每于外邪袭肺（包括过敏原吸入、食入或接触），痰壅气道，肺失宣肃而致病。朱老从发作时治标着手，以善降苦散的射干，配合祛风化痰的地龙、蜂房、僵蚕等虫类药，以及百部、桃仁、槟榔为基础方，喘促咳嗽能明显改善，病情迅速控制。从现代药理研究来看，诸药相伍，具有抑制变态反应，活血利水，改善呼吸道通气功能，预防继发感染等功能。

6　白芥子：利气豁痰，软坚散结，搜剔内外

白芥子，味辛，性温，归肺、胃经。因其味厚气锐，内而逐寒痰水饮，宽利胸膈，用于咳嗽气喘，痰多不利，胸胁咳唾引痛；外而走经络，消痰结，止痹痛，除麻木。诚如《本

草经疏》说："搜剔内外痰结及胸膈寒痰、冷涎壅塞者殊效。"

朱老指出："白芥子含有脂肪油、白芥子苷、杏仁酶等成分，除作为祛痰平喘咳之剂（如三子养亲汤）外，对机体组织中不正常的渗出物吸收，尤有殊功。"早年，朱老用白芥子、甘遂、大戟组成的古方控涎丹（又名子龙丸）治疗慢性淋巴结炎、湿性胸膜炎、胸腔积液、腹水、气管炎或肺炎痰涎壅盛者，以及瘰疬、流注等，有较好疗效，曾撰文刊载于《上海中医杂志》1956 年第 8 期。其后，朱老以白芥子为主药治疗各种结节病、痹证取效甚佳。即前人所谓"屡用达药"也，在此列举一二。

6.1　用于渗出性胸膜炎

渗出性胸膜炎多为结核性，也有由风湿病、红斑狼疮等其他疾病引起者。以胸腔积液、伴见发热、胸胁胀闷、咳嗽、气急、咳唾引痛等症状为主要表现。与中医文献中的"悬饮"近似。朱老对此病常用控涎丹配合对症汤剂，每收捷效。其方用甘遂（去心制）、大戟（煮透去骨晒干）、白芥子（炒）各等份，研极细末，面糊为丸如梧子大，每服 2～3g，每日 1次。服后当畅泻稀水，如服后隔半日仍未泻下者，可加服 1 次。剧泻者，则下次服药可酌减其量。但此法虚弱者慎用，孕妇禁用。控涎丹为十枣汤之变方，方中甘遂、大戟为逐水峻剂，而白芥子有搜剔停痰伏饮之长，如朱丹溪说："痰在胁下及皮里膜外，非白芥子莫能达，古方控涎丹用白芥子，正此义也。"张介宾说："白芥子消痰癖疟痞，除胀满极速。"本方不及十枣汤之猛峻，用量又较小，然其功用不在十枣汤之下，故临床运用的机会较之十枣汤为多。特别指出，控涎丹对促进湿性胸膜炎的吸收虽有捷效，但不能以之代替中西药物的抗结核治疗，应予注意。

6.2　用于结节病

结节病属于一种原因不明、可累及全身多个器官的非干酪性上皮样慢性肉芽肿病变，可发生在淋巴结、肺、肝、脾、眼、皮肤等处。朱老在实践中体会到，此当属中医学中"痰核""痰注"范畴，如朱丹溪说："人身中有结核，不痛不红，不作脓，痰注也。"故其治疗，当以化痰软坚散结为主，常用白芥子、生半夏、紫背天葵、僵蚕、薏苡仁、海藻、昆布、夏枯草、生牡蛎、荜草等；夹瘀者加赤芍、炮山甲、当归、地鳖虫、蜂房；夹气滞者加青陈皮、姜黄；阴虚者加麦冬、天冬、百合、功劳叶；肾阳虚者加鹿角、淫羊藿、熟地、巴戟天。此病病程较长，非短时期内所能见功，故医者、患者均须识"坚持"二字。

6.3　用于痹证

《开宝本草》谓白芥子主"湿痹不仁……骨节疼痛"，《本草纲目》亦谓白芥子可治"痹木脚气，筋骨腰节诸痛"。朱老认为，久痹疼痛，未有不因停痰留瘀阻于经隧者，因此所谓治"骨节疼痛""不仁"云云，皆指其辛散温通，入经络，搜剔痰结之功。故常在痹证方中加用白芥子一药。如与姜黄、制南星、桂枝、蜂房、赤芍、海桐皮、淫羊藿、鹿角、制附片、当归相伍，治疗肩关节周围炎；与生熟地、淫羊藿、鹿角、麻黄、桂枝、制川草乌、乌梢蛇、炮山甲、骨碎补、续断、威灵仙、木瓜等相伍，配服益肾蠲痹丸，治疗类风湿关节炎、骨质增生、慢性腰腿痛，疗效均较为满意。

朱老用白芥子，一般用量为 10～15g（汤剂），最大量用至 18g，无任何不良反应。但阴虚火旺或无痰湿水饮者忌用。

7 白及：止血生肌，敛肺固涩，消肿散瘀

白及，味苦、甘、涩，性微寒，归肺、胃、肝经。具有收敛止血、消肿生肌之功，主要用于肺胃出血等病症。对肺结核咯血、支气管扩张咯血、上消化道出血等疗效显著，实为内服外用的止血良药。除出血症外，朱老擅将其用于下列诸症，别有心得。

7.1 用于恶心呕吐

食管肿瘤放射治疗和肝癌等介入手术后，恶心呕吐是常见的并发症之一，而恶心呕吐、呃逆咽痛、吞咽困难等难以忍受的痛苦，往往使治疗被迫中断。常用的降逆和胃剂（如旋覆代赭汤、橘皮竹茹汤之类），收效甚微。对放疗介入术，朱老认为系热毒之邪内遏，灼伤胃络，胃气不和，升降失调而致呕恶。《名医别录》记载，白及"主胃中邪气者，则苦寒之品，能除胃热耳"。《本草经疏》谓白及"入血分以清热，散结逐腐"。白及苦降清热，甘缓和中，虽属胶黏之质，但涩中有散，具有吸附、收敛、止血、生肌、清热、护膜等一物数效的作用。正是因为白及能保护食管、胃肠黏膜，减轻其充血水肿，修补受损组织，促进愈合，因此在辨证方中加用白及，或单用白及粉，可广泛地用于胃和十二指肠溃疡、糜烂性胃炎、溃疡性结肠炎等病患。

7.2 用于咳嗽

白及对咯血有独特的功效，对痨咳、阴虚咳嗽、百日咳的止咳效果显著。朱老指出，白及治咳缘其"涩中有散，补中有收"的双向特性，涩则敛肺，散则逐瘀，顽咳久咳尤为适宜。并拟白及、百部、黄精、䗪虫、葎草等组成基础方和"保肺丸"（朱老经验方）治疗肺结核病，其中白及补肺清热、敛肺止咳，逐瘀生新，消肿生肌，与诸药相伍，可修复结核病灶，提高西药的抗痨效果。对慢性支气管炎、咳嗽反复不愈者，随症加入白及，往往疗效明显。

7.3 用于尿浊、带下

临床常见的小便浑浊不清，形如米泔水的乳糜尿，或带下绵绵不断，有清稀如水，有黏稠如膏的带下病，多因病久由实转虚，脾肾亏损，固涩无权，精微下注所致。辨证属气虚者，用白及配伍山药、白术、莲肉；阴虚者，用白及配伍山药、女贞子、旱莲草；夹有郁热者，用白及配伍射干、萆薢，常获殊效。由于其性黏腻而收敛，凡湿热较盛，而苔黄腻者，暂勿用之。

8 萹草：除蒸散结，逐饮宣痹，利水泄热

萹草，味甘、苦，性寒，归肺、肾经。能清热解毒，利水通淋，并可退虚热。除内服外，煎水外洗可治皮肤湿疹，鲜草捣敷可疗蛇虫咬伤，焙干研末外搀可医湿疹破溃，诚为价廉易得之良药。朱老经过多年临床实践，扩大了萹草的应用范围，介绍如下。

8.1 除蒸散结

前人经验，萹草擅退虚热。《新修本草》载其"除疟，虚热渴"；寇宗奭亦指出，用本品"生汁一合服，治伤寒汗后虚热"，均属信而可证。朱老经验，本品对湿热大病后的虚热有良效。如治湿温病后期余邪未清，营卫未和，因而低热缠绵，自汗恶风者，常以本品伍白薇，配合小剂量桂枝汤，参以清化除邪之品，多能效验。除清热除蒸外，《名医别录》载其"主瘀血"，知其兼可化瘀散结。民间经验，以本品作丸，可治愈瘰疬，朱老因而将本品移用于治疗肺结核之低热，效佳。临床以本品配合养阴清肺之沙参、天冬、麦冬、百合、黄精、十大功劳叶，多能使痨热迅速挫降；若配合西药抗痨，建功尤捷。

8.2 逐饮宣痹

根据本品散结、除蒸、利水多种功用，朱老常用其治疗渗出性胸膜炎。此证与"悬饮"相类，多因饮、热阻于胸胁，以致三焦不利，而呈现寒热、胸痛、气促等见症。在辨证论治方中大剂量使用萹草（干品 30～60g，鲜品加倍），可以驱逐停潴于胸胁之饮邪，确有助于渗出液的吸收，使身热尽快下挫。朱老曾以本品独用，以鲜萹草 120g 煎汤代茶饮连服 1 个月，治愈数例包裹性胸膜炎，足见此药之奇效。而萹草使用一般剂量，可以祛除经络之湿热，具有通邪止痛之功，可用于治疗痹证。痹证证候各异，究其成因，总缘正气亏虚，风、寒、湿、热之邪入侵，留着经隧骨骱，阻遏气血运行所致。一般说来，风寒痹证以温经散寒、祛风通络为常法，而湿热痹证则当以燥湿泄热、宣通痹着为主。朱老对热痹的治疗，常以本品配合虎杖、寒水石为主，随症选用其他药物，奏效殊捷。而热痹之 ESR 增速、ASO 增高者，亦多能较快地降至正常。此外，朱老治疗久痹之虚热，常用本品配合银柴胡、白薇、秦艽等，加养营和络之品，收效亦佳。

8.3 利水泄热

萹草，不仅是热淋之效药，而且可以用于急慢性肾炎的治疗。急性肾炎相类于"风水"，乃风水相搏，致使肺失宣肃，不能通调水道，下输膀胱，水邪泛溢肌肤而成。在疏风宣肺剂中加用萹草，能促使浮肿尽快消退，有助于肾功能之恢复。朱老治疗慢性肾炎选用萹草，必具备肾阴亏虚、湿热逗留之见症。斯时尿蛋白长期不消失，既有肾虚不足之"本"，又见湿热逗留之"标"。治本固为要务，而祛邪亦不可忽；盖湿热留恋，必然伤阴，病之淹缠，良有以也。

第三节　肾系病证药

1　萆薢：泄浊分清，祛风除痹，渗利湿热

萆薢，味苦，性平，入肝、胃、膀胱经。《本草纲目》云萆薢"长于去风湿，所以能治缓弱顽痹、遗泄、恶疮诸病之属风湿者……能治阳明之湿而固下焦，故能去浊分清"。

1.1　用于风湿顽痹及痛风

萆薢能祛风湿，因此善治风湿顽痹，腰膝疼痛。许叔微《普济本事方》之续断丸"治风湿四肢浮肿、肌肉麻痹，甚则手足无力，筋脉缓急"之症，药用续断、萆薢、当归、附子、防风、天麻、乳香、没药、川芎。方中续断益肝肾，附子温经，防风、天麻祛风，当归、川芎、乳香、没药活血定痛，萆薢祛风湿。立方面面俱到，值得效法。一般而论，萆薢所治之痹证，当系风湿或湿热为患者，而寒湿痹痛不堪用。续断丸以萆薢与附子同用，当可用于风湿偏寒之证。若舍附子等温热药，则寒湿痹痛不可妄投。朱老治疗风湿痹痛及浊瘀痹（痛风）也常用萆薢，尤其是下肢重着，筋脉掣痛，伴口苦溲黄者，取萆薢与薏苡仁相伍，配合黄柏、威灵仙、牛膝、地龙、当归、徐长卿等，每每应手。此法也适用于坐骨神经痛属风湿者，可供临床验证。

1.2　用于痿证

萆薢又可用治痿证，刘河间《素问病机气宜保命集》之金刚丸用萆薢、杜仲、肉苁蓉、菟丝子各等份，为细末，酒煮猪腰子，同捣为丸，梧桐子大，每服50～70丸，以治骨痿。骨痿的治疗大法，当补肾益精，何以要用萆薢？以其兼夹湿热之故。盖肾之阴阳不足，骨弱而髓减，则筋脉空虚，湿热得以乘隙而入，徒知补虚，不知祛邪，焉能收效？所以《日华子本草》称其能"坚筋骨"，非益肝肾强筋壮骨之谓，乃邪去正自安之意耳。陈无择《三因极一病证方论》制"立安丸""治五种腰痛"，用萆薢配合补骨脂、续断、木瓜、杜仲，并云："常服补肾，强腰脚，治脚气。"观其配伍，与金刚丸有异曲同工之妙。《泉州本草》治"阴痿失溺"的一则验方，用萆薢6g，附子4.5g，煎服。"阴痿"阳虚居多，故用附子，"失溺"何以堪萆薢之利湿乎？盖阳虚而阴痿失溺，故用附子温阳以摄下元，而阳虚气不化，每多湿浊阻滞，是以用萆薢兼以祛邪，殆取"通以济塞"之义。

1.3　用于尿浊及泌尿系感染

以萆薢祛浊分清的方剂，最著名的要数"萆薢分清饮"（萆薢、益智仁、石菖蒲、乌药），此方所以能治尿浊（乳糜尿），端赖其祛胃家湿热之功。由此也可反证此方主治胃家湿热之证候，肾虚尿浊用之无效。萆薢分清饮所治之尿浊，以小便浑浊，色白如浆，中夹脂块或夹血，舌苔黄腻，脉濡数等为主症。朱老用此方，萆薢恒用至30g，往往奏效较速。此证缠绵时日，每见尿浊时作时止，或朝轻暮重，小腹气坠，面色少华，神疲乏力，一派脾虚

清气不升之象，斯时论治，当以益中气、升清阳为主，如补中益气汤，但每有用此汤难以应手者，则因证多兼夹之故，必权衡主次，适当兼顾，始能中的。兼夹湿浊，可以用此汤加萆薢、车前子及生、煅牡蛎；热象明显，再加黄柏；兼见湿热伤阴之象，可再纳入生地；兼夹瘀热，可用此汤加丹皮、小蓟；若伴见肾虚腰痛，则宜用此汤加杜仲、菟丝子、芡实。务期与病症相应。朱老经验，萆薢不仅可用于尿浊，尚可用于泌尿系感染，其证候以湿热邪毒，客于膀胱，以致小便频数而痛，尿色黄赤，口中黏腻不爽，舌苔根部微腻为特点，用萆薢宜伍入石韦、萹草、滑石、通草等，以清泄渗利下焦湿热，有较好疗效。

1.4　用于妇女带下

妇女带下病因不一，审其系阳明湿热下注，以致带脉失固者，用萆薢祛浊分清，甚是合拍。所以朱老治此类带下喜遣此药。其配伍规律，即以萆薢、薏苡仁、车前子利湿；当归、白芍、丹皮养血凉营；牡蛎、乌贼骨收敛固带。随症佐药，可以奏功。

1.5　用于高脂血症

取萆薢祛浊分清之功，所以高脂血症用之有降脂作用，且疗效持久，无任何副作用。以之研细末，每服 5g，1 日 3 次，连服 2~3 个月，多收佳效。

2　刘寄奴：活血除癥，消积下胀，化瘀利水

刘寄奴，味苦，性温，入心、脾二经。为活血祛瘀之良药，凡经闭不通、产后瘀阻作痛、跌仆创伤等症，投之咸宜。而外伤后血尿、腹胀，用之尤有捷效。

2.1　除癥治痢

《本草从新》载其能"除癥下胀"。所谓"下胀"者，因其味苦能泄，性温能行也。而"除癥"之说，殊堪玩味，经验证明，此物对"血癥""食癥"等证均可应用。所谓"血癥"，盖因将息失宜，脏腑气虚，风冷内乘，血气相搏，日久坚结不移者也。在妇女则经水不通，形体日渐羸瘦，可予四物汤加刘寄奴、牛膝、红花、山楂之属。引申之，肝硬化腹水用之亦有佳效。而"食癥"，则因饮食不节，脾胃亏损，邪正相搏，积于腹中而成。此物民间用于治疗食积不消，凡食癥已成，或食积长期不消，以致腹中胀满，两胁刺痛者，配合白术、枳壳、青皮等，见功甚速，大可消食化积，开胃进食。其"消癥"之说，确属信而可证。刘寄奴也可治痢，《圣济总录》载："用刘寄奴草煎汁服"，治"霍乱成痢"。历代医家沿用之，《如宜方》即以其与乌梅、白姜相伍，治"赤白下痢"。今人用其治疗细菌性痢疾颇验，想亦赖其化瘀消积之能也。此外，本品用于黄疸型肝炎，不仅可以退黄疸、消肝肿，并能降低转氨酶水平。

2.2　化瘀利水

朱老对刘寄奴的应用，不仅如上述说，常告诫我辈曰："刘寄奴的活血祛瘀作用，可谓

尽人皆知，而其利水之功则易为人所忽略，良药被弃，惜哉!"《大明本草》虽有其主"水胀、血气"之记载，但后世沿用不广。以此品直接作利水之用者，当推《辨证奇闻》之返汗化水汤，此汤"治热极，止在心头一块出汗，不啻如雨，四肢他处，又复无汗"，药用茯苓 30g，猪苓、刘寄奴各 10g。并云："加入刘寄奴，则能止汗，而又善利水，而其性又甚速，用茯苓、猪苓，从心而直趋膀胱。"这是对刘寄奴功用的另一领悟。朱老认为，刘寄奴由于有良好的作用，因此可用于治疗瘀阻溺癃症，尤适用于前列腺肥大症引起之溺癃或尿闭。所谓溺癃，指小便屡出而短少也，久延可致闭而不通。而前列腺肥大则与瘀阻相关，凡瘀阻而小便不通者，非化瘀小便不能畅行。李中梓治"血瘀小便闭"，推"牛膝、桃仁为要药"。而朱老则用刘寄奴，其药虽殊，其揆一也。前列腺肥大引起之溺癃，常见于老年患者，其时阴阳俱损，肾气亏虚，气化不行，瘀浊逗留，呈现本虚标实之症。若一见小便不利，即予大剂淡渗利尿，不仅治不中鹄，抑且伤阴伤阳，诚为智者所不取。朱老治此症，抓住肾气不足，气虚瘀阻的主要病机，采用黄芪与刘寄奴相伍益气化瘀；配合熟地、山药、萸肉补肾益精；琥珀化瘀通淋，沉香行下焦气滞，王不留行速开膀胱气闭，组成基本方剂，灵活化裁；如瘀阻甚者，加肉桂、丹皮和营祛瘀；阳虚加淫羊藿、鹿角霜温补肾阳；下焦湿热加败酱草、赤芍泄化瘀浊，收效较著。

3　白槿花：清利下焦，祛除湿热，泄化瘀浊

白槿花又称木槿花，其性味诸家本草所说不一。李时珍以为甘平、无毒，但尝其药汤有苦味，用之又可清热，似以甘苦、微寒较当。归脾、胃经。

3.1　擅除下焦湿热

其所以能治痢者，盖因其能清热解毒，一也；能入血分，活血排脓，二也；其性滑利，能缓解下痢之后重，三也。唯用于热毒痢较佳，寒湿痢则不相宜。可配合白头翁、秦皮、苦参、白芍、山楂之属，随症治之。此物也可用于湿热泄泻，凡肠间湿热逗留，泻下溏垢臭秽者，即可应用，朱老常以之与蛇莓相伍，收效较彰。若慢性泄泻，脾气亏虚，肠间湿热未清者，则在补脾扶正方中，参用泄化湿热之品。朱老常以仙鹤草、桔梗、白术、山药、白芍等，配合白槿花以治之，曾创订"仙桔汤"，用治慢性痢疾及泄泻，屡奏殊功。朱老从《本草纲目》关于本品能"利小便，除湿热"的记载中受到启发，因而广泛应用于下焦湿热证，包括淋病、痢疾、泄泻及带下等疾患。

3.2　泄化瘀浊蕴结

朱老喜以白槿花治疗急性泌尿系统感染，常以此品配合生地榆、生槐角、生地黄、白花蛇舌草等，每收捷效。若肾盂肾炎，先生则以滋肾阴、泄湿热为主要手段，采用知柏地黄汤配合白槿花、生地榆、生槐角、血余炭等，因症活用。至于此证久延，阴伤及阳，而湿热未清者，先生把握主次，明辨标本，其制方一面用淫羊藿、仙茅、生熟地、山药等培补肾阴肾阳，一面用白槿花、白花蛇舌草、茜草根、乌贼骨等泄化下焦瘀浊。基于白槿花

能泄化下焦瘀浊这一特定作用，朱老恒用其治疗肾炎，取清泄法也有降低尿蛋白之功。一般说来，尿蛋白的出现，多系脾肾亏虚，不能固摄精微所致。但若湿热瘀浊蕴结，肾气因病而虚者，非泄化瘀浊不为功。但无论或补或清，均应吻合病情，绝不可一见尿蛋白，先存成见，即投补益，而废弃辨证论治的精神。朱老常以白槿花与龙葵并用，言明："二物性皆滑利，滑可去着，能祛肾间湿热，排泄瘀浊毒素，邪去则正自安也。"二物祛邪又不伤阴，非淡渗之属所可同日而语。

4 露蜂房：益肾温阳，固涩止带，化痰定喘

露蜂房，味苦，性平，归肝、胃、肾经。《本草汇言》记载，露蜂房祛风攻毒，散疗肿恶毒。此外露蜂房尚有两种功效，世人多忽之，朱老特为指出。

4.1 益肾温阳

本品治清稀之带下为朱老之创。凡带下清稀如水，绵绵如注，用固涩药乏效者，朱老于辨证方中加用露蜂房，屡奏良效。朱老认为："带下清稀，乃肾气不足，累及奇经，带脉失束，任脉不固，湿浊下注所致。利湿泄浊之品，仅能治标；而温煦肾阳，升固奇经，才是治本之图。"朱老用露蜂房，每伍以鹿角霜、小茴香等通补奇经之品，即是此意。若带下因湿热下注，又有肾阳不足见症者，也可在清泄湿热方中加用露蜂房，全在临证时化裁变通。也可用治阳痿不举及遗尿。治遗尿单味研末，每服 4g（年幼者酌减），1 日 2 次，开水送服即可，一般 4～7 日奏效。至于阳痿者，除肝经湿热遏注不泄，致宗筋痿而不举外，凡精血亏损、下元不足而致之阳痿，创蜘蜂丸（花蜘蛛 30 只，炙露蜂房、紫河车、淫羊藿、淡苁蓉各 60g，熟地黄 90g，共研细末，蜜丸绿豆大，每服 6g，早晚各 1 次，开水送下）治疗此症，收效甚佳。现花蜘蛛难觅，改用锁阳 90g 亦效。

4.2 止咳化痰

本品治慢性支气管炎，久咳不已，不仅高效且廉验。露蜂房治咳仅在《本草述》提到"治积痰久嗽"，余则甚少见之。但民间也相传其有治咳定喘之功，乃验之临床，信不诬也，殆亦温肺肾、纳逆气之功。每取露蜂房末 3g（小儿酌减），鸡蛋 1 枚（去壳），放锅内混合，不用油盐炒熟，于餐后一次服，每日 1～2 次，连服 5～7 日可获满意之效果。同行临床验之，反馈止咳化痰定喘效速。

5 淫羊藿：燮理阴阳，温肾逐湿，调冲培本

淫羊藿亦名仙灵脾，味辛、甘，性温，入肝、肾二经。功擅补肾壮阳，祛风除湿。凡肾阳亏虚所致之阳事不举，小便淋沥，经脉挛急，风湿痹痛，老人昏眊，中年健忘诸症，用之恒有佳效。朱老擅用此品，常谓："仙灵脾，温而不燥，为燮理阴阳之佳品。"

5.1　用于顽痹

朱老喜用大剂淫羊藿（20~30g）配合熟地、仙茅、鹿衔草，起顽痹之大症，取其温肾阳、逐风湿之功。

5.2　用于月经病

冲任二脉起于胞中，根于先天。冲为精血钟聚之所，任为阴经之承任。奇脉之精血，阴中涵阳，浑然一体，一有亏损，则阴阳失却动态平衡，损伤冲任。对于崩漏之弊，凡暴崩宜补宜固，漏下宜清宜通，此为常法。漏下日久，阴伤及阳，若仍囿于常法，见血投凉，反误病情。若见形盛气衰之候，宜益气温阳，固摄冲任，以达治本。淫羊藿配合炙露蜂房益肾调冲，是朱老独到的经验；茜草根配合乌贼骨，能行能止，无兜涩留瘀之弊。阴阳得以燮理，残瘀得以潜消，漏下自已。此外，朱老常取淫羊藿配合紫石英治妇女宫寒痛经、闭经、不孕。

5.3　用于早期肝硬化

治疗早期肝硬化时务必先区分虚实，不可妄行攻逐。证有"瘀"之表现，近世流行活血化瘀之治法，但若不审瘀之由来，拘守化瘀一法，未有不偾事者。盖乙癸同源，肾精亏虚，肾阳不足，必然导致肝之气阳亦虚；肝气不足，则疏泄无力，气虚则血涩不利，因而瘀阻；肝木不能疏土，势必影响中焦运化。这一恶性循环，均基于下焦之虚乏。朱老治慢性肝炎、早期肝硬化等，凡证属肾阳不足者，均以温肾培本为主，选用淫羊藿配合仙茅、熟地、山药、鹿角霜、紫河车等温润不燥，以填下焦，疗效历历可稽。

5.4　用于其他疾病

如以淫羊藿配合丹参、合欢皮、炙甘草，治阳虚之心悸、怔忡，取心阳根于肾阳之意；配合高良姜、荔枝核，治多年之胃寒痛，取益火生土之意；配合黄荆子、五味子、茯苓治水寒射肺之咳喘；配合吴茱萸、川芎治寒厥头痛，均能应手收效。

6　地榆：护膜疗疡，抗痨散结，蠲痹通淋

地榆，味苦、酸、涩，性微寒，入肺、肝、肾、大肠、胃经。具解毒医疮之功，故俗呼之为"流注草"，是常用的凉血止血、清热解毒良品。擅治诸般血证及痔漏、痈肿、湿疹、金疮等，为外敷治疗烧烫伤的著名单方。现代研究证明，本品有较强的收敛止血作用和广谱抗菌作用，故其实际医疗作用，远非上述数点。朱老对本品研究精深，别具匠心。

6.1　护膜治胃

地榆外用治水火烫伤效果卓著，为众所皆知，它能控制创面渗出，起到预防和控制感

染、消除疼痛，促进新皮生长、创面迅速愈合等作用。朱老于斯触类旁通，巧将本品移用于内科消化性溃疡之胃痛及上消化道出血之呕血黑便。谓地榆不但长于清热凉血、收敛止血，而且对溃疡病的壁龛有护膜疗疡之功，非仅出血时服，尚可作为溃疡病常规治疗药物。治溃疡病他常以之与温中补虚或疏肝和胃之剂并用；治上消化道出血，每随症加入温运脾阳、养血摄血之黄土汤中，或用本品单味即单方地榆汤清泄郁热、凉血止血，屡获佳效。

6.2　抗痨散结

痨乃结核病之通称，发于肺者称肺痨，生于颈部为瘰疬，此两者临床最为常见。概因体质虚弱，痨虫传染所致，皆有阴虚火旺之潮热、盗汗征象，前者尚见咳嗽、咯血等肺失清肃、阳络灼伤之症；后者恒呈颈部坚块，破溃成瘘等肝经郁火、痰瘀互结之征。朱老习以生地榆抗痨散结治疗肺痨、瘰疬，乃取其清热解毒、疗疮除瘘之功。他认为本品对上述证候具有较好疗效。现代实验也证明，本品煎剂对人型结核分枝杆菌有完全抑制作用。朱老在实践中体会到，此药味苦，性寒，对结核潮热尤具卓效。一陈姓肺痨患者，连续发热4个月，迭治未愈，用生地榆30g，青蒿子、葎草各20g，百部15g，甘草5g，一药而热挫，再药而平。对于浸润型或空洞性肺结核，朱老常采用以地榆为主药的愈肺丸（生地榆150g，小蓟、石韦、制黄精各90g，研极细末，另取生地榆300g煎取浓汁泛丸如绿豆大，每服6g，1日2次），可取得一定疗效。对于颈淋巴结结核，亦每以地榆为主，配合疏肝理气，化痰软坚，散瘀解凝之品而组成的消瘰汤[生地榆20g，柴胡4g，赤芍、白芍、炙紫背天葵各12g，小青皮6g，炙蜈蚣2g（研吞），生牡蛎30g，甘草5g]，收效较为满意。

6.3　蠲痹清热

地榆治痹，医林鲜见，其实《神农本草经》早有"止痛"之说，《本草纲目》也有浸酒"治风痹"之记载。朱老擅用之治痹证，对痹痛化热或湿热之痹，因瘀热内阻而见发热缠绵，关节热痛者，恒投生地榆于辨证论治方药中，多配伍葎草、知母、青蒿子、秦艽、虎杖等清热除蒸、蠲痹通络之品，每可应手，并能使 ESR、ASO 得到较快下降。乃用其敛戢邪热，除痹止痛之功也。或有虑曰地榆性寒，味涩，恐于痹无益？殊不知本品微寒而不凝，性涩而不滞，止血尚能行血，敛热又可化瘀，《本草选旨》有"以之行血""以之治血中之痛"之说，况临床治痹每加入大队活血祛风、蠲痹通络剂中，何弊之有？

6.4　清利通淋

淋证乃湿热毒邪，注于下焦，膀胱不利使然，依临床表现之不同，主要有热淋、血淋及劳淋之分，与现代医学的泌尿系感染相似。朱老治淋常用生地榆，并视为常规要品，他将这味善治下焦血分湿热之药，扩用于治疗下焦气分淋证，实为一大创获。生地榆所以能治淋者，盖缘其能解毒抗菌消炎，一也；擅入下焦除疾，二也；性涩可缓尿频，三也。本品通中寓涩，祛邪而无伤肾耗阴之弊，诚非其他淡渗清利之品所可比拟。凡遇急性或慢性泌尿系感染性发作，皆相适宜。热淋者，可配合八正散；血淋者，可配合小蓟饮子；劳淋者，可配合知柏地黄汤等，随症活用。朱老通过长期实践，以本品为主制订的清淋合剂疗效明显，有抑制多种杆菌、球菌的广谱抗菌作用，对常用抗生素治疗无效的病例仍然有效，无任何不良反应，朱老曾系统观察 100 例患者，总结成文发表。

以上仅举大概，朱老认为地榆在应用上，治病范围广泛，疗效历历可稽，值得探索；在炮制上，发现此药生用止血作用较炒炭为优，主张一概生用，不必炒炭；在剂量上，突破常规，一般用 10～20g，大量用至 30～60g，未见不良反应，而建功尤捷。

7　肉苁蓉：濡养五脏，平补阴阳，润肠通便

肉苁蓉，味甘、咸，性温，归肾、大肠经。有补肾益精，润肠通便之功效。其功效特点是益肾填精，治虚损，暖下元，利腰膝。故常用于治疗年老肾虚腰痛、头昏、发白、耳鸣、记忆力减退及阳痿、遗精、白浊等症。

7.1　用于顽痹、老年病及疑难杂症

朱老长于用益肾壮督法，认为肉苁蓉益精养血助阳，具有阴阳双补之效，温而不热，暖而不燥，补而不峻，滑而不泄，为平补之良药。作用与何首乌相似，但肉苁蓉性较之略温一些。朱老常用之与巴戟天相伍，肉苁蓉温补肾阳中兼有润燥的作用，而巴戟天温阳助火之力较强，再配伍熟地黄、补骨脂、怀山药，用于肾阳虚衰之腰膝足冷、酸软乏力、头昏耳鸣、阳痿、遗精等症，并能用于年老体弱、肢寒不温、神疲等症；配伍金狗脊、补骨脂、鹿角霜、鹿衔草、穿山龙等治疗肾虚型强直性脊柱炎；配党参、白术、芡实、金樱子等治疗慢性肾炎蛋白尿；配伍威灵仙、骨碎补、地鳖虫、蜂房等治疗腰椎退变、膝关节骨性关节炎等。高血压、失眠、更年期综合征等病，往往责之机体阴阳失衡，治疗不可一味平肝潜阳，滋阴降火，而应注重燮理阴阳。肉苁蓉用于滋补阴精之方剂中，更能使阳生阴长，阴阳平衡。另外，朱老还从其润五脏，长肌肉中悟出其道，用治肌营养不良、肌萎缩等症，常以肉苁蓉配伍淫羊藿、炙黄芪、炒白术、当归、党参等，此乃先后天互补，精血互生，以使肌肉得以濡养。

7.2　用于妇科病症

妇科病症如经前期紧张综合征，以肉苁蓉配淫羊藿、仙茅、远志、石菖蒲、佛手、夜交藤、生白芍、煅龙牡等药。对于乳腺囊性增生，可用肉苁蓉配伍锁阳、巴戟天、当归、山萸肉、夏枯草、紫背天葵、鳖甲、地鳖虫、白芥子、桃仁、海藻、牡蛎等药。

【炮制与用法】　炮制方法的不同，对其作用亦有影响。如肉苁蓉采收后晒干或埋在沙土中使其干燥，则长于补肾益精，阴阳双补；而盐苁蓉，长于补肾壮阳，主治肾虚腰痛，并有润肠通便作用；酒苁蓉，则长于温通肾阳，强筋健骨，主治下元虚冷，腰膝酸软，阴冷，宫寒不孕。朱老指出，本品性温而质润，故阴虚火旺、大便溏薄或实热便秘者忌用。用量一般以 8～15g 为宜。

第四节 痹 证 药

1 马钱子：健胃消胀，宣痹疗瘫，行瘀治伤

马钱子，味苦，性寒，有大毒，归肝、脾经。此药一向为医家所畏用，以其有剧毒（含番木鳖碱，即士的宁），如因误用，或服用过量，或炮制不得法，可引起呼吸肌麻痹而致死。然马钱子之药效卓著，用之得当，可以疗重病，起沉疴，往往非他药所能替代。朱老常云马钱子是中药里的一个"异类"：其味极苦，却大能开胃进食；其性至寒，却大能宣通经脉，振颓起废。谨述朱老使用马钱子的经验供同道参考。

1.1 开胃进食

马钱子味极苦，小量内服后可刺激味觉感受器反射性增加胃液分泌，促进食欲和消化功能。朱老常将之用于慢性胃炎、胃肠神经症、厌食症而见毫无食欲，稍进食胃脘部即胀满难忍的患者，常以制马钱子粉配白术、鸡内金、陈皮、怀山药等健脾助运之品作散剂，1日2次冲服。

1.2 宣痹止痛

马钱子善通经络，而止痹痛，常用于慢性腰腿痛、风湿性肌炎、慢性肌肉劳损、坐骨神经痛、陈旧性外伤性关节炎、风湿性关节炎、类风湿关节炎等病症。以上病症，皆可归属"痹证"的范畴，临床上大致可分为风寒湿痹（性质偏寒）、风湿热痹（性质偏热，包括风寒湿痹郁久化热者）、顽痹、虚痹四个大类，前两者大率以祛邪为主，顽痹往往需正邪兼顾；虚人久痹，大法以扶正为方。马钱子原则上可用于其中任何一类痹证，因其有宣通经隧、止痛消肿之长，而其用量又极小，不致损伤正气。类风湿关节炎晚期活动严重受限者，即张子和所谓"即遇智者，亦难善图"，如能在补益气血、补肾壮督、活血通络、虫蚁搜剔的基础上加马钱子，往往也可收到意想不到的效果。

1.3 振颓疗瘫

瘫痪为肌肉收缩能力降低或丧失的统称。有截瘫（双下肢瘫痪）、偏瘫（一侧上下肢瘫痪）、单瘫（四肢之一出现瘫痪）和四肢瘫（全瘫）之异。其原因极其复杂，治疗颇为不易。朱老经验以马钱子配合化瘀通络药对其中部分患者有效。

1.3.1 中风后偏瘫

脑出血或脑血栓形成、脑栓塞后遗症以偏瘫为主要表现者，大致可分为气虚、阴虚二类，前者以补阳还五汤为基本方，后者以地黄饮子为基本方，皆可加吞制马钱子粉，有助于偏瘫的恢复。

1.3.2　外伤性截瘫

1976 年秋，朱老曾参加唐山震区来南通的截瘫伤员的治疗工作，拟有龙马起废丹一方（制马钱子 0.15g，鹿角片 0.4g，乌梢蛇、炙地鳖虫各 1g，地龙、蜂房各 1.5g，如法制片，每片 0.25g，上为 1 日量，分 3 次服）。此方对于脊髓损伤，损伤平面以下感觉运动功能丧失，大小便不能控制，损伤部位疼痛者，均有一定疗效。

1.3.3　格林-巴利综合征

格林-巴利综合征即急性炎症性脱髓鞘性多发性神经病，表现为突发的四肢瘫软、麻木，且可迅速向近端或向上发展和加重。属中医学"痿证"范畴，早中期多为湿热壅滞于经络，以清热燥湿利湿为基本治法。朱老经验，常用苍白术、土茯苓、萆薢、薏苡仁、黄柏、牛膝、豨莶草、益母草、车前草、萆草、路路通、丹参、红花、赤芍等，加吞制马钱子粉 0.1g，1 日 2 次，有较好疗效。

1.3.4　面瘫

面瘫临床颇常见，发病后如能得到及时有效的治疗，见效甚快，若迁延失治，病程长达半年以上者，疗效则欠佳。朱老曾拟平肝祛风汤（全蝎、僵蚕、荆芥、菊花、钩藤、石决明、竹茹、制白附子）内服，配合外治法，即以马钱子、白附子按 2∶1 比例研为细粉，均匀撒布于半张伤湿止痛膏上，贴于地仓穴（嘴角外五分，左歪贴右，右歪贴左，24 小时一换），每在 1 周左右可获痊愈。

1.4　行瘀治伤

马钱子又为伤科要药。如《正骨心法要旨》之散瘀和伤汤，即以马钱子与红花、生半夏、骨碎补、甘草、葱白须同用。《上海中成药》中记载治伤消瘀丸用马钱子配麻黄、地鳖虫、自然铜、没药、红花、骨碎补、泽兰、五灵脂、蒲黄、赤芍。二方均治跌仆碰撞损伤、瘀血结聚、骨折。外伤所致的脑震荡后遗症，也可用马钱子。其症多见面色黧黑、头昏痛、神疲健忘、视力减退、周身酸痛、食欲减退、睡眠欠佳，天气变化时则更甚。朱老经验，上述症状为瘀阻脑府，灵窍失慧，虚中夹实之候。因其虚，必须大补气血，滋养肝肾；因其实，必须化瘀活血，据此而拟定健脑散一方，以制马钱子与红参、地鳖虫、当归、枸杞子、川芎、地龙、制乳香、制没药、炙全蝎、紫河车、鸡内金、血竭、甘草同用。

【炮制与用法】　马钱子的炮制，至关重要。诚如张锡纯所说："制之有法，则有毒者，可至无毒。"朱老的制马钱子法：马钱子水浸去毛，晒干，置麻油中炸。火小则中心呈白色，服后易引起呕吐等中毒反应；火大则发黑而炭化，以致失效。在炮制过程中，可取一枚用刀切开以里面呈一紫红色最为合度（《虫类药的应用》）。制马钱子粉的用量，以每次 0.03g，每日总量不超过 0.1g 为度。

2 天南星：透骨走络，涤痰化瘀，散结止痛

天南星，味苦、辛，性温，归肺、肝、脾经。其性燥烈，专走经路，为开结闭、散风痰之良药。临床每用以治湿痰、寒痰、风痰、咳嗽、中风、癫痫、痰涎壅盛和破伤风抽搐、口噤、风痰眩晕。

2.1 用于痹证

若配川草乌、地龙、乳香、没药，即《太平惠民和剂局方》之小活络丹，为痹证常用成药之一，专治痰瘀阻于经络之肢体关节疼痛、麻木。朱老在痹证研究的实践中体会到，天南星功能燥湿化痰，祛风定惊，消肿散结，尤善止骨痛，对包括类风湿关节炎在内的各种骨痛均具有良效。盖久痛多瘀，亦多痰，凡顽痹久治乏效，关节肿痛，活动受限，多是病邪与痰瘀凝聚经隧，胶结难解，故常规用药，恒难奏效。必须采用透骨走络、涤痰化瘀之品，如蜈蚣、全蝎、水蛭、僵蚕、白芥子、蜂房、天南星之属，始能搜剔深入经隧骨骱之痰瘀，痰去瘀消，则肿痛可止。证之现代药理研究，天南星确有明显的镇痛、镇静作用，故用之多效。

2.2 用于癌痛

朱老发现对于癌症骨转移的疼痛，在辨治方中加用之效著。广东省中医院肿瘤科参用之，明显减少了麻醉药的使用量，值得推广应用。

【炮制与用法】 天南星有毒，内服必须经过炮制方可使用。一种方法是用生姜、明矾浸泡至透，再晒干，是为"制南星"；另一种方法是用牛胆汁拌和制成，名"胆南星"或"陈胆星"。凡风痰、湿痰、骨痛，均用制南星；如为惊痰、搐搦、热郁生痰，宜用"胆南星"。汤剂用量20～30g，如效不著，可逐步增加至50～60g，止痛、消肿甚佳。

3 威灵仙：通利泄浊，宣痹止痛，蠲痰化瘀

威灵仙，味辛、咸，性温，归膀胱经。祛风湿，通络止痛，治骨鲠喉（食管骨性异物），尽人所知。朱老经验，此药之功尚不仅此，爰举数端，以供同道参考。

3.1 用于痛风

朱老指出痛风病机其本在脾肾，脾虚则运化无权、升降失调，肾虚则气化失常、清浊不分；其标在筋骨关节，缘于痰浊湿瘀结聚流注，气血痹阻。基于以上认识和临床实践，朱老创痛风中医病名"浊瘀痹"，并拟定痛风汤（土茯苓、萆薢、威灵仙、桃仁、红花、泽兰、泽泻、薏苡仁、车前子、苍术、山慈菇等）以土茯苓、萆薢、威灵仙三味为主药，三药合用，有显著的排尿酸作用。其中，威灵仙辛散宣导，走而不守，"宣通十二经络"（《药品化义》），"积湿停痰，血凝气滞，诸实宜之"（《本草正义》），对改善关节肿痛确有殊功。汤剂用量一般为30g，少则乏效。

3.2 用于湿热黄疸

黄疸（阳黄）为湿热之邪，熏蒸于肝胆，氤氲难化，气血不得通利，使胆汁不循常道，溢于肌肤所致。朱老治湿热黄疸，常用茵陈蒿汤加味，药如大黄、茵陈、生山栀、蒲公英、决明子、郁金等，又常借威灵仙之走窜通利（常用量为20～30g），以收迅速退黄之功。

3.3 用于无精症

朱老指出，对无精子、少精子症或精子活力低的治疗，大法以补肾填精、振奋肾阳为主，湿热则兼以清利，肝郁则兼以条达，血瘀则兼以疏化，而威灵仙宣导经络，瘀者能开，郁者能疏，壅者能通，故恒以之为主药，配合仙茅、淫羊藿、山萸肉、枸杞子、当归、菟丝子、淡苁蓉、续断、韭菜子、鹿角胶、海马、黄狗肾等温肾填精之品，连服1～2个月，常收佳效。缘系浊瘀壅滞之故，赖威灵仙之宣疏通导，配以大剂补肾之品，而建殊功。

3.4 用于骨刺、结节

随着人口老龄化的出现，颈椎、腰椎、跟骨骨质增生患者日益增多。朱老根据中医学"肾主骨"的理论，对骨刺的治疗，皆以补肾壮骨治其本，活血调气、化痰、温经、泄浊治其标，常用熟地、淫羊藿、鹿角胶、山甲、山萸肉、赤白芍、地鳖虫、骨碎补、续断、制川乌、没药、丹参、红花、鹿衔草、蜂房、威灵仙、自然铜。病在颈椎加葛根、川芎，病在腰椎加杜仲、桑寄生，病在膝盖、跟骨者加牛膝。但威灵仙为必用之品，因为威灵仙不仅能通利关节，宣痹止痛，而且从其能治鱼骨鲠喉推论，它可能有使病变关节周围紧张挛缩的肌肉松弛的作用。由于本品辛温疏利，走而不守，所以朱老指出："凡患者无风湿，而体气又虚弱者，只可暂用，不可久服。"此外，朱老用威灵仙研末，醋调外敷，治疗淋巴结肿大、乳腺炎、腮腺炎也有较好的疗效。

3.5 用于支气管哮喘

本病发作期以呼吸气促，喉间痰鸣，呛咳有痰，不能平卧等为主要症状。朱老指出，凡咳喘一证，属本虚标实。发作期以标实为主，须识寒热；缓解期以正虚为主，宜分阴阳、辨脏腑。病理因素以痰为主，故急性发作期从痰论治。威灵仙其性可升可降，能"消胸中痰唾之痞"（《增补雷公药性赋》）。利气道以缓胸闷喘促，蠲痰积以除咳喘宿根，威灵仙屡建奇功。朱老常在宣肺化痰降气平喘方中加用威灵仙一味，往往疗效大增。

3.6 用于胆囊炎、胆石症

由于其通散宣泄、调理气机作用较强，故还可用于胆及泌尿系结石、肢体麻木、子宫肌瘤、输卵管阻塞，以及放疗和化疗引起之恶心、呕吐等症，加于辨治方中，颇能提高疗效，但用量均需用至40～60g始佳。注意不宜久用，中病而止。胆道疾患常以右上腹胀痛或绞痛为临床表现，剧者伴有呕恶、寒热、黄疸等，中医学多从肝胆郁滞、湿热蕴结论治。朱老从威灵仙有"推腹中新旧之滞"（《增补雷公药性赋》）得到启示，常用威灵仙、金钱草、刺猬皮、柴胡、广郁金、鸡内金、虎杖、酒大黄等，治疗慢性胆囊炎、胆石症有相当的疗效。威灵仙能松弛奥迪括约肌，使胆汁分泌增加，以利于胆石的排出。配伍诸药，理气解郁，通下泄热，能抑制胆囊炎症、排石和减少新胆石的生成。

3.7　用于肢体麻木症

肢体麻木是疾病中的一个症状，多见于血管神经营养传导障碍引起的疾病。病因虽多，但不外寒、热、虚、实、风、湿、痰、瘀所致。朱老在辨证的基础上习用威灵仙，发挥其通行十二经络，引领诸药，直达病所的作用，每收佳效。

3.8　用于呃逆

呃逆多由膈肌痉挛而致，虽属小恙，烦恼无穷。朱老用威灵仙、白及、蜂蜜各 30g，水煎服，半小时后即瘥，用之多验。

4　豨莶草：化瘀通络，祛风活血，平肝解毒

豨莶草，味苦，性寒，入肝、肾二经。能祛风湿、平肝阳、强筋骨，临床习惯用于风湿痹痛、中风瘫痪诸疾。

4.1　用于中风瘫痪

此时多见湿热蕴结、络脉瘀滞之候。豨莶草能直入至阴，导其湿热；平肝化瘀，通其络脉，故能治之。所谓"强筋骨"，乃邪去则正自安之意也。朱老对此品的应用多发挥，常云："考之于古，验之于今，豨莶草有解毒活血之功，勿以平易而忽之。"《外科正宗》之七星剑汤用之，该方治疗疗疮、痈疡甚验，足证其有解毒之功。

4.2　用于风湿性、类风湿关节炎

《本草经疏》誉其为"祛风湿，兼活血之要药"，可见古人早认识其有活血作用。朱老经验，豨莶草重用至 100g，配合当归 30g，治风湿性、类风湿关节炎效果很好，大能减轻症状，消肿止痛；随着风湿活动迅速控制，每见 ASO、ESR 下降。

4.3　用于黄疸型肝炎

此证多系湿热抟于血分所致，若迁延时日，瘀热胶结难解，一般利湿退黄之剂，殊难中的，必须凉血活血、解毒护肝始为合拍，以此品治疗，屡屡应手。凡黄疸缠绵不退，湿热疫毒稽留，朱老每从血分取法，以豨莶草 30～45g 配合紫丹参、田基黄、石见穿等，多能应验，值得学习。

5　土茯苓：化浊泄热，解毒利窍，健胃除湿

土茯苓，味甘、淡，性平，入肝、胃二经。功可解毒、除湿、利关节。古籍谓其擅治

梅毒、淋浊、筋骨挛痛、脚气、疔疮、痈肿、瘰疬诸疾。近代又有用于防治钩端螺旋体病的报道。朱老经过实践验证其为治疗湿浊上蒙清窍所致之头痛及痛风之要药，或可补前人之未逮也！

5.1 用于头痛

其病因纷繁，土茯苓所主之头痛，乃湿热蕴结、浊邪扰清，清窍不利而作痛。若延之日久，经脉痹闭，则痛势甚烈。斯时祛风通络之剂难缓其苦，唯有利湿泄热，祛其主因，配合祛风通络之品，始可奏功。而朱老独到之经验，在用量上突破常规，一般每日用60～120g，随配伍多可获效。

5.2 用于痛风

朱老云此乃嘌呤代谢紊乱所引起，中医学认为系湿浊瘀阻、停着经隧而致骨节肿痛、时流脂膏之证，应予搜剔湿热蕴毒，故取土茯苓健胃、祛风湿之功。脾胃健则营卫从，风湿去则筋骨利。此证确以湿毒为主因，但往往兼痰瘀互结，即夹杂风痰死血为患。朱老治此证，恒以土茯苓为主药，参用虫蚁搜剔、化痰消瘀之品，屡收佳效。

5.3 用于痹证（湿热型，肿胀早期）

"湿胜则肿"，此为关节肿胀形成之主因，早期可祛湿消肿，但日久湿聚为痰，痰瘀交阻，肿胀僵持不消，须在祛湿之时参用涤痰化瘀之品始可奏效，故治疗痹证重在早期。朱老习用土茯苓配伍二妙、防己、泽泻、泽兰等对肿胀常有著效。

6 葛根：解痉通脉，扬清降浊，升举元气

葛根，味甘、辛，性凉，归脾、胃经。主消渴、身大热、呕吐、诸痹、起阴气、解诸毒（《神农本草经》）。《名医别录》又指出："疗伤寒中风头痛，解肌发表出汗，开腠理，疗金疮止痛、胁风痛。"仲景尤善用葛根，《伤寒论》中或用其清热解痉，或用其升清止利，配伍精密，独具匠心。后世更有所发展，如《千金方》载张文仲用其治疗中风等，颇有特色。朱老临证经常使用葛根配伍他药，治疗各种疾病，收效显著。

6.1 用于泄泻

泄泻临证常分为急、慢性泄泻两大类。急性者多以湿胜合并风、寒、热邪所致；慢性者多以湿邪久留，伴见脾胃虚寒、清气在下为多见，治疗常用运脾化湿之法。张景岳说："泄泻之本，无不由脾胃。"朱老则认为："久患泄泻，胃土已虚，清气在下，厥阴肝风振动。"故在清肠疏垢中以不伤本元为前提，创"仙桔汤"一方，用于慢性过敏性结肠炎及慢性痢疾经常发作者，屡获佳效。对顽固性久泻者，必重用葛根，究其实质，是因其有升发清阳，鼓舞胃气上行之功。

6.2 用于骨痹

骨痹以颈椎增生引起的颈椎综合征较为常见。患者以项强、肢麻、眩晕、胸痛等症为苦。朱老对顽固性骨痹，以益肾壮督治其本，蠲痹通络治其标为大法；认为葛根善治项强，能扩张脑血管及心血管，并有较强的缓解肌肉痉挛的作用，故对颈椎增生者除辨证用药外，必加葛根一药，其用量可加大至30～45g，无明显毒副作用。

6.3 用于消渴

消渴以多饮、多食、多尿，形体消瘦，尿有甜味为特征，其病理变化主要是阴虚燥热。朱老认为消渴一证，初起先宜养肺清心，久则滋肾养脾，升举元气。盖肾为本、肺为标，而中气的盛衰则贯穿全病程。临证常以黄芪为主药，得葛根能升元气，而佐以山药、山萸肉、知母、天花粉，大滋真阴，使阳升而阴应，自有云行雨施之妙；用鸡内金、茯苓助肾强脾而生津；用五味子、山萸肉取其酸收之性，封固肾关，不使水饮急于下趋，此消渴立法用药之大要也。然临证中须辨证明确，不可执着，因其证之寒热，与其资禀之虚实不同耳。

6.4 其他应用

风药多燥，唯葛根能止渴，故对热病津伤者，朱老用生葛根配麦冬、天花粉同用，以复津伤等。对于小儿麻疹透发不畅者，用葛根与升麻相伍，取其药性轻扬升发，方可透热助疹外出。对β受体功能亢进症，重用葛根（30～50g）配龙骨30g，党参、麦冬、酸枣仁各20g，五味子15g，随症加味，一般服药1个月后，症状、心电图等均有明显改善。对抽动-秽语综合征（TS）在辨治方中加用本品，颇能提高疗效。另外用葛根50g煎汤于饮酒前服，可防醉酒。对有痛风发作史者，每日煎汤代茶饮，可有效防止痛风复发。

7 川乌、草乌：搜风镇痛，温经祛瘀，化痰宣痹

川乌、草乌，味辛、苦，性热，有毒，归心、肝、脾、肾经。功擅搜风定痛，两者尤以生草乌力锐效捷。《神农本草经》谓其"除寒湿痹"；《名医别录》谓其主"历节，掣引腰痛，不能行步"；《药性论》说乌头"其气锋锐，通经络，利关节，寻蹊达径而直达病所"；《本草述》亦谓"寒湿之所结聚，顽痰死血，非是不可以开道路，令流气破积之药得以奏绩"。

7.1 用于风寒湿痹（重症）

朱老常用川乌、草乌配桂枝、细辛、独活、淫羊藿之类，认为川乌温经定痛之力量较强，寒邪重者用生川乌，寒邪较轻而体弱者用制川乌。对于寒湿痹重证，则取生川乌、生草乌同用，盖草乌开痹止痛之功较川乌尤著也。痹痛之难忍者，朱老推崇许叔微之麝香丸（生川乌、全蝎、黑豆、地龙、麝香），如法制用，多在数日以内迅收痛止肿消之效，慢性顽固性痹痛，坚持服用，也有一定效果。方中生川乌也可改用生草乌。川乌、草乌均有毒，尤其是用生者为丸内服。关于是否有中毒之虞的疑惑，朱老认为，许氏方中生川乌用量很小，不会中毒，

经多年使用观察，尚未见有中毒者。不过一定不要过量。如改用制川乌，则镇痛之作用大为减弱。朱老还指出，许氏用生川乌、生草乌之方，还有川乌粥，即以生川乌（去皮尖）研末，同香熟白米作粥半碗，文火熬熟，再下姜汁与蜜，搅匀服之，治风寒湿痹，麻木不仁，痛重不举；又有黑龙丸，用生草乌配五灵脂，治一切瘫痪，都是很有研究价值的。

7.2   用于痹痛、神经痛

生川乌、生草乌外用也有镇痛作用，朱老曾拟止痛搽剂（生川乌、生草乌、生南星、生半夏各 30g，用 50%乙醇 300ml 浸泡 7 天，以棉花蘸搽患处，1 日 2～3 次），对痹证疼痛及各种神经痛均有明显的缓解作用。吴师机《理瀹骈文》说："外治之理即内治之理，所异者法耳。"朱老治病，也主张内服外治结合以提高疗效，此即一端。

【用量与用法】   朱老认为，由于地有南北，时有寒暑，人有强弱，故其用量一般从小剂量（3～5g）开始，逐步加至 10～15g 为宜。在配伍上，川乌、草乌与甘草、蜂蜜、防风等同用，既不妨碍其镇痛的作用，又有解毒之功。在用法上，生川乌、生草乌均需文火先煎 40 分钟，再下余药，以策安全。

8   羌活：搜风除痹，通利关节，燥湿升阳

羌活，味辛、苦，性温，归膀胱、肾经。通行全身，走肌表，长于搜风通痹，通利关节，祛湿止痛。常用于治疗外感风寒，风湿所致的头痛、身痛，无汗，关节肌肉疼痛，项强筋急，风水浮肿，痈疽疮毒。

朱老研究历代所用羌活良方，分析后认为羌活善走窜、走表，为祛风寒、化湿、通利关节之良药，尤善治疗上肢及头面诸病。他指出，张元素对本药论述尤其周详。《主治秘诀》言其五大作用：手足太阳引经，一也；风湿相兼，二也；去肢节痛，三也；除痈疽败血，四也；治风湿头痛，五也。朱老尤擅将之用于治疗风湿痹证，取《内外伤辨惑论》之羌活胜湿汤、《景岳全书》之活络饮意化裁。现将朱老临床应用羌活之经验归纳如下。

8.1   用于风湿痹证

朱老强调羌活可列属"风药"范畴，能通畅血脉，发散风寒风湿，气清而不浊，味辛而能散，上行于头，下行于足，通达肢体。用治风湿痹证、头痛尤宜，常配独活、防风、当归、川芎、白术、豨莶草、海风藤、薏苡仁、苍术、生姜等，兼有发热加柴胡、葛草；阳虚加制附片、补骨脂；郁热加黄芩；湿盛加泽泻、茯苓。朱老指出，羌活与独活为一对药，乃治疗风湿痹证常用之品，然羌活发散力胜，善走气分治头面、上肢风寒湿邪；独活发散力缓，善走血分搜除肌肉筋骨间之风寒湿邪，治下肢痹证。如内伤头痛，多不常用。

8.2   用于外感风寒头痛

外感风寒头痛多因外感风寒，上犯头部，络脉痹阻所致。常用羌活配白芷、防风、蔓荆子、杏仁、茯苓、川芎等药，头痛剧烈，加细辛 3～5g。而风热之头痛，咽喉肿痛，配

大青叶、蒲公英、牛蒡子、薄荷、黄芩等多有佳效，因其发散力强，祛邪甚速。对于病毒性疱疹，朱老常用之配牛蒡子、蝉蜕、僵蚕、荆芥、连翘等，也有良效。而《杂病源流犀烛》之羌麻汤，治疗破伤风，可供参用。

8.3　用于泄泻

脾虚泄泻，久治不愈，而肠鸣不已者，可于辨治方中加羌活、白芷各 10g，多能于 3～7 剂收效。因羌活、白芷均为祛风药，久泻多为脾虚湿盛，风药多燥，风能胜湿，湿化阳升，泄泻自已也。

朱老指出，因羌活辛、苦而温，凡阴虚、血虚、表虚之人，均慎用。剂量亦应掌握，一般用 6～10g，超过 15g 易引起恶心呕吐，不可轻忽之。

9　穿山龙：扶正除痹，活血通络，祛痰镇咳

穿山龙别名金刚骨，味苦，性微寒，归肝、肺二经。为薯蓣科植物穿龙薯蓣的根茎，具有祛风除湿、活血通络、清肺化痰之功。擅治风湿痹痛、热痰咳嗽及疮痈等。朱老对本品研究精深，别具匠心，配伍灵活，得心应手。一般用量以 30～60g 为宜，未见不良反应。

9.1　用于顽痹（类风湿关节炎、强直性脊柱炎等）

顽痹多指骨节疾患中病情顽缠、反复不愈的病症，常规治疗不易奏效，关节疼痛、肿胀、变形是治疗的难点。朱老提出的顽痹从肾论治，从临床到实验研究中均得到证实，是切实有效的治疗方法。穿山龙用于痹证的各期和各种证型中，是朱老用药的一大特色。此品药性微寒，热痹为宜，但经巧妙配伍，寒痹、虚痹也皆可用之。朱老认为，穿山龙刚性纯厚，力专功捷，是一味吸收了大自然灵气和精华的祛风湿良药。穿山龙用于辨证的各型中，往往能改善症状，提高疗效。临床实践也证明了穿山龙在体内有类似甾体激素样的作用，但无激素的副作用。

9.2　用于慢性肾炎

穿山龙治疗肾炎，《东北药用植物志》未见记载。朱老在反复实践中发掘了药物的潜能，触类旁通地应用于临床，证明穿山龙同时也是一味治疗肾病的良药。祛风利湿有利于尿蛋白、水肿的消退，活血通络能改善肾血流量和肾梗阻。实验证实，穿山龙有抑制过敏介质释放作用和类激素作用。朱老经验，穿山龙合益气化瘀补肾汤（黄芪、当归、川芎、红花、丹参、淫羊藿、续断、怀牛膝、石韦、益母草）治疗慢性肾炎；穿山龙、大黄、制附子、六月雪、扦扦活、丹参、鬼箭羽、白花蛇舌草、土茯苓、益母草、徐长卿等温肾解毒、化瘀泄浊之品，治疗慢性肾病、尿毒症，疗效历历可稽。

9.3　用于顽固性咳嗽

朱老善于从患者反馈中获得启迪。不少患者反映，在风湿病治疗缓解的同时，多年的

慢性咳嗽竟也痊愈，或每年必发的老年慢性支气管炎居然未发。朱老从实践中证实穿山龙有显著的镇咳、平喘、祛痰作用。2004年朱老曾治1例女性间质性肺炎患者，病已3年，长期激素治疗，四处求医（中西药、外治方法都用过），阵咳、咳痰、活动气短、肺部炎症病灶均未能改善。朱老处方以穿山龙50g，水蛭8g，僵蚕15g，蝉衣10g，地龙15g，猫爪草20g，金荞麦30g，桑白皮10g，葶苈子30g，射干10g，蒸百部15g，鬼箭羽30g，佛耳草10g，脐带2条，黛蛤粉10g。前后治疗4个月，症状基本消失，炎症吸收，春节以后停用激素，后随访已如常人。

9.4　用于胸痹

朱老取其活血通络之功效，以穿山龙配丹参、降香、川芎、合欢皮、功劳叶等治疗冠心病心绞痛；配徐长卿、玉竹、桂枝、茯苓、鬼箭羽等治疗风湿性心脏病。现代实验亦证实，穿山龙能增加冠脉血流量，改善心肌代谢，减少心脏负荷，并有消炎镇痛、降脂的作用。

10　肿节风：化瘀散结，清热解毒，祛风除痹

肿节风，味辛、苦，性平，归肝、大肠经。为金粟兰科植物金粟兰全株。具有祛风除湿、活血散瘀、清热解毒之效。常用于肺炎咳嗽、口腔炎症、细菌性痢疾、肠炎等。现有成药肿节风片、肿节风注射液，以肿瘤辅助治疗为其适应证，有抑制肿瘤、抗癌增效的作用。

朱老在长期临证观察中，发现肿节风因剂量不同，功效也有区别。小剂量（15g以下）有扶正的作用，可增强免疫功能；大剂量（30g以上）则以清热解毒、散结化瘀为其所长，而多用于免疫性疾病活动期，如系统性红斑狼疮、皮肌炎、类风湿关节炎、混合性结缔组织病等。肿节风的用量为30～60g，配伍忍冬藤、鬼箭羽、生地、水牛角等，起到免疫抑制作用。单味对治疗血小板减少性紫癜有效。朱老常伍以仙鹤草、油松节、枸杞子、淫羊藿、紫草等，效果显著。朱老曾用肿节风配伍大青叶、桃仁、生石膏、野菊花、重楼、金荞麦等，治疗1例败血症合并肺炎高热患者，已用药10多天，多种抗生素治疗乏效，而且病情危重，服用朱老方剂3剂后，患者体温和血常规中白细胞数呈阶梯式下降，病情转危为安。

朱老指出，无论是免疫性疾病的活动期，还是感染性疾病的急性期，往往呈现出热毒壅盛之证候，热毒内遏，可以熬血成瘀。瘀血与热毒相互抟结，故瘀热瘀毒是导致疾病发生发展的主要因素和特异性病机。而肿节风正具有清瘀、解毒、散结的功效，即使阴虚火旺，只要配伍恰当，可以照常使用。

11　石斛：补虚除痹，滋肝益肾，清养肺胃

石斛，味甘、淡、微咸，性寒，入胃、肺、肾经。为清养肺胃之阴之要药。《神农本草

经》言其"除痹"，此意颇为难解。盖痹者闭也，其治以宣通开闭为要义，清养滋补之石斛何能开闭？实为一大疑团。清代周岩《本草思辨录》对石斛有一段论述，颇能发人深思。其曰："石斛得金水之专精，《本经》强阴二字，足赅全量。所谓阴者，非寒亦非温，用于温而温者寒，用于寒而寒者温。《别录》逐皮肤邪热痹气，是温者寒也。疗脚膝疼冷痹弱，是寒者温也。要不出《本经》除痹、补虚两端。痹何以除？运清虚之气，而使肾阴上济，肺阴下输也。虚何以补？布黏腻之汁，而使撼者遂定，豁者遂弥也……大凡证之恰合夫斛者，必两收除痹、补虚之益。若专以之除痹，专以之补虚，则当弃短取长，而制剂之有道可矣。"如斯观之，则石斛之除痹，必与《神农本草经》"补五脏虚劳羸瘦"之说联系而论，方能得其真谛。

许叔微《普济本事方·风寒湿痹白虎历节走注诸病》"增损续断圆"，"治荣卫涩少，寒湿从之痹滞，关节不利而痛者"，由续断、薏苡仁、丹皮、山药、桂心、白茯苓、黄芪、山茱萸、石斛、麦冬、干地黄、人参、防风、白术、鹿角胶组合成方，"荣卫涩少"，是方证之着眼点。此必是荣卫两虚，肝肾不足，而寒湿逗留者，即虚痹之类，徒事搜风、散寒、化湿无益。盖祛风蠲痹套药，有伤津耗液之弊。气虚津涸，脉为之不利，痹闭难以宣通。增损续断丸方，以益气养荣、补益肝肾为主，佐以祛风通络之品，实为治本之图。方中用石斛，诚如周岩所云，殆取除痹、补虚两义。

朱老对石斛除痹的应用，以痹证久延，肝肾阴伤，呈现筋脉拘挛作痛，形体消瘦，或午后低热，舌红少苔，脉细数者，用之为多。恒以石斛配首乌、白芍、地黄、鸡血藤滋养肝肾阴液，钩藤、天麻、豨莶草、秦艽、桑寄生、木瓜祛风通络，桃仁、红花活血定痛，有较好的效果。其中石斛的用量，一般为15～30g，少则效差。先生的经验，此类痹证，当根据中医肝主筋、肾主骨的理论，注重滋养肝肾，俾源头得畅，则脉涩者方可转流利，而祛风通络之药，又当避开辛燥，以防伤津耗液。又阴虚脉涩不利，易致血瘀，故又当适当用活血化瘀之品，如桃仁、红花之属，此类痹证，不宜急切图功，当守方常服，多进自可获益。

第五节　痛　证　药

1　白附子：祛风化痰，散结通脉，定惊止痛

白附子，味辛、甘，性热，入肝、胃二经，有小毒。系毛茛科植物黄花乌头的块根，应炮制入药，生者内服宜慎之。白附子为祛风痰寒湿，散头面风痛之要药。以白附子为主药的方剂有治中风（外风）口眼㖞斜的牵正散（白附子、白僵蚕、全蝎）；治痰厥头痛的三生丸（白附子、半夏、天南星）；治破伤风牙关紧闭、角弓反张的玉真散（白附子、南星、防风、白芷、天麻、羌活）等。因其性燥而升，乃风药中之阳草，能引药势上行，故善治面瘫之口眼㖞斜、偏正头风及破伤风诸疾。但其功效远不止此，朱老还常用于下列疾患：

1.1　用于病毒性心肌炎引发的室性期前收缩

室性期前收缩也称室早，是心肌炎并发症中比较难以恢复的一种，朱老每于辨治方中加用白附子5～8g，常收佳效。因《名医别录》称其"主治心痛心痹"，所以朱老认为它功虽祛风化痰，但亦有通血脉、缓心痛、调节心律之用。再伍以党参、黄芪益气培本，桂枝（剂量要小，一般用3g）、丹参温心阳、通心脉，枣仁、柏子仁宁心安神，僵蚕解毒镇惊，琥珀安神化瘀，炙甘草养心定悸，合之而成治疗病毒性心肌炎室性期前收缩的妙方。阴虚者加麦冬、玉竹；汗多者加煅牡蛎、浮小麦，随症加减，皆可获效。

1.2　用治三叉神经痛

此症极为顽缠，一般药物均难奏效。白附子善去头面之风，不仅对偏头痛有效，而且对三叉神经痛亦有佳效。朱老取白附子、白芍、全蝎、蜈蚣、僵蚕各等份研为细末，每服6g，1日2次，收效较著。如治周某，男性，79岁。宿有高血压、脑血栓之疾，近月来，左侧头面掣痛如触电，说话或进食时更甚，选用多种镇痛药及局部封闭，仍然未能控制，乃延请朱老会诊，给予上方，服后2小时即感轻松，次日疼痛基本缓解。嘱其再每间日服1次，以资巩固。观察半年，迄未复发。

1.3　用治银屑病

银屑病俗称牛皮癣，是一种十分顽固的皮肤病，多由风湿热毒、蕴郁肌肤，或血虚风燥、肌肤失养，或情感抑郁、化热生风而发病，在治疗方面除怡性悦情外，需集中祛风解毒、泄热散结之品，始可收效。朱老选用白附子、白花蛇舌草各20g，白蒺藜、白芍、白僵蚕各40g，共研细末，制成五白散，每服6g，1日2次，坚持服用3个月，常可获效。服药期间，忌饮酒，忌食海鲜，避免情绪紧张或抑郁，保证充足睡眠，有助于痊愈。

此外，本品因具有祛风定惊作用，癫痫亦常参用之。

【注意事项】　另有禹白附，与白附子功用相近，而不尽相同，不可混用。禹白附为天南星科植物独角莲的块根，既善祛风痰、定惊痫、止疼痛，又能治跌打损伤、金疮出血、毒蛇咬伤、瘰疬等症。炮制后其镇痛作用增强，生者内服宜慎，孕妇忌服。

2　路路通：行气活血，通利瘀滞，祛风消肿

路路通，味苦，性平，归肝、肾经。为枫香树之球形果实，以其多孔穴如蜂巢状，故又名"九空子"。具有祛风活络，利水，通经的作用。而枫香树之树脂即是白胶香，有止血、止痛、活血、生肌、消肿的作用，白胶香与草乌、五灵脂、地龙、木鳖子、乳香、没药、当归、京墨、麝香作丸，即外科有名的"小金丹"。

朱老认为，路路通才薄不堪重用，虽不能用它独当一面，但如能知其所长，用于通利，无论滞气、瘀血、停痰、积水，均可以之为开路先锋，堪任辅佐。然通利之物，不可重用、久用，庶免耗气伤阴，孕妇、虚人亦当慎用之。

2.1　用于气滞胃痛

症见脘腹胀闷，走窜作痛，嗳气，大便不爽，舌暗，脉弦涩，常用辛香行气法，药如香附、木香、枳壳、槟榔、台乌药、青陈皮、川楝子之类，加入路路通，则其效更捷；滞气窜入经络，周身痹痛，或在四肢，或在腰背，走窜不定，其人郁郁不乐，嗳气频频，常法用羌独活、桑枝、秦艽、防风、细辛、川芎、赤芍、姜黄、海桐皮、威灵仙之类有效。若有效不显者，加入路路通，其效立见。

2.2　用于产后乳汁不通

虚者，当补益气血；实证，则宜通利，实证必见乳房胀痛，乳汁涓滴难下，此际用路路通，其效不在王不留行、穿山甲、木通之下。妇女痛经，多见气滞瘀血之证，常用当归、川芎、赤芍、柴胡、香附、泽兰、益母草之类，路路通既能行气，又能活血，以之加盟，颇为合拍。

2.3　用于水肿

水肿亦可用路路通，赵学敏《本草纲目拾遗》说它"能搜逐伏水"，水伏之处，必有瘀血、滞气，此物兼有行气、活血、利尿之长，宜乎其效也。

3　台乌药：温通散结，解痉排石，气水双调

乌药，味辛，性温，归肺、脾、肾、膀胱经。是一味理气、解郁、散寒、止痛的佳品，浙江天台产者称台乌药。本品对于胸腹胀满、气逆不顺之疼痛，用之最合。所以《本草求真》云："逆邪横胸，无处不达，故用以为胸腹逆邪要药耳。"《本草述》更盛赞其"实有理其气之元，致其气之用者……于达阳之中而有和阴之妙"。

朱老指出："乌药性温气雄，对于客寒冷痛，气滞血瘀，胸腹胀满，或四肢胀麻，或肾经虚寒、小便滑数者，用之最为合拍。但属气虚或阴虚内热者，均不宜用。本品有顺气之功，但对孕妇体虚而胎气不顺者，亦在禁用之列，否则祸不旋踵，切切不可猛浪。由于它'上入脾肺，下通膀胱与肾'"（《本草从新》）。

3.1　温通止痛

乌药与香附合用名香附散（《慎斋遗书》），对浑身胀痛，气血凝滞者有佳效，因乌药能气中和血，香附善血中行气，相辅更彰。乌药配川芎治妇人气厥头痛及产后头痛（《本草纲目》）甚效。乌药伍益智仁、山药为缩泉丸（《妇人大全良方》），乃治肾经虚寒、小便滑数之名方；对老人尿频，小儿遗尿而偏阳虚者，有温肾祛寒、固涩小便之功。因其具有温阳固摄之效，以之移治肺寒或肾阳虚之涕多如稀水，或咽际时渗清涎者，取此三味于辨治方中，大可提高疗效，此则异病同治之理也。对于肾及膀胱结石所致之绞痛，朱老以乌药30g、金钱草90g煎服，具有解痉排石之功，屡收显效。乌药的常用量为10g左右，但治肾绞痛

需用至 30g 始佳，轻则无效。此乃朱老经验之谈。如湿热偏盛，则需加用生地榆、生槐角、小蓟、萆薢等品始妥。久治不愈之胃脘痛，不论寒热虚实，均可于辨治方中加乌药、百合两味，多能提高疗效。

3.2　散结消水

乌药具有行气散结之功，对人体水液代谢具有双向调节作用，故对于肾积水、肝硬化腹水均有佳效。肾积水可用乌药 30g、泽泻 20g，煎 2 次药汁合并，在上午 9 时顿服，20 日为 1 个疗程，一般 2~3 个疗程可愈。肝硬化腹水可用乌药、制鳖甲各 30g 煎汁分服，一般服 5~10 剂后尿量增加，连用 2~3 个疗程，腹水消失，再用复肝丸（或胶囊）巩固。但阴虚内热者忌用。

4　六轴子：散瘀消肿，定痛镇咳，祛风燥湿

六轴子，味苦，性温，有毒，入肺、脾二经。为杜鹃花科植物羊踯躅（又名闹羊花）的果实。功擅行血止痛，散瘀消肿，祛风燥湿。

朱老经验，对于风寒湿痹，历节疼痛，以及跌打损伤、痈疮疔毒有著效，尤长于定痛，故对于风湿性关节炎、类风湿关节炎、坐骨神经痛等有剧痛者，常采用之。

此外，朱老又常以之作为镇咳药，曾拟五子定咳汤（天竹子、白苏子各 6g，六轴子 1g，黄荆子、车前子各 10g。此小儿剂量，成人酌增），治疗百日咳及慢性气管炎久咳不已而痰少者，有较显著的疗效。

5　白芷：祛风宣通，温散止痛，消囊散肿

白芷，辛温芳香，入肺、胃、大肠三经。《本草汇言》称："白芷上行头目，下抵肠胃，中达肢体，遍通肌肤以至毛窍，而利泄邪气。"说明其功效之广泛（祛风、散寒、除湿、通窍、消肿、止痛），能行能散，长于宣通，止痛消肿之功尤为卓著，朱老盛赞而广为应用。

5.1　用于头痛

本品对头痛以前额及眉棱骨痛为主者，尤为适合。单用一味（15~20g）或加于辨治方中，均奏佳效。顽固性偏头痛，可取 30g 单味煎汤，分 2 次服，或用 20g 加于辨治方中，效多良好。对于腰椎麻醉后头痛，以及硬膜外麻醉所致之头痛、头晕，用 30g 煎汤，分 2 次服，收效亦佳。以其善于祛风、温散、宣通也。

5.2　通治诸痛

凡周身疼痛，偏于风寒、风湿、气滞血瘀者，均可参用，如寒湿痹痛、胁痛（肋间神经痛、肋软骨炎）等，均可于辨治方中加用 20g，疗效满意。

5.3　用于关节滑囊炎

白芷具有辛香、走窜、温通、利水、消肿之功，对于关节滑囊炎、卵巢囊肿，恒奏显效。《外科证治全生集》曾用白芷内服、外敷治鹤膝风，此证包括膝关节结核、类风湿关节炎及膝关节滑囊炎，前两者较顽固，需综合治疗，后者内服单用白芷研末，每次 5g，1 日 2 次，黄酒送服（开水亦可）。外用取末用白酒（皮肤过敏者用温水）调成糊状敷贴肿胀处，2 日 1 换，对肘、膝、踝关节滑囊炎之肿痛甚效。

5.4　用于卵巢囊肿、带下

《神农本草经》称其"治女子，漏下赤白，血闭阴肿"，故对卵巢囊肿及赤白带下，清阳下陷，寒湿伤于中下者，重用白芷 30g，加于辨治方中，收效亦好。

5.5　其他应用

白芷宣通鼻窍，配辛夷、苍耳子、鹅不食草等治鼻流涕之鼻渊；对疮疡初起，能消肿散结，特别是乳腺炎肿胀结块，配大贝母、蒲公英、青陈皮、天花粉等甚效；对皮肤瘙痒，配伍用地肤子、白鲜皮、蝉衣、蛇床子有祛风止痒之功。但其味辛性温，凡阴虚、燥热及妊娠者忌用。

第六节　血　证　药

1　三七：止血补血，化瘀通脉，消肿定痛

三七，味甘，性温，归肝、胃经。生品化瘀止血，消肿定痛，熟品补血和血。传统用于各种出血，跌打损伤，瘀滞疼痛。近年来发现，三七具有调节免疫、降脂降糖、抗氧化、抗衰老、抗肿瘤、抗炎镇痛等功效。朱老擅用本品随证配伍，体会良多。

1.1　用于慢性肝炎、肝硬化

现代医学认为慢性肝炎、肝硬化的形成与自身免疫有关，从中医来看，病因虽有多端，但其病机主要是肝郁脾滞，痰瘀凝结，同时与人体正气的强弱也密切相关。针对慢性肝炎、肝硬化虚中夹实的机制，"久病多虚""久病多瘀""久痛入络"，朱老以扶正祛邪，消补兼施为治则，处方中常用三七与补气补血药相伍，获效明显。以朱老研制的复肝丸为例，方中妙在三七得紫河车补精血和红参须益元气，则化瘀之力更专；同样，紫河车、红参须得三七散瘀血，则补虚之力更著，动药、静药相结合，发挥更大药效。加入地鳖虫、炮山甲等补而不滞，攻不伤正，使癥积潜移默消。临床观察还发现，三七有降酶保肝、提高白蛋白、降低球蛋白的作用。

1.2　用于心脑血管疾病

三七形似人参，有较强的滋补作用，故有"功同人参"之说。药理研究表明，三七所含的三七皂苷有明显扩张冠状动脉，增加冠状动脉血流量，减少心肌耗氧量，增强心肌耐缺氧能力，因此对心肌缺血性损伤有保护作用，对多种心律失常有治疗作用；通过抑制血小板聚集，又有抗血栓、降血脂、降血压的作用。用于冠心病心绞痛时，根据患者不同的体质，分别可用红参或白参或西洋参，配伍三七等份研末，每次 3g，每日 2 次。人参静药，三七动药，益气化瘀，养心通脉，长期服用能改善心肌缺血，减少心绞痛的发生。用于脑梗死、高凝血症时，三七、水蛭、地龙各等份研末装 0.3g 胶囊，每次 5 粒，每日 3 次。活血化瘀，降黏防栓，能改善血液黏滞状态，减少心脑血管疾病及其他血栓栓塞性疾病的发生。

1.3　用于骨关节炎

三七是治疗痹证的一味佳品，尤其对瘀滞疼痛的骨关节炎，散瘀消肿定痛作用明显。如膝关节退变的膝部肿痛、行动不利者，三七粉合用益肾蠲痹丸治疗，取效甚捷。足跟骨刺疼痛，不能着地者，三七、白芷各等份研末，醋调成膏状，敷于患处，连敷 3～5 日，疼痛多能解除。

此外，三七还可治疗前列腺肥大、慢性结肠炎、消化道溃疡及肿瘤等疾病。

2　油松节：祛风蠲痹，补虚固本，养血宁神

油松节，味苦、辛，性温，归肝、肾经。其乃松树枝干之结节，善于祛风通络，疏利关节，故为痹证及伤科之良药，凡历节肿痛、挛急不舒，或跌仆损伤所致之关节疼痛、肿胀不适，多有效验。陶弘景谓本品"主脚弱"，李时珍阐发其义曰："松节，松之骨也，质坚气劲，久亦不朽，故筋骨间……诸病宜之。"《分类草药性》指出它有"通气和血"之功，说明本品不仅祛风蠲痹，抑且具有强壮补益之功效。

2.1　用于感冒

朱老揣摩前贤论述，采用民间秘验，长期研索，发现本品有补虚固本之长，对诸般羸损沉疴，大有恢复之功。朱老认为，油松节能提高免疫功能，对体气虚弱，易于感冒，屡屡感染者，每日取油松节 30g、红枣 7 枚煎服，连用 1 个月，有提高固卫御邪之功，能预防感冒之侵袭，赞之为"中药丙种球蛋白"，验之临床，信不诬也。

2.2　用于慢性支气管炎

对慢性支气管炎咳嗽，久久不愈，痰涎稀薄，舌质不红者，加用本品 20～30g 于辨治方中，有增强宁嗽止咳之功。

2.3　用于慢性肾炎

对尿蛋白长期不消，而体气偏阳虚者，用本品 30g，配合生黄芪 30～60g（黄芪久用，宜逐步加量，否则效不著），党参、菝葜各 15g，菟丝子、金樱子各 12g，扦扦活 30g，制附片 8g，甘草 6g，坚持服用，多能逐步恢复。

2.4　用于贫血

凡三系减少，或仅血小板减少者，朱老每以油松节、鸡血藤、牛角鰓、仙鹤草各 30g，补骨脂 15g，加于辨治方中，有升高红、白细胞及血小板之功。朱老曾治一张姓女患者，54 岁。患血小板减少性紫癜已 5 年余，迭经中西药物治疗，终未瘥复，血小板维持于（25～40）×10^9/L，牙龈渗血，四肢紫癜，此伏彼起，关节酸痛，头昏肢软，纳谷欠香，怯冷便溏，苔薄质淡，脉细软。新病多属实属热，久病则多为虚为寒，朱老辨为脾肾阳虚、气不摄血所致，治当培益脾肾，补气摄血。用上五味加益气血的党参、黄芪，温补脾肾之阳的淫羊藿、炮姜炭、炒白术。连服 10 剂，血小板升至 90×10^9/L，精神较振。紫癜逐步减少，已不续透。嘱继服 8 剂，症情稳定，紫癜未续见，乃以丸剂巩固善后。晨服人参养荣丸，晚服归脾丸，每次 6g。随访半年，紫癜迄未再作。

2.5　用于失眠

对心脾两虚、血不养心而致失眠者，于归脾汤中加用油松节 30g，多可增强宁神安眠之功。

3　五灵脂：化痰降浊，活血散瘀，敛肺纳肾

五灵脂，乃寒号虫之所遗，味甘性温，气味俱厚，能入肝、心经。其与蒲黄相伍（失笑散），治恶露不行、脘胁刺痛、死血腹痛甚验，故一般均认为其系活血散血之要药，但尚未窥其全貌。

朱老云："五灵脂能入血分以行营气，能降浊气而和阴阳，它的多种作用即可据此引申和参悟。"言简意深，发人深思。章次公先生曾创制灵丑散（五灵脂、黑丑各等份为细末，每服 3～6g，1 日 2 次，温开水送下），对痢疾、泄泻初起，胃肠积滞未消者，屡奏佳效，是为善用五灵脂者。朱老经验：凡痰瘀交阻、宿食不消、浊气壅塞，而致腹痛撑胀，悉可选用。两药亦可用于痢疾腹胀或坠痛，排便不爽，常与大黄、槟榔、薤白、白槿花、苦参、石榴皮、香连丸等伍用，往往可奏浊气下趋、阴阳调和、胀消痛定之效。

此外，朱老还以之治疗肿胀（肺气肿），取得佳效。本病多继发于慢性支气管炎、哮喘等疾病，由于肺脏膨胀，先贤根据症状推理而定名为"肺胀"，是十分确切的；同时在治疗上有"皱肺法"，创制"皱肺丸"治疗本病，具有良效。《百一选方》《圣济总录》《世医得效方》《普济方》均载有皱肺丸，治久嗽、喘咳、痰红，其中《普济方》之皱肺丸，明确指出："治咳嗽肺胀，动则短气"，是完全符合肺气肿的证治的。该丸由五灵脂 60g、柏子仁

15g、胡桃 8 枚（去壳）组成，共研成膏，滴水为丸，如小豆大，甘草汤过口，每服 15 粒，1 日 2 次。有祛瘀化痰、敛肺纳肾之功，对肺气肿之轻者有较好的疗效。

4　鬼箭羽：活血降糖，化瘀清热，蠲痹通络

鬼箭羽，味苦，性寒，归肝经。向以破瘀行血，活络通经之功，验于临床。清代杨时泰在《本草述钩元》中谓本品"大抵其功精专于血分"。

朱老探其理致，发其余蕴，在长期实践中，引而申之，认为其味苦善于坚阴，性寒入血，又擅清解阴分之燥热，对糖尿病之阴虚燥热者，每于辨治方中加用本品 30g，能止渴清火，降低血糖、尿糖，屡收佳效。因其具有活血化瘀之功，对糖尿病并发心脑血管、肾脏、眼底及神经系统等病变，有改善血液循环，增强机体代谢功能等作用，既能治疗，又可预防，实为糖尿病之上选药品。据药理分析也证实，其所含草酰乙酸钠能刺激胰岛细胞，调整不正常的代谢过程，加强胰岛素的分泌，从而降低血糖，并有根治功效。中虚气弱者，可配合大剂人参、黄芪、白术；气阴两虚者，可配合生地、黄精、天冬、麦冬。

以其性专破血活血，对妇女经闭腹痛，配合五灵脂、红花、延胡索、当归、川芎等有良效。

凡湿热夹瘀之痹证，用 20～30g 加于辨治方中，能提高活血化瘀、蠲痹通络之功。寒湿痹或体虚气弱者忌用。

本品用量一般为 10～15g，治疗消渴、痹证可用至 20～30g，孕妇禁用。

5　夜交藤：养血催眠，活血通经，祛风止痒

夜交藤，味甘、微苦，性平，入心、肝经。为何首乌之藤茎或带叶藤茎。

朱老认为，在诸多安神药中，以夜交藤催眠作用最佳。盖阳入阴则寐，夜交藤入心、肝二经血分，功擅引阳入阴故也。此品善于养血，故用于血虚所致的失眠，最为适宜。因其性平和，其他各种原因所致的失眠，也可作为佐使药用之。唯其用量宜大，少则不效。朱老处方一般恒用 30g，重症失眠则用至 60g，每每应手。

夜交藤又有活血、通经、止痒之功。《本草从新》谓其"行经络，通血脉"，《本草纲目》谓其主治"风疮疥癣作痒，煎汤洗浴"。临床上常以之治疗老人身痒，盖高年阴血多虚，血虚生风故痒，夜交藤有养血活血之功，内服常配生地、红花、徐长卿、银花藤、丹皮等。沐浴时可用夜交藤 200g 煎汤擦身，其效尤佳。

6　黄明胶：滋阴润燥，止血养血，消瘀散痈

黄明胶，味甘，性平，无毒，入肺、大肠经。为黄牛皮所熬之胶，又称牛胶、水胶、明胶。此药从晋唐就有记载，《千金方》用干胶（即黄明胶）为末，酒和之，温服，治虚劳

尿精；《食疗水草》用其治疗久咳不愈，吐血咯血；《肘后方》则用以治疗妊娠下血不止。明代李时珍《本草纲目》谓其"治吐血，衄血、下血、血淋、妊妇胎动血下"。《本草汇言》更说它是"止诸般失血之药""与阿胶仿佛通用，但其性平补"，更"宜于虚热者"。《医林纂要》也谓黄明胶"补肺清金，滋阴养血"。

朱老根据上述记载，在过去阿胶紧缺的情况下，径用黄明胶代替阿胶，用于诸般血证、阴虚内热、气血阴三虚咳嗽，其效不逊阿胶。其用法用量也同阿胶，汤剂须开水或药汤趁热烊化，或火上炙黄，然后研末分次吞服。黄明胶还有一些特殊功用，则为阿胶所不及。①治风湿疼痛：黄明胶烊化，入生川乌、生草乌、生南星、白芷、冰片、赤芍末，姜汁适量，搅拌至匀，作膏药贴痛处。也可只用黄明胶、姜汁两味作膏药用，1 日 1 换。对疼痛、麻木均有较好疗效。②治跌打损伤：用黄明胶焙烤后研末，温黄酒送下，成人每次服 12g，1 日 2 次。③治疮疖初起：用黄明胶烊化，和入食醋，敷于患处，疮疖初起，即可消散，如此观之，黄明胶又有活血散痈之功矣。

7　仙鹤草：收敛止血，补虚活血，抗癌截疟

仙鹤草，味苦、辛、涩，性平，归心、肝经。为止血要药，常用于咯血、吐血、便血及妇产科崩漏、月经过多等出血性疾患。但此药止中有行，兼擅活血之长，则为人所鲜知。

朱老认为，仙鹤草味苦辛而涩，涩则能止，辛则能行，是以止涩中寓宣通之意。考诸文献，《百草镜》中有本品"下血活血"、治"跌仆吐血"的记载；《生草药性备要》谓其"理跌打伤，止血，散疮毒"，均可为证。《百草镜》曰治乳痈初起，即用仙鹤草 30g 酒煎，并云"初起者消，成脓者溃"。《闽东本草》用仙鹤草治痈疽结毒，亦可证本品之活血作用。盖乳痈与痈疽结毒，皆因邪毒结聚、气血壅遏所致，设其无活血之功，何能消之溃之？因此，本品不得以收涩止血视之，止血而不留瘀，瘀去则新血生，故为血证之要药。因其能治痈疽结毒，所以在肿瘤辨治方面，重加仙鹤草，也奏佳效，有镇痛、抗癌之作用。

仙鹤草别名脱力草，江浙民间用此品治脱力劳伤有效，足证其有强壮之功。单用本品，治疗气血虚弱之眩晕，有一定效果，即从其强壮作用引申而来。朱老常以仙鹤草配黄芪、油松节、大枣为基本方，治疗血小板减少性紫癜、过敏性紫癜，其效颇佳。朱老曾治一气虚紫癜患者，用仙鹤草、黄芪、油松节各 30g，大枣 15 枚，服 20 剂紫癜即消失。证属阴虚者则去黄芪，酌加生地、白芍、枸杞子、龟板、旱莲草，疗效历历可稽。治慢性痢疾与结肠炎又拟有仙桔汤。方中仙鹤草，取其活血排脓、止泻之功，故用之多验。同时从仙桔汤治疗溃疡性结肠炎的临床观察中证实，仙鹤草对浅表萎缩性胃炎伴肠化生也有非常明显的疗效，表明仙鹤草既有抗菌抗炎、杀灭幽门螺杆菌，又有修复黏膜促进再生的双重作用。

朱老还擅用仙鹤草治疗某些癌症和其他杂症，如《本草纲目拾遗》引葛祖方：仙鹤草"消宿食，散中满，下气，疗……翻胃噎膈"。朱老常用仙鹤草 100～150g 煎汤代水，加入辨证的处方中，临床用于食管癌、胃癌、肺癌、胰腺癌、乳腺癌等，有消癌抗瘤之效。日本人左藤明彦科研证实，仙鹤草对人体的癌细胞有强大的杀灭作用，而对正常细胞秋毫无犯，甚则 100%还能促进正常细胞生长发育。赵浦良三在《药学杂志》中报导：仙鹤草含多

种抗癌成分,仅从根部就分离出了多达 11 种具有抗癌作用的成分。本品具有稳定而显著的抗肿瘤作用,电镜下可见肿瘤细胞核分裂象减少、退化、坏死。

仙鹤草还善治盗汗及腰椎间盘突出症。朱老以仙鹤草配葎草、红枣治盗汗、自汗;配天浆壳治久咳无痰;配僵蚕治消渴症、糖尿病等,多应手收效。

此外,仙鹤草有强心及调节心律之作用,叶橘泉先生著《现代实用中药》一书,曾提及之。此为一新发现,为过去文献所未载。近年有用仙鹤草提取物(仙鹤草素)治疗克山病所致之完全性房室传导阻滞,用后心率增快,症状迅速改善。同时对反复发作的阵发性心动过速、心房颤动,加于辨治方中,奏效甚佳,共用量 40~60g。朱老认为此新功用值得重视,而其机制,从中医学的观点看,殆与仙鹤草的活血、强壮作用有关。

8　牛角鰓:止血化瘀,温养补虚,通脉安神

牛角鰓,味苦,性温,入心、肝、肾经。为黄牛或水牛角中的骨质角髓,其药用记录最早见于《神农本草经》。古人论其功多局限于止下焦出血,用法亦多为烧炭存性。如《药性论》曰:"黄牛角鰓灰,能止妇人血脉不止,赤白带下,止冷痢水泻。"《本草纲目》亦曰:"牛角鰓……烧之则性涩,止血痢,崩中诸症。"诸方书记载也无出此范围:如《太平圣惠方》之牛角鰓散以其烧灰治妇人崩中,下血不止;《塞上方》以其灰治鼠痔;《肘后方》用之烧灰疗寒湿痢及蜂蚕蜇疮;《近效方》用之烧灰治卒下血。

朱老之恩师章次公先生喜用牛角鰓,虽仅用于各类血证,然于用法上已有发展。据《章次公学术经验集》记载,其用于迭进止血重剂而血不止的徐女咯血案,将生牛角鰓同生血余、化龙骨共研细末吞服,取其生用兼有潜润之功,治朱女鼻出血、洪男胃出血症,均煅炭配以仙鹤草、藕节加强固摄止血之效;疗翟女月经先期及周女漏下案中,均以生品入煎,取其兼有化瘀之力,因久漏多瘀也;用于姚女、李女之血崩则用煅炭,取其止血之力宏也;朱女胎漏案用牛角鰓,因其能补肝肾而安胎也;汤女产后恶露不尽不宜祛瘀,则煅炭用。

朱老承章公用牛角鰓经验,善于发掘前人用药之精髓,结合临床实践而阐发奥义,时有创新之见。他取牛角鰓烧炭后性涩,善收敛止血、止带、止遗、止痢,敛正气而不敛邪;取其沙炙后善补,养肝肾之血,填肾督之精,补冲任之虚,修管络之损;取其生用性味苦温,化瘀血而不伤新血,出血诸症有残瘀者多用之。入散剂擅治水肿诸症,牛角鰓一药可以尽其所用矣。临床尤多发挥,现阐述如下。

8.1　软坚散结,止血祛瘀两兼长

牛角鰓用于止血,前文之述备矣,然其祛瘀之功未必尽人皆知,《神农本草经》即言其"主下闭血,瘀血疼痛,女人带下血"。《本草经疏》亦曰:"牛角鰓乃角中嫩骨也,苦能泄,温能通行,故主妇人带下及闭血,瘀血疼痛也。"朱老认为,牛角鰓生用或沙炙、醋淬用,确有化瘀之功,对各种有瘀象之出血症,具有止血而不留瘀之妙。而沙炙醋淬后有效成分煎出率大为提高,而化瘀止血之功效亦明显提高,故其临床喜用炙品。但又告诫我们,须注意要炙到酥黄而不焦为最佳。朱老还言:"牛角鰓有类似鳖甲的软坚散结之效用。"虽力

不及鳖甲，但配合其自拟的复肝丸用治慢性肝硬化所致出血症，疗效颇佳。牛角鳃本非止痛药，《神农本草经》及《本草经疏》言其"止瘀血疼痛"，实际上是瘀血去经络通，而疼痛自止也。据朱老经验，常用的化瘀止血药如三七、蒲黄、茜草等，生品之化瘀力强于止血，炒制后化瘀与止血之效力大致相等或止血之力更强（视炒制程度而定），而牛角鳃炙后性微涩，止血之力强于化瘀，不可不察也。故其用于瘀血较重之症宜配活血药同用，以增强疗效。

8.2 可走奇经，善修冲任之损伤

朱老认为："牛角鳃性温，获牛生发之气，生于阳地与鹿角相类而通督脉；又位于牛角壳内，为阳中之阴。且为血肉有情之品，其气腥，与乌贼骨相类而善走冲任。"《本草纲目》言牛角鳃"乃厥阴、少阴之血分药"。不仅如此，且为交通冲、任、督脉之奇品，尤善修补冲任之伤，朱老常用牛角鳃配棕榈炭为对药，治疗更年期迭治不愈的宫血症。朱老常道，宫血久治不愈，补血摄血、固涩收敛之品已早备尝，何以延久不愈，必是虚中夹实，有残瘀逗留，以致瘀血不去，则新血难守，故应以化瘀止血之牛角鳃，配以敛涩止血之棕榈炭为主药，则化瘀不峻，行中有止；收敛不滞，止中有行，瘀去血止矣。此症多见经色紫暗有血块，伴有小腹痛而拒按，舌质衬紫或有瘀点，乃其特征。

8.3 养血益气，疗三系减少有佳效

朱老言牛角鳃身兼养血与益气之效，能于养血中益气，善从补气中生血。补肝肾之气力似山萸肉而更绵缓，养肝肾之血功同阿胶而不滋腻，效类首乌而有情。《医林纂要》亦明言其"长筋力"。朱老喜用之为主药，配伍油松节、仙鹤草、鸡血藤、虎杖组成炙牛角鳃汤。方中炙牛角鳃配伍强壮止血的仙鹤草，不仅能升高血小板计数，而且能增强血小板的功能，两者相须为君，一则止血之效大增，二则强壮之功加倍，伍固卫生血之油松节，一润一燥，一补血中之气，一祛血中之风，对于血虚兼风湿侵犯者极为合拍；合鸡血藤增强活血通络之功，并暗寓瘀去新生之意，两药共用为臣。佐苦寒解毒、活血祛瘀之虎杖，因其可制前药之温，且虎杖所含蒽醌可明显升高白细胞及血小板数目。对于热毒存留而致血三系减少者尤为必用之品。诸药合用有化瘀止血、益气补血、通络解毒之功，对各种类型的血三系减少症出现的贫血、出血、神疲乏力、易于感染等症，适当配伍加减，有屡试不爽之佳效。今人亦有试用于再生障碍性贫血而获效者。

8.4 填精生髓，宜温补虚性水肿

牛角鳃乃厥阴、少阴血分药，兼入阳明（《本草经疏》）。故其能补肝肾之气血，肝肾气血足则阳明之气血自旺，任督之精血自充，冲脉自盛也。故大凡补肝肾阴血之药（如熟地、枸杞子、山萸肉、制首乌等）均有填精益髓之功用。且牛角鳃富含蛋白胶质，性状、质地又与龟板相似，能直入任、督而填精益髓，血肉有情之品，较之其他填精益髓之品更胜一筹。《本草纲目》曰："牛角鳃，筋之粹，骨之余，而鳃又角之精也……"即说明其可作益肾壮督之品。时珍言其"治水肿"，盖其富含蛋白胶质，能增加血中总蛋白的含量，调整血浆胶体渗透压，能治由贫血或丢失蛋白所致的虚性水肿，此皆得之于补养精血之功也。然

其获效慢，有别于利水消肿之品，故用于水肿者宜与利水药同用，一消其标，一固其本，方能有远功而兼速效。

8.5 安神定志，心悸、失眠有殊效

朱老指出，牛角鳃有温养作用，可入少阴，故能养心血而安神除怔忡；又可祛瘀入厥阴，故能消除心包络之痹阻而定惊悸；性涩入厥阴、少阴，功类龙牡能敛梦安神志；质重能镇，滋阴善潜，不仅能平肝潜阳而安魂神，对精血亏虚之肝阳上亢，与生白芍相须为用亦常奏佳效。朱老经验，用于心气、心血不足，心失所养而致心悸、怔忡、失眠者，宜配伍归脾汤、酸枣仁汤；用于心肾不交之失眠、多梦，宜配伍交泰丸、桂枝龙牡汤；对于肝火、痰热扰心之魂神不安，烦躁易怒，宜伍栀豉汤、黄连温胆汤等。

9 蛇床子：温肾壮阳，宣痹祛瘀，疗咽治喘

蛇床子，味苦，性温，入肾经。既能温肾壮阳，又善祛风、燥湿、杀虫，常用于治疗男子阳痿、阴囊湿痒，女子带下阴痒、子宫寒冷不孕，风湿痹痛，疥癣湿疹等。朱老认为，蛇床子功用颇奇，内外俱可施治，在一些疑难杂症的治疗中常可出奇制胜。

9.1 用于外阴白色病变

外阴白色病变又称"外阴白斑"，是外阴皮肤黏膜营养障碍所致组织变性及色素减退的疾病。临床以外阴奇痒为主症，伴有外阴糜烂、皲裂、溃疡或粗糙、萎缩，皮肤黏膜变白变薄，失去弹性，患者非常痛苦。因"肾司二阴""肝脉绕阴器"，故朱老认为该病责之肝肾亏损，外阴失养，复受风邪侵袭，湿浊下注所致。蛇床子是治疗该病的首选药物，因其入肾经，内服能温肾壮阳，外用燥湿杀虫止痒，量可用至 30g 以上，再配入补肾精的何首乌、菟丝子，养肝血的熟地、当归、白芍，祛风止痒的僵蚕、地肤子，可达滋肾益精、养肝润燥、止痒消斑之效。

9.2 用于脉管炎

脉管炎属"脱疽"范畴，因元气不足，脏腑功能失调，痰瘀凝聚，阻滞经脉，肢端失养所致。临床可见下肢麻木、冷痛、漫肿，皮肤呈紫或灰黑色，局部可溃烂如败絮状，见大量渗出物。朱老认为在常规大法乏效时，可重用蛇床子 30～40g，每能取得逆转之功。《日华子本草》称蛇床子"治暴冷，暖丈夫阳气，补损瘀血"。《神农本草经》又云："除痹气，利关节。"朱老重用蛇床子治疗虚寒性脱疽，不仅取其温阳燥湿之性，更在于宣痹，托旧生新，活血祛瘀，使旧血去而新血生。此药实乃治脱疽不可多得的一味良药。

9.3 疗咽止咳治喘

朱老认为咽喉痒是风邪侵袭咽喉所致，受蛇床子具祛风止痒功效启示，凡见喉痒甚而咳者，无论新病久病，朱老常在辨证治疗的基础方中加上蛇床子 10g，往往能取得满意疗

效。蛇床子具有止咳平喘功效，历代医书鲜有记载。朱老根据蛇床子辛温入肾经，具有温肾壮阳作用，故用于固肾纳气治哮喘。对哮喘每至秋冬季节即发作加重者,常加蛇床子15～20g，能使哮喘明显减轻，且能减少复发。

此外，根据现代药理研究，蛇床子具有类激素作用，对卵泡发育不良或无排卵性不孕症患者，在辨治方中加入蛇床子 10～15g，坚持服用 2 个月，具有明显的促排卵作用，为治不孕症之必用药。因蛇床子既能温肾壮阳，扶正固本，又能燥湿解毒，也为治疗慢性前列腺炎的佳品。

此药有部分患者服用后有恶心、头晕现象，停药后即可消失，未发现其他不良反应。

第七节　气血水病证药

1　汉防己：化瘀宣痹，软坚散结，利水消肿

防己，味苦，性寒，归膀胱、肺经。最早见于《神农本草经》，根据其根断有内黑纹如车辐解的特征，属于马兜铃科"汉中防己"。另有木防己功能与汉防己相近，陈藏器在《本草纲目拾遗》指出"木汉二防己……汉主水气，木主风气，宣通"。黄元御则谓："汉防己泄经络之湿淫，木防己泄脏腑之水邪。"

朱老认为二者功用相近，均有利水消肿、祛风通痹之功。若症偏于下部、湿重于风者，多用汉防己；症偏于上部、风重于湿者，多用木防己。张仲景在《金匮要略》中列有防己茯苓汤、防己黄芪汤、己椒苈黄丸三张名方，均以防己为主药，为后世广为应用。朱老运用汉防己或木防己除施治水肿、风湿、痹痛等疾病外，尚用于下列疾患，收效甚佳。

1.1　用于慢性肝炎、早期肝硬化

肝炎迁延不愈，其病理变化由湿热、气滞而渐至肝血郁滞、瘀凝肝脉、气血两虚、肝脾大，即肝硬化早期的肝纤维化阶段，应扶正与祛邪并进，治宜清热利湿、活血化瘀、软坚散结、补益正气，始可逐步好转。

1.2　用于结节性红斑

结节性红斑又称皮肤变应性结节性血管炎，女性多见。朱老常从痰热瘀滞阻塞经脉论治。治宜清热化痰，活血散结，通络止痛。

1.3　用于冠心病

冠心病与《金匮要略》的"胸痹心痛短气"病证相似，其发病机制为血瘀心脉，痹阻不通，故而作痛。治宜活血化瘀，宣通心脉。现代研究显示，汉防己（粉防己）可抗炎；对心肌有保护作用，能扩张冠状血管，增加冠状动脉血流量，有显著降压作用，能对抗心律失常。

1.4 其他应用

药理研究表明，汉防己有明显抑制血小板聚集作用，还能促进纤维蛋白溶解，抑制凝血酶引起的血液凝固过程；有抗菌和抗阿米巴原虫作用；可使正常大鼠血糖明显降低，血清胰岛素明显升高；有一定抗肿瘤作用；对免疫有抑制作用；有广泛的抗过敏作用。朱老也常将之应用于风邪湿热，蕴结于肌肤而致的过敏性皮肤病；脾湿困阻，湿阻阳遏，浊郁化热的糖尿病；以及湿热下注所致的慢性前列腺炎、精囊炎；另外加入治疗高血压、心律失常及痛证（带状疱疹后遗症、恶性肿瘤及痛经）方中，亦屡获佳效。其药源广泛，价廉实用，值得推广。

2 茅苍术：健脾升清，燥湿除癖，解郁降糖

茅苍术，味辛、苦，性温，入脾、胃二经。为燥湿健脾、解郁辟秽之要药。

本品乃湿证圣药。善于"泄水开郁"，对顽固性水肿，予辨治方中参用之，颇收佳效，唯热甚者不宜用。由于其具"敛脾精，止漏浊"之功，与玄参合用，一燥一润，善降血糖，可加入糖尿病的辨治方中。

朱老受许叔微用苍术丸治"膈中停饮……已成癖囊"之启示，遂用苍术饮治胃下垂，竟效如桴鼓。朱老认为，《普济本事方》所云"脾土也，恶湿，而水则流湿，莫若燥脾以胜湿，崇土以填科臼，则疾当去矣。于是悉屏诸药，一味服苍术，三月而疾除"，确有至理。盖脾虚之证，运化失势必夹湿，湿浊不得泄化，清气岂能上升。而胃下垂多属脾虚中气下陷之候，故恒嘱患者每日以苍术 20g 泡茶饮服。服后并无伤阴化燥之弊，盖以其能助脾散精也。

3 泽泻：泄热通便，化浊降脂，除饮定眩

泽泻，味甘、淡，性寒，归肾、膀胱经。为泽泻科植物泽泻的干燥块茎，其功长于利水。

朱老在长期临床中观察到，泽泻用量大于 30g（汤剂）亦可通大便。然他认为泽泻之功，尚不止此二端，常重用泽泻治疗单纯性肥胖、高胆固醇血症、脂肪肝、糖尿病及原发性高血压。并谓：此即所谓"发皇古义，融会新知"。"古义"云何？早在《神农本草经》中便已指出："久服耳目聪明，不饥，延年，轻身，面生光，能行水上。""能行水上"云云，前人曾斥为无稽之谈，说"从古至今，有谁见过吃了泽泻、菖蒲能行水上者？"并谓《神农本草经》成书于汉代，不免沾染上当时的迷信色彩，或为无知妄人所加者。朱老谓"能行水上"，似可作为"轻身"的一个形象的解释，盖轻身，即身轻也。"新知"云何？早在20 世纪 30 年代中叶，国内学者经利彬等即报告泽泻有降低血糖的作用，以及减轻血胆固醇在血液内滞留的作用和持续降低血压的作用。20 世纪 60 年代日本学者小林忠之又两次报告：泽泻有抗脂肪肝的作用，能降低血中胆固醇含量及缓和粥样硬化。朱老结合古今认识，对高脂血症及单纯性肥胖、脂肪肝拟方降脂减肥汤，药用制苍术 10g，黄芪 15g，泽泻

20g，淫羊藿 18g，生薏苡仁 30g，冬瓜皮 20g，冬瓜仁 15g，干荷叶 6g，草决明、丹参各 15g，半夏 5g，生山楂 20g，枳壳 6g。水煎服，或改作丸剂亦可。患者如能坚持服药，均衡饮食，餐以七八分饱，适当增加运动量，反馈效果不错。

朱老以泽泻 50g，白术 20g 为对，治疗梅尼埃病和高血压之眩晕，证属湿浊上逆者多奏佳效。泽泻利湿除饮以降浊阴，白术健脾燥湿以升清阳，两者合用，共奏升清降浊、利湿除饮、以止眩晕之效。一般呕吐甚者加姜半夏 15g。

此外，泽泻配合大蓟、小蓟、地榆炭、蒲黄炭治血尿效好；配伍金钱草、猪苓、芒硝等用于肾结石起化石之功。

4 阿魏：消积破癥，下气降浊，内外皆宜

阿魏，味苦、辛，性温，归肝、脾、胃经。有特异之臭气，系伞形科植物阿魏的树脂干燥而成。早在唐代，阿魏即开始用于临床，如《唐本草》载："阿魏，味辛平，无毒，主杀诸小虫，去臭气，破癥积，下恶气"（《千金翼方》所载与此相同）。宋、明以来更以之作为心腹冷痛、痞积、腹胀、疟疾、痢疾要药。如《济生方》之阿魏丸，即以阿魏（醋化开）、木香、槟榔、胡椒为丸，生姜皮煎汤送下，治气积、肉积、脘腹胀满作疼，或引胁肋疼痛，或痛连背脊，不思饮食。另一同名方以阿魏（酒浸化）配官桂、炮莪术、炒麦芽、炒神曲、青皮、莱菔子、巴豆霜，主治略同。分析二方，皆以阿魏为主药，配合理气、温通、散结之品，以奏消积破癥之功。而《痧胀玉衡》所载一方，由阿魏、延胡索、苏木、五灵脂、天仙子、莪术、陈皮、枳实、三棱、厚朴、槟榔、姜黄、芍药、降香、沉香、香附、莱菔子、砂仁组成，治食积壅阻痧毒，气滞血凝，疼痛难忍，头面黑色，手足俱肿，胸腹胀满之症，其用阿魏，殆在于"下恶气"。

朱老所用之阿魏丸，系近人聂云台所拟，药用阿魏 30g，水飞雄黄 10g，黄蜡 60g。制法：先将黄蜡烊化，加入阿魏及雄黄粉搅匀，然后放入石臼中捣极绒，捻为丸，如梧子大，成人每服 3～5 粒，幼儿 1～2 粒（切碎吞），1 日 2 次，食前温开水送下。对于腹部胀气、冷痛、伤食、顽固性泄泻经年累月不瘥（包括肠结核）、急慢性痢疾（包括阿米巴痢疾）、小儿腹积膨胀或腹有肿块，以及肠寄生虫病等症，均可应用。如伤面食者用面汤下；伤肉食者用山楂汤下；伤于瓜果者用丁香汤下；痢疾、泄泻用木香、黄连汤下；疟疾用草果（去壳）、乌梅汤下，其效更佳。疫病流行期间，每晨服 1～2 粒，有预防感染之作用。

朱老指出："大凡阿魏所治之病，为有形之积滞，虽其味甚劣，但不损胃气。对曾肠积滞所致恙，其效尤捷。"缪仲淳《本草经疏》认为："辛则走而不守，温则通而能行"，可谓一语破的。能知此义，则用阿魏之道，思过半矣。对病久气虚而兼积滞者，使用阿魏丸，应与四君子汤、异功散一类护脾胃之方配合应用，消补兼行。类此配伍者，有《张氏医通》之阿魏麝香散（阿魏、肉桂、麝香、人参、白术、神曲、水红花子）为先例。

阿魏既可内服，又可外治，对痞块癥瘕，当内服、外治结合，以提高疗效。内服以阿魏为主药，配合白术、白芥子、三棱、莪术、鸡内金、川芎、红花、丹参等，为丸缓消之。外用则以阿魏、山甲珠、三棱、莪术、生川草乌、蜣螂、芦荟、血竭、官桂、乳香、没药、

木鳖子、雄黄等熬膏（用黄丹收膏），用时加冰片、麝香少许，贴于患处，止痛、消癥之力甚著。朱老经验，此膏外贴，治腹部癥块（包括肝脾大、良性肿块），确有殊功，一般连续使用2～4周，可以奏效。朱老对肠炎腹痛泄泻，或消化不良、便溏者，均取阿魏1粒如黄豆大，切碎，置脐上，以暖脐膏一张贴之，颇为奏效。

5　牵牛子：逐痰平喘，泻水消积，通利三焦

牵牛子，味苦，性寒，有毒，归肺、肾、大肠经。因其苦寒沉降，用治喘满肿胀、食滞痰结、二便不利属于实证者，有良效。朱老应用此药经验如下：

5.1　用于小儿肺炎

痰热壅肺，胸高气促，面赤，痰鸣，鼻扇，便闭，指纹色紫，舌红、苔黄者，朱老常用牵牛子配大黄、黄芩、桑白皮、连翘、鱼腥草、僵蚕、瓜蒌等，服后大便畅通（泻下3～4次），喘促痰鸣即平。盖牵牛子苦寒滑利、逐痰泻水之功甚著，合大黄、黄芩等，清热解毒、化痰通腑，用之得当，往往可收"一剂知，二剂已"之效。

5.2　用于水肿腹水

牵牛子既善利大便，又能利小便。其作用较大戟、芫花、甘遂略弱，但相对副作用亦较轻，较之寻常利水药如五皮饮及茯苓、泽泻、猪苓、木通为强。所以张子和说："病水之人，如长川泛溢，非杯杓可取。"《儒门事亲》之禹功散（黑牵牛子末、茴香、姜汁）、导水丸（大黄、黑牵牛、黄芩、滑石）、神芎丸（即导水丸加黄连、薄荷、川芎），三方皆用牵牛，是真识牵牛者也。以上三方，皆朱老赏用之方（上述肺炎案牵牛配大黄、黄芩即取导水丸意），用于胸腔积液、腹水、水肿体实、病实者，屡奏佳效。20世纪60年代，贵阳有卢老太太，即用牵牛子末配生姜汁、红糖蒸饼治疗肾炎水肿，退肿之效甚捷，当时中医界几无人不知卢老太太验方者，可见牵牛子逐水消肿之功甚为确实。

5.3　用于便秘腹胀

牵牛子气味雄烈，有破气散壅、通利三焦的作用，故亦常用于饮食积滞、腹胀腹痛、便闭或泻下不爽之症。章次公先生曾拟灵丑散一方（黑牵牛、五灵脂各等份研末，每服3～6g，1日2次），朱老用之多年，其效甚佳。此方也用于痢疾少腹胀硬或坠痛，排便不爽，常以牵牛子、五灵脂与大黄、槟榔、薤白、白槿花、苦参、石榴皮、川楝子、香连丸等相伍而用。

5.4　用于老年癃闭

该病多由前列腺肥大引起，其症见排尿困难、涓滴难下，甚至小便闭塞不通，小腹胀满，伴见面白㿠、乏力、神怯、腰酸、膝软。朱老对此证常用东垣天真丹加减。此方原注甚简略，仅"治下焦阳虚"数字，细绎其立方之意，乃以巴戟、肉桂、葫芦巴、补骨脂、

杜仲调补肾命，佐以牵牛子、琥珀、草薢通利水道；沉香、茴香疏理气机，俾气行则水行，用此治疗老年前列腺肥大所致之癃闭，以及慢性肾炎之水肿，甚为合拍，堪称标本兼顾、补泻兼施之良方。不过东垣在论及牵牛子时，却误以牵牛为辛热之药，后世虽明达如张路玉者亦沿袭其说。又以牵牛有黑白之异，前人或谓黑者其力较白者为胜，或谓白者入肺，专于上焦气分除其湿热，黑者其性兼入右肾，能于下焦通其遏郁，其实两者功用一致，不必强行区分。

牵牛子入药，以入丸、散为宜，每次用量 1～1.5g，入汤剂则其效大减，每剂用量 6～15g。注意此药不可久用，且体虚者及孕妇忌用之。

6　马鞭草：活血祛瘀，解毒消积，利水退肿

马鞭草，味苦、辛，性微寒，入肝、脾、膀胱三经。具有活血、通经、利水、截疟、消积、治痢、清热解毒等多种功能。《千金方》有马鞭草鲜品治疟的记载。民间截疟一般取鲜草一握（干品 30～60g）作煎剂于疟作前 2 小时服下。

又因它有很好的活血作用，可应用于跌仆损伤之症；又能通经，凡瘀阻冲任、经讯不行者，可与益母草、生山楂、丹参、泽兰、牛膝之属相伍应用。根据其入肝、脾及活血消癥、利水退肿双重作用，似吻合于肝硬化腹水"瘀结化水"之病机，故凡此病癥块癖积、水湿蕴阻、腹大如箕之实证，可以选用。体虚者可与扶正之品同用，以消补兼行，往往既可见尿量增多，腹水渐消，又可见血活瘀行、癥块软缩之效。它擅消积化滞，治泻治痢，《医方摘要》以其与茶叶相伍，治疗痢疾，确有妙思，两味均能清肠，均含鞣质，通中寓塞，凡痢泻早期，证属湿热者咸宜。又具有清热解毒作用，可用于外症痈肿、喉痹等。《卫生易简方》治乳痈肿痛，以其与生姜加酒捣汁服。实践证明，凡乳痈初起，服此方盖被取汗，可建消散之功，此乃解毒、散结、消瘀多种综合作用使然。若乳痈行将化脓或脓已成，则无效。

另外，夏秋间之暑湿流注，可重用本品配合金银花、连翘、僵蚕、白芥子、土贝母、木香等，对杜绝流窜、降低高热有效。以上仅举其应用之大概，而随症活用，存乎其人。

第八节　痰结病证药

1　浙贝母：清热化痰，消痈散结，护膜医疡

浙贝母，味苦，性寒，归肺、心经。有清热化痰、散结消痈之效，常用于风热、痰热、咳嗽、瘰疬、瘿瘤、乳痈疮毒、肺痈。朱老在临床上常用浙贝母与牡蛎、玉蝴蝶、白芷等配伍治疗有关疾病，均应手收效。

1.1 浙贝母配牡蛎治增生、肿瘤性疾病

牡蛎味咸，性微寒，归肝、胆、肾经，常用于治疗痰核、瘰疬、瘿瘤、癥瘕、积聚等疾病，与浙贝母同用，具有协同作用，可增强其疗效。可用治乳腺增生病（乳癖），朱老以疏肝解郁、活血化瘀、软坚散结、调理冲任为治法。药用浙贝母、牡蛎、柴胡、当归、赤芍、白芍、炙僵蚕、炙露蜂房、香附、橘核、荔枝核、青皮、陈皮、甘草。用治前列腺增生（癃闭），其病机为肾元虚亏，浊瘀阻塞或热结下焦，致膀胱气化不利，为虚实夹杂之证，虽病位在膀胱，涉及肺、脾、肾。朱老认为此病肾阳虚是本，血瘀是标，理当标本同治，即温补肾阳，活血化瘀，渗利湿热。用于腮腺肿瘤，其隶属"腮疮""流痰"等范畴，多因痰浊凝滞，毒犯腮腺所致，朱老以化痰解毒、软坚消肿为法。予浙贝母与牡蛎、猫爪草、夏枯草、守宫、僵蚕、紫背天葵、赤芍、山慈菇、石见穿治之。用于多发性结节性甲状腺肿，其可见于多种甲状腺疾病，如滤泡状腺瘤、甲状腺囊肿、乳头状腺瘤、腺瘤样甲状腺肿等，属中医学"瘿病"中"肉瘿"范畴，与肝郁脾虚有关。肝郁则易致气滞痰凝；脾为生痰之源，脾虚则水液运行失常，日久聚液为痰，痰阻气机，痰湿凝聚，久而成瘀，痰瘀互结于颈前，而成甲状腺结节，朱老以疏肝、理气、健脾、化痰、软坚散结为法。

1.2 浙贝母配玉蝴蝶治疗溃疡性疾病

玉蝴蝶味苦、甘，性凉，归肺、肝、胃经，能清肺利咽，疏肝和胃。现代研究显示，玉蝴蝶对离体胃壁黏膜有基因毒性和细胞增殖活性作用，与浙贝母合用，具有清热解毒、活血化瘀、生肌利湿等作用。用于口腔溃疡，虽为常见病，但病程迁延，反复发作。中医辨证为肺胃积热或脾胃湿热，阻郁经脉，气血运行不畅而致。朱老以清热、散结、收敛论治。处方以浙贝母与玉蝴蝶、凤凰衣、决明子、白及、僵蚕、苦丁茶、金果榄、甘中黄、鸡内金、生甘草合用。用于消化性溃疡，此属"饥疝、胃脘痛""嘈杂""吞酸"等病范畴，其主要病机是由于长期饮食不节，劳倦内伤致脾胃虚弱，加之频繁的七情刺激，引起肝胃不和、气滞血瘀和湿热内蕴，使气血失调，胃黏膜溃损而致，朱老以健脾和胃、生肌敛溃、制酸止痛论治。予浙贝母与玉蝴蝶、太子参、怀山药、凤凰衣、刺猬皮、枸杞子、徐长卿、甘草、生黄芪、莪术、甘松等损益。

1.3 浙贝母配香白芷

白芷味辛，性温，归肺、胃、大肠经，具有辛散温通的作用，对疮疡初起，红肿、热痛，可收散结消肿之功，与浙贝母配伍，具有协同作用，共起佳效。用于痤疮，其病机多为肺热蕴结，熏蒸肌肤所致。朱老常以清肺泄热解毒为治。用浙贝母与香白芷、黄芩、桔梗、连翘、蒲公英、鱼腥草、生大黄、丹参、生地黄、柴胡相伍治之，并配合忌口疗效满意。

2 僵蚕：散风泄热，解毒定惊，化痰软坚

僵蚕，味咸、辛，性平，入心、肺、肝、脾四经。为家蚕感染白僵菌而致死的干燥虫体，又名"天虫"。朱老临床应用僵蚕甚为广泛，举例如下：

2.1　散风泄热

本品散风泄热之功甚著，朱老认为，热病初起常证兼表里，倘表里同治，内外并调，多能收事半功倍之效，有截断、扭转之功。早年即采用聂云台创制之表里和解丹治疗多种热病初起而见有表里证者，或病起已三五日尚有表证存在者，服后常一泻而脉静身凉，或显见顿挫，续服数次可瘥。盖其功能疏表泄热，清肠解毒，可表里两解，缩短疗程，不论成人、小儿，除正气亏虚或脾虚便溏，或发热极轻而恶寒较甚者外，均可服之。如荨麻疹，多为风热客于营分而致，应予祛风泄热，凉血活血；僵蚕长于散风泄热，对风热型荨麻疹，甚有佳效。常用僵蚕、姜黄、蝉蜕、乌梢蛇、生大黄各等份，共研细末，每服 5g，1 日 2 次。如久治未愈，而气血亏虚者，宜佐以益气养血之品；脾虚者又应参用补脾渗湿之剂。朱老喜用药对僵蚕配蝉蜕（2∶1）同研粉，每服 4g，1 日 3 次，对疮疡痈肿、温热疫毒之病，每获佳效。朱老指出其病因乃是外感风湿、湿热，内有蕴毒凝聚肌肤、侵及脏腑而成。"清热毒，化湿浊"乃其治法。朱老常谓："僵蚕其功能散风降火，化痰软坚，解毒疗疮，故于风热痰火为患之喉痹喉肿、风疹瘙痒、结核瘰疬等症均适用之，且对温邪感染最为适宜，是故杨栗山之《寒温条辨》首推本品为'时行温病之要药'。蝉蜕体气轻虚而性微凉，擅解外感风热，并有定惊解痉作用，为温病初起之要药。清代温热学家杨栗山氏称其'轻清灵透，为治血病圣药'有祛风胜湿，涤热解毒之功，故《寒温条辨》治温热病的主要方剂中，有十二首均用之。"其所以奏效之理，诚如邹澍在《本经疏证》中所说：以其疏泄，故"阴中之清阳既达，裹缠之秽浊自消"。朱老认为，两药气味俱薄，浮而升，阳也，可拔邪外出，发散诸热。且僵蚕有化顽痰之功，对于长年痼疾，夹有痰瘀者甚效。

2.2　解毒定惊

《神农本草经》以僵蚕为治"小儿惊痫夜啼"之品，后世以之组成治小儿惊风搐搦之处方甚多。朱老取《保婴集》治惊风方（青蒿虫若干，捣和朱砂、轻粉，制丸如粟粒大，一岁一丸，其效"十不失一"）加僵蚕、全蝎两味，治小儿高热、惊搐，效甚验捷，因而定名为"解热定痉丸"。处方：僵蚕 20 条，全蝎 12 只，飞朱砂 10g，轻粉 12g，共研极细末，加青蒿虫（青蒿节间有小虫，须在秋分前后剥取，否则即羽化飞去）若干捣和为丸，如绿豆大。每服 2～4 粒，1 日 2～3 次，待热挫搐止即停服。另外配紫苏子、牛蒡子、朱砂、生姜等能治癫痫。

2.3　化痰软坚

《本草纲目》赞其善于"散风痰结核，瘰疬……"本品长于化痰软坚，诸凡痰核、瘰疬、喉痹，均有佳效。用于乳腺小叶增生症（乳癖），因肝气不舒、痰气交凝、冲任失调而致者，治宜疏肝解郁，化痰软坚，调协冲任。朱老以僵蚕为主组成之消核汤（僵蚕 12g，蜂房、当归、赤芍、香附、橘核各 9g，陈皮 6g，甘草 3g），具有佳效，一般连服 5～10 剂，即可奏效；如未全消者，可续服之。用于瘰疬，此病多由肝肾两亏，痰火内郁，结而为核，如其核肿硬未化脓者，可用僵蚕、大贝母各 2 份，全蝎 1 份，研为细末，另用玄参、夏枯草各 1 份煎取浓汁泛丸如绿豆大，每餐后服 4g，1 日 2 次。坚持服用能取良效。用于慢性咽炎（阴虚喉痹），朱老验方咽痛散（炙僵蚕、炙全蝎、黄连各 8g，炙蜂房、金银花、代赭石、生牡蛎各 10g，共研细末，分作 20 包），每服 1 包，1 日 2 次，餐后 2 小时用生地、麦冬、北沙参各 6g 泡茶送服。其效养阴清热、化痰利咽。连服 3～5 日咽部即感爽适，继服之即可痊复。

2.4　其他应用

单用僵蚕研末吞服，可治头风作痛。常配伍银翘、豆豉、苍耳子、羌活治疗病毒性感冒；配伍黄芩、黄连、石膏、金银花治疗病毒性腮腺炎；配伍炙露蜂房、豨莶草可使乙型肝炎病毒表面抗原阴转；配伍白及治空洞性肺结核亦有一定效果；配白附子、全蝎，擅治口眼㖞斜。僵蚕还具降糖之效，可用于糖尿病，研粉吞服，每次 4g，1 日 3 次。本品又善消息肉，对声带、直肠、宫颈之息肉，可取本品加乌梅各 15g 煎服，或加于辨治方中，收效更佳。

3　黄药子：消瘤散结，凉血降火，化痰平喘

黄药子，味苦、辛，性凉，归肝、胃、心、肺经。为薯蓣科植物黄独的地下块茎。李时珍《本草纲目》对其功用有八个字的说明："凉血降火，消瘿解毒"，颇为扼要。朱老指出，解毒，是指黄药子"主诸恶肿疮瘘、喉痹、蛇犬咬毒"（《开宝本草》）的作用；消瘿，是指其对甲状腺肿瘤有消散之功；降火，是指其可用于"心肺热疾"（《大明本草》）；凉血则指其清热止血的功效。

朱老认为，黄药子确为甲状腺肿瘤、甲状腺功能亢进症（简称甲亢）的卓效药。苏颂谓有关记载见孙思邈《千金月令》，用黄药子酒治瘿，"时时饮一杯，不令绝酒气"，在服药过程中，"常把镜自照，觉消即停饮，不尔便令人颈细也"；并谓刘禹锡《传信方》"亦著其效"。说明早在唐代便用它治疗甲状腺肿瘤（可能也包括地方性甲状腺肿）。朱老临证常以黄药子为主药，配夏枯草、生半夏、僵蚕、橘络、海藻、昆布、牡蛎、青陈皮、桃仁、红花、丹参、土茯苓等软坚散结、活血化瘀之品，治疗甲状腺肿大、甲状腺瘤，需 2～3 个月，多可恢复正常。但对甲亢患者，不可用海藻、昆布、海带之类含碘多的药物，因为碘虽可暂时抑制甲状腺激素的释放，使甲亢症状减轻。但当这种抑制作用减退或消失，甲状腺激素大量合成或释放，可致使病情反复并加重，缠绵难愈。更重要的是，甲亢患者虽多合并甲状腺肿大，但其病机多为阴虚阳亢，或气郁化火，与单纯性甲状腺肿不同，故甲亢虽以黄药子为主药，必伍以大剂滋阴降火药，如生地、玄参、麦冬、黄连、丹皮、夏枯草、牡蛎（此药不含碘，故仍可用），再加赤白芍、桃仁、红花、浙贝、僵蚕、香附、蒺藜、珍珠母等活血化瘀、理气舒郁之品，始奏功。黄药子有凉血止血之功，用于吐血、咯血、衄血诸血证，可单味用，也可配伍凉血止血药如侧柏叶、旱莲草、小蓟等同用。本品亦可用治咳嗽，有止咳平喘的作用。

朱老指出，上述功用，主要在于黄药子凉血降火之力，如用以治疗甲亢、甲状腺肿大及肿瘤，是因为其病乃阴虚阳亢或气郁化火，平其火热则其肿自消，不同于海藻、昆布、牡蛎辈之咸寒、软坚、散结；用以治疗咳喘，亦必因热而肺失清肃者，不同于贝母、杏仁、

瓜蒌之止咳化痰。

【用法与用量】　本品诸家本草有谓有小毒，或云无毒，古人并未发现其毒副作用，朱老使用数十年亦未见到。但近年来则时有报道，连续使用而出现肝损害者，不可不慎也。朱老指出，一则需控制剂量在 10～15g 为妥，二则不宜长期使用，因其有蓄积作用，可导致肝损害。另外，无火热者或脾胃虚寒者慎用。至若血证，若非血热妄行，黄药子亦不可轻投也。

4　半夏：消瘀止血，化痰散结，和解止呕

半夏，味辛，性温，归脾、胃、肺经。体滑而燥，其除湿化痰，和胃健脾，发表开郁，降逆止呕之功人所尽知。但其作用远不止此。朱老经过多年临床实践，对半夏的功用别有领悟，约述如次。

4.1　消瘀止血

《素问·厥论》曰："阳明厥逆，喘咳身热，善惊，衄、呕血。"诚以阳明为多气多血之经，冲为血海，隶属于此。若胃气逆行，冲气上干，气逆则血逆，而吐衄之疾作矣，是以吐衄多从伤胃论治，以降胃消瘀为第一要义。推降胃气之品，以半夏最捷，故历代医家治吐衄恒喜用此品。近代张锡纯尤为推崇，曾制寒降汤，以半夏、赭石配合瓜蒌仁、白芍、竹茹、牛蒡子、甘草，治吐衄"因热而胃气不降"者；温降汤，以半夏、赭石配合白术、山药、干姜、白芍、厚朴、生姜，治吐衄"因凉而胃气不降"者。随症制宜，泛应曲当，张氏可谓善用半夏者矣。然而朱老认为："半夏用治吐衄诸证，不仅仅在于能降胃气，其本身即有良好的消瘀止血作用。"这就道破了血证用半夏的真谛。朱老指出，《直指方》治"失血喘急，吐血下血，崩中带下，喘急痰呕，中满宿瘀，用半夏捶扁，以姜汁和面包煨黄，研末，米糊丸梧子大，每服三十丸，白汤下"，即取其消瘀止血作用。清代吴仪洛认为，半夏"能散血""破伤仆打皆主之"，可谓极有见地。而以生半夏研极细末，多种外伤出血外掺之，恒立能止血，且无局部感染现象。本于先贤，证诸实际，则朱老关于半夏有"消瘀止血"作用之说，信不诬也。唯其性燥，阴虚咯血，当在禁用之列。

4.2　和解寒热

《神农本草经》称半夏主"伤寒寒热"，由此可窥"柴胡汤中用之，虽云止呕，亦助柴胡、黄芩主往来寒热"（《本草纲目》引王好古言）之说，确属高见。朱老认为，半夏所主之寒热，当出现"心下坚"（《神农本草经》之见症），始为恰当，非漫指一切寒热而言，从《神农本草经》之义引申，凡寒热不解，如出现心下坚满，或气逆不降，或胸脘痞闷，均为选用半夏之指征。盖此类证候，无非浊气不降，阴阳不交所致。半夏味辛，能开结降逆，交通阴阳，和解寒热，故可治之。由于半夏有和解寒热作用，前人恒用治疟疾、痰浊甚者尤验，如《通俗伤寒论》除疟胜金丹即用之。曩年朱老以生半夏为主药的绝疟丸（验方）治各种疟疾，不论久暂，均奏显效（处方：生半夏、炮干姜各150g，绿矾、五谷虫各60g，

共研细末，水泛为丸，每服 2g，儿童酌减，需于疟发前四五小时以温开水送下）。每日疟及间日疟恒一服即愈，其重者需再服始止。朱老经验，凡寒热往来，休作无时，痰浊内阻之热性病，用之常收意外之效。

4.3　交通阴阳

朱老运用半夏治不寐，是受到《灵枢·邪客》用半夏汤治"目不瞑"的启示。凡胃中有邪，阳跷脉盛，卫气行于阳而不交于阴者，此汤诚有佳效，是其有交通阴阳之功的明验。后世医家演绎经旨，治不寐用半夏汤化裁，因而奏效者不知凡几，如《医学秘旨》载一不寐患者，心肾兼补之药遍尝无效，后诊其为"阴阳违和，二气不交"，以半夏、夏枯草各10g 浓煎服之，即得安睡。"盖半夏得阴而生，夏枯草得阳而长，是阴阳配合之妙也。"夏枯草既能补养厥阴血脉，又能清泄郁火，则《医学秘旨》此方之适应证，当是郁火内扰、阳不交阴之候也。朱老盛赞此方配伍之佳，并谓："若加珍珠母 30g 入肝安魂，则立意更为周匝，并可引用之治疗多种肝病所致之顽固失眠。"

4.4　消肿散结

痰之为病，变幻甚多，倘留着于皮里膜外，则结为痰核，其状如瘤如栗，皮色不变，多无疼痛感，或微觉酸麻。半夏长于化痰破坚，消肿散结，故为治疗痰核之要药。朱老经验：凡痰核症之顽缠者，恒非生半夏不为功。盖生者性味浑全，药效始宏。至于生用之毒性问题，先生认为，生者固然有毒，但一经煎煮，则生者已熟，毒性大减，何害之有！多年来，朱老治疗痰核，以生半夏为主药，因证制方，奏效迅捷。如软坚消核选加海藻、昆布、生牡蛎、夏枯草等；化痰通络选加白芥子、大贝母、僵蚕等；活血消肿选加当归、丹参、紫背天葵等；补益气阴选加太子参、川百合、十大功劳叶等。

【半夏生用探析】　半夏生用止呕，其疗效优于法半夏。朱老之用生半夏，是得之章次公先生的亲传，而章先生之用生半夏，又得之江阴曹拙巢（颖甫）先生。曹氏指出，仲景书中，半夏只注一"洗"字，洗者洗去泥沙耳，故仲景所用半夏，皆生半夏（详见《金匮发微》）。朱老在实践中进而体会到：生半夏久煮，则生者变熟，何害之有！传统的半夏加工方法，先用清水浸泡十数日，先后加白矾、石灰、甘草再泡，不唯费时费功，而且久经浸泡，其镇吐之有效成分大量散失，药效势必大减，用于轻病，尚可有效，用于重病，则难以建功。

妊娠恶阻，其呕吐剧烈者，治疗较为棘手。朱老治妊娠恶阻，恶心呕吐不止，胸闷不舒，不能进食者，常以半夏为主药，配茯苓、生姜、赭石、陈皮、旋覆花、决明子，作汤剂，煎成后每用少量频服。若脾虚者，去决明子，加焦白术、砂仁健脾助运；胃热者，加芦根、黄连清胃泄热，疗效卓著。

半夏所治之呕，多为水湿、痰饮阻于中焦，以致胃失和降所致。以其为主药，偏寒加生姜、吴茱萸；偏热加黄芩、黄连，亦为临证处理之常规。此味为止呕要药，为人所共知，兼擅下气散结，则人所鲜知。何以能下气散结？以其味辛，辛者能散，生者其辛味足，故下气散结其功尤擅。朱老尝以生半夏为主的煎剂，治疗心下痞，即自觉胃脘部如有物堵塞，而按之无物，且无疼痛的症状，即取其下气散结之长。又如幽门梗阻，其病既因梗阻使食物通过有碍而呕吐反胃，又因饮食物不得下，停聚为湿为痰，正因为半夏能燥湿化痰，又能下气散结，故用之有效。朱老曾治一陈姓 17 岁小伙，患胃和十二指肠球部溃疡二年余，近因考试劳碌，而病反胃，经某医院钡餐透视，确诊为幽门梗阻，遂来就诊。症见食后反胃，吐出物为未消化食物残渣及少许水液，舌淡、有齿痕，脉弱。此系痰瘀互阻、胃失和降所致。亟宜和胃降逆、行瘀散结为治。处方：生半夏（生姜 10g 同打烂，先煎 30 分钟）、旋覆花、党参、丹参、桃仁泥各 10g，茯苓 15g，干姜、砂仁（后下）各 6g，代赭石 20g（打）。服 3 剂，呕吐即止，改用香砂六君子汤加丹参、煅瓦楞子调理，随访数年未见复发。用生半夏入汤剂需注意煎法，一般用单味先煎 30 分钟，至口尝无麻辣感后，再下余药。若与生姜同捣，然后入煎剂效更好。

5　天花粉：解毒化痰，消痈散瘀，生津降糖

天花粉，味甘、苦，性寒，归肺、胃经。为栝楼之根，一般药书皆将其列入清热泻火药中。李时珍《本草纲目》则说它"味甘，微苦酸""酸能生津，故能止渴润枯，微苦降火，甘不伤胃"。因其性寒，脾胃虚弱者需慎用。朱老临证运用天花粉，其功效有五：

5.1　生津止渴

证之临床，天花粉确以生津止渴见长，热病伤津，责之肺胃，而天花粉入肺、胃经，清热生津，两擅其长，宜乎其效。杂病中也有以口渴为主诉者，或嗜食肥甘厚味，或烟酒过量，或肝郁化火，伤及肺胃之津者，常以天花粉配玄参、麦冬、生甘草，或作汤剂，或作药茶代饮料，取效甚捷。诚如前人所说："瓜蒌根纯阴，解烦渴，行津液，心中枯涸者，非此不能除。"

5.2　擅化热痰

《本经逢原》说天花粉"降膈上热痰"，燥热伤肺，痰黏稠、不易咳出，口渴、面赤、舌红、脉细数者，可用天花粉配瓜蒌仁皮、光杏仁、川贝母、桑白皮、生甘草、鱼腥草（需用 20～30g）、枇杷叶。

5.3　清暑解毒

天花粉用于痱子（夏季皮炎）、疮疖（暑疖）、湿疹，兼见口渴、心烦、尿短赤者，内服常与银花、连翘、淡竹叶、滑石、生甘草、蒲公英、绿豆衣配伍。外用可单用天花粉或配半量滑石粉，少许冰片，研极细末作皮肤撒布剂。

5.4　可降血糖

糖尿病重用天花粉（30g），可以缓解三多（饮水多、饮食多、小便多）的症状，张锡纯《医学衷中参西录》有玉液汤（黄芪、山药、天花粉、知母、葛根、五味子、鸡内金），可资参考。

5.5　消痈散瘀

天花粉治疮痈也有卓效，《大明本草》说天花粉"消肿毒、乳痈、发背、痔漏疮疖，排

脓生肌长肉，消仆损瘀血"。著名的仙方活命饮（银花、防风、白芷、当归、天花粉、陈皮、赤芍、甘草、浙贝母、山甲珠、皂角刺、乳香、没药）即用它，此方有"是疮不是疮，仙方活命汤"之誉，而且不限于皮肤疮疡，对内痈（如肠痈，即急性阑尾炎）及深部脓肿也极有效。清代张秉成《成方便读》在该方方解中还专门提到天花粉在其中的作用，他指出："痈肿之处，必有伏阳"，天花粉既有清热泻火之用，又有消瘀排脓之长，故十分合拍。此外，由于本品善于消痈、散瘀，取 10g（配黛蛤散 3g），加于辨治方中煎服，治萎缩性胃炎伴肠上皮化生者，连服 1～2 个月，多能逆转、消失。

6 猫爪草：化痰软坚，祛瘀散结，解毒消肿

猫爪草，味甘、辛，性微温，归肝、肺经。为毛茛科植物小毛茛的块根。有化痰散结、解毒消肿之效。一般应用于瘰疬痰核、疔疮、蛇虫咬伤。朱老认为，本品味辛以散，能化痰浊，消郁结，凡因痰（痰火、痰气、痰瘀、痰浊）所致的病症，皆可用之。爰举数端，以供参考。

6.1 用于腮腺癌

腮腺癌属古典医籍"腮疮""流痰"等范畴，多因痰浊凝滞、毒犯腮腺所致。朱老以化痰解毒、软坚消肿为法，猫爪草与牡蛎、夏枯草、守宫、僵蚕、紫背天葵、赤芍、大贝母、山慈菇、石见穿相伍，肿痛明显加蜈蚣。朱老曾治周某，女性，58 岁，南通市先锋镇农民。左腮腺区有一 4cm×4cm 大小肿块，固定质硬，左下颌淋巴结 1.5cm×1.5cm，病理切片诊断为左腮腺圆柱形腺癌Ⅱ级。因家境贫困，不愿手术，经用上药治疗而愈，随访 3 年无复发。

6.2 用于结节性红斑

结节性红斑又称皮肤变应性结节性血管炎，好发于女性，大多损害小腿，也可累及臀部大腿。皮损呈结节状，略高出皮面，由淡红渐变紫红色，伴有烧灼性疼痛，并以病程延绵，反复发病为特征。若治疗不当，难以奏效。朱老从痰热瘀滞、阻塞经脉论治，常用猫爪草与山慈菇、连翘、桂枝、桃仁、赤芍、丹皮、茯苓相配，每多应手收效。若热重者加水牛角、生地。但朱老告诫，切不可过用苦寒凉药，以免抑遏阳气，使结节难消。方中少佐桂枝，意在通阳走表，化气散结。

6.3 用于急、慢性支气管炎

因气道炎症、黏膜水肿、分泌物增多导致气道狭窄、平滑肌痉挛，而引起咳嗽、咳痰、哮喘等症状。朱老认为，本病虽不独缘于痰，但又不离乎痰。务求辨证准确，莫把炎症皆当热。在分清寒热虚实的同时，勿忘祛痰。朱老曾拟订以猫爪草、金荞麦、紫苏子、佛耳草、蒸百部、黄荆子为基本方，偏热者加鱼腥草、黄芩；偏寒者加细辛、干姜；阴虚者加百合、沙参；阳虚者加蛤蚧、补骨脂等，随症加减，效果相得益彰。

第五章　专病临证详谈

第一节　朱良春应用益肾化瘀法治疗老年痴呆症①

1　老年痴呆症的分型

老年痴呆症临床上主要分为三型。

（1）混合型痴呆：指既有老年性痴呆，又有血管性痴呆或其他类型的痴呆。

（2）血管性痴呆：指以痴呆为主要表现的脑血管病。一般在动脉粥样硬化和高血压基础上，伴有反复脑血管意外发作，包括多发性梗死或小出血灶所致的老年痴呆分类。

（3）老年性痴呆：在病理和组织学改变方面为弥漫性大脑皮质萎缩，神经细胞颗粒空泡变性，脑出现神经纤维缠结和老年斑。是以进行性痴呆为主的大脑变性疾病分类，是痴呆中常见的一种疾病。

2　对老年痴呆症的认识

脑是神明功能产生的起源地，是产生神明的实质性脏器，又称"元神之府"。但脑的神明功能正常发挥与身体的五脏功能密切相关，尤其是一要依赖于强盛的心功能，因为"心主血脉"，心的功能正常，血脉就能通畅，血液就能充分营养大脑；二要依赖于充足的肾精，只有肾精充足，才能化生脑髓，心肾功能正常使脑细胞不致过多凋亡而出现脑萎缩。当然消化吸收功能的好坏会影响到气血和肾精的化生，肺脏和肝脏功能的正常与否会对各种精神症状如幻觉、幻想、夜间游动、对镜自语等产生影响，所以中医认为老年性痴呆的发生与五脏化生气血、脑髓的功能都有密切的关系，尤与心和肾的功能是否正常更加相关。当然这里说的是中医概念的心和肾，与西医在概念上是有一定区别的。

对老年性痴呆的研究，虽然现代医学已经达到分子水平，然而在治疗上仍没有理想的延缓病情发展的办法。当前中医研究认为，老年性痴呆主要与肝肾亏虚、髓海不足、脾肾

---

①本文摘自 1996 年首届国际中医脑髓学会大会朱良春发言稿。

两虚、心肝火盛、痰浊阻窍和气滞血瘀等有关。

当老年性痴呆患者出现健忘、表情淡漠、反应迟钝、懒语、静则嗜睡、音低、易惊、面色少华、左寸沉弱或濡或浮大而虚这些症状表现时，属于心气不足类型，应用调补心气的方法；而出现健忘、行动迟缓、动作迟钝、操作错误、语失流畅、头倾背曲、两便难控、尺脉细弱这些症状表现时，属于肾精虚衰类型，应用补益肾气为主的方法。

3　病因病机及治则

痴呆病理进程虽有不同，但其结局为脑细胞萎缩。"脑为髓之海"，而"肾主骨生髓"，其病变之症结中心，则为"肾虚"。根据姚培发等对 20 岁以上的 235 例人群进行的调查结果显示：两性从 30 岁起已有一定的肾虚百分率，40 岁以上组可达 70%以上，老年龄组肾虚百分率随年龄增加呈递增现象；还发现，70 岁以上常人肾虚率占 95%。陈庆生对 94 例 90 岁以上健康老人五脏功能做了初步分析，发现全部对象均有不同程度的肾虚表现，肾虚率占 100%。

由此可见，老年人均有肾虚的存在。肾既虚，则气化无源，无力温煦、激发、振动脏气，"脑髓渐空"，使脏腑、四肢百骸失其濡养，从而出现三焦气化不利，气机升降出入失常，血失流畅，脉道涩滞，而致血瘀。所以老年痴呆症的主要病因，是年老肾气渐衰。肾虚则髓海不足，脏腑功能失调，气滞血瘀于脑，或痰瘀交阻于脑窍，脑失所养，导致智能活动障碍，脑力心思为之扰乱，而成痴呆。

中医的肾是对下丘脑-垂体-靶腺之神经、内分泌、免疫、生化代谢等生理病理的概括。肾虚是以神经、内分泌紊乱为主的机体内环境综合调控功能障碍。这些障碍既导致衰老的出现，也是血瘀的根源。肾虚可促进血瘀的发生发展，血瘀又加重肾虚的病情，二者相互影响，互为因果。因此，老年痴呆症的病因病机，以肾虚为本，血瘀为标，虚实夹杂，本虚标实。所以益肾化瘀法是治疗老年痴呆症的主要法则，据此治疗本病，颇为应手。

4　医案举例

张某，男，66 岁，1993 年 5 月 4 日初诊。

原有高血压病史，经常头眩、肢麻，近年来记忆力显著减退，头目昏眩，情绪不稳，易于急躁冲动，有时又疑虑、消沉，言语欠利，四肢困乏，腰酸，行走不爽，经常失眠。血脂、血压偏高。CT 检查示：脑萎缩、灶性梗死。诊为"脑血管性痴呆"。苔薄腻，舌衬紫，舌尖红，脉细弦尺弱。

中医诊断　呆病（肾虚肝旺，痰瘀阻窍）。

西医诊断　脑血管性痴呆。

治则　益肝肾，化痰瘀，慧脑窍。

方药　枸杞、菊花各 10g，天麻 10g，地龙 15g，生、熟地各 15g，丹参 15g，赤白芍各 10g，桃仁、红花各 10g，大枣、柏子仁各 20g，制胆星 8g，淫羊藿 15g，炙远志 8g，桑寄生 20g，生牡蛎 20g，甘草 4g。10 剂，每日 1 剂煎服。

二诊（1993 年 5 月 15 日）　药后头眩、肢麻、失眠均见轻减，自觉言语、行走较前爽利，情绪有所稳定，记忆力略有增强，甚感愉快，并能积极配合体育锻炼。苔薄，脉细弦。前法继进之。上方加益智仁 10g，继进 10 剂。

三诊（1993 年 5 月 24 日）　诸象均趋好转，遂以上方 10 倍量制为丸剂，每服 6g，每日 3 次，持续服用以巩固之。

半年后随访：一切正常。

按　本例系"脑血管性痴呆"之轻者，故收效迅速，如重症需耐心坚持服药，并适量运动，如打太极拳、散步等，给予言语疏导，改善生活环境，使之心情舒畅，消除孤独和疑虑，适当增加高蛋白、低脂肪之饮食，并多吃蔬菜、水果，是有利于康复的。

肾虚血瘀证是老年病的病理基础，所以益肾化瘀法是本病的主要治疗法则。因为补肾药是通过调节"脑-髓体轴"而发挥作用的，能使脑功能改善和恢复。据宫斌氏实验，补肾中药可通过调整神经递质含量、神经递质受体数量、促性腺激素及性激素含量、单胺氧化酶（MAO）含量、超氧化物歧化酶（SOD）含量等而产生明显的延缓脑组织衰老的作用。梁晓春等实验证明，补肾方既能增强自由基清除剂如 SOD 活性，也能降低过氧化脂质代谢水平，以减少自由基堆积对细胞、组织的损害。

本例处方中枸杞子、地黄、白芍、桑寄生、淫羊藿、益智仁等均有补肾作用，其他如人参、山萸肉、何首乌、山药、菟丝子等，亦可选用。活血化瘀药物能改善血液循环，防止血栓形成，调节细胞代谢和免疫功能，促进组织修复和抗炎。具体地说，它能降低血液黏稠度，改善血液成分和微循环，增加全身组织、器官血流量，特别是增加脑组织血流和营养，从而改善和延缓脑的衰老，提高其功能。

本例处方中地龙、丹参、赤芍、桃仁、红花都有很好的活血化瘀作用。胆星息风化痰；远志补心肾、宁神志、化痰滞；菊花清肝明目，止头痛、眩晕；龙牡镇摄肝阳，宁心安神；大枣、柏子仁宁心安眠，这些药物均有助于症状之改善，利于痴呆之恢复。天麻长于息风镇痉，善治头痛、眩晕，《神农本草经》谓其"久服益气力，长阴肥健"，唐甄权《药性论》称其能治"瘫痪不随，语多恍惚，善惊失志"，《开宝本草》更指出它"利腰膝，强筋力，久服益神"，对老年痴呆症是既治标，又治本的一味佳药。临床还需因证制宜，气虚者可重用黄芪、党参；阴虚者加石斛、麦冬、龟板；躁狂风动者加羚羊角粉、灵磁石；火旺者加生大黄、黄连；脾虚纳呆者加白术、山药、木香等，随症损益，始奏佳效。朱良春在 20 世纪 70 年代初曾制订健脑散，原为脑震荡后遗症而设，因其有健脑补肾、益气化瘀之功，后来移治老年痴呆症，亦奏佳效。所用处方：红人参 15g，地鳖虫、当归、枸杞子各 20g，制马钱子、川芎各 15g，地龙、制乳香、制没药、炙全蝎各 12g，紫河车、鸡内金各 24g，血竭、甘草各 9g。上药研极细末，每日早晚各服 4.5g，开水送服，可连续服 2～3 个月。其中马钱子，又名番木鳖，有剧毒，其炮制得当与否，对疗效很大影响。一般以水浸去毛，晒干，放在麻油中炸，但是油炸时间太短，则呈白色，服后易引起呕吐等中毒反应；油炸时间过长，则发黑炭化，以致失效。因此在炮制中，可取一枚用刀切开，以里面呈紫红色，最为合度。

（朱良春）

第二节　朱良春辨治恶性淋巴瘤学术经验管窥

【摘要】　朱良春认为，正虚是恶性淋巴瘤产生的前提条件。肝、脾、肾三脏失调，出现气滞、血瘀、毒邪、湿聚、痰凝等一系列病理变化，最终痰瘀互结，发为本病。治疗上从肝、脾、肾三脏扶正固本，从痰、毒、瘀消瘤散结。草木药和虫类药结合，标本兼治，并总结了治疗恶性淋巴瘤的经验方。

【关键词】　恶性淋巴瘤；名医经验；朱良春

目前恶性淋巴瘤的西医治疗仍以联合化疗、放疗、靶向治疗、造血干细胞移植为主，但存在治疗费用高、易复发、远期毒性较大等问题，如 MOPP 方案治愈的淋巴瘤患者发生第二种恶性肿瘤包括白血病、非霍奇金淋巴瘤等的可能性约为 10%，且这些治疗可引起性腺功能障碍与心肺功能障碍[1]。古代中医文献对恶性淋巴瘤临床症状、病因病机及诊断已有认识，如《类证治裁》记载："瘰疬生于耳后、颈、腋间与结核相似，初起小，皮色不变，连缀不一"；《外科证治全生集》记述："阴疽之症，皮色皆同，然有肿与不肿，有痛与不痛，有坚硬难移，有柔软如绵，不可不为之辨，……不痛而坚，形大如拳者恶核失荣也，……不痛而坚如金石，形大如斗者，石疽也"。根据症状表现，恶性淋巴瘤属中医学"瘰疬""恶核""失荣""石疽"等范畴。国医大师朱良春治疗恶性淋巴瘤从肝、脾、肾扶正固本，从痰、毒、瘀消瘤散结，现将其学术经验总结如下，附上朱婉华医师运用朱老经验之案例一则。

1　扶正固本注重肝、脾、肾

肿瘤产生的根本原因在于正气亏虚，外邪留滞或情志内伤，气血运行不畅，痰瘀内结，积聚乃成。如《景岳全书·积聚》云："凡脾胃不足及虚弱失调之人多有积聚之病，盖脾虚则中焦不足，肾虚则下焦不化，正气不行则邪滞得以居之。"《外科正宗》曰："忧郁伤肝，思虑伤脾，积想在心，所愿不得达者，致经络痞涩者，聚结成痰核。"朱老强调正虚是肿瘤产生的前提条件。先天不足、阴阳失调、气血不足、肾精亏虚、脾胃虚弱等患者，正虚感邪、正邪相争而正不胜邪，从而出现气滞、血瘀、毒邪、湿聚、痰凝互结等一系列病理变化，最终形成肿瘤[2]。恶性淋巴瘤之正气亏虚当责之肝、脾、肾三脏，脾失健运，水谷精微不归正化，聚而成痰；肾气肾阳不足，蒸化失司，水湿泛滥，亦可导致痰湿内生，停于脏腑经络而成痰核、瘰疬等；肝主疏泄，若情志内伤，气血凝滞，痰瘀内生，恶核易成，风邪热毒亦应责之肝，而且恶核久病之后热毒痰瘀耗损阴血，易致肝肾阴虚，因此，扶正固本应注重调补肝、脾、肾三脏。临床多选用四君子汤、六味地黄丸、一贯煎加减，常用药物有仙鹤草、黄芪、党参、白术、茯苓、生地黄、熟地黄、太子参、石斛、麦冬、沙参、薏苡仁等。朱老认为，仙鹤草能行能止，补虚强壮，有消瘤抗癌之功效[3]，常用仙鹤草 80g 煎汤代水煎煮其他药物治疗恶性淋巴瘤。在治疗过程中，应时刻注意阴阳气血之调燮，才能提高机体的免疫力，达到扶正祛邪的目的[4]。

2 消瘤散结着眼痰、毒、瘀

历代医家对恶性淋巴瘤的病因病机在认识上各不相同，辨证治疗也各有差异。"恶核"病名首见于葛洪《肘后备急方》，其后巢元方在《诸病源候论》中亦曰："恶核者，肉里忽有核，累累如梅李，小如豆粒，皮肉燥痛，左右走身中，卒然而起。"近代医家对本病辨治日趋丰富，如朴炳奎[5]认为，本病肺、脾、肾亏虚为本，痰、毒、瘀郁结为标；周仲瑛认为，恶核病因在于痰、瘀、郁、毒、虚五端，痰、瘀、郁、毒搏结而成癌毒[6]；林丽珠认为，恶性淋巴瘤以正虚为本，脏腑气血阴阳失调，气滞、痰浊、水湿、瘀血、癌毒相互搏结而成[7]。朱老临床辨治注重辨病与辨证相结合，认为证候是疾病反映的现象，疾病是证候产生的根源[8]。恶核的治疗除扶正固本外，应着眼于痰、毒、瘀三端。

2.1 痰

《丹溪心法》云："诸病皆由痰而生，凡人身上、中、下有块者，多是痰。"《类证治裁》曰："结核经年，不红不疼，坚而难愈，久而肿痛者为痰核，多生耳、项、肘、腋等处。"淋巴瘤多与"痰"有关，临床表现为淋巴结肿大。痰不仅是恶性淋巴瘤的病因，也是大多数肿瘤的致病因素。在治疗上，应遵循中医八纲辨证而治之，表者宣之，里者化之，寒者宜温，热者宜清，虚者补益，实者攻逐，若虚实夹杂、表里同病、寒热互见则应分别主次轻重以治之[9]。因此，涤痰散结是治疗肿瘤的大法之一，常用黄药子、夏枯草、白芥子、猫爪草、生半夏、天葵子、僵蚕、贝母、蜈蚣、全蝎等。《神枕方》载用"茶、蜈蚣。二味炙至香熟，捣筛为末，先以甘草汤洗净"治疗瘰疬溃疮。朱老用半夏治疗恶性淋巴瘤均生用，认为痰核顽症，非生半夏不效，并总结生半夏有消瘀止血、和解寒热、消肿散结的功效。

2.2 毒

医家普遍认为，毒邪是恶性淋巴瘤的主要病因之一。部分医家非常重视毒邪因素，如朴炳奎[5]明确提出本病病因之一为毒，毒的形成因内虚脏腑功能失调，体内代谢产物蓄积而成；周仲瑛还创立"癌毒学说"，认为"癌毒"是一种具有猛烈性、顽固性、流窜性、隐匿性、损正性的致病因素[10]。朱老亦认为，"毒邪"乃恶性淋巴瘤的主要成因之一，但从痰、毒、瘀所述之毒应为早期的风邪热毒内侵及情志失调、内生之火毒，周老所指之癌毒乃由多种病因、病理因素复合而成，实则包含痰、毒、瘀、虚等多种因素。对于此种病因，常用白花蛇舌草、半枝莲、山慈菇、重楼、野菊花、犀角、地龙等清泄热毒。

2.3 瘀

瘀血是病理因素，多因寒凝、气滞所致，瘀血导致气血运行不畅又会加剧气机阻滞和痰浊凝结，从而形成痰瘀互结之证。《丹溪心法》云："痰挟瘀血，遂成窠囊"，形象地阐述了痰湿与血瘀的关系。朱老认为，恶核质坚，推之不移，呈"瘀积癥瘕症"，治当化瘀软坚，常用药物有土鳖虫、三棱、莪术、水蛭、丹参、穿山甲等。

3　单方验方治疗兼夹证

外敷消瘤止痛方：丹参、蟾蜍、明矾、青黛、大黄、马钱子、全蝎、蜈蚣各 30g，牵牛子、甘遂、乳香、没药各 50g，水蛭 20g，研细粉，醋调适量外敷肿大淋巴结，可减轻疼痛并使肿大淋巴结缩小。

内服单方：全蝎、蜈蚣、水蛭、雄黄、枯矾、血竭各 30g，乳香、没药、天花粉各 60g，朱砂粉、炉甘石、白硇砂、苏合香油、硼砂、白及各 15g，轻粉 2g，共研细末，水泛绿豆大小药丸，每次服 2～10 丸，每日 3 次[4]，对于部分服中药困难或在放、化疗期间患者，应用该方治疗，临床效果显著。

4　治疗兼夹症常用药对

（1）青风藤-穿山龙：此二味中药本为朱老治疗风湿病常用药对，认为恶性淋巴瘤的发病机制与免疫缺陷相关，与风湿病的发病机制相似，部分恶性淋巴瘤可继发于干燥综合征、系统性红斑狼疮。青风藤祛风除湿疗疮，穿山龙扶正活血通络，两药合用，共奏调节免疫、扶正祛邪之功，可改善患者免疫功能，缩短病情恢复时间。

（2）青蒿-柴胡，羚羊角-牛黄：恶性淋巴瘤患者多伴发热，淋巴瘤以发热为首发表现者占 14%～20%，病程早期发热占 30%～50%，并且高恶性度淋巴瘤如弥漫性大 B 细胞淋巴瘤、淋巴母细胞淋巴瘤等发热比例高[11]。朱老治疗发热喜用青蒿-柴胡及羚羊角-牛黄两组对药，《医学启源》云："柴胡，少阳、厥阴引经药也，……引胃气上升，以发表散热"，柴胡能升能降，惟升提用量宜小，用于下降，用量宜 20～30g；青蒿味苦，性寒，功用清热除蒸，两药合用清热解表。羚羊角清肝息风，牛黄清心除热，两药协同，对各种肿瘤发热均有效果。

（3）徐长卿-白鲜皮，全蝎-穿山甲：恶性淋巴瘤患者除浸润性斑块、溃疡、丘疹等特异性皮肤损害外，还常伴有皮肤瘙痒症，发作率占 85%[11]。朱老多用徐长卿-白鲜皮祛风消疹止痒，且徐长卿有护胃的作用，对于部分皮疹严重，或者有斑块、丘疹者，加用全蝎-穿山甲解毒通络、散血消肿。

（4）山萸肉-浮小麦，煅龙骨-煅牡蛎：部分患者病初即表现为肝肾阴虚，或久病之后致肝肾阴虚，此时盗汗为常见症状，以山萸肉-浮小麦、煅龙骨-煅牡蛎四药滋阴补肾、固涩敛汗。

（5）鸡血藤-油松节-牛角鳃：化疗仍是恶性淋巴瘤西医治疗的主要方法，大部分患者多次化疗后会伴白细胞下降，恶性淋巴瘤亦会伴发骨髓侵犯，导致白细胞减少，部分患者使用重组人粒细胞集落刺激因子、重组人血小板生成素等仍难恢复正常。朱老常在辨证治疗的同时加用此三药补虚生血，配合仙鹤草、枸杞子等效如桴鼓。

5　虫类药治肿瘤功效佳

朱老临床善于运用虫类药治疗风湿病、肿瘤、自身免疫性疾病等疑难重症，并将虫类药的功效归纳为 14 个方面：攻坚破积、活血祛瘀、息风定惊、宣风泄热、搜风解毒、行气和血、壮阳益肾、消痈散肿、收敛生肌、补益培本、化痰愈痫、利水通淋、清热解毒、开窍慧脑[12]。虫类药为血肉有情之品，其功效非草木药、矿物药所能及。朱老创立扶正消癥法治疗肿瘤，以"培补正气固其本，消癥荡邪治其标"为法度，草木药和虫类药临床治疗各种肿瘤均可加减应用[13]。常用扶助正气的虫类药有冬虫夏草、露蜂房、蛤蚧等，消瘤散结的虫类药有壁虎、穿山甲、蜈蚣等。其中露蜂房益肾温阳；蛤蚧补肺益肾；壁虎善于攻散气血之凝结；蜈蚣开瘀解毒，有消坚化毒之效；穿山甲性善走窜，能宣通脏腑，贯彻经络，凡血凝血聚均能开之。恶性淋巴瘤的发生常与病毒感染及异常免疫调节相关[12]，虫类药富含多种氨基酸、活性酶及维生素，对机体的免疫功能有双相调节作用，可抑制肿瘤生长，防止肿瘤复发及转移，特别是鲜动物类药物，其生物活性高，临床效果好。

6　典型病例

患者，女，53 岁，2015 年 11 月 14 日初诊。

主诉　颈部肿胀不适 9 月余。

2015 年 2 月发现颈部肿块，病理提示：非霍奇金淋巴瘤，弥漫性大 B 细胞淋巴瘤，予 R+CHOP 方案（利妥昔单抗 500mg/dl，环磷酰胺 1.0g/d3，长春新碱 2mg/d3，吡柔比星 80mg/d3，地塞米松 15mg/d3～7）化疗 5 个周期，后因患者肺部弥漫性毛玻璃影停止化疗。2015 年 11 月 2 日查 B 超示：左侧颈部淋巴结肿块 12cm×4.5cm，右侧颈部淋巴结 8cm×4cm。刻诊：神疲乏力，颈部肿胀不适，四肢有酸胀麻木感，舌淡紫、苔白腻，脉细弦。

中医诊断　恶核（痰瘀交凝，气血亏虚）。

西医诊断　恶性淋巴瘤（非霍奇金淋巴瘤）。

治则　化痰消瘀，补益气血。

首诊处方　壁虎 12g，半枝莲 30g，黄芪 30g，莪术 20g，白花蛇舌草 30g，龙葵 30g，僵蚕 12g，青风藤 30g，穿山龙 50g，猫爪草 30g，炮山甲 10g，鸡内金 10g，白术 30g，茯苓 20g，凤凰衣 8g。30 剂，每日 1 剂，水煎服。

二诊（2015 年 12 月 12 日）　患者服药后颈部肿胀感稍减轻，仍神疲乏力，四肢麻木。舌淡紫、苔白腻，脉细弦。血常规提示：白细胞（WBC）计数 4.32×10⁹/L，中性粒细胞百分比（N%）25%，考虑患者多次化疗，骨髓抑制，药既有效，原方加减，上方加生半夏15g（加生姜5片先煎）、鸡血藤30g、油松节30g、牛角鳃30g。30剂，每日1剂，水煎服。

三诊（2016年1月18日）　乏力明显减轻，右颈部肿块基本消失，唯左颈部仍有不适，四肢麻木亦减轻，纳可，寐安，二便调。舌淡、苔薄白微腻，脉细小弦。复查WBC计数4.68×10⁹/L，N%56%，B超：右侧未见明显淋巴结肿大，左侧颈部Ⅲ区淋巴结肿大，16cm×5cm。患者症状明显缓解，上方加党参30g、蜈蚣8g。30剂，每日1剂，水煎服。其间患者病情平稳，略感左颈部胀痛，余无不适，生活已基本正常，一直坚持服中药治疗。

2017年4月3日复查B超示：右侧未见明显淋巴结肿大，左侧颈部Ⅲ区淋巴结肿大，18cm×5cm，双侧腹股沟、双侧腋下未见淋巴结肿大。予三诊方继服。

随访至2018年2月，患者病情稳定，唯左颈部肿块仍未消，余无不适。

按　患者确诊为非霍奇金淋巴瘤，5个疗程化疗后不能耐受，首诊时神疲乏力，颈部肿胀不适，四肢有酸胀麻木感，舌淡紫，苔白腻，脉细弦。颈部肿块乃痰瘀阻滞所致，四肢酸胀麻木为气血亏虚，运行不畅之征，故拟化痰消瘀、补益气血之法。方中半枝莲、白花蛇舌草、龙葵清热解毒，猫爪草、炮山甲、莪术、僵蚕化痰消瘀散结，青风藤、穿山龙调节免疫，鸡内金、白术、茯苓、凤凰衣健脾护胃。二诊时患者出现白细胞计数下降，方中加入鸡血藤、油松节、牛角鳃益气补血升白细胞，生半夏化痰散结。三诊时患者肿块缩小、气血得复，故可加强攻坚散结力量，于方中加蜈蚣消瘤散结，并加入党参健脾扶正。纵观治疗过程，辨病与辨证相结合，标本兼治并时时注意顾护脾胃，故收效甚佳。

（何　峰，舒　鹏，朱婉华）

参 考 文 献

[1] 万德森. 临床肿瘤学[M]. 北京：科学出版社，2010：504.

[2] 刘西强，顾冬梅，沙滨，等. 朱良春治疗肿瘤扶正思想探析[J]. 中国中医基础医学杂志，2016，22（5）：612-613.

[3] 朱良春. 朱良春用药经验集[M]. 长沙：湖南科学技术出版社，2007：219-220.

[4] 朱良春. 朱良春医集[M]. 长沙：中南出版社，2008：189.

[5] 朴炳奎. 恶性淋巴瘤的中医诊治体会[J]. 江苏中医药，2008，40（9）：5-6.

[6] 倪海雯，朱垚，郭立中. 周仲瑛辨治恶性淋巴瘤学术思想管窥[J]. 中医药临床杂志，2013，25（12）：1051-1053.

[7] 肖志伟. 林丽珠教授治疗恶性淋巴瘤经验[J]. 湖南中医杂志，2010，26（3）：46-47.

[8] 潘峰，郭建文，朱良春，等. 辨治疑难重病应重视核心病机与辨病论治[J]. 中医杂志，2011，52（14）：1173-1176.

[9] 何迎春. 朱良春治痰经验浅析[J]. 中医杂志，2012，53（21）：1812-1813.

[10] 程海波，吴勉华. 周仲瑛教授"癌毒"学术思想探析[J]. 中华中医药杂志，2010，25（6）：866-869.

[11] 何裕民. 现代中医肿瘤学[M]. 北京：中国协和医科大学出版社，2005：461-462.

[12] 潘峰，朱建华，郭建文，等. 朱良春膏方运用虫类药经验[J]. 中医杂志，2012，53（11）：912-913，919.

[13] 何峰. 朱良春扶正消癥法治疗恶性肿瘤经验[J]. 中医杂志，2015，56（17）：1453-1455.

第三节　国医大师朱良春治疗骨转移临证经验

　　【摘要】　首届国医大师朱良春临证近 80 载，认为晚期恶性肿瘤患者常处于肾精亏虚、骨髓失养的状态，加之癌邪侵袭入骨，产生气滞、血瘀、痰凝、毒结等变化，最终导致骨转移的发生，出现疼痛、骨折等症状。骨转移以肾虚为本、痰瘀为标，在治疗过程中应当辨证与辨病并举、扶正与祛邪并重，重视命门之火在骨转移治疗中的重要性；将骨转移痛症归纳为风痛、寒痛、热痛、湿痛、瘀痛、虚痛 6 种进行辨证论治，善用虫类药治疗骨转移，并取得良好的临床疗效。

　　【关键词】　骨转移；肾虚精亏；扶正祛邪；辨证；辨病；痛症；虫类药；朱良春

　　骨转移是晚期乳腺癌、肺癌、前列腺癌等恶性肿瘤的常见并发症，多由肿瘤细胞血行播散而来，好发于脊柱、骨盆和长骨干骺端等部位，下肢多于上肢，常为多发，能够导致疼痛、病理性骨折、高钙血症、脊髓压迫等一系列骨相关事件[1]。中医古籍对骨新生物所引起的疾病早有认识，其中对于"骨瘤""石瘤""胫阴疽""肉瘤"等疾病的描述与骨转移类似。《外科正宗·瘿瘤论》曰："骨瘤者，形色紫黑，坚硬如石，疙瘩高起，推之不移，昂昂坚贴于骨。"国医大师朱良春早年先后师承孟河医派马惠卿先生、章次公先生，博采众家，深谙经典，中医理论扎实，从事中医临床近 80 载，擅长治疗内科、妇科、儿科各类疑难杂症，用药不拘一格，讲究中药内服与外治、虫类药与植物药的结合使用，临床经验极其丰富，是我国著名中医临床学家。恶性肿瘤骨转移作为临床常见病症，朱老对其亦有丰富的诊疗经验，如对骨转移痛症分型辨证论治、运用虫类药干预骨转移进程等。现将其对骨转移病机、治法、用药的临证经验总结如下。

1　肾虚精亏为骨转移发病根本

　　朱老认为恶性肿瘤的发生是内因和外因共同作用的结果，人体先天不足、肾精亏虚为根本，或伴有脾胃虚弱、气血亏虚，又因六淫邪毒、饮食失调、内伤七情、宿疾等不良因素长期刺激造成恶性肿瘤的发生[2]。命门的真阳是人体一切功能活动的动力，真阳充实则五脏六腑的功能得以正常运转；命门火衰、真阳不振，则会出现一派阳虚症状，导致恶性肿瘤的病情进展，《石室秘录》曰："命门者，先天之火也！心得命门，而神明有主，始可以应物。肝得命门而谋虑，胆得命门而决断，胃得命门而能受纳，脾得命门而能转输，肺得命门而治节，大肠得命门而传导，小肠得命门而布化，肾得命门而作强，三焦得命门而决渎，膀胱得命门而收藏，无不借命门之火以温养之也。"此外，"久病多虚，久病多瘀，久痛入络，久必及肾"，晚期肿瘤患者必有肉消骨剥、腰膝酸软疼痛等命门火衰的表现，更甚者因肾精亏、髓不充、骨不坚，癌邪侵袭入骨，气、血、痰、毒、湿邪蕴积搏结于局部，阻滞气血津液运行，发而为瘤，故朱老认为骨转移的病机为"正虚邪入，搏结伤骨成瘤"。

在临床中重视"阴阳互根"的思想，强调壮大命门之火的重要性，提出培补肾阳的治法，调和阴阳，达到水火既济的状态。在祛邪的同时，常补肾阳、益肾阴、填精髓，肾阳不足者常选用淫羊藿、仙茅、蜂房、肉苁蓉、补骨脂、骨碎补等温肾壮阳之品；真阴不足者常需用生地黄、女贞子、墨旱莲、枸杞子、黄精等滋阴之品，临床实践亦表明在恶性肿瘤等慢性久病的治疗过程中应用培补肾阳法往往能够起到比较显著的疗效[3]。此外，朱老善用淫羊藿-仙茅治疗肾阳不足的慢性久病、恶性肿瘤患者，指出淫羊藿-仙茅在临床应用中无任何不良反应，肾阳不足者服用后精神爽振、食欲增加，而无附子、肉桂等温热药的燥亢现象，其中仙茅虽温，而无发扬之气，长于闭精、短于动火，一般用药20g内未见明显毒副作用。

2　骨转移论治当辨证与辨病并举

朱老提出"辨证与辨病结合"的理论，强调辨证是根本，辨病是参考[4]。朱老指出中医的"辨证论治"是从阴阳消长、五行生克制化的规律中，运用四诊八纲的方法，对人体整体和各系统的主要功能状态与病理活动进行归纳分析，从而提出综合治疗的措施；而西医更加强调辨病，即通过现代医学手段寻找疾病的根源。辨证与辨病各有优缺点，比如中医单纯辨证易出现误诊、漏诊等情况，耽误病情；而西医缺少辨证的手段，在人体未发生器质性病变阶段难以进行有效的防治，故朱老认为辨证与辨病结合至关重要，但其应有偏重，当以辨证为根本，辨病为参考。中医的诊断实际上主要还是辨证诊断，即"定病因、定病位、定病性、定病势"，为临床用药提供依据[5]。探索骨转移治疗中辨证与辨病结合的重要性，可从以下3个方面进行论述：

（1）有利于骨转移的早期预防：即"上工治未病"。在乳腺癌、肺癌等恶性肿瘤尚未发生骨转移的阶段，由于先天禀赋不足、癌邪损五脏之精及消耗人体气血等相互影响，使人体肾精亏虚、骨髓不充与骨质不坚，出现腰背部疼痛、无力等症状，这是发生骨转移的前期表现，通过早期的辨证，可运用补骨脂、骨碎补等温补肾阳之品延缓骨转移的发生，现代医学亦证明未发生骨转移时，肿瘤原发灶与骨微环境存在相互调控的关系，骨中骨钙素阳性的成骨细胞能够促进肿瘤原发灶的生长[6]，而该阶段尚无法进行骨转移的辨病。

（2）避免疾病早期的误诊、漏诊：在临床上，部分年轻肿瘤患者以全身游走性疼痛为首发症状，而无其他肿瘤相关症状，难以和痹证等进行区分，在这种情况下单纯辨证会有误诊的风险，耽误病情，故须做到辨证与辨病的结合。

（3）指导临床用药：朱老常根据辨病的原则调整临床用药，肺癌骨转移患者病变部位在肺和肾，常用金荞麦、鱼腥草、壁虎、蜂房、干蟾皮、穿山龙、补骨脂、淫羊藿等；乳腺癌骨转移患者多兼有肝郁不舒的表现，临床多用玄参、生牡蛎、夏枯草、紫背天葵、僵蚕、绿萼梅之品；骨转移疼痛剧烈者，加用制天南星、补骨脂、骨碎补等止痛效果好的药物[7]。

3 扶正与祛邪并重是骨转移的治疗策略

朱老认为发生恶性肿瘤后，机体处于正邪并存的状态，正邪的消长影响到病情转归和预后，在辨证论治过程中应扶正与祛邪并重。肿瘤早期应当以祛邪为主，佐以扶正；中期则攻补兼施；晚期则以扶正为主，佐以祛邪[2, 8]。恶性肿瘤为"内有有形之积"，故而出现局部肿物、出血、发热等症状和体征，临床当以清泄热毒、涤痰散结、化瘀软坚为治法，祛除有形实邪，控制和延缓肿瘤生长的进程；在攻邪的同时，根据患者阴阳气血的偏虚，进行调补，改善机体的一般状态，临床以滋养阴血、温补阳气、补脾建中为具体治法。扶正与祛邪二者相辅相成、协同而统一，扶正即可改善机体状态，为攻伐癌邪提供条件；而祛邪既可抑制有形实邪，又可保护人体正气。此外，长期使用解毒清热、攻积消癥之品，常导致脾胃大伤、脾肾阳虚，尤应重视顾脾护胃补肾，需攻邪不伤正，时刻注意阴阳气血之调和，正气方能充足，达到祛邪外出、延长患者生存期的目的[6]。基于扶正与祛邪的思想，朱老提出扶正消癥的治法，拟定扶正消癥方（组方：仙鹤草、生黄芪、莪术、壁虎、僵蚕、龙葵、白花蛇舌草、白毛藤、半枝莲、甘草）治疗恶性肿瘤并取得良好疗效，方中仙鹤草、生黄芪益气固本以扶正，临床剂量宜大，如朱老常用仙鹤草达 60~150g，并煎汤代水再煎余药，对神疲乏力、气血亏虚的肿瘤患者有良效[9-10]。而在骨转移方面，朱老紧抓"正虚""邪实"两端。"久必及肾""久病多虚"，正虚则骨髓筋脉失去濡养，以肾精亏虚为根本；邪实则"在脏在骨者多阴毒""久病多瘀""久痛入络""顽疾必兼痰和瘀"，癌邪侵犯骨及骨髓，产生痰、瘀等病理产物，留滞筋骨肌肉之间、胶着难去，脉络瘀滞不通，发生以疼痛为主要表现的骨转移。针对肾虚与痰瘀夹杂的病理状态，朱老认为需标本兼治，化痰、散结、温阳、通络四法合用，拟定仙龙定痛饮（组方：制天南星、补骨脂、骨碎补、淫羊藿、全蝎、地龙）治疗 32 例骨转移疼痛患者，发现该方治疗骨转移疼痛疗效显著，能够减少阿片类药物的使用剂量及不良反应的发生率，明显改善患者生活质量[11]。

4 骨转移临证用药

4.1 善治骨转移痛症

朱老擅长治疗痹证、骨转移等骨相关疾病，指出疼痛是骨相关疾病的主要症状之一，并将痛症分型归纳为风痛、寒痛、湿痛、热痛、瘀痛、虚痛六种[2]。这对临床用药具有指导意义，现阐述如下。

（1）风痛："风者善行数变"，故疼痛表现为游走状、痛无定处。人体躯干、肢体的游走性疼痛，可为恶性肿瘤伴骨转移患者的首发症状，祛风通络以止痛是其正治。在临床辨证过程中，轻者可用独活或海风藤，重者可选用蕲蛇。《本草正义》指出："独活为祛风通络之主药！故为风痹痿软诸大证，必不可少之药。"现代药理亦证实独活有镇痛、抗炎、镇静、催眠的功效[12]，用量以 20~30g 为佳，但阴虚血燥者慎用，或加当归、生地黄等养阴生津之品；海风藤善解游走性疼痛，用量为 30~45g；蕲蛇"透骨搜风，截惊定搐"，其药性走窜，乃"截风要药"，不仅善于祛风镇痛，而且对拘挛、抽搐、麻木等症状具有缓解的作用，以散剂效佳，每日2次，每次2g，如入煎剂需用10g。

（2）寒痛：因肾虚感寒邪，内阻经脉而致，腰背部疼痛、畏寒，受寒加剧，得温稍舒。因"寒性凝滞"，其疼痛较剧烈，治宜温经散寒以止痛。朱老指出川乌、草乌、附子、细辛四味乃辛温大热之品，善于温经散寒、宣通痹闭，而解寒凝。川乌、草乌、附子均含乌头碱，有大毒，一般宜制用，每日15～30g；生者应减少剂量，并需先煎1小时以减其毒。细辛可用至8～15g，有医家曾用60～120g，未见毒副作用，这可能与地域、气候、患者体质等因素相关，但仍需慎重使用[13]。

（3）湿痛：在骨转移患者中，湿痛相对于其他性质的疼痛较少见，表现为痛处有重着之感，肌肤麻木。治疗上当健脾化湿，酌情使用温阳之品，湿去络通则疼痛自已，生白术、苍术、炒薏苡仁、制附子等药物具有佳效；或用钻地风、千年健各30g，通过祛风渗湿、疏通经脉之法止痛。

（4）热痛：多见于体质壮实患者，因癌邪郁久而化热，表现为局部肿痛、皮温高，得凉稍舒，伴发热、口干、苔黄、脉数等一派热象，常用白虎加桂枝汤随证加减，热甚者加寒水石、黄芩和龙胆，痛甚者加延胡索、六轴子。六轴子尤善定痛，善于祛风止痛、散瘀消肿，但有剧毒，临床用药宜谨慎，成人入煎剂每日1.5～3g；寒水石入肾走血，具有清热降火、消肿的功效，可加速疗效。每当常规用药收效欠佳时，加用羚羊角粉（0.6g）可奏效，或用水牛角（30g）代替。用药后局部红肿热痛仍不解者，可服用犀黄丸，并用芙黄散（生大黄、木芙蓉叶各等份研细末）加入冷茶汁中调至糊状外敷患处，或用透骨草外敷，消肿止痛的功效显著。

（5）瘀痛：骨转移疼痛者多痛有定处，肢体功能障碍，缠绵不愈，多因癌邪瘀滞于骨，气血胶结凝滞，即叶天士所云"络瘀则痛"。朱老指出骨转移因瘀致痛时，常规用药难以收到临床疗效，必须采用透骨搜络、涤痰化瘀的药物，始可搜剔深入经隧骨骱之痰瘀，以蠲肿痛。以蜈蚣、全蝎、蜂房、僵蚕、天南星、白芥子为首选用药，其中虫类药破血化瘀、解毒止痛，生天南星味苦、辛，性温，有毒，制用则毒减，能够燥湿化痰、祛风定惊、消肿散结，专走经络，善止骨痛，《神农本草经》记载其有"治筋痿拘缓"的功效。在剂量上，朱老指出制天南星剂量增加至30g时才显现出治疗骨痛的作用，加量至50g左右时治疗兼夹痰瘀的骨骼关节疼痛效果特别显著[14]。

（6）虚痛：骨转移疼痛以虚证为主，兼夹痰凝、血瘀等病理产物，表现为腰背部隐痛、酸软、乏力、肢体痿软等肾虚或气血两虚的证候，或有畏寒、肢体不温，或有五心烦热、盗汗等症状，朱老强调辨证当分清阴阳，阳虚则以补骨脂、骨碎补、淫羊藿、鹿角片、鹿角胶、龟甲胶等益肾壮督；阴虚则以六味地黄丸为基础方，辅以制天南星、地龙、全蝎化痰化瘀通络。

4.2　善用虫类药治疗骨转移

朱老作为虫类药学家，擅长利用虫类药治疗各类疑难杂症[15-16]，指出虫类药为血肉有情之品，并非只指昆虫类药物，虫类药在骨转移的治疗中具有较大的应用价值。朱老将虫类药的功效分类整理如下：

（1）攻坚破积：虫类药具有攻坚破积或软坚散结的作用，如壁虎、全蝎、蜈蚣治疗肺癌。

（2）活血祛瘀：虫类药飞灵走窜，具有搜剔络中瘀血的功效，如水蛭、土鳖虫、鼠妇善于消瘀破结，活血而止痛。鼠妇，又名西瓜虫，味咸，性凉，具有破瘀消癥、解毒止痛之功效，朱老一般用 30～40g 治疗肿瘤疼痛。

（3）壮阳益肾：部分虫类药味甘、咸，性温，能够温补肾阳、强健筋骨，在骨转移治疗中广泛应用，如蜂房、鹿茸、紫河车等。《名医别录》指出蜂房能"治诸恶疽、附骨痈，根在脏腑"，味甘、咸，性平，有温肺补肾、祛风止痛、攻毒消肿的功效，常用于治疗肺癌、骨转移、乳腺癌等，是朱老常用虫类药之一[17]。

（4）补益培本：诸虚之中，唯阴阳为甚，须用补益培本虫类药长期调养，如补益肾气之蛤蚧、紫河车，滋补肾阴之龟甲。

（5）搜风解毒：爬行虫类性善走窜，长于治风，具有搜风通络、解毒止痛之功效，如乌梢蛇、全蝎治疗风痹。

（6）利水通淋：如蟋蟀、蝼蛄治疗水肿。

（7）化痰愈痴：如穿山甲、地龙破瘀化痰，治疗阿尔茨海默病。

（8）清热解毒：如僵蚕、熊胆粉治疗热毒壅盛之证。

（9）消痈散肿：如壁虎治疗淋巴结结核。

（10）开窍慧脑：如麝香、牛黄等祛瘀化浊、开窍慧脑，治疗癫痫等。

（11）行气和血：如乌龙丸中用九香虫行气和血止痛。

（12）宣风泄热：如升降散中用僵蚕、蝉蜕治疗温热病。

（13）收敛生肌：如《普济方》治一切诸疮，屡用五倍子。

（14）息风定惊：如水牛角、犀角、牛黄等治疗急慢惊风、抽搐等。

在 14 类功效中，具有攻坚破积、活血祛瘀、壮阳益肾、补益培本等功效的虫类药物常用于恶性肿瘤及骨转移的治疗。部分药物功效单一，但亦有多种功效同在的药物，如朱老认为全蝎、蜈蚣乃血肉有情之品，既可消坚破结、解毒化瘀，在攻伐的同时亦有提高机体免疫力、强壮身体的功效，能止草木之药难以治疗的顽痛，善治骨转移之疼痛[18]。在运用虫类药治疗骨转移的同时，朱老常把虫类药与补益药配伍应用以抑其偏性，如攻坚破积类药与黄芪、党参补气之品合用，壮阳益肾之品与补骨脂、淫羊藿等植物药合用。此外，应谨防患者对虫类药的过敏现象，朱老指出首次应用动物药时药性宜缓、药味宜少、剂量宜小，可加用徐长卿或白鲜皮防过敏[19]。朱老拟定蛇蝎散（组方：全蝎、金钱白花蛇、六轴子、炙蜈蚣、钩藤）治疗癌性疼痛，具有镇痛解痉、消瘀化癥的功效。

5　小结

综上所述，朱老详细阐述了骨转移的病因病机及治法方药，认为骨转移以肾虚为本，痰瘀为标，主张扶正与祛邪并举、辨证与辨病结合，特别强调培补肾阳在慢性久病及骨转移中的重要性，并对骨转移痛症用药和虫类药用法进行系统归纳、总结，其遣方用药的思想和经验能很好地指导骨转移的治疗，值得临床医务工作者借鉴和学习。

（毛　昀，陈　峥，褚雪镭，苏毅馨，薛　鹏，朱世杰）

参 考 文 献

[1] BONETTO R，TALLET A，MÉLOT A，et al. The management of bone metastasis[J]. Bull Cancer，2017，104（6）：585-592.

[2] 朱良春. 朱良春医集[M]. 长沙：中南大学出版社，2010：188-189.

[3] 吕泽康. 国医大师朱良春教授诊治疑难病经验研究[D]. 南京：南京中医药大学，2017.

[4] 朱良春. 辨证与辨病相结合的重要性及其关系的探讨[J]. 中医杂志，1962（4）：15-16.

[5] 朱步先，朱建华，朱婉华. 国医大师朱良春教授学术思想与临床经验[J]. 中医药通报，2016，15（5）：1-4.

[6] ENGBLOM C，PFIRSCHKE C，ZILIONIS R, et al. Osteoblasts remotely supplylung tumors with cancer -promoting siglecf(high) neutrophils[J]. Science，2017，358（6367）：eaa15081.

[7] 吴坚，李靖，高想，等. 朱良春教授治疗肿瘤经验撷萃[J]. 四川中医，2012，30（7）：9-11.

[8] 刘西强，顾冬梅，沙滨，等. 朱良春治疗肿瘤扶正思想探析[J]. 中国中医基础医学杂志，2016，22（5）：612-613.

[9] 何峰. 朱良春扶正消癥法治疗恶性肿瘤经验[J]. 中医杂志，2015，56（17）：1453-1455.

[10] 王鹤潼，蒋恬，顾冬梅，等. 朱婉华"扶正消癥法"治疗肺癌临床经验分析[J]. 临床医药文献电子杂志，2019，6（95）：79-80，155.

[11] 罗海英，徐凯，陈达灿. 朱良春教授治疗骨转移癌痛32例分析[J]. 中医药学刊，2004，22（6）：975-989.

[12] 宋京都，王巍，姚世霞，等. 甘肃三种独活商品镇痛、抗炎作用研究[J]. 现代中药研究与实践，2006，20（1）：33-34.

[13] 张云，吴红彦. 浅议细辛古今用量[J]. 甘肃中医，2010，23（4）：65-66.

[14] 朱金凤. 朱良春治疗肺系难治病的理论与经验述要[J]. 中国中医基础医学杂志，2015，21（1）：59-60.

[15] 朱良春. 虫类药的应用[M]. 北京：人民卫生出版社，2011：86-87.

[16] 刘西强，何峰，孙飞虎，等. 国医大师朱良春安全应用虫类药之经验[J]. 广州中医药大学学报，2015，32（4）：759-761.

[17] 潘峰. 朱良春应用虫类药治疗疑难病探析[J]. 中医药通报，2005，4（6）：17-18.

[18] 潘峰. 朱良春教授运用虫类药经验点滴[J]. 江苏中医药，2007，39（7）：16-17.

[19] 倪胜楼，傅延龄. 国医大师朱良春谈方药量效关系[J]. 辽宁中医杂志，2013，40（7）：1338-1339.

第四节　朱良春治疗脑髓病经验

【关键词】　脑髓病；疑难病；脑病；脊髓疾病；中医药疗法；朱良春

　　朱良春教授是我国当代著名的中医大师，他以擅长治疗风湿病、肿瘤、自身免疫性疾病等疑难重症蜚声海内外。我们有幸跟随先生学习，受益匪浅，现将先生治疗脑和脊髓等神经系统疾病的经验介绍如下。

1　中医对于脑髓病的认识

　　中医之脑髓病，内涵甚广，包括现代医学之神经病学、精神病学、心身医学等方面内容。古人对脑之功能，早有认识，如《灵枢·经脉》曰："人始生，先成精，精成而脑髓生"。《灵枢·海论》曰："脑者，髓之海。"《素问·五脏生成》曰："诸髓皆属于脑。"《指玄篇·修仙辨惑论》记载，头为"元神所住之宫，其空如谷，而神居之，故谓之谷神。神存则生，神去则死。日则接于物，夜则接于梦，神不能安其居也"。因此，先生认为，脑髓病的治疗应着眼于心，兼及肝肾，并注意正气的盛衰及邪实的兼夹。

2　脑髓病证治列举

2.1　脑血管畸形外科手术后认知功能下降

脑血管畸形导致脑出血，经神经外科手术治疗后，由于边缘叶刺激，脑叶或海马等功能区的损伤，可遗留认知功能障碍，轻者反应迟钝，重者丧失时间、空间、人物定向力，不能辨认亲人。先生认为，脑血管畸形属先天不足，责之肾，手术损伤脑髓，亦伤及肾精。肾为先天之本，先天不足，后天失养，髓海不充，加之外科手术中电凝、压迫、缝合等方法止血，损伤脑络，络脉不通，则血与津液循行受阻，痰瘀互阻清窍，则神机不用，故出现昏不识人，不辨亲疏。辨证上属于虚中夹实之候，因其虚，必须培补气血，滋养肝肾；因其实，气血瘀滞，必须活血化瘀。据此拟订健脑散一方，临床观察，疗效满意，并可兼用于老年痴呆症、中风后遗症、严重神经衰弱症。处方：红参、制马钱子、川芎各 15g，土鳖虫、当归、枸杞子各 21g，地龙、制乳香、制没药、琥珀、全蝎各 12g，紫河车、鸡内金各 24g，血竭、甘草各 9g。上药共研极细末，每日早晚各服 4.5g，温开水送下，可连续服 2～3 个月。一般服 1 周后，即见食欲明显增加，睡眠及头昏神疲好转，随着服用时间的延续，症情可逐步向愈。

例 1　郭某，男，21 岁，2008 年 1 月 21 日因"突发意识不清 3 天"入院。患者于 3 天前的中午被工友发现躺在宿舍床上，不省人事，呼之不应，起病过程不详，遂由工友送至当地医院就医，测血压 120/70mmHg，查体：神志不清，烦躁，双眼睁开，向下凝视，呼之不应，右侧鼻唇沟及右侧额纹对称，伸舌不配合，右侧肢体肌张力增高，左侧肢体肌张力正常，颈抵抗，病理征未引出。查头颅 CT 示：左基底节区脑出血并破入脑室。脑血管 DSA 造影显示：左侧颈内动脉末段发出后交通动脉上方闭塞，颅底周围有少量新生网状血管，右侧颈内动脉造影显示：右侧颈内动脉末梢变细，大脑中动脉、大脑前动脉变细，经前交通动脉向左侧大脑前动脉、大脑中动脉代偿供血，左侧椎动脉造影显示脉络膜后内侧动脉后外侧动脉供血区血管增粗迂曲，并经皮层动脉和后骈周动脉向顶叶逆行供血，造影诊断为烟雾病。治疗：神经外科给予侧脑室引流，甘露醇脱水，血凝酶等对症处理，2 周后患者意识清醒，但不辨亲疏，智能下降，头昏头胀，定时、定向力下降，大便偏硬，舌质红、苔干少津液，脉软。辨证为先天肾精不足，气血两亏，痰瘀痹阻脑窍，兼有热化，予服健脑散加生地黄 30g、石斛 30g、玄参 30g，出院回原籍口服。1 个月后，电话告知患者已能认识家人，但计算力、判断力仍较差，3 个月后来广州复诊，意识、智能已完全恢复正常。

2.2　偏头痛

本病之病因甚多，但均与肝阳偏亢、肝风上扰有关，且某些病例经久难愈，朱老拟定钩蝎散，经40多年的实践观察，疗效比较满意。药用全蝎、钩藤、紫河车、地龙各等份，共研细末，每次服3g，每日2次。一般当日可以奏效，待痛定后，每日1次，或间日服1次，以巩固疗效。久痛入络，故使用全蝎、地龙活血通络止痛；久痛必虚，加用紫河车平补气血阴阳，又可防虫类药耗伤气血，加之钩藤可镇定止痛，本方气味平和，适用于各类顽固性偏头痛，久服不耗伤气血。

例2 梁某，女，55岁，偏头痛反复发作20年，多方求医，未能控制，每月发作1~2次，每次持续3天，疼痛时右侧太阳穴呈波动性头痛，口服"头痛散""布洛芬"等暂时缓解，近来因头痛严重口服大剂量"布洛芬"导致消化道大出血，血红蛋白下降至72g/L，大便潜血（++++），在广州中医药大学第二附属医院消化科住院，经用奥美拉唑、成分输血等治疗，病情稍稳定，血红蛋白恢复至102g/L，但头痛时作，面色苍白，少气懒言，舌质淡、苔薄白，脉沉细无力，大便呈黑色软便。2008年1月7日会诊，予全蝎、钩藤、紫河车、地龙各30g。研粉，每服3g，每日2次，并给予黄土汤加三七粉6g（冲服）。当日患者头痛即减，出院后继续给予钩蝎散配合三七粉1g，口服。连续服用2周，患者已无明显头痛，嘱药量减半继续服用1个月。1年后随访，知其服用上方1个月后，病情好转，未再复发。

2.3 脊髓炎瘫痪

朱老经验方龙马起废片曾用于唐山地震所致脊髓外伤性截瘫患者，取得较好效果，我们在临床中使用该方加减治疗带状疱疹脊髓炎遗留一侧或双侧肢体瘫痪，也取得较好效果。龙马起废片组成：制马钱子0.15g，鹿角片0.4g，乌梢蛇、炙土鳖虫各1g，地龙、露蜂房各1.5g，此为1日量。可装胶囊或研粉或制成片剂均可，分3~5次口服。

例3 招某，男，28岁，2008年12月10日因"腰痛1个月，头痛伴左侧肢体疼痛乏力半月余"入院。症状：头顶及左颞部胀痛感，发作时爆裂感，伴恶心欲呕，视物模糊，左侧肢体疼痛、乏力，时有口周麻木，左胁及腰部带状疱疹疼痛，口干口苦。近半个月来，腹泻，里急后重，泻后腹痛，黄稀便，甚至水样便，每日6~7次，纳眠差，小便可。舌红、苔黄腻，脉滑数。查体：面红，球结膜充血，左侧转颈耸肩乏力，左侧肢体疼痛，活动受限，左上肢肌力3$^+$级，左下肢肌力3级，左踝关节以下浅感觉迟钝，四肢腱反射（+++），左侧踝阵挛（+），脑膜刺激征（−）。治疗：急性期先给予阿昔洛韦、糖皮质激素等抗病毒、保护神经等治疗，中药给予龙胆泻肝汤加减，治疗2周后，患者带状疱疹消退，仍留有左侧下肢无力，不能站立，阴茎勃起障碍。舌质红、苔薄白，有津液，仍有左侧颈、肩、左侧下肢疼痛。处方：桑寄生15g，独活15g，秦艽15g，细辛5g（渐增至10g），川芎15g，当归15g，生地黄30g，苍术15g，桂枝15g，茯苓30g，杜仲15g，牛膝15g，冲服龙马起废片原方。以上方加减治疗2月余，患者疼痛消失，左侧下肢肌力恢复正常，已有晨间阴茎勃起，可从事既往工作。

2.4 难治性面瘫

朱老认为，周围性面瘫病程在1个月以内仍未缓解者，为痰瘀互阻经脉，久病入络，非虫蚁搜剔不能直达病巢，常用防风、赤芍、白芍、僵蚕各10g，制白附子8g，煎汤送服蜈蚣粉 2g，每日 2 次，收效甚速。若电热理疗、火针、电针等疗法使用不当则可造成劫伤阴液，因此，需顾护阴液，需重用白芍、石斛以养阴柔肝息风。若迁延失治，病程长达半年以上，疗效欠佳。先生自拟平肝祛风汤（全蝎、僵蚕、菊花、荆芥、钩藤、石决明）内服，配合外治法，即以制马钱子、制白附子按 2∶1 比例研为细粉，用伤湿止痛膏贴于健侧地仓穴，24 小时更换 1 次，1 周左右可获痊愈。

例 4 黄某，女，28 岁，因左侧面瘫 24 天，于 2008 年 11 月 20 日请朱老会诊。因起居不慎感受外邪，左侧面瘫，辗转诊治 24 天后仍遗留左侧面瘫，闭眼露白，刷牙时口角流涎，既往给予泼尼松、针灸、抗病毒等治疗。口干，舌质红、苔少，脉弦。月经量少。朱老辨证为风痰入络，兼有阴分不足。处方：天麻 15g，生白芍 20g，制白附子 8～10g，蜈蚣粉 1g（渐加量至 2.4g，冲服），全蝎粉 2.4g（冲服），蝉蜕 15g，僵蚕 12g，石斛 15g，生甘草 6g，每日口服 1 剂，并在煎剂中取 1/3 量浓缩，对患侧进行离子导入治疗。10 天后患者痊愈。

3 小结

朱老行医近 80 载，对脑髓病如脑血管病、痴呆、脊髓疾病、周围神经性疾病等积累了丰富的经验，且善于运用虫类药、有毒药治疗疑难重症。先生认为，脑髓为清灵空虚之所，若遭外邪入侵、若内生痰瘀，痹阻脑髓脉络，则易出现神机不用、痴呆、瘫痪、疼痛等临床症状，辨证应首辨虚实，虚则为肾精亏虚，治疗应首选血肉有情之品，如紫河车、鹿角片，兼以红参大补元气，否则有病重药轻之虞；实则为风、痰、瘀血入络，宜选用虫类药如全蝎、蜈蚣、地龙、土鳖虫等搜风通络，破瘀涤痰。先生强调治疗脑髓病应善于选用制马钱子，该药味极苦，却能开胃进食；性极寒，却能宣通经脉、振颓起废。炮制方法一般用水浸去毛，晒干，置麻油中炸，取一枚用刀切开，观里面呈紫红色为度。每日用量为 0.3～0.6g，入丸、散效果较入煎剂为佳。这些宝贵经验值得在临床中认真领会和学习。

（郭建文，潘　峰，胡世云，尹克春，朱建平　指导教师：朱良春）

第五节　朱良春治疗肺系难治病的理论与经验述要

【摘要】 肺系难治病有现代医学的慢性阻塞性肺疾病、支气管哮喘、间质性肺炎、肺癌等，其病因多样，发病机制复杂，而发病率、死亡率呈日益上升趋势，临床缺乏有效的治疗方法。故总结国医大师朱良春从中医理论及现代医学角度探析肺系难治病与络病理论关系，并运用痰瘀毒阻络、扶正通络理论治疗肺系难治病的经验及用药特色，以推广其治疗心法，为肺系难治病的治疗提供理论基础及用药经验。

【关键词】 痰瘀毒阻络；扶正通络；肺系难治病；朱良春

肺系难治病常见的有慢性阻塞性肺疾病、支气管哮喘、间质性肺炎、肺癌等，病因多样，发病机制复杂，临床缺乏有效的治疗方法。近年来，随着应用中医络病学说治疗疑难病所取得的显著疗效，肺系难治病和络病理论关系逐渐引起学术界的重视[1-5]，并形成研究热点。国医大师朱良春运用痰瘀毒阻络、扶正通络理论治疗肺系难治病有较好的经验和临床心得，为肺系难治病的治疗提供了理论基础及用药经验，现总结如下。

1　肺系难治病与络病的理论关系

1.1　中医角度认识肺系难治病与络病理论

朱良春认为，肺络病形成的病因广泛，是多种肺系病变发展的结局，也是恶性循环的中间病理环节，属于中医学"咳嗽""喘证""哮证""肺胀""肺岩"等范畴。络中之气具有满溢灌注和双向流动的动力，而宗气、肺气是肺中络气之源。宗气聚于胸中，一方面上出于肺，循喉咙而走息道，推动呼吸；另一方面贯注心脉，推动血行。血气在宗气、心肺等共同作用下循环于经脉之中，溢入于络脉，而"肺朝百脉"，使百脉中的血气朝还于肺。而宗气充足又有赖于营、卫及肺脾肾之气的壮旺。肺脾肾亏虚，宗气生成不足，呼吸无力，气血运行缓慢；同时水津代谢失常，痰饮瘀血内生且互为影响，积久蕴毒；或外感、毒邪侵袭肺络及肺络本身的病变，均可导致肺络结构和功能异常，致肺络痰瘀、气滞、毒凝且相互影响，恶性循环，咳、痰、喘丛生，久治不愈。因此，肺络病的病理主要为络虚、痰、瘀、毒，痰瘀毒阻络是表象，正气不足、肺络亏虚是根本。

1.2　现代医学角度认识肺系难治病与络病理论

从现代医学角度看，肺系难治病如慢性阻塞性肺疾病、支气管哮喘、间质性肺病甚至肺癌等都是由多种免疫细胞、细胞因子和炎性介质、黏附分子等参与并介导的肺部病变。多种免疫细胞和炎性介质、黏附分子等作用于呼吸道，导致气道炎症渗出、炎性细胞浸润和内膜损伤、微小血管病变及细胞异常增生、增殖等。持续存在的气道炎症，可能为中医"痰""瘀""毒"病机的现代医学所阐释。中医有"有形之痰"和"无形之痰"之说，炎性细胞浸润、呼吸道分泌物增多为"有形之痰"；参与发病的免疫细胞、细胞因子和炎性介质、黏附分子等可理解为中医的"无形之痰"和"毒邪"。中医认为，痰、瘀、毒的产生责之于肺、脾、肾功能不足，气虚失于运化，与现代医学研究发现慢性阻塞性肺疾病、支气管哮喘、间质性肺病、肺癌患者免疫功能失调，与炎性细胞、细胞因子、炎性介质甚至肿瘤细胞抑制作用减弱有相通之处。持续的气道炎症激活神经可塑性，成纤维细胞和胶原蛋白增生致气道重塑、解剖结构和功能改变，以及小血管、淋巴管病变、微循环障碍均可用中医"久病入络、久病多瘀、气虚血瘀、痰瘀毒互结"阐述。而痰瘀毒阻滞日久、正气益虚、恶性循环、毒损络脉，或外感、毒邪侵袭肺络，败坏形体，瘀痰毒聚，阻滞肺络，日久亦可成肺积，发为肺岩。现代医学的抗气道炎症，抑制炎性细胞的趋化与活化，干扰细胞因子、炎性介质等的合成、释放，防治气道重塑、改善微循环、免疫疗法、抗肿瘤等，与中医涤痰祛瘀、解毒通络抗肿瘤，并补益肺脾肾、扶正通络等亦有相通之处。近年来，从现代医学角度对中医药治疗肺系难治病进行了大量的基础和临床研究，表明很多化痰活血解毒及补益肺脾肾中药可使患者咳痰喘症状减轻，化"有形之痰"；并使炎性细胞凋亡增加，炎性细胞因子如IL-4、IL-5、肿瘤坏死因子等表达减少，从而抗气道炎症[6-7]，化"无形之痰"，并解毒通络；另外很多化痰定喘活血经方及中药如定喘汤、桂枝加厚朴杏子汤、小青龙汤、川芎等可抑制神经生长因子、转化生长因子等防治气道重塑，保护肺功能[8]。很多涤痰活血解毒虫类药，如蜈蚣、全蝎、僵蚕、地龙、蜂房等临床用于慢性阻塞性肺疾病、哮喘、间质性肺炎及肺癌等，对缩短病程、提高疗效大有裨益[9]。很多清热解毒、活血化痰软坚药物有抗炎、抗肿瘤作用等[10]。这些研究成果都阐述了化痰活血解毒中药的现代医学作用机制，提供了这些药物疗效的有力证据。

2 基于痰、瘀、毒阻络理论治疗肺系难治病经验与用药特色

基于肺系难治病与络病理论关系，朱良春认为痰瘀毒阻络、肺络亏虚可视为很多肺系难治病的共同病机，比一般意义上的"痰瘀阻络"更为深伏难解、沉痼，致病情反复、缠绵难愈，故治疗肺系难治病需注意化痰活血、解毒通络，因正气不足、肺络亏虚是根本，应分清气血阴阳亏虚的不同，时时注意扶正通络，并结合辨病治疗肺络病变的其他致病因素，以及肺络病变引起的继发性其他病理变化，分清主次、孰轻孰重，才能有的放矢，取得良效。因络病痼疾，寻常化痰消瘀解毒药难以深达络脉，须借助通络之药，在普通化痰活血、解毒散结药物基础上加用辛味通络、虫类通络及藤类通络药物，如乳香、没药、三七、桂枝、细辛、薤白、当归、炮山甲、水蛭、蜂房、蜈蚣、全蝎、蝉蜕、僵蚕、地龙、鸡血藤、丝瓜络等，虫类药在治疗这类疾病的处方中使用频率较高。他认为这些药物既是祛邪药，又具有一定增强体质作用，其祛风化痰、钻透剔邪、开瘀散结的作用，不仅能松弛气道、舒展肺络、改善循环和促进炎症的吸收，而且还含有蛋白质、微量元素等丰富的营养物质，起到寓攻、寓补、攻补兼施的作用，非一般植物药所能及。对于肺络亏虚者朱良春喜在朱氏定喘散（朱良春经验方：红参、北沙参、五味子各15g，麦冬、橘红各9g，紫河车20g，蛤蚧1对。共研末，每服1.5g，每日3~4次）的基础上加减，扶正化痰通络、标本兼治，取得佳效。

具体到每个病种，对于慢性阻塞性肺疾病、支气管哮喘，朱良春认为此类病变多病程日久、反复发作，致阳气虚衰、阴精暗耗、痰瘀毒深伏于肺络，复因外邪触动内疾而致。由于肺脾肾俱虚，气化不行，痰瘀毒阻络，呼吸无权，证属标本俱急，当标本同治。在化痰平喘、逐瘀解毒基础上，需注意温肾暖脾、补肺通络，喜用紫菀、款冬花、杏仁、苏子、葶苈子、鹅管石、半夏、陈皮等理气化痰、止咳平喘；地龙、水蛭、蜂房、当归、桃仁、红花、僵蚕活血化瘀通络；且鹅管石、蜂房能温肾助阳；白花蛇舌草、金荞麦、射干、鱼腥草、天葵解毒化痰；定喘散、黄芪、白术、茯苓等益气养阴，化痰平喘，燥湿健脾；附子、肉桂、熟地黄、牛膝等补肾助阳，以阴阳同调，痰瘀毒同治，标本兼顾，达益肾健脾补肺、化痰逐瘀通络、解毒平喘之功。

间质性肺炎病因复杂，由外感病毒感染引起，也有全身疾病累及肺部及药物所致等，

发病后病情复杂，预后欠佳，与中医的"肺痹""肺痿"表现相似。肺痹是肺被邪痹，气血不通，痰瘀毒阻络，其证属邪实为主，兼有本虚的病证；肺痿是因五脏气热，从而导致肺热叶焦，萎弱不用，气血不充，络虚不荣，并有痰瘀毒阻络，是以本虚标实为主的证候。本虚多为气阴两虚，亦有表现为阳虚者。朱良春在辨别气血阴阳亏虚的不同、扶正通络基础上，加用化痰活血、解毒通络、虫类药物，并喜用穿山龙、鬼箭羽。他认为，穿山龙既能化痰又能活血通络，有肾上腺皮质激素样作用，却无激素样的副作用。临床亦证明，穿山龙对咳、痰、喘、炎均有良效，用量宜大，30～50g 起用，配合鬼箭羽活血化瘀，咳痰、气短等症状能得到明显缓解。

朱良春认为，肺癌是一种"全身属虚，局部属实的疾病"，符合正虚、痰瘀毒邪阻滞肺络，其虚以气虚、阴虚多见，所以重在扶正，配以化痰软坚、活血破瘀、解毒散结通络，成为朱良春治疗肺癌的有效方法。临床注意分清正虚邪实轻重，临证常用金荞麦、鱼腥草、石菖蒲、贝母、牡蛎、半夏、薏苡仁、白芥子、紫背天葵、甜葶苈、白花蛇舌草、龙葵、藤梨根、半枝莲、山慈菇、山海螺、猫爪草、重楼等化痰软坚、清热解毒通络。丹参、桃仁、莪术、土鳖虫、炮穿山甲、水蛭、蜈蚣、全蝎等活血化瘀通络；黄芪、沙参、百合、石斛、麦冬、当归、熟地黄、山茱萸、枸杞子、女贞子、鸡血藤、朱氏定喘散等益气养阴、养血生血、扶正通络；有阴阳亏虚者分别给予燮理阴阳。肺癌伴骨转移，朱良春认为其骨质侵蚀破坏，在化痰活血、解毒散结、虫类药的应用基础上，根据"肾主骨""不通则痛，痛则不通"，治以益肾蠲痹通络，给予骨碎补、补骨脂、续断、杜仲、熟地黄等补肾壮督；制南星透骨走络、涤痰化瘀以治骨痛，且制南星用量宜大，从 30g 用起逐渐加至 50g，止痛效果较佳，临床未发现毒副作用。

朱良春基于痰瘀毒阻络、扶正通络理论治疗肺系难治病的丰富经验及用药特色，在临床上有较好疗效，我们将进一步从临床症状评分、肺功能、细胞因子等多个层面开展临床研究，以期从更深层次揭示其治疗肺系难治病经验及用药特色的现代医学作用机制，以推广国医大师经验。

（朱金凤）

参 考 文 献

[1] 朱慧志，韩明向. 慢性阻塞性肺疾病病络病机演变探讨[J]. 中国中医基础医学杂志，2005，11（6）：456-457.

[2] 白晓旭，王琦，张永生，等. 慢性阻塞性肺疾病的肺络癥、瘕、聚、散理论[J]. 中医杂志，2012，53（20）：1717-1719.

[3] 李海燕，顾超，张谊，等. 浅谈支气管哮喘与络病理论[J]. 临床肺科杂志，2013，18（3）：529-530.

[4] 熊露，郑红刚. 肺癌之络病观[J]. 中国中医基础医学杂志，2007，13（2）：86-90.

[5] 吴银根，张天嵩. 络病理论指导肺纤维化中医证治探析[J]. 中医药学刊，2005，23（1）：14-15.

[6] 王文英，涂献玉，许甲凤. 五味地龙汤对实验性哮喘豚鼠平喘机理的探讨[J]. 中国医院药学杂志，2008，28（14）：1168-1170.

[7] 杨牧祥，于文涛，徐华洲. 咳喘宁对支气管哮喘大鼠气道炎症的影响[J]. 中医药通报，2008，7（4）：58-60.

[8] 段旭东，杨牧祥，于文涛. 中药抗支气管哮喘气道重塑实验研究进展[J]. 医学综述，2007，13（16）：1265-1267.

[9] 朱良春. 虫类药的应用[M]. 北京：人民卫生出版社，2011.

[10] 杨雨微，卞慧敏，蒋凤荣. 肺癌与中医药治疗研究进展[J]. 中华中医药学刊，2009，27（9）：1934-1936.

第六节　国医大师朱良春"治未病"思想在痹病临床中的应用探析

　　【摘要】　[目的]总结国医大师朱良春教授运用"治未病"思想治疗痹病的临证思路。[方法]收集学习朱老治疗痹病的病案，并查阅相关著作和文献，结合朱老对于痹病病因病机的认识，研究其临床常用药物和诊治思路，从痹病的发生、发展及转归过程角度进行阐述，并附医案一则加以佐证。[结果]关于痹病的治疗，朱老注重治病求本，临证时将辨病与辨证紧密结合。在病发之前见微知著，注重避邪扶正，巧用引经药，并将患者临床表现的高危可疑因素与现代医学理化检查指标相结合，做到未病先防；痹病发生之时，针对其病因病机，有效控制风、寒、湿、热、燥、瘀之痹的发展和传变，并遵循脏腑辨治的特点，顺应各脏腑的特点杂合以治，有效遏制五脏痹的进展；在痹病发生后期，用益肾蠲痹丸、蝎蚣胶囊等，将"从肾论治"和"善用虫药"的思维充分发挥，以巩固疗效、防止复发。所举医案患者辨为浊瘀痹，以泄浊化瘀、调益脾肾、蠲痹通络为法，注重祛湿通络药与其他药物的灵活运用，经治后患者多年痼疾告愈。[结论]朱老在痹病的治疗中善于运用"治未病"的学术思想，未病状态加强防护，已病状态注重病证统筹、标本兼顾，根据各阶段的致病特点分别加以辨证施治，其临证思路值得继承和推广，用以指导临床实践。

　　【关键词】　国医大师；朱良春；治未病；痹病；辨证论治；医案；名医经验

　　国医大师朱良春教授（1917~2015 年），早年拜孟河御医世家马惠卿先生为师，后师从章次公先生，1938 年毕业于上海中国医学院[1]，一生从医近 80 年，对内科杂病的诊治具有丰富的经验，尤善治疗痹病。朱老认为痹病患者多因正气不足，外邪乘虚而入导致脏腑内伤、阴阳失调、气血不和，乃引发痹痛[2]，其病邪除风、寒、湿、热外，还兼病理产物痰和瘀，临证将"辨证施治"与"治未病"的理论体系巧妙结合，从"未病先防、既病防变、瘥后防复"的角度出发，对痹病的各个环节进行干预治疗。

　　"痹"首见于《素问·痹论》，"风寒湿三气杂至"为痹病发生之关键，对其病因病机、症状及治疗亦有阐述。后世医家在此基础上又进行了详尽的增减，如《中藏经·论痹》云："而有风痹、寒痹、湿痹、热痹、气痹，又有筋、骨、血、肉、气之五痹也"[3]。在前人的基础上增加了暑热的致病因素，最早提出"热痹"的名称。目前临床上对痹病的治疗尚无明确有效的方法[4]，朱老通过"治未病"思想辨治痹病，临床上屡起沉疴，收效甚佳，故将其临证思路总结如下。

1　未病先防

　　"未病先防"是中医"治未病"思想的体现，即在未发病之前采取各种有效措施，做好预防工作，以防止疾病的发生。《灵枢·本神》曰："故智者养生也，必顺四时而适寒暑。"强调顺应自然变化趋利避害的重要性。生活中，在寒暑之时应减少外出，注重关节处的保养，以防风寒湿邪的入侵。《寿世保元》曰："人知饮食所以养生，不知饮食失调亦以害生"[5]。痹病的发生与饮食不当亦密切相关。如酸性食物摄入过多，易导致体内酸碱度一过性偏高，消耗体内的钙、镁而加重骨质增生；过咸食物摄入过多，则使体内钠离子增多，加重病情；辛辣油腻食物摄入过多，促进脂肪氧化，诱发酮体升高，从而发生关节疼痛等症状[6]。朱老常自制一些养生糕点长期服用，如取补气固表的黄芪煎汤代水，加入适量的绿豆、苡米、扁豆、莲子、大枣和枸杞熬制的"益寿小吃"（朱老多下午茶时间食用），通过益气养血、健脾除湿，发挥其利尿、抗衰老、增强心肌收缩力的作用，达到延年益寿、预防疾病的目的。

疾病初期应早防早治，如发现有痹病之症状，如关节、肌肉、筋骨的酸、麻、肿、沉重，应早就医、早诊断、早治疗。朱老见微知著，临床多运用黄芪、熟地等药物加以调节，通过顾护正气来增强体质、提高机体的抗病能力。对于具有高危因素的可疑痹病患者（如出现晨僵或有风湿病家族史等），朱老巧妙地运用引经药，如颈椎增生加葛根，腰椎增生用川断，强直性脊柱炎用鹿角通利督脉，坐骨神经痛用白芍滋肝柔筋等。同时，朱老融会新知，善于将自身临床经验与现代医学理化检查指标相结合，如常用淫羊藿、露蜂房调节机体免疫功能；出现关节增生性改变，常用补骨脂、鹿衔草来缓解；出现 ESR、ASO 或黏蛋白等指标异常，多用石膏、虎杖来调节；出现尿酸指标异常，常用土茯苓、萆薢等，往往能达到较好的防控效果。

2　既病防变

2.1　预防疾病的发展

痹病临床多以关节疼痛、肿胀、拘挛僵直为主症，病初以邪实为主，在风、寒、湿、热、燥、瘀之邪的影响下，筋骨、关节、肌肉等处发生疼痛、重着、酸楚、麻木，或关节屈伸不利、僵硬、肿大等现象，朱老紧抓病机，辨证施治，达到缓解病情、预防疾病发展的目的。

2.1.1　风寒湿痹

对于有风寒湿痹之表现者，临床多用川乌、桂枝，朱老一般不用防风汤、羌活胜湿汤之类，而用自拟温经蠲痹汤（当归、熟地、淫羊藿、川乌、川桂、乌梢蛇、鹿衔草、甘草）祛风散寒、除湿通络，方中养血活血药与祛风通络药并用，以防风药伤阴耗血之弊，至于温热药与清热药之药量比，应因证治宜[2]。其中，寒盛痛剧者加附子、细辛、二乌，湿盛麻木者加苍术、薏苡仁，风盛游走痛者加独活、青风藤等。对于久痹气血亏虚，又无明显邪气痹阻证候者，则不宜运用太过辛散耗气的风药[7]。

2.1.2　热痹

对于有热痹表现者，其关节红肿热痛，朱老临证多用莶草、寒水石、虎杖，强调寒水石入肾走血，肌肤、血络内外皆清，较石膏更胜一筹。组方以四妙勇安汤（金银花、玄参、当归、甘草）加赤芍、知母等清热养阴、宣痹通络[8]，热盛者加黄芩、龙胆草，湿重者加佩兰、蚕沙，痛甚者加乳香、没药、延胡索等[9]。同时，热痹酌加温通之品，对于风寒湿郁久化热证，自制乌桂知母汤，以制川乌、制草乌、川桂枝配生地、知母、寒水石，寒热并用，入营达卫。朱老认为热痹佐用热药，早期可开闭达郁，促使热邪速降；中期燮理阴阳，防止寒凉伤胃；后期能激发阳气，引邪外出[10]。

2.1.3　燥痹

对于有燥痹表现者，其肢体疼痛而肌枯，朱老临证多用玄参、麦冬、石斛，以培补肾阳汤（仙茅、淫羊藿、山药、枸杞子、紫河车、炙甘草）养阴润燥，紧抓痹病"正虚"之本，益气养阴治标，阴阳并补护本。张景岳[11]在《景岳全书·新方八阵·补略》曰："善补阳者，必于阴中求阳，则阳得阴助而生化无穷；善补阴者，必于阳中求阴，则阴得阳生而源泉不竭。"故在温阳之剂中酌加补肾阴之品，可防止温燥之品过于激发体内残存的阴血而徒伤本阳，俾阴阳并补，而使水火互济。

2.1.4　浊瘀痹

对于有浊瘀痹表现者，多关节红肿热痛，朱老以自拟痛风方（土茯苓、萆薢、威灵仙、桃仁、泽泻、地龙等）泄化浊瘀。土茯苓、萆薢、威灵仙三药合用，清泄浊毒、通络止痛之力更佳，现代药理学研究表明，上述三药合用具有降尿酸、抗炎镇痛及调节免疫等作用[12-13]。朱老治疗痹痛善用虫类药，但谨小慎微：对于阴虚、湿热型痹痛者，常佐以石斛、麦冬等滋阴润燥之品；对于过敏体质者，酌加徐长卿、地肤子等缓解异体蛋白产生的不适现象[14]。

2.1.5　肢肿僵直

痹病日久，湿浊之邪受热煎熬成痰，常致关节漫肿畸形，此乃痰瘀胶结而致[15]，朱老常用苍术、黄柏、防己、茯苓等祛湿消肿。若痰凝、血瘀附着于骨，则可形成骨痹，出现肢体拘挛屈曲，或强直畸形等，此时需参用化痰软坚之半夏、南星，以及虫类消瘀止痛之药。因南星有毒，其燥湿化痰、善治骨痛的功效往往被忽视，朱老受《神农本草经》"治筋痿拘缓"[16]的启示，用南星缓解骨与关节疼痛，临床收效颇佳，其用量一般为 15～30g，病情严重者可用至 50～60g。此外，刘寄奴、石楠叶、鬼箭羽、山慈菇等也为朱老消骨肿之常用药[17]。

2.2　预防疾病的转变

痹病绵延不愈，复感外邪深入，可侵及相应虚弱的脏腑。朱老认为痹病的病因可自外而入，亦可由内而生，内外合而为痹，正虚邪实是痹证发生的重要因素。疾病日久，则病邪由表入里，由轻而重，导致脏腑功能失调。

2.2.1　肺痹

"淫气喘息，痹聚在肺"。痹病患者出现咳逆上气、喘息烦满不得卧，或皮肤麻木如虫行等，皆因肺气痹而不通、升降失司所致。朱老认为肺痹虚实夹杂，需从痰瘀论治，自拟肺炎方（黄芪、白术、穿山龙、金荞麦、僵蚕等）宣肺祛痰、活血通络。其用药特色有二：一是每方必用穿山龙。穿山龙止嗽扶正通络，配合鬼箭羽活血化瘀，能明显缓解咳痰、气短等症状，并可减少激素的用量。二是擅用虫类药。虫类药攻补兼施，其钻透剔邪、开瘀散结的作用，能松弛气道，改善循环，促进炎症的吸收，且自身含有蛋白质、微量元素等丰富的营养物质，非一般植物药所能及[18]。

2.2.2　心痹

邪气内舍于心，易致心脉痹闭。朱老对于具有低热、关节屈伸不利、舌质偏红表现的阴虚风湿逗留者，常用防己地黄汤加减以养营通脉、利水化湿，常重用地黄至 60g，配合防风除血中之风；对于具有关节疼痛、肢末不温、舌淡表现的阳虚风湿逗留者，常用黄芪桂枝五物汤加附子、淫羊藿、桃仁、红花等温经和血、养营通络。《素问·痹论》云："心痹……暴上气而喘。"手少阴心经之脉上挟咽喉，故出现"上气而喘"，朱老常予杏参散（人参、杏仁、桃仁、桑白皮）加减益气通脉、平喘止咳。喘剧而气不纳者，朱老善用紫石英、补骨脂、紫河车等温肾纳气、平喘止逆。

2.2.3　肝痹

痹气舍肝，常出现口苦咽干、关节疼痛、拘挛等症状，相当于现代医学中的系统性红斑狼疮合并肝损害、类风湿关节炎并发肝肾淀粉样变等[19]。《内经博议》曰："肝痹则气血两衰"[20]。朱老认为，其病机为正气不足，气血闭阻不通，不通则痛，即用痹通汤（当归、鸡血藤、威灵仙、炙僵蚕、地龙、乌梢蛇等）疏通经络气血，开其闭阻，在养血柔肝的基础上注重搜风剔邪。对于形体瘦削、筋脉拘挛作痛，或午后低热、舌红少苔、脉细数者，多加石斛配首乌、地黄滋养肝肾阴液，标本兼顾。

2.2.4　脾痹

痹病绵延日久，关节屈伸不利，血脉受压，流行不畅，则可出现肢麻肌萎、脘腹痞满等症状。《素问·玉机真脏论》曰："脾受气于肺，传之于肾"，脾虚湿阻、筋脉失养是脾痹发生的关键，朱老主张脾肾同治，以"通"为法，从"虚、邪、瘀"角度着手，常用益肾蠲痹丸加油松节、马钱子等。本方在活血通络、虫蚁搜剔的基础上，加用宣痹止痛的马钱子，往往可收到意想不到的疗效。针对激素减量后，出现萎靡、纳呆、呕恶或怯冷、便溏、阳痿、溲频等脾肾阳虚、痰湿内壅之症时，朱老常用熟地黄、附子为药对，合用淫羊藿、仙茅，并选补骨脂、露蜂房为药对，以温经化痰、通络止痛[21]。

2.2.5 肾痹

骨痹日久不愈、复感外邪，常出现腰背偻曲不能伸、腰痛拘挛、遗精等，临床多见于强直性脊柱炎晚期[22]。朱老认为肾气亏虚、髓海不足是肾痹发生的关键。风寒湿邪侵及体表，邪气循经内传于肾，从而导致筋脉拘挛，脊柱僵直，临床常用益肾蠲痹汤（当归、地黄、淫羊藿、鹿衔草、蜈蚣、僵蚕、地鳖虫等）加减以养血培本、壮督通络。同时，重用虫类搜风之品，发挥其抗炎、消肿、止痛的功效。动物实验也证实，益肾蠲痹丸能抑制机体促炎细胞因子的合成和分泌，可在一定程度上调节促炎细胞因子及抗炎细胞因子的平衡[23]。

3 痉后防复

痉后防复指在疾病治愈或病情稳定之后，应采取有效措施促进机体恢复，达到防止旧疾复发的目的。

朱老指出，痹病顽缠者多有阳气先虚的因素，病邪遂乘虚袭踞经隧，导致气血为邪所阻，痰瘀交结。风湿病主要病变在骨和关节，肾脏受损是风湿病的主要病因，肾气亏损又是风湿病中各种疾病后期的主要病理形式，故朱老在长期实践中确立了"益肾壮督治其本、蠲痹通络治其标"的治则，并借"虫蚁搜剔"之性祛邪通络，集毕生经验研发出益肾蠲痹丸和蝎蚣胶囊，有效提高了痹病患者的治愈率[14]；同时方便携带，解决了患者长期服药困难的弊端。一般情况下，患者病情缓解、稳定后还需继续服用益肾蠲痹丸半年以上，方可巩固疗效、防止复发。

痹病后期症状虽有所缓解，但仍比较顽固。对于初愈的患者，机体尚处于恢复状态，体质尚虚，朱老常鼓励患者改善饮食以调补，同时忌滥服滋补之品。气血不足者可用西洋参、枸杞子、大枣等泡茶饮用，或适当加入当归身、黄芪等；脾胃虚弱者建议服食山药、莲子、党参、大枣；虚寒或血虚明显者，可服用当归生姜羊肉汤等[6]。同时，朱老强调患者应保持愉悦心情，坚持治疗，并加强功能锻炼，方可改善病情，提高生活质量。

4 医案举隅

李某，男，51岁，2008年9月13日初诊。

主诉 痛风反复发作20余年。

患者有"痛风"病史20余年，疼痛反复发作，自服秋水仙碱可缓解，未正规行降尿酸治疗。既往有"高血压"病史5年，长期服用苯磺酸左旋氨氯地平，血压控制不良；"脑出血"病史5月余。1个月前患者出现头痛伴认知功能减退，烦躁不安，胡言乱语，当地医院查磁共振弥散加权成像示"左侧颞叶、左侧海马区、左侧枕叶新鲜脑梗灶"，予对症处理，住院治疗期间痛风急性发作，症状持续，无法缓解，为求进一步治疗来诊。刻下：患者由家属陪同用轮椅推入诊室，躁动、谵语，无法对答，膝踝关节红肿，触之灼热，压之退缩，舌红苔黄腻，脉弦。辅助检查：尿酸 589.6μmol/L，ESR 20mm/h，C 反应蛋白 6.7mg/L。

中医诊断　浊瘀痹（脾肾亏虚、浊瘀胶凝）。

西医诊断　痛风性关节炎。

治则　泄浊化瘀、调益脾肾、蠲痹通络为治疗大法，配合中药外敷和针灸理疗。

首诊处方　痛风方（院内协定处方）、蠲痹汤（院内协定处方）配合生黄芪 50g，川芎 10g，生水蛭 8g，凤凰衣 7g，莪术 7g，荷叶 30g。共 14 剂，每日 1 剂，水煎后早晚分服。

治疗 1 周后，患者关节肿痛明显减轻，且精神症状亦逐渐好转，2 周后可自行行走，对答如流。住院时长 1 月余，基本恢复正常，后期门诊随访，通过饮食控制、适度功能锻炼等健康管理，半年余体重减轻 15kg，生活能够自理。2009 年 6 月随访，自诉恢复正常。

按　该例患者系脑梗死期间合并痛风急性发作，朱老考虑脑梗死的发作亦与高尿酸密切相关，诊疗方案以泄浊化瘀、调益脾肾、蠲痹通络为主，治疗 2 周后不但痛风发作得到控制，同时脑梗死引起的精神症状也得到改善。痛风方为泄浊化瘀法的基本方，蠲痹汤为益肾蠲痹法的基本方，以利水渗湿、泄浊解毒之品与活血化瘀通络之品共用，使湿、浊、痰、瘀泄化，达到祛风解痉、抗炎、抗过敏之效，消除了高尿酸血症对中枢神经系统的毒性作用，使血管炎症得以缓解。

5　结语

朱老"发皇古义，融会新知"，在疾病尚未发生之时，即注重及时防范，通过适当的养生之道或补益类药物调护正气，以增强自身防御功能，必要时结合现代医学先进的检查技术，根据生化指标的变化有针对性地调整、干预；在痹病形成之后，强调既病防变、辨证论治，使用益肾通督类药物与祛风散寒、除湿通络、涤痰化瘀、虫类搜剔诸法合用，以期标本同治，提高疗效。若素体虚弱，复感外邪深入脏腑，则根据各脏腑的生理、病理特点进行论治，并形成独特的五脏论治体系；在痹病病情稳定之时，结合临床中"从肾论治"和"善用虫药"的思路，给予益肾蠲痹丸或蝎蚣胶囊以善其后，并强调痹病有效的调养措施，以减少疾病复发。朱老治疗痹病时运用"治未病"思想，做到未病护本先防、既病祛邪防变和瘥后调护防复，以期有效控制痹病的进展，充分发挥了"上工"的精神。

（赵玲玉　指导：何迎春）

参 考 文 献

[1] 潘峰，朱剑萍，郭建文，等. 朱良春应用痹通汤治疗疑难杂症经验[J]. 中医杂志，2013，54（16）：1360-1362.

[2] 朱良春. 朱良春医集[M]. 长沙：中南大学出版社，2006.

[3] 华佗. 中藏经[M]. 农汉才点校. 北京：学苑出版社，2007：45.

[4] 舒遵华，丁庆刚，孙牧，等. 痹症的中医诊断规范[J]. 世界最新医学信息文摘，2019，19（72）：233-234.

[5] 龚廷贤. 寿世保元[M]. 上海：上海科学技术出版社，1959：134.

[6] 朱婉华. 朱良春益肾蠲痹法治疗风湿病[M]. 北京：科学出版社，2015.

[7] 潘一，汪悦. 汪悦教授运用风药治疗痹证经验探析[J]. 浙江中医药大学学报，2020，44（5）：442-446.

[8] 蒋熙，蒋恬，朱良春. 四妙勇安汤在风湿类疾病中的应用[J]. 河南中医，2008，28（12）：82-83.

[9] 秦克枫. 名老中医朱良春治痹用药经验管窥[J]. 中医正骨，2002，14（8）：499-500.

[10] 叶义远，蒋恬，马璇卿. 朱良春教授辨治痹证的经验[J]. 上海中医药杂志，2003，49（9）：6-7.

[11] 张景岳. 景岳全书[M]. 北京：人民卫生出版社，1991：1242.

[12] 阎山林，陈丽佳，李正翔，等. 威灵仙的化学成分及生物活性的研究进展[J]. 天津药学，2016，28（2）：48-52.

[13] 刘金畅，王涛. 萆薢、土茯苓治疗高尿酸血症研究进展[J]. 辽宁中医药大学学报，2018，20（1）：79-81.

[14] 郭会卿. 益肾蠲痹丸治疗顽痹150例疗效观察[J]. 时珍国医国药，2006，31（10）：2039-2040.

[15] 卢舒浩，赵婷，范永升，等. 范永升应用四妙散治疗痛风性关节炎经验举隅[J]. 浙江中医药大学学报，2017，41（10）：806-809.

[16] 佚名. 神农本草经[M]. 王子寿，薛红，主编. 成都：四川科学技术出版社，2008：442.

[17] 黄丽萍. 朱氏经验方化裁治疗湿热夹瘀痹阻型痛风32例[J]. 安徽中医临床杂志，2003，15（2）：114-115.

[18] 薛梅红. 朱良春治疗间质性肺炎经验[J]. 中医杂志，2006，39（7）：493.

[19] 朱晓娟，周蕾，李晓君. 《内经》五脏痹理论及临床应用研究进展[J]. 北京中医药大学学报（中医临床版），2009，16（6）：24-26.

[20] 罗美. 内经博议[M]. 北京：中国中医药出版社，2015：176.

[21] 何迎春. 国医大师朱良春应用"见痰休治痰"理论的临床经验浅析[J]. 中华中医药杂志，2013，28（1）：121-123.

[22] 李满意，娄玉钤. 强直性脊柱炎的中医源流[J]. 风湿病与关节炎，2017，6（7）：60-65.

[23] 展俊平，孟庆良，范围，等. 益肾蠲痹丸对CIA大鼠辅助性T细胞相关细胞因子的影响[J]. 中国中医基础医学杂志，2018，24（6）：763-765.

第七节　朱良春教授治疗慢性肾小球肾炎经验撷菁

【摘要】　朱良春教授从医近80载，临床经验丰富。他认为气、血、水三者为慢性肾小球肾炎的主要病理因素，水、气、血三者相互作用，肾气虚则导致气化失司，水湿停聚于内，气病则水病；正气亏虚无以推动血液运行，导致血瘀，亦可导致水行不利。病位在肾，正虚以肾虚为主。因此，治疗上以益气补肾为大法，益气又可行水。用药强调平补，徐徐图之。本文从病因病机、治法方药等方面对本病进行介绍，以飨同道。

【关键词】　国医大师；朱良春；慢性肾小球肾炎

慢性肾小球肾炎为免疫性疾病，可因各种原因引起，其原发于肾小球[1]，以血尿、蛋白尿、高血压、水肿为主要表现，病理分型多种多样、预后各不相同。朱老认为其属于中医学"水肿""腰痛""尿血"等范畴，以伤精耗血，减损肾气为共同点。肾气虚则会导致气化失司，湿浊停聚于内，气病则水病；正气亏虚无以推动血液，致血瘀产生则亦可导致水行不利[2]。

水、气、血三者彼此作用致病，而三者中又以气虚为首。病位在肾，正虚以肾虚为主。因肾为先天之本，主藏精，如肾虚则"五脏之阴气非此不能滋，五脏之阳气非此不能发"，则同时损及他脏。临床上多以累及脾肾两脏最为常见。朱老认为，慢性肾炎病理基础为脏腑、气血、三焦气化功能失和。脾肾气虚而导致转输失司，水湿内停，而见水肿。脾脏将后天之精化生为蛋白，肾将其封藏。如若脾气亏虚，肾气不固，则可见脾不健运，无力升清，肾开阖失司，而导致精微下泄，则临床可见泡沫尿[3]。他认为，慢性肾小球肾炎治疗的关键，在于降低蛋白漏出，从而提高血白蛋白浓度。另外，脾气亏虚，肾失封藏，无力固摄导致血溢脉外，则可见血尿[4]。

朱良春教授表示，慢性肾炎的治则为标本兼顾，补泄兼施，具体治法为温阳益气，活血化瘀，通腑泄浊。多年临床中他发现，慢性肾炎最常见证型为脾肾阳虚，故以温补脾肾为主要治法。其选药着重于平补，唯恐滋腻助邪[5]。同时，朱老认为，患者虽以阳虚为主，但同时又多见邪实内蕴，虚实夹杂，一味温补恐其助邪。是以选方用药多为甘平之剂，补肾健脾而不滋腻，以达到清补之功效。制附子、生黄芪、淫羊藿为其组方之君，除湿热炽盛者外，均可以此为主药。他凭借多年丰富的临床经验，设立温阳益气、活血化瘀、通腑泄浊大法，拟定益气化瘀补肾汤，方药组成：生黄芪30g，全当归10g，川芎10g，红花10g，丹参30g，淫羊藿15g，川续断10g，怀牛膝10g，石韦20g，重点为本方需以益母草120g煎汤代水煎药。临床验证以隐匿性肾炎疗效最为满意。若患者继发感染，慢性肾炎急性发作而出现大量蛋白尿，则去生黄芪、红花，增银翘12g，䗪虫10g，漏芦、菝葜各15g，鱼腥草、白花蛇舌草各30g，净蝉衣5g；以肾功能损伤，肌酐升高为主症者，方中加炮山甲8g；若患者阳虚为甚，则酌情增制附子、肉桂、巴戟天等温阳之品；如见肾阴虚则加生地、龟板、女贞子、旱莲草等滋而不腻之品；气虚明显的患者可重用黄芪，佐太子参30g重补气；脾虚至甚，齿痕明显者加潞党参、炒白术、怀山药、薏苡仁补脾健脾；若肾虚不固，精微下泄则加金樱子、益智仁等补益肾精；高血压伴重度水肿者，配合水蛭胶囊（水蛭2g研末制成胶囊）则可活血化瘀利水；尿血则加白茅根30g，配以琥珀3g（研末冲服）利尿通淋止血[6]。

慢性肾炎多见水肿[7]，朱老常言道：慢性肾炎"水肿为其标，肾虚是其本，益气则可利水消肿"。又曰："补肾途径有二：一曰填精以化气，一曰益气以生精。气病及水，益气补肾饶有利水之功，故宜先行气补气，利水消肿，促进肾功能之恢复，继则配合填补肾精以巩固疗效。"故其喜择生黄芪、制附子、石韦等。常以生黄芪为君药，因其既可补益一身之气，又可利尿消肿，可调节脏腑之气行，推动全身血液循环，又可扶正，避免患者因正虚而感受外邪，使得症情变化或加重。朱老受到王清任补阳还五汤的启发，选地龙与黄芪，两药同用，补气活血，利尿消肿[8]。另外，益母草需重用，才可使其活血利水之功充分发挥。若患者肾功能严重受损，尿量减少，则配合蟋蟀20g、沉香5g，共研细末，装胶囊，每次6粒，一日2~3次，多年临床使用证实其行之有效。

朱老认为减少蛋白尿为治疗关键。在多年临床中，他发现石韦能够抑制过亢之卫气，控制肾小球病理改变，同时抑制免疫，为达此效，需加大用量至30~60g。穿山龙也是朱老治疗肾病之要药，可活血化瘀，祛风除湿。活血可提高肾灌注、改善梗阻，祛风除湿可减少尿中蛋白、利尿消肿，同时，穿山龙用至40~50g时有类激素作用[9]。仙鹤草、益母草合用，或用生槐米、土茯苓各45g，菝葜30g对减少肾病尿蛋白亦有佳效。

慢性肾炎患者多病程日久，久病多虚，因虚致实，因实更虚，最终多属虚实夹杂，但各有偏重。故朱老在选择补肾药物时，喜用药性轻平者，避免过于滋腻。最常用淫羊藿、金樱子、续断、寄生、杜仲、菟丝子、怀山药、山萸肉等。这类药物，补肾不黏滞，滋肾不黏腻，温肾不燥热，正体现了"治主当缓"。慢性肾炎日久，尤其是老年患者，多可见夜尿增多，是由于长时间蛋白质等大分子物质由尿中漏出，大大增加了肾小管重吸收负担，造成肾小管损伤，浓缩功能受损，夜间阴盛阳衰，患者阳虚不固，则多见夜尿增多。对此症状，朱老认为需阴阳并补，选用菟丝子，因其补阴不腻，温阳不燥，阴阳共补而不黏滞，故可重用、久用。若患者不能耐受，出现轻微呕吐，可酌情减少用量，并辅以和胃止呕之半夏、陈皮等[10]。

根据大量临床实践经验，朱老发现，对于本病预后的预测，舌体形态是重要指征[11]。若舌体胖大，则预后多佳；反之则预后多险恶。究其原因，盖因舌为心之苗，心肾相交，足少阴肾经络舌本。

患者病情得到控制时，需要继续坚持服药，巩固疗效，切不可过早停药，导致功亏一篑。如患者条件受限，或因长期服煎剂太过麻烦，可拟方制成丸剂服用。同时，要注意生活规律，丰富多样，动静结合，既不能长期卧床以图"静养"，也不可过度运动。应在体力允许的情况下，练习太极、八段锦等舒缓的运动，并多参加户外活动，可有助于适应气候变化，避免因免疫力低下而易发感冒导致慢性肾炎急性发作。饮食调理也是患者自我管理的重要部分，应以清补为主，忌食辛辣刺激及高盐饮食，由于肾功能受损，患者需严禁水果以避免并发高钾血症，危及生命。

病案举例　顾某，青年男性，2008 年 11 月 15 日初诊。

初诊　既往"慢性肾小球肾炎"病史 3 年，未行肾穿刺活检明确病理类型，长期服用中药，效果不佳。纳食欠馨，畏冷怕寒，小便清长，夜尿 2～3 次，大便日行一次，便溏，舌淡胖，苔薄白，边有齿痕，脉细。辅助检查：尿常规示蛋白（++），隐血（+++）。辨证属一派脾肾阳虚之征，治当温阳活血，健脾益肾。

处方　①淫羊藿 15g，仙鹤草 30g，穿山龙 30g，生黄芪 30g，熟附片 10g，怀山药 30g，鸡内金 10g，菟丝子 20g，蜂房 10g，山萸肉 15g，炮姜炭 4g，炙甘草 8g。7 剂，每日 1 剂，水煎服。②黄芪注射液 10ml×6 支×5 盒，1 支/次，2 次/日。③复方扶芳藤合剂（红）10ml×6 支×5 盒，1 支/次，2 次/日。

二诊（2008 年 12 月 3 日）　药后无不适，纳食欠香，苔薄白，舌质淡胖，脉细弦。尿常规：隐血（+++），蛋白（++）。前方继进。

处方　①上方加藕节炭 12g，枸杞子 10g，砂仁 3g。14 剂，每日 1 剂，水煎服。②冬虫夏草 5g×14 包，1 包/日分次服用。

三诊（2008 年 12 月 17 日）　服药后一般情况可，面色逐渐红润，纳食渐馨，小便自调，夜尿较前减少，大便日行一次，质软成形，舌淡胖，苔薄白，脉细。尿常规：蛋白（±），红细胞（++），隐血（+++）。BP110/60mmHg。续前法出入。

处方　①上方去砂仁，加姜半夏 10g，防风 10g，生白术 15g。14 剂，每日 1 剂，水煎服。②冬虫夏草 5g×14 包，1 包/日分次服用。

四诊（2008 年 12 月 26 日）　近期无特殊不适，各症均不显，自觉无所苦。辅助检查：尿常规示蛋白（±），隐血（++）。前方继进。①上方加小蓟炭 10g。7 剂，每日 1 剂，水煎服。②虫草粉 5g×14 包，一次 2.5g，2 次/日。

慢性肾炎，症状或有轻重，观其根本，脏腑功能失调为病理基础，脾肾两虚为其内因，风、寒、湿、热为其诱因。临床多见泡沫尿或镜下血尿等。本病病理多虚多瘀多湿热，虚实夹杂，治疗需扶正祛邪，益气补肾，清热利湿，活血化瘀，清利湿浊。本例患者为青少年男性，以乏力、少气懒言，怕冷便溏，舌淡苔白，边有齿痕为主要临床症状，辨证当属脾肾阳虚。方中生黄芪、淫羊藿、菟丝子、山萸肉益气补肾，穿山龙祛风活血利湿；仙鹤草活血化瘀，熟附片、炮姜炭温肾助阳。二诊后阳虚好转。全方以益气温阳，健脾补肾为主，用药配伍全面。

（陈　珑，朱　泓，孙　伟）

参 考 文 献

[1] 沈庆法. 中医临床肾脏病学[M]. 上海：上海科学技术文献出版社，1997：147.

[2] 李媛丽. 从"久病入络"论治肾性血尿[J]. 河南中医，2009，29（3）：99-100.

[3] 李华伟，周恩超，易岚. 邹燕勤补脾益肾学术思想探微[J]. 中医药导报，2011，17（9）：9-11.

[4] 易岚，周恩超，李华伟. 邹燕勤教授运用补气清利法治疗慢性肾炎的经验[J]. 四川中医，2010，28（9）：1-3.

[5] 周恩超. 邹燕勤治疗肾病常用补肾药对拾贝[J]. 江苏中医药，2009，41（7）：19-20.

[6] 朱良春. 虫类药的应用[M]. 北京：人民卫生出版社，2011：194.

[7] 朱良春. 朱良春医集[M]. 长沙：中南大学出版社，2006：371.

[8] 朱良春. 朱良春用药经验集[M]. 长沙：湖南科学技术出版社，1998：73.

[9] 朱良春. 朱良春医集[M]. 长沙：中南大学出版社，2006：169.

[10] 朱良春. 朱良春用药经验集[M]. 长沙：湖南科学技术出版社，2009：248.

[11] 朱良春. 国医大师临床经验实录[M]. 北京：中国医药科技出版社，2011：145.

第八节　朱良春应用痹通汤治疗疑难杂症经验

【摘要】　介绍国医大师朱良春教授使用痹通汤加减治疗各类疑难杂症的经验。在疑难杂症的治疗中，重视辨证，抓住"久病多虚，久病多瘀，久痛入络，久必及肾"这类共同的核心病机，即可灵活运用痹通汤，异病同治，取得佳效。

【关键词】　痹通汤；疑难杂症；名医经验；朱良春

辨证论治是中医认识疾病和处理疾病的基本法则，据此立法用药，不论病情如何复杂、隐蔽，都可以通过观察致病因子刺激机体所引起的反应性变化来推测机体内在的状态，正所谓"有诸内，必形诸外"。国医大师朱良春教授从医近 80 载，饮誉医坛，蜚声海内外。朱老临床善治各类疑难杂病，屡获奇效。其治病强调辨证，认为如能掌握好辨证论治的规律，世界上就没有绝对的"不治之症"，而只有"不知之症"。朱老临床常用自拟痹通汤加味治疗多种顽痹，如类风湿关节炎、强直性脊柱炎、硬皮病等，效果显著。而近年朱老又将其运用于各类疑难杂症，亦收佳效。

1 痹通汤组方解析

《中藏经》曰："痹者，闭也。五脏六腑，感于邪气，乱于真气，闭而不仁，故曰痹。"朱老认为，正气不足，腠理疏松是痹证发生的内在原因。正气不足则难于抵御外邪和祛邪外出，腠理疏松则外邪乘隙而入，正如《灵枢·五变》曰："粗理而肉不坚者，善病痹。"经络闭阻，气血不通，则又为痹证发病之病理关键。外邪入侵，闭阻经络，气血运行不畅，甚则不通而发病，如《景岳全书·风痹》云："盖痹者闭也，以血气为邪所闭，不得通行而病也"；又云："惟血气不足，故风寒得以入之，惟阴邪留滞，故经脉为之不利，此痛痹之大端也"。由上可见，朱老之所以将治疗痹证的自拟方取名为痹通汤，正是以方名点出了痹证"正气不足，气血闭阻不通，不通则痛"之病机，又阐明了以通为用的治疗方法，即流通经络气血，开其闭阻。痹通汤全方由当归10g，鸡血藤30g，威灵仙30g，炙土鳖虫10g，炙僵蚕10g，乌梢蛇10g，地龙10g，蜂房10g，甘草6g等组成。诸药合用，共奏扶正祛邪、标本兼顾、补益气血、化瘀通络之功。总结痹通汤组方之特色有三点。首先，正邪兼顾，标本同治。朱老在疑难杂病的辨证中提出了"久病多虚，久病多瘀，久痛入络，久必及肾"的理论。指出疑难病的治疗需扶正与逐邪并重。鉴于多数慢性病多会出现肾阳虚衰的征象，故扶正不仅要着眼于气血，更要考虑督脉与肾。肾藏精，主骨生髓，而督脉总督一身之阳气，益肾壮督可谓是治本之道，同时亦可调节机体免疫功能。方中扶正使用当归、鸡血藤补益气血，蜂房固本壮督，温煦肾阳；而逐邪则多用乌梢蛇、土鳖虫、僵蚕、地龙之类虫蚁搜剔之品，配合威灵仙软坚化瘀通络。整首方剂扶正与祛邪并重，标本同治，使正气充足，邪无容身之所，则阳得以运，气得以煦，血得以行，顽疾斯愈矣。其次，本方善用虫类药，搜剔通络。朱老擅用虫类药治疗疑难杂病，将虫类药广泛运用于神经系统、循环系统、呼吸系统、消化系统、泌尿生殖系统、骨与关节疾病肿瘤、外科疾病中，归纳总结了虫类药具有攻坚破积、活血祛瘀、宣风泄热、搜风解毒、消痈散肿、收敛生肌、行气和血、补益培本等十四大功效[1]。朱老常言，虫类药为血肉之品、有情之物，性喜攻逐走窜，通经达络，搜剔疏利，且能深入经络、骨骺、脏腑气血痰瘀胶结处，以通闭解结，扫除病邪；又与人类体质比较接近，容易吸收和利用，效用佳良而可靠，乃草木、矿石之类所不能比拟。另外，虫类药又系高蛋白、高能量之品，可激活体内能量，扶助正气而抗御病邪[2]。最后本方从现代药理学角度来看，功效全面，可兼顾多种疾病。现代研究显示，乌梢蛇、僵蚕、地龙、土鳖虫、蜂房、当归、鸡血藤均有增强机体免疫力之功效；而乌梢蛇、地龙、土鳖虫、蜂房、鸡血藤、当归、威灵仙又有镇静、消炎、止痛之能；同时地龙、土鳖虫、当归能抗凝、降低血黏度；鸡血藤、当归则可促进红细胞造血，以有效实现补血功能[2-8]。因此，本方既能全面调节机体神经、内分泌、免疫功能，又有局部镇静、抗炎、消肿、止痛、抗凝、促进红细胞造血之作用。

2 临床应用举例

例1 患者，男，62岁，2010年10月9日初诊。主诉：背部皮肤僵硬1个月。刻诊：

面部表情减少，胸闷，胸痛，胸前皮肤麻痹，后背部皮肤自觉增厚僵硬。纳食欠馨，二便尚调，舌胖紫，脉细小弦。实验室检查：抗可溶性抗原（ENA）系列（＋），类风湿因子（＋），ESR 62mm/h。胸部 CT 示：左肺上叶舌段纤维化病灶。左侧局部胸膜增厚。西医诊断：硬皮病。中医诊断：皮痹。辨证：气血两虚，瘀血阻络。治以补益气血，蠲痹通络。方药：痹通汤加黄芪 30g，猫人参 30g，蜣螂虫 10g，川芎 15g，炒赤芍、炒白芍各 20g，水煎服，并加炮山甲（末）6g，每日分 2 次吞服，共 14 剂。二诊：患者服药 2 周后精神较前好转，皮肤僵硬及胸闷、胸痛症状逐渐缓解，唯面部麻木感仍在，舌脉同前。原方加生地黄、熟地黄各 15g。再服 14 剂后面部表情较之前丰富，后背僵硬感明显减轻。续服药巩固 6 个月，后背僵硬感逐渐消失，原有症状均缓解。

例 2　患者，女，33 岁，2012 年 9 月 7 日初诊。主诉：头痛反复 10 余年。刻诊：患者额顶部疼痛、重压感持续不解，痛甚牵及双侧太阳穴。纳可，二便尚调，夜寐不佳，多梦。平素脾气较急，易焦虑，月经周期不准，经量少，色暗，经前有乳房胀痛及少腹隐痛。舌淡暗，舌底脉络迂曲，苔薄白，脉细小弦。实验室检查：头颅磁共振成像（MRI）未见明显异常。西医诊断：紧张性头痛。中医诊断：头痛。辨证：肝郁气滞，瘀血阻络。治以补益气血，疏肝解郁，通络止痛。方药：痹通汤加黄芪 30g，醋柴胡 15g，炒赤芍、炒白芍各 20g，焦栀子 6g，淡豆豉 15g，川芎 10g，葛根 20g，夜交藤 30g，30 剂。二诊：患者服药后，头痛发作次数较前减少，纳可便调，夜寐欠佳，舌淡暗，舌底脉络迂曲青紫，苔薄白，脉细小弦。原方加刺五加 15g，生地黄、熟地黄各 10g。患者经上方治疗 1 个月来诊，头痛发作已不显，嘱其放松情绪，调畅情志，坚持治疗半年，头痛未再发作。

例 3　患者，女，29 岁，2011 年 4 月 11 日初诊。主诉：月经先后不定期 3 年。患者 3 年前因人工流产后出血较多致高热，静脉滴注抗生素，热退后月经不潮，闭经 4 月余，后靠黄体酮周期疗法维持，因不愿再服黄体酮，求治于中医。刻诊：患者身体消瘦，神疲乏力，时觉头晕目眩，心悸失眠，月经先后不定期，经前少腹坠胀隐痛，色暗量少，本次月经已过 4 日未至，纳差便溏，舌淡暗，舌底脉络迂曲紫暗，苔白，脉细小弦。中医诊断：月经先后不定期。辨证：气血亏虚，冲任失调，瘀阻脉络。治以补益气血，调理冲任，通络化瘀。方药：痹通汤加黄芪 30g，炒白术 15g，党参 15g，肉桂 10g，鹿角胶 10g（烊化），水煎服，另予紫河车（粉）3g，每日分 2 次吞服，共 14 剂。二诊：服上药 10 剂后月经来潮，经前少腹坠痛有所改善。上方加刘寄奴 15g，服 14 剂。后在原方基础上随症加减继服半年，月经基本正常。

3　病案讨论

上述 3 个案例分别为风湿免疫类之硬皮病、神经类之头痛、妇科类之月经不调。虽疾病病名不同，临床表现各异，但朱老均以痹通汤为主方加减，且效如桴鼓。究其原因，不外两点：一为重视辨证，抓住核心病机。朱老正是抓住了"久病多虚，久病多瘀，久痛入络，久必及肾"及气滞血瘀、气血不通这些核心病机，才能运用自如。例 1 中，患者因年老体弱，致气血两虚，无以荣养皮肤，则见皮肤麻痹；气虚无以推动血行，瘀血阻络，故皮肤增厚僵硬，胸闷不舒。痹通汤用于此正可补益气血，蠲痹通络。例2中患者头痛日久，又平素脾气较急，易焦虑，根据"久病多虚，久病多瘀，久痛入络"之理论，考虑患者头痛为肝郁气滞，瘀血阻络，不通则痛所致，痹通汤用于此有调畅气机、活血化瘀、通络止痛之功。例3中患者为年轻女性，冲任不调日久，气机阻滞，血行不畅，故痹通汤于此有调理冲任、补益气血、通络化瘀之效。以上3例正体现了异病同治的原则。治疗疾病不是着眼于病的异同，而是着眼于病机的区别，病机相同，则可采用相同的治法。二为强调辨证，重视病证结合。朱老常言，证候是疾病发展的现象，疾病是证候发展的根源。"证"和"病"互为因果，是不可分割的有机整体。只有将两者紧密结合，方能更显著地提高临床疗效。例1硬皮病属自身免疫性疾病，临床多以皮肤坚硬、萎缩为主要表现。同时随症加味的黄芪、猫人参可进一步增强机体免疫力；炮山甲、蛴螬虫则重于软坚散结，有利于改善硬皮病的临床症状。例2为顽固性紧张性头痛，此类疾病多与情绪紧张、焦虑有关。痹通汤中大部分药物都有镇静止痛之效，加之患者头痛多以额顶部为主，痛甚牵及双侧太阳穴，辨证同时加用葛根、柴胡、川芎等阳明、少阳引经药，可使药效直达病所，增强痹通汤之功效。例3为女子月经病，该病多为冲任失调而致，除痹通汤外，加用的鹿角胶、紫河车、刘寄奴均有针对病变本身、补益肝肾、固养冲任之能。可见临床治疗只有抓住辨证之根本，病证结合，方能获得良效。

4　心得体会

朱老强调，中医之生命在于学术，学术之根源本于临床，临床水平之高低在于疗效。临床疗效是迄今为止一切医学的核心问题，也是中医学强大的生命力之所在。但临床中患者病情往往较复杂，青年医生在遇到疑难杂病时，如果不能谨守病机，切中要害，从纷繁复杂的临床症状中抓住核心，则临床疗效就会大打折扣。除了汲取前辈们的经验，我们还要在临床中不断实践体会，疗效才能有所提高。如我们后来在临床上遇到一老年男性患者，脑梗死后遗症半年。临床见患者易疲劳，左侧肢体活动自如，但遗留麻木不适感，舌淡，边有齿痕，舌底脉络迂曲紫暗，苔薄白，脉细。感觉异常是脑梗死后遗症的一个常见症状，临床常顽固难愈，考虑患者年老久病，正气不足，气血亏虚，气滞血行不畅，无以濡养肌肤，致使其麻木不仁。我们正是抓住其病机与痹通汤组方相契合，使用该方随症加味治疗半年，患者麻木感明显缓解。可以说，通过对痹通汤的学习，使我们对中医临床诊治疑难杂症的基本思路有了更深的体会。只有学会把握"核心病机"，重视病证结合，才能更好地探索临床诊治规律，掌握中医治疗疾病的真谛，提高临床疗效。

（潘　峰，朱剑萍，郭建文　指导教师：朱良春）

参　考　文　献

[1] 朱良春. 朱良春医集[M]. 长沙：中南大学出版社，2006：207-227.

[2] 朱剑萍. 虫类药在风湿病中的应用浅析：学习运用朱良春老师经验体会[J]. 上海中医药杂志，2008，42（10）：13-14.

[3] 邓家刚, 梁宁, 周程艳, 等. 鸡血藤药效及作用机理研究进展[J]. 广西中医药, 2006, 29（6）: 311-313.
[4] 徐露, 董志. 当归多糖药理作用的新进展[J]. 重庆医科大学学报, 2007（Z1）: 42-43.
[5] 彭芙. 蚯蚓（地龙）综合利用的现状与展望[J]. 中药与临床, 2012, 3（3）: 56-59.
[6] 张安宁, 桂仲争. 地鳖虫的利用价值及其开发前景[J]. 生物学杂志, 2008, 25（2）: 59-61.
[7] 倪士峰, 刘惠, 李传珍, 等. 蜂房药学研究现状[J]. 云南中医中药杂志, 2009, 30（5）: 71-73.
[8] 王国美. 浅谈中药威灵仙的现代应用[J]. 医学信息, 2011, 24（12）: 586.

第九节　朱良春教授虫蚁搜剔通络法在心系病中的应用

【摘要】　络病概念萌芽于《黄帝内经》，发展于汉代，鼎盛于清代，当代医家做出了巨大的贡献，并初步形成"络病证治"体系，为络病学科的建立奠定了理论基础。本研究简单回顾络病思想的源流，重点介绍朱良春教授所撰写的《虫类药的应用》对络病学说产生的影响及朱老学术经验"虫蚁搜剔通络法在心系病中的应用"等。

【关键词】　心系病；络病；虫蚁搜剔通络法；朱良春

络病思想萌芽于《黄帝内经》，仲景首次将虫类药用于络病的治疗。清代是络病学说思想发展的活跃时期，其中以叶天士为代表，提出了"久病入络，久痛入络"等论点，至今仍影响着现代临床。近代著名医家恽铁樵及章次公先辈，均善用虫类药，将络病学说与通络理论在临床各个领域中进一步拓展。朱良春教授，虫类药研究专家，为中国当代善用虫类药的代表，其所撰写的《虫类药的应用》中，收载虫类药一百余种，将虫类药广泛应用于内科、外科、妇科、儿科疑难杂症的治疗，为后学研究虫类药在络病中的应用奠定了坚实的理论基础。20世纪末21世纪初，以王永炎院士及吴以岭院士为首的当代著名医家，在整理总结前人经验的基础上，从概念、生理功能、病因病机及理、法、方、药等方面对络脉及络病进行了全面深入的研究，并于2004年出版《络病学》，初步形成"络病证治"体系，为络病学科的建立奠定了理论基础。本研究拟对朱良春教授学术经验"虫蚁搜剔通络法在心系病中的应用"做一阐述。

1　络脉及络病学说的溯源及发展

《黄帝内经》最早提出络脉的概念，认为经脉直行于分肉的较深部位，多深不可见，络脉支横于肌腠的浅表部位，多浅而常见。如《灵枢·经脉》云："经脉十二者，伏行于分肉之间，深而不见……诸脉之浮而常见者，皆络脉也"[1]。《黄帝内经》体现了"久病入络"思想的萌芽。如《灵枢·终始》曰："久病者……必先调其左右，去其血脉。"认为络脉病机有络气不足、绌急疼痛、络伤出血、络伤瘀血等。

汉代张仲景对络病理论的发展起到承前启后的作用。其认为，络病病因病机有络脉空虚、瘀血阻络。如《金匮要略·中风历节病脉证并治》云："寸口脉浮而紧……浮者血虚，络脉空虚""邪在于络，肌肤不仁"[2]。他认为，瘀阻脉络与津液输布异常相关，如"血不利则为水，名曰血分"。治疗上，张仲景以黄芪桂枝五物汤振奋阳气，温通血脉，为后世从"虚"论治络病提供了理论依据。在治疗上，张仲景首创活血化瘀通络法，并将虫类药应用其中，常用的方有旋覆花汤、大黄䗪虫丸、鳖甲煎丸、下瘀血汤、抵当汤，用药有䗪虫、蛴螬、虻虫、水蛭、蜂房、蛴螂等。

清代，为络病思想活跃时期，其中有著名医学家叶天士、王清任、唐容川、张锡纯等，他们通过各自的实践发展了络脉络病理论。叶天士《临证指南医案》指出："遍阅医药，未尝说及络病""医不知络脉治法，所谓愈究愈穷矣"[3]，他在继承前人理论的基础上，创造性地提出了"久病入络、久痛入络、邪中于络"的观点；认为络病病因病机有虚实两端；根据络病病因病机，提出"络以辛为泄"治则，确立了以"辛味通络"为治疗大法。对"络实证"的治疗，有辛润通络法、辛香通络法及活血通络法；对"络虚"证的治疗，原则是通补兼施，寓通于补。受张仲景启示，叶天士将虫类药用于络病的治疗，常用药物有蛴螂、地鳖虫、穿山甲、水蛭、全蝎、蜂房、地龙、僵蚕、蛴螬等。王清任认为，络脉瘀阻与元气亏虚关系密切，如《医林改错》曰："人行坐动转，全仗元气。若元气充足，则有力；元气衰，则无力；元气绝，则死矣""元气既虚，必不能达于血管，血管无气，必停留而瘀"[4]。王清任治疗络病擅长使用活血化瘀通络法及补气活血通络法；创血府逐瘀汤、通窍活血汤及补阳还五汤，从而成为继张仲景、叶天士之后，对络病治法做出重大贡献的医学家。唐容川在《血证论》中提出"凡血证，总以祛瘀为要"的论点；并认为，络病病机上血与水关系密切，如"血与水，上下内外皆相济而行，吾已言之屡矣，故病血者未尝不病水，病水者未尝不病血也"[5]。张锡纯辨治络病学术思想为擅长益气活血通络、重视辛凉通络、强调通补结合及以活络效灵丹为治络基本方"治气血凝滞，疬癖癥瘕，心腹疼痛，腿疼臂疼，内外疮疡，一切脏腑积聚，经络湮淤"[6]。

近代，武进恽铁樵及镇江章次公诸先辈，均善用虫类药，将络病学说与通络理论在临床各个领域中进一步拓展，他们的经验记载颇多创建。如《章次公医案》收载百余例虫类药医案，涉及地鳖虫、蛴螂虫、地龙、蝼蛄、蟋蟀、蜘蛛、僵蚕、全蝎、蜈蚣、蕲蛇、虻虫、蜂房、九香虫、五谷虫、蚕沙、蝉蜕、蟾皮17种虫类药。

朱良春教授为虫类药研究专家，中国当代善用虫类药的杰出代表，提出痹证病机具有"久病多虚，久病多瘀，久痛入络，久必及肾"之特点，对高血压及慢性肝炎多从络论治，撰写《虫类药的应用》，收载虫类药一百余种，将虫类药广泛应用于内科、外科、妇科、儿科疑难杂症的治疗，为后学将虫类药应用于络病的治疗奠定了基础。

2 朱良春教授运用虫蚁搜剔通络法在心系病中的应用

2.1 益气活血通络法

益气活血通络法以王清任《医林改错》之补阳还五汤为代表，根据心系病气虚血瘀之病机特点，朱老在临床上常将益气活血通络法用于心衰、胸痹、眩晕的治疗。

2.1.1　心衰病-气虚血瘀证

症见心悸，气短，面色晦暗，口唇青紫，颈静脉怒张，胸胁满闷，胁下痞块，舌有紫斑、瘀点，脉细涩，或结或代。治以益气活血，利水通络，自拟心痹汤（生黄芪、党参、炒白术、茯苓各 15g，当归尾、丹参、桃仁、红花各 9g，水蛭粉 1.5g，虻虫 1.5g，炙甘草 10g）加减，两颧或口唇发绀，舌紫瘀者，加丹参、苏木、花蕊石、桃仁、杏仁、炙甘草益气活血[7]。

2.1.2　胸痹-气虚血瘀证

预防冠心病溶栓后血栓形成，朱老常以益气活血通络之芪蛭散（黄芪、水蛭、川芎各 90g，桂枝 30g，共研细末），每服 5g，每日 2 次，温开水送服，服至溶栓后 6 个月，也可用于冠状动脉支架术后再狭窄的预防。对冠心病心绞痛之气虚血瘀证，给予自拟川芎芪蛭汤（组方：川芎 10g，黄芪 30g，水蛭 4g，太子参 20g，麦冬 10g，五味子 6g，桂枝 10g，黄精 15g，檀香 10g，丹参 15g，蝉蜕 10g，郁金 10g，炙甘草 6g）加减益气活血，通络止痛[8]。

2.1.3　眩晕-气虚痰瘀证

症见眩晕，倦怠乏力，胸闷痛，呕恶痰涎，肢体麻木，舌质淡紫，苔腻，脉细涩。治以益气活血，化痰通络。方以自拟双降汤治疗（组方：水蛭 0.5～5g，生黄芪、丹参、生山楂、豨莶草各 30g，广地龙、当归、赤芍、川芎各 10g，泽泻 18g，甘草 6g）。

临床上，朱老常用的益气药有黄芪、党参、太子参、红参、炒白术、炙甘草等。常用的活血化瘀药有水蛭、地龙、地鳖虫、五灵脂、虻虫、九香虫、穿山龙、生山楂、三七、丹参、赤芍、当归、川芎、桃仁、红花、花蕊石、苏木、鸡血藤、泽兰等。

此外，朱老临床上善用药对，常用的益气活血通络药对有：①地龙-地鳖虫药对：地龙 15g，地鳖虫 10g，化痰祛瘀通络。主治咳喘日久，顽固不愈者，如肺源性心脏病、风湿性心脏病等。以地龙化痰平喘，地鳖虫活血祛瘀，一化痰，一活血，通利经络。②水蛭-地龙-参三七药对：水蛭、地龙各 2 份，参三七 1 份，活血化瘀，化痰通络，消肿定痛。用于血瘀痰凝之高脂血症、高黏滞血症、冠心病、脑梗死、中风后遗症、高血压等。③五灵脂-蒲黄药对：五灵脂 10g，蒲黄 30g，活血散瘀、通络止痛。主治气血瘀阻之胸胁痛、胃脘痛、腹痛。④三七-血竭药对：血竭 6g、三七 3g，活血化瘀，主治冠心病心绞痛、胁痛及痛经等。⑤三棱-莪术药对：三棱、莪术各 8g，行气活血、散结化积。主治冠心病、心肌梗死、闭经等气血瘀积证。⑥五灵脂-人参药对：人参 6g、五灵脂 10g，益气活血，行瘀止痛，主治气虚血瘀，虚实互见证，如冠心病心绞痛、溃疡病之胃脘痛。⑦人参-苏木药对：人参 6g、苏木 15g，补益心肺，祛瘀通经。主治肺源性心脏病、风湿性心脏病之心肺气虚血瘀证，症见胸闷、咳喘、唇绀、浮肿。⑧黄芪-莪术药对：黄芪 20～30g、莪术 6～10g，益气活血，化瘀生新。用于冠心病之气虚血瘀证，如益气为主，黄芪可用 30～60g，佐以党参或太子参。⑨黄芪-川芎药对：黄芪 30g、川芎 12g，益气活血。主治气虚血瘀性高血压、胸痹等。

2.2 祛风止痛通络法

2.2.1 眩晕-阴虚阳亢证

症见眩晕耳鸣，头目胀痛，面红目赤，头重足轻，腰膝酸软，失眠多梦，舌红，脉弦有力。治以镇肝息风，滋阴潜阳。以乌梅甘草汤合镇肝熄风汤加减，或以自拟益母草降压汤（益母草60g，杜仲12g，桑寄生20g，甘草5g）加减治疗。阳亢甚者，加石决明、珍珠母、生牡蛎、紫贝齿、地龙、羚羊角等；阴虚甚者，加白芍、潼沙苑、枸杞子、女贞子、桑椹子。

2.2.2 头痛-肝风上扰证

朱老对肝阳偏亢，肝风上扰之头痛，以自拟蝎麻散息风通络止痛，方用全蝎20g，天麻、紫河车各15g，共研细末，分作20包，每服1包，1日2次。痛定后每日或间隔一日服一包，以巩固疗效。另一自拟方钩蝎散（炙全蝎、钩藤、地龙、紫河车）也有异曲同工之效。或单用全蝎末少许置痛侧太阳穴，以胶布贴之，亦可止痛。

2.2.3 胸痹-久病动风证

对冠心病心绞痛病程长，久痛不愈者，在辨证基础上，加地鳖虫、全蝎、蜈蚣、地龙、露蜂房等虫类搜剔，通络止痛，可获良效。

朱师在临床上常将祛风通络法用于眩晕、胸痹的治疗。常用的虫类息风通络药有石决明、珍珠母、生牡蛎、紫贝齿、羚羊角、僵蚕等；搜风通络止痛药有全蝎、蜈蚣、地龙、露蜂房、乌梢蛇、蛇蜕等；宣风通络药有蝉蜕、僵蚕等。非虫类祛风药有天麻、钩藤、白蒺藜、决明子、豨莶草等。

2.3 活血利水通络法

《金匮要略》云："血不利则为水，名曰血分。"唐容川在《血证论》中云："血与水，上下内外皆相济而行，吾已言之屡矣，故病血者未尝不病水，病水者未尝不病血也"[5]。

朱老常以活血利水通络法用于心衰病的治疗，心衰水肿的形成是由于心气衰微，帅血无力，使血液运行不畅，造成脏器瘀血，影响肺、脾、肾对水湿代谢的调节而造成水饮内停。其基本病机为心肾阳虚为本，瘀血水饮内停为标，瘀血是心衰病的中心环节。水饮内停是慢性心衰病的最终结果。治疗常用益气温阳，活血利水法治疗心衰病气虚血瘀水停证，以自拟心痹汤加陈修园消水圣愈汤治疗。

朱师认为，蝼蛄是一味利水通便的佳药，配合蟋蟀并用，则其效更彰。但对虚弱患者，用量宜小，或伍以补益之品始妥，如配伍黄芪、党参各15g。经过临床观察，蝼蛄利尿，必须去其头、足、翼，如整体入药，则无利尿作用。与蝼蛄相比，蟋蟀利水消肿性温而稍缓。前者多用于体质壮实者，后者体气偏虚者亦可用。临床上遇各种水肿，二便不利者，以两者并用，其效益宏。蝼蛄不仅能利小便，且兼通大便，故脾虚便溏者当慎用。蟋蟀性温，能兴阳事，配合温肾助阳药，善治阳痿。凡水肿而体虚者，与培益之品同用，可收攻补兼施之妙。此外，朱老认为蟾皮有强心利尿之功，临床常以蟾皮 4.5～9g 煎服，疗效显著。

临床上，朱师治疗心衰病常用的活血药有水蛭、地龙、地鳖虫、虻虫、泽兰、牛膝、益母草、丹参、苏木、花蕊石、参三七、当归尾、桃仁、红花、赤芍等。利水消肿药有蝼蛄、蟋蟀、蟾皮、泽泻、益母草、葶苈子、防己、车前子、茯苓等。活血利水药对有丹参15g、泽兰20g；丹参15g、益母草30～60g；泽兰、泽泻各30g；泽兰30g、益母草30～60g；牛膝12g、泽兰20g。

2.4　祛风化痰通络法

2.4.1　胸痹-痰浊闭阻证

症见胸闷如窒而痛，肢体沉重，形体肥胖，咳唾痰涎，苔白腻，脉滑。治以通阳泄浊，息风通络。以瓜蒌薤白半夏汤加地龙、地鳖虫祛风化痰，通络止痛。

2.4.2　眩晕-痰湿中阻证

症见头重如裹，胸脘痞闷，纳呆恶心，身重困倦，苔腻，脉滑。治宜燥湿化痰，通络开窍。方用半夏白术天麻汤加党参、山药、泽泻以健脾利湿，地龙、胆南星、石菖蒲化痰通窍。朱老常以祛风化痰通络法用于胸痹、眩晕的治疗，常用的化痰药有地龙、僵蚕、胆南星、石菖蒲、远志、豨莶草、全瓜蒌、薤白、半夏、竹茹、白术、泽泻、化橘红、橘络。

药对有：①地龙-地鳖虫药对：地龙 15g、地鳖虫 10g，化痰祛瘀通络。主治痰瘀互结之胸痹心痛、高血压。②水蛭-地龙-参三七药对：水蛭、地龙各 2 份，参三七 1 份，活血化瘀，化痰通络，消肿定痛。主治血瘀痰凝之高脂血症、冠心病、高血压等。③瓜蒌-薤白药对：瓜蒌、薤白各 15g，宣通胸阳，散结下气。主治阳微阴盛之冠心病。④瓜蒌-红花-甘草药对：瓜蒌15g、红花10g、甘草4g，消痰祛瘀，通络止痛。主治痰瘀互结之冠心病心绞痛。⑤白术-泽泻药对：白术12g、泽泻30g，主治高血压和梅尼埃病之眩晕，证属湿浊上逆者，两药合用，具有健脾利湿、升清降浊、利湿除饮，以止眩晕之效。⑥胆南星-石菖蒲药对：胆南星10g、石菖蒲8g，化痰通窍。主治痰湿阻窍之眩晕、失眠、偏瘫等。

2.5　益肾温阳通络法

2.5.1　心衰病-脾肾阳虚证

症见喘息不能平卧，颜面及肢体浮肿，脘痞腹胀，形寒肢冷，大便溏泻，小便短少，舌体胖大，质淡，苔薄白，脉沉细无力，或结或代。治以益气温阳，利水通络。方以济生肾气丸加万年青根30g，或以培补肾阳汤（淫羊藿、仙茅、山药、枸杞子、紫河车、甘草）加附片、鹿角片、炒白术、茯苓、泽泻等。

2.5.2　胸痹-心肾阳虚，心脉痹阻证

症见胸痛，形寒肢冷，神倦懒言，自汗乏力，小便清长，舌质淡胖，苔薄白，脉沉细

或微。治法：温补心肾，通络止痛。方用培补肾阳汤加水蛭、地龙、参三七。阳虚甚者，加用附子、肉桂、补骨脂以温补真阳。

2.5.3 心悸-心肾阳虚证

症见心悸怔忡，胸闷气短，形寒肢冷，畏寒喜温，舌淡苔白，脉濡细、迟缓或结代。治疗以参附汤合桂枝加龙骨牡蛎汤加减为主。对窦性心动过缓的治疗，常以桂枝、黄芪、丹参、炙甘草为主方，且以桂枝为主药，桂枝用量从 10g 开始，逐步递增，常用至 24g，最多 30g。如口干舌燥，可略减量，加麦冬、玉竹各 10g。阳虚甚者，加以鹿角片、炙牛角鳃、麻黄、附子等以温心肾阳气。

2.5.4 眩晕-肾阳不振证

症见头晕目眩，健忘，畏寒肢冷，精神萎靡，腰酸膝软，食欲不振，夜尿频数，舌淡胖，苔白滑，脉沉细无力。治以培补肾阳，方用培补肾阳汤加潼沙苑、白芍、菟丝子；兼虚阳上扰者，加生牡蛎、紫贝齿、龟板。

朱老治疗心系病常用的益肾温阳通络的中药有紫河车、脐带、鹿角片、炙牛角鳃、淫羊藿、仙茅、附子、桂枝、肉桂、补骨脂、菟丝子等。朱老认为，紫河车有益气养血、温肾益精功效，凡气血阴阳亏虚，均可用之。牛角鳃具有温养、安神定志作用。用于心气、心血不足，心失所养之心悸、怔忡、失眠，配归脾汤、酸枣仁汤；心肾不交之失眠多梦，配交泰丸、桂枝龙骨牡蛎汤。

朱老常用温阳通络药对有：①桂枝-甘草药对：桂枝 10g、炙甘草 6g，温通心阳。主治心阳不振，心脉痹阻之心动过缓。②麻黄-附子药对：麻黄 4~8g、附子 10~15g，温阳散寒，化饮平喘。主治心肾阳虚之咳喘、浮肿、脉迟等。③人参-制附子药对：人参 10g、制附子 8g，益气强心。主治心衰病。对心肾阳虚型心衰，朱师常以附子为主药，振奋心阳。附子使用标准为舌淡嫩润，口渴不欲饮，或但饮热汤，面色苍白，汗出，四肢欠温，小便色清。④附子-淫羊藿-黄芪药对：附子 10g、淫羊藿 15g、黄芪 30g，温补脾肾。慢性心衰、肾炎之脾肾阳虚者均可用。⑤淫羊藿-仙鹤草药对：淫羊藿 15g、仙鹤草 30g，补肾健脑。主治精血不足，心肾亏虚之头晕、眼花、耳鸣、健忘等。

2.6 益气养阴通络法

2.6.1 胸痹-气阴两虚，心血瘀阻证

症见胸痛胸闷，心悸，气短乏力，汗出，眩晕耳鸣，口唇暗红，舌暗，苔薄，脉细数或沉细。治以益气养阴，活血化瘀，通络止痛。以自拟川芎芪蛭汤（见前）加减。阴虚甚者加生熟地、山茱萸、玄参、二冬以滋水养阴。

2.6.2 心悸-气阴两虚证

症见心悸，气短，体倦乏力，少寐多梦，心烦，自汗盗汗，口干，舌质红少苔，脉细数无力或促。常用生脉散加柏子仁、玉竹益气养阴，或以自拟养心定悸方（太子参 30g，

合欢皮 15g，麦冬 12g，玉竹 15g，枣仁 30g，苦参 10g，炙甘草 5g）加减。

朱老治疗心系病常用的滋阴药有龟甲和鳖甲，在辨治心系病时，常加鳖甲、牡蛎、夏枯草等抑制心肌重构及改善颈动脉粥样斑块，但朱老认为，在临床使用鳖甲时，必须抓住阴虚阳亢、肝虚有热这一辨证要点，如阳虚胃弱者则不宜服用。龟甲临床上多用于治疗阴虚阳亢、虚风内动所致的头晕目眩、惊悸失眠等，临床使用要点在于是否在阴血不足的基础上出现阳亢表现，这是与其他滋肾养阴药的区别所在。此外，治疗心系病常用的滋阴药有白芍、潼沙苑、枸杞子、料豆衣、女贞子、桑椹子、制首乌、生熟地、川石斛、龟板、麦冬、玉竹、旱莲草、功劳叶、太子参等。常用的药对有：①太子参-合欢皮药对：太子参 15g，合欢皮 15g，益气养阴，解郁安神。用于冠心病、心肌炎后期，因气阴两虚、气机郁结，见心悸、虚烦不得眠者。②女贞子-旱莲草药对：女贞子、旱莲草各 10g，柔养肝肾、凉血止血。主治肝肾亏虚所致头昏目眩，阴虚血热所致血证。

3　小结

朱师认为，心系病本虚有心肾阳虚、肝肾阴虚、气阴两虚之不同，标实有瘀血、痰浊、水饮、肝风之异。朱老在早期提出痹证病机具有"久病多虚，久病多瘀，久痛入络，久必及肾"之特点，因而，心系病同样也有痹证类似的病机特点。朱老善用虫类药治疗心系病，依据虫类药功效之不同，自立益气活血通络法、祛风止痛通络法、活血利水通络法、祛风化痰通络法、益肾温阳通络法及益气养阴通络法六法治疗心系病，在临床上取得良好疗效，形成独特的辨治特色，为后学运用虫类药搜剔通络法辨治心系病提供了良好的思路。

（郑晓丹，高　想，朱建华）

参 考 文 献

[1] 佚名. 黄帝内经影印本[M]. 北京：人民卫生出版社，2013：244.

[2] 张仲景. 金匮要略[M]. 李克光，张家礼. 北京：人民卫生出版社，2008：100.

[3] 叶天士. 临证指南医案[M]. 宋白杨校注. 北京：中国医药科技出版社，2011：298-299.

[4] 王清任. 医林改错[M]. 李天德，张学文整理. 北京：人民卫生出版社，2005：32.

[5] 唐容川. 血证论[M]. 魏武英，李佺整理. 北京：人民卫生出版社，2005：152.

[6] 张锡纯. 医学衷中参西录[M]. 太原：山西科学技术出版社，2009：95.

[7] 朱良春. 虫类药的应用[M]. 北京：人民卫生出版社，2011：80.

[8] 朱良春. 朱良春医集[M]. 长沙：中南大学出版社，2008：214.

第十节　朱良春泄浊化瘀法治疗痛风性关节炎经验

【摘要】　介绍朱良春治疗痛风性关节炎（浊瘀痹）的经验。浊瘀痹阻是浊瘀痹的主要致病因素，泄化浊瘀、调益脾肾是浊瘀痹的主要治疗原则，痛风汤方是浊瘀痹的专病专方。泄化浊瘀法贯穿疾病治疗始终，从推陈出新、调脾益肾、养阴通络、化痰通络、蠲痹通络 5 个方面进行阐述，同时总结部分常用经验药对，如马齿苋、败酱草，白术、薏苡仁，黄芪、莪术，半夏、白芥子等。

【关键词】 痛风性关节炎；泄浊化瘀；名医经验；朱良春

痛风性关节炎是由于嘌呤代谢紊乱，尿酸产生过多或排泄不良而致血中尿酸增高，尿酸盐结晶在关节腔内沉积，反复发作的一种炎性代谢性疾病[1]。朱良春根据本病的特征提出"浊瘀痹"的病名，并创立了"泄浊化瘀法"治疗痛风性关节炎。现将其经验介绍如下。

1 朱良春"浊瘀痹"学术观点

1.1 创"浊瘀痹"论

历代医家治疗本病多囿于外邪或湿热、郁火致病之说。朱老师认为，痛风多见于平素有饮酒史及喜进膏粱肥甘之品的中老年人，关节疼痛以夜半为甚，且有结石，或溃流脂液，或生关格。凡此种种，皆因脏腑失调，升清降浊无权，痰湿阻滞经脉，凝为浊瘀[2]，非外邪所为，并由此创立了痛风"浊瘀痹"论。

1.2 定"泄化浊瘀"法

在痛风发生发展的过程中，湿浊、痰瘀是贯穿始终的病理产物。浊瘀滞留体内，使气血运行受阻，反过来又可损及脏腑[3]，如此互为因果，形成恶性循环，造成痛风反复难愈。朱老师根据脾肾不足、浊瘀阻滞的病因病机，制定了"泄化浊瘀、调益脾肾"之法，以正本清源，兼治标本，预防复发。

1.3 制"痛风汤"方

自朱丹溪以来，诸多医家论治痛风，多以清利湿热为主，或辨证分型，或分期治疗，或以专方论治，此多种治法均有良效[4]。朱老师指出，此病虽标在筋骨，但本缘自脏腑失调，湿、痰、浊、瘀结聚流注，痹阻气血，其创立的"痛风汤"（土茯苓、萆薢、威灵仙、秦艽、山慈菇、桃仁、红花、土鳖虫、地龙、泽兰、泽泻、车前子、苍术、薏苡仁等）即基于以上认识，方中诸药并用，泄化瘀毒、消肿止痛，能促进尿酸排泄、显著改善症状。

2 泄化浊瘀，贯穿始终，随证治之

2.1 泄化浊瘀，推陈出新

浊瘀留滞体内，易致气血运行受阻，而生郁热，伤筋灼骨，状如虎噬。朱老师常用的部分活血解毒类中药对减少痛风急性发作大有裨益。如马齿苋清热活血，功擅解毒，多用于下焦湿热所致疾患；败酱草清热解毒、散瘀泄浊，风湿热瘀之证用之多效。二药合用，试治痛风则多用至 60g，可消肿定痛。大黄可推陈致新，常伍用清热解毒的栀子、黄芩，加用北柴胡 30g 疏理肝气，以降浊阴，随着患者垢腻苔的褪去，痰、湿、浊、瘀渐消；白花蛇舌草能清热解毒、活血散瘀，用于热毒瘀结体内，配伍散瘀定痛的虎杖，另佐以宣通止痛的白芷，搜风定痛的川乌，四者相反相成，无抑遏阳气之弊。

2.2 泄化浊瘀，调脾益肾

朱老师认为，痛风各期的临床特点不同，急性期热毒浊瘀证候突出，如过用补肾，不易使邪速去；慢性期及间歇期痰浊瘀阻征象缓解，脾肾失调稍显，适当用之，加以运脾，则能收标本兼治之功。朱老师常谓淫羊藿"温而不燥，为燮理阴阳之佳品"，配合熟地黄、露蜂房、制首乌之品，能起顽痹大症。鹿衔草、豨莶草祛风湿、强筋骨，朱老师常云："考之于古，验之于今，豨莶草有解毒活血之功，勿以平易而忽之"。白术健脾燥湿，可扶正祛邪；薏苡仁淡渗利湿，主筋急拘挛，能舒筋展肌，二药在风湿病中甚为常用。黄芪、莪术相配，多用其治疗气虚血瘀之慢性胃疾，用于痛风治疗则有异曲同工之妙。灵活运用这些药物，可调益脾肾，正本清源，尽快恢复和激发机体功能，防止痰湿浊瘀的产生，从而抑制和减少尿酸的生成。

2.3 泄化浊瘀，养阴通络

痛风患者，或素体阴虚，或湿热内蕴，耗伤气阴，此时单用泄化浊瘀之法，易使阴血损耗更重，常需加以养阴通络之品，方能改善体质，加快病情恢复。朱老师认为，水牛角、牡丹皮、赤芍可治疗风湿病见环形红斑或皮下结节者，用于热痹之关节红肿热痛，颇为合拍；萆薢能除经络中之湿热，有祛邪止痛之功，与虎杖、寒水石配伍，可作为治疗热痹、湿热痹证的主药，尤其对久痹虚热用之效佳；白薇善清解阴血之热，秦艽祛风而偏清利，合用可治阴虚兼有湿热痹证。我们临证将朱老师此类用药经验糅合入泄浊化瘀法中，既泄浊化瘀而不伤阴，又养阴清热不碍通络，对于痛风的病情恢复可谓一举两得。

2.4 泄化浊瘀，化痰通络

痛风之人多形体丰腴[5]，喜食肥甘厚味，脾失健运，痰湿浊瘀难以运化，阻滞气血，导致骨节肿痛反复发作，形成痛风石。朱老师认为，白芥子可搜剔内外痰结，半夏长于化痰散结，为治疗痰核之要药，两药合用治疗皮下结节效果可靠；天南星消肿散结，善止骨痛，久痛多瘀多痰，配伍白僵蚕、地龙、水蛭、蜈蚣、全蝎等，能搜剔深入经隧骨骱之痰瘀，痰祛瘀消，肿痛自止；猫爪草化痰散结，解毒消肿，可化痰浊、消郁结，用于痰火、痰气、痰瘀、痰浊所致的各种病证，配合山慈菇可增强化痰散结、消肿止痛之功。

2.5 泄化浊瘀，蠲痹通络

朱老师治疗痛风，虽以泄化浊瘀法贯穿始终，但祛风通络类药物亦较常用[6]，认为"痛风日久，绝非一般祛风除湿、散寒通络等草木之品所能奏效，必须借助血肉有情之虫类药，取其搜剔钻透、通闭解结之力"。然对于草木之品同样不可忽视，如活血通络、祛风除湿的穿山龙，辛温走散、宣通见长的徐长卿，行气活血、通络定痛的片姜黄、海桐皮，祛风除湿、通利关节的忍冬藤、青风藤、鸡血藤、络石藤等。朱老师将草木类祛风药物与虫类药合用，配合泄化浊瘀之法，较单独运用某一类药物更能迅速收效。

3　验案举例

患者，男，43 岁，2015 年 12 月 15 日初诊。

主诉　右足跖趾关节疼痛 1 年，加重 1 周。1 年前患者饮酒后出现右足跖趾关节红肿热痛，自行服用双氯芬酸钠胶囊后症状缓解，未予系统治疗。近 1 周劳累后再次出现右足跖趾关节疼痛，红肿不甚。当地医院检查：血尿酸 525μmol/L，空腹血糖 6.23mmol/L，三酰甘油 2.50mmol/L。刻诊：右足跖趾关节局部胀痛，纳差，脘腹痞闷，小便黄，大便黏滞，舌质淡胖、舌边齿痕、苔白腻，脉弦细。

中医诊断　浊瘀痹（痰湿内盛、浊瘀痹阻）。

西医诊断　痛风性关节炎。

处方　麸炒白术 15g，麸炒苍术 15g，土鳖虫 10g，露蜂房 10g，土茯苓 30g，萆薢 20g，威灵仙 15，泽兰 15g，泽泻 15g，川牛膝 15g，薏苡仁 30g，制天南星 30g，法半夏 15g，路路通 15g，络石藤 30g，丝瓜络 30g。5 剂，每日 1 剂，水煎服。

二诊（2015 年 12 月 21 日）　右足跖趾关节局部胀痛稍减，大便仍黏滞，胃部已无明显痞闷，舌淡胖、苔白腻，脉细。处方以初诊方加黄柏 10g、秦艽 15g，5 剂，每日 1 剂，水煎服。

三诊（2015 年 12 月 27 日）　关节疼痛明显缓解，大便通畅，舌质淡胖、苔薄腻，脉细，在二诊方基础上减法半夏、制天南星，5 剂，每日 1 剂，水煎服。

四诊（2016 年 1 月 4 日）　关节已无明显不适，复查血尿酸降至正常，症状消失，嘱其适当运动，清淡饮食，1 个月后复查血尿酸水平正常，未再复发。

按　朱丹溪《格致余论》云："痛风者，大率因血受热已自沸腾，……汗浊凝滞，所以作痛，夜则痛甚，行于阳也。"酒为湿热之品，患者饮酒后出现右足跖趾关节疼痛，症见局部胀痛，红肿不甚，纳差，痞闷，舌质淡胖、边齿痕、苔白腻等脾胃虚弱、浊瘀痹阻的表现，以及小便黄、大便黏滞等湿热下注之症。综合来看，为虚实夹杂、正虚邪恋之象，辨证为痰湿内盛、浊瘀痹组，遂以痛风汤为基础加减，方以麸炒白术、麸炒苍术、薏苡仁、制天南星、法半夏健脾燥湿，土茯苓、萆薢、川牛膝、泽兰、泽泻泄化湿浊，另配以土鳖虫、露蜂房、威灵仙、路路通、络石藤、丝瓜络活血行气、蠲痹通络，诸药标本兼治，共收泄化浊瘀、蠲痹通络之效。患者服上药 5 剂后疼痛即缓解，胃部已无不适。二诊时患者大便仍黏滞不爽，在上方基础上加黄柏清热燥湿，加秦艽增强祛风通络作用。三诊时患者大便通畅，舌苔变薄，说明湿邪渐去，因惧燥药过用有损阴液，遂减法半夏、制天南星二药。四诊时诸症消失，嘱其适当运动，清淡饮食，定期复查，以防复发。

（孟庆良，张子扬，苗喜云）

参 考 文 献

[1] 潘媛，徐立，时乐，等. 痛风性关节炎的发生与尿酸盐结晶沉积[J]. 安徽医药，2009，13（11）：1305-1307.

[2] 朱婉华，顾冬梅，蒋恬. 浊瘀痹：痛风中医病名探讨[J]. 中医杂志，2011，52（17）：1521-1522.

[3] 李海昌，温成平，谢志军，等. 间歇期及慢性期痛风中医证候的文献研究[J]. 中华中医药杂志，2012，27（10）：2530-2534.

[4] 张爱红，朱婉华，顾冬梅. 中医药治疗痛风性关节炎研究进展[J]. 世界中西医结合杂志，2012，7（6）：536-540.

[5] 王荟，吴秀英，李长贵. 痛风与脂代谢紊乱及肥胖的关系[J]. 山东医药，2012，52（5）：10-12.

[6] 田同良. 朱良春治疗痹证"药对"经验探析[J]. 辽宁中医杂志，2007，34（11）：1523-1524.

第十一节　朱良春国医大师辨治痛风性肾病经验

【关键词】　痛风性肾病；中医药疗法；名医经验

笔者有幸常带疑难病症患者请朱老会诊点化，亲眼目睹和聆听一代国医大师辨治疑难病症精湛医术，着实受益匪浅，教诲终生，现将朱老论治痛风性肾病经验总结如下。

1　病因病机：脾肾失调，湿浊、痰瘀痹阻，饮邪浸淫，诸症并发

40%左右的痛风患者伴肾损害，是仅次于关节症状的常见临床表现，与关节炎的严重程度可不平行，尿路结石可出现在关节炎之前，部分患者呈进行性肾衰竭，占死亡原因的10%以上[1]。《杂病会心录》曰："脾元健运……外湿无由而入；肾气充实……内湿何由而生。"《诸病源候论》曰："热毒气从脏腑出，攻于手足，手足则嫩热赤肿疼痛也。"朱老依据经典结合现代医学及本病临床特点总结出"脾肾失健，清浊代谢紊乱"是痛风及痛风性肾病的基本病理特征[2]。其历经多年临床观察该类疾病多有先天禀赋不足，或后天暴饮暴食、嗜食海腥厚味，或劳碌熬夜、起居无常等不良因素，致脾失健运，肾失泄浊，转运输布，蒸发气化失常，清浊代谢紊乱，水谷精微不能升华，聚生湿饮、痰浊、瘀血、湿毒之邪，瘀于肌肤、经络、筋脉、关节而发，肌肤关节红肿、热感、疼痛、溃疡不愈、痛风结节，高脂高黏症；湿浊痰瘀蕴居日久，化生淫毒热邪，蚀筋啄骨，骨损筋伤，关节破坏，残疾畸形；湿浊淫毒之邪上犯清窍，清窍失养，遂发眩晕、耳鸣、失眠、血压升高；淫毒内犯肾府，清浊代谢失常，水湿内聚而发蛋白尿，血尿，血尿酸、血肌酐、血脂、血糖等升高，水肿，关节肿痛；淫毒久居，聚生痰瘀，蕴发结晶而发胆、肾、输尿管、膀胱、前列腺、关节等结石；病程迁延，肾失机能，晚期肾功能不全，以致衰竭等。"脾为后天之本"，健运失司，气血化生无源，气虚血亏，津液无能输布，湿聚痰凝血瘀，后天无以荣养先天，脾肾同虚；"肾为先天之本""主水""藏精""主骨生髓"，肾失泄浊，湿浊、痰瘀内聚，阻碍气血，浊毒淫邪再损脏腑、经脉、关节，如此互为因果，相互影响，形成恶性循环，病情反复发作，经久不愈。舌质淡胖或淡暗，苔厚腻，黄腻或滑腻，脉弦数或滑数。朱老辨治该病，立"浊瘀痹"理论，创"泄浊化瘀"大法。从脏腑辨证，遵脾肾不足或失调，脏

腑失和为发病的内在因素；湿热、痰浊、淫毒或外伤瘀血等邪承袭，瘀滞脏腑、经脉、关节，不通不荣而发病。外因是发病的重要条件。湿浊痰瘀、不通不荣是发病的病理基础。临床多表现为脾肾失调，湿浊痰瘀痹阻，偏湿毒热证者居多。以关节肿痛、畸形、水肿、蛋白尿、血尿、血肌酐升高、眩晕、舌质淡暗、苔厚腻、脉滑数等为主要表现，以脾肾失调，湿浊痰瘀痹阻为辨证要点。

2　治宜调益脾肾，清泄湿浊，化瘀推新，清源正本

朱老施治本病倡重视调益脾肾，创泄浊化瘀大法。脾肾之运化转输，气化蒸发，泄浊清源功能正常，水谷精微无以化生湿浊、痰饮、瘀血、淫毒，气血和畅，无损经脉、关节、脏腑，源清本正，机体功能如常，人之身体健康。朱老临证特别注重调益脾肾，从本而治，其健脾药多选苍白术、生熟薏米、云苓、山药、黄芪、党参等益气健脾，恢复脾脏运化转输功能，健运后天，杜湿浊、痰饮成痹之源；益肾药以何首乌、淫羊藿、生熟地、补骨脂、泽泻、山萸肉、肉苁蓉最为常用，以温润肾府，调节肾脏泄浊清源功能，顾护先天，使湿浊淫邪及时从肾府小解而出，无有蕴聚之机。朱老临证辨治痛风性肾病非常注重清泄湿浊淫邪，常选土茯苓、萆薢、防己、泽兰、泽泻、晚蚕沙、滑石、黄连、大黄等品，使湿热痰浊淫毒之邪及时清泄体外；化瘀通络也是朱老泄浊化瘀大法的具体体现，常选威灵仙、泽兰、益母草、鬼箭羽、丹参、赤芍、穿山龙、地龙等化瘀通络之品。朱老曾依该原则创新药"痛风冲剂"，经中国中医科学院基础理论研究所实验证明，对因微结晶尿钠所致大鼠实验性痛风，痛风冲剂组 2 小时后大鼠的足跖肿胀的消退速度比模型组快，且不逊于秋水仙碱组。毒性试验证明：痛风冲剂对人体是安全可靠的。朱老临证辨治本病尤注重加减，腰酸畏寒，阳痿，小便清长，阳虚者加淫羊藿、巴戟天；膝踝关节肿痛、热感，湿热痹阻甚者加土茯苓、地龙、肿节风；发热者加忍冬藤、生石膏、寒水石；骨节畸形，顽痰痹阻者加制半夏、制南星；疼痛剧烈者加延胡索、制半夏、蜈蚣；ESR、CRP 偏高者可重用虎杖、白花蛇舌草、败酱草、半枝莲、蒲公英等清热利湿之品；蛋白尿、血尿者加白茅根、垂盆草、绵萆薢、牡丹皮；水肿者加车前子、猪苓、泽泻等；结石者加海金沙、金钱草、车前草等。新发病邪盛正不虚者宜祛邪为主兼扶正，中病即止；久病顽固者宜益肾健脾扶正为主，兼加化痰开瘀泄浊，通络蠲痹。朱老除用药物施治本病外，宜注重指导患者平素生活起居宜规律有常，饮食宜清淡，不宜暴饮暴食，禁食海鲜、动物内脏、骨髓汤、香菇及啤酒等高嘌呤食物，保持情志舒畅，避风寒、湿、热外伤之邪，积极预防感染，注重季节预防等防护调摄，防止或减少病情的发作。

3　验案举例

蔡某，男，56 岁，2010 年 9 月 20 日初诊。

初诊　四肢关节肿痛 6 年，左膝肿痛，双下肢浮肿月余来诊，查双手足多发痛风结节，

如胡桃样大小，红肿热感，压痛明显，左膝关节红肿热感，压痛明显，轮椅推入诊室。查WBC13.8×10^9/L，血尿酸915μmol/L，血肌酐（Scr）176μmol/L；尿常规：尿蛋白（++），尿潜血（+++）；彩超示双肾、前列腺多发结石，双下肢多发痛风结晶形成并血管栓塞。X线示双手近位，掌指关节多发痛风石并骨质侵蚀破坏。舌质红，苔黄腻，脉弦数。

中医诊断　浊痹瘀（湿热痰瘀痹阻）。

西医诊断　痛风性关节炎并痛风性肾病。

治则　健脾益肾，清泄湿浊，化瘀通络蠲痹。

处方　苍术12g，薏苡仁15g，黄柏10g，川牛膝20g，土茯苓20g，肿节风20g，制半夏12g（先煎），赤芍15g，泽兰泻各15g，蒲公英20g，延胡索20g，威灵仙15g，制首乌15g。7剂，每日1剂，早、晚温服。

嘱勿负重，抬高患肢，节饮食，防感染。

二诊　服5剂，大喜，手足及左膝红肿疼痛明显减轻，能下地活动，久立仍肿痛。守方加皂刺9g，徐长卿15g，车前子20g（包煎），10剂继服，适宜抬高患肢锻炼。

三诊　四肢结节红肿明显减轻，关节肿痛消，双下肢水肿消，可自行行走，复查WBC9.8×10^9/L，血尿酸415μmol/L，血肌酐（Scr）126μmol/L；尿常规：尿蛋白（+），尿潜血（+），守方去蒲公英，加肉苁蓉12g，继服20剂，结节肿痛消失，行走自如，复查各项指标均已正常，已能正常工作。

按　朱老擅用四妙汤清利湿热，引药下行，直达病所，并燥湿健运脾胃；土茯苓、肿节风、泽兰、泽泻、滑石清热解毒，通络消肿，增利湿解毒泄浊之效；"病痰饮者，当以温药和之"，制半夏、皂刺、徐长卿蠲痹化饮，通络止痛；赤芍、蒲公英清热解毒，通络散结消肿；延胡索、威灵仙祛风通络，行气止痛；首乌、肉苁蓉益肾正本，杜诸虚成痹之源。

（赫　军，何　宾，余文宝，赫　辉，陈　晨）

参 考 文 献

[1] 于孟学. 风湿科主治医师1053问[M]. 北京：中国协和医科大学出版社，2010：324.

[2] 顾冬梅，蒋恬. 朱婉华教授治疗痛风性关节炎的经验[C]. 中华中医药学会. 中华中医药学会风湿病分会2010年学术会议论文集，北京，2010：382-383.

第十二节　国医大师朱良春运用培补肾阳汤治疗强直性脊柱炎的临床经验

【摘要】　通过整理研究朱良春教授著作文献及大量的原始医案，总结朱良春教授运用经方培补肾阳汤治疗强直性脊柱炎的临床经验。朱良春教授认为本病系由于先天禀赋不足，致肾督亏虚，风寒湿热之邪乘虚侵袭，深入骨骱脊髓，痰浊瘀血逐渐形成，经脉凝滞不通，终致脊柱疼痛，出现龟背畸形。本着阴生阳长之观点，应用经验方培补肾阳汤治疗强直性脊柱炎。经长期临床实践检验，本疗法独具特色，治疗效果显著。

【关键词】 老中医经验；培补肾阳汤；强直性脊柱炎

强直性脊柱炎（ankylosing spondylitis，AS）是一种以侵犯脊柱及骶髂关节为主的慢性进展性自身免疫性疾病，其西医发病机制尚不明确，目前认为是在人体基因因素基础上遭受感染、生活环境等综合因素的作用下致病[1]。本病主要侵犯青壮年，致残率较高，很容易被漏诊、误诊。强直性脊柱炎晚期患者生活质量差，在早期患者中，主要症状只是感觉到腰背僵硬或者有轻微的疼痛，发展到后期，脊椎会出现强直甚至畸形状态，在临床中强直性脊柱炎导致残废的概率为 20%～30%[2]，而发展到后期病情预后较差，无法转逆，故早期的诊断与治疗是最佳时期[3, 4]。目前西医治疗强直性脊柱炎主要采用非甾体消炎药、糖皮质激素、生物制剂及抗风湿药，以及手术治疗。有研究表明，西医治疗强直性脊柱炎毒副作用较为明显[5-7]，远期疗效不确定，治疗费用较高，临床疗效不明显。而中医治疗强直性脊柱炎有很好的优势，能够降低副作用，减轻患者的经济负担，增加患者的依从性。

国医大师朱良春教授为全国老中医药专家学术经验继承工作指导老师，从近 80 年，其治学严谨、学术精湛，在风湿病、肝病、肿瘤、肾病等多种疑难杂病的治疗上，经验独特、疗效显著。其学术思想和临床思维是中医药创新发展的源泉，挖掘整理、继承发扬名老中医的学术思想与临床经验是一项任重道远的任务。笔者有幸参与朱良春教授著作文献及大量的原始医案的整理研究工作，受益匪浅。现将朱良春教授应用培补肾阳汤治疗强直性脊柱炎之学术经验总结如下。

1 病机分析

强直性脊柱炎属中医学"脊痹"范畴，古人称之为"龟背风""竹节风"。《素问·痹论》言："肾痹者，善胀，尻以代踵，脊以代头""骨痹不已，复感于邪，内舍于肾"，肾主骨生髓，若素体亏虚，肝肾不足，督脉失养，风、寒、湿邪乘虚而入，则发而为痹证。由此可见，肾督亏虚，外感风寒湿邪是强直性脊柱炎发病的主要原因。《素问·骨空论》曰："督脉为病，脊强反折。"《难经·二十九难》曰："督之为病，脊强而厥。"朱良春教授认为强直性脊柱炎的发病机制主要是由于先天禀赋不足致肾督亏虚，则卫阳空疏，病邪乘虚侵袭，深入骨骱脊髓，肾精亏损，肾督阳虚，使筋挛骨弱而邪留不去，瘀血痰浊逐渐形成，壅滞督脉。如继续发展，病邪深入骨骱，胶着不去，痰瘀交阻，凝涩不通，关节反复疼痛发作，虚实证候夹杂，即具有"久病多虚，久病多瘀，久痛入络，久必及肾"的特点。也因此，朱老将强直性脊柱炎称为"顽痹""肾痹"[8]。

2 治则治法

《黄帝内经》有云"正气存内，邪不可干"，朱良春教授把握肾督亏虚、痰瘀互结这一基本病机特点，倡导益肾壮督治其本、蠲痹通络治其标的治疗大法[9]。强直性脊柱炎的治疗一定要标本兼治，以扶正固本，益肾壮督为主，蠲痹通络为辅，蠲痹通络为治标之法，迅速缓解临床症状。益肾壮督乃治本之法，可提高机体免疫力，助邪外出，二者结合标本兼治，既可缓解病情，又可延长疗效。益肾壮督之法则有二，一则补益肝肾，二则温壮肾阳，使得阴充阳旺，人体正气充足，自可祛邪外出，防止病情反复。朱老强调肾为水火之脏，阴阳互根，往往阴损及阳，如专事温补肾阳，则恢复甚慢，倘佐以滋阴，则阴生阳长，奏效殊速，反之亦然。张景岳说："善补阳者，必于阴中求阳，则阳得阴助而生化无穷；善补阴者，必于阳中求阴，则阴得阳升而源泉不竭。"朱老认为强直性脊柱炎为慢性进展性疾病，病程迁延，故在治疗上必须以整体观念，在重视"肾中真阳"的同时，也不能忽视"肾中真阴"，其根据"阴生阳长"的规律、"命门真火"的盛衰，拟定了一张基本处方，定名为培补肾阳汤[10]。

3　浅析培补肾阳汤方义及临证加减

兹谨整理有关资料，对其药物组成顺序及药量的增减作一浅析，藉以展示其临证思维和学术精粹。培补肾阳汤组成为仙茅 10g，紫河车 6g，淫羊藿 15g，枸杞子 10g，怀山药 15g，甘草 5g。方中含有三大药对，即仙茅、淫羊藿为对药，仙茅[11]，味辛，性温，入肝、肾二经，"仙茅虽温，而无发扬之气，长于闭精，而短于动火"；淫羊藿，味辛，性温，入肝、肾二经，朱老常说"仙灵脾温而不燥，为燮理阴阳之佳品"[12]。枸杞子、山药为对药，枸杞子，味甘、微辛，可升可降，阴中有阳，故能补气，所以滋阴而不致阴衰，助阳而能使阳旺[13]；山药色白入肺经，其性甘，归脾经，朱老认为[14]，山药、枸杞子二者同用，有育阴涵阳之功效。紫河车、甘草为对药，紫河车，味甘、咸，性温，入心、脾、肾经，是古方补天丸、大造丸主药，《本草经疏》称其"乃补阴阳两虚之药，有反本还元之功"，朱老认为本药性温而不燥，可以治疗各种虚损；甘草，味甘，性平，入脾、胃、肺经，和中缓急，润肺，调和诸药。综合分析本方配伍用药特点，全方温肾壮阳、培补命门为主，佐以滋补真阴之品，则阳强阴充，奏效殊速。朱老指出，寒偏胜者加桂枝12g，细辛8g等；风偏胜者加海风藤12g，独活12g等；湿偏胜者加薏苡仁15g，苍术12g，生白术12g等；热偏胜者加寒水石10g，茯苓15g，知母12g等。

4　经验举隅

病案 1　患者，女，28岁，2008年4月15日首诊。半年前出现双骶髂关节疼痛，翻身困难，腰背僵硬疼痛明显，活动后稍有缓解，面色少华，舌质淡紫，苔薄白，脉弦细。至当地医院查 X 线片，诊为"骶髂关节炎"，患者双侧骶髂关节压痛，双侧"4"字试验阳性。HLA-B27 阳性，有家族强直性脊柱炎病史。西医诊断：强直性脊柱炎。中医诊断：肾痹，证型：肾督亏损。治法：益肾壮督，蠲痹通络。方药以培补肾阳汤加减：仙茅 10g，淫羊藿 15g，黄芪 30g，熟地黄 15g，肉苁蓉 12g，补骨脂 10g，鸡血藤 30g，乌梢蛇 10g，威灵仙 30g，怀山药 15g，土鳖虫 10g，穿山龙 15g，延胡索 20g，炙甘草 6g，14 剂，水煎服，每日 1 剂。二诊：诉双骶髂关节疼痛较前好转，仍有腰背部僵硬疼痛，口燥咽干，大便稍干，纳差。继服前方去延胡索、淫羊藿，加生白芍 15g，生地黄 15g，北沙参 10g。20 剂，水煎服，每日 1 剂。三诊：诉腰背部僵硬疼痛明显缓解，大便稀，中药守上方去生地黄，15 剂，水煎服，每日 1 剂。四诊：诸症消失，停服汤药，继以益肾蠲痹丸巩固疗效。

病案 2　患者，男，34 岁，2008 年 7 月 26 日首诊。诉双髋、腰骶部疼痛 3 年，加剧半年，现在行走、翻身困难，下蹲活动受限，伴发热。无家族性遗传病史，至当地医院查 ESR28mm/h，HLA-B27 阳性，X 线片诊断为"左侧股骨头无菌性坏死"，现口服美洛昔康片、雷公藤多苷片维持，效果不佳。刻下：双髋、腰骶部疼痛，持续低热，大便不爽，苔黄腻，脉细数。西医诊断：强直性脊柱炎。中医诊断：肾痹，证型为督脉亏损，湿热阻络。治法：清利湿热，补肾通督。方药以培补肾阳汤加减：仙茅 10g，怀山药 15g，枸杞子 10g，银柴胡 10g，金荞麦 15g，薏苡仁 15g，青蒿 15g，白花蛇舌草 30g，乌梢蛇 10g，僵蚕 10g，虎杖 10g，鸡血藤 20g，威灵仙 30g，炙甘草 6g，15 剂。二诊：患者诉双髋、腰骶部疼痛大减，未再持续发热，守上方去银柴胡、青蒿，加白术 12g，淫羊藿 15g，14 剂，水煎服，每日 1 剂。三诊：患者站立行走恢复正常，下蹲时仍有关节疼痛，再嘱守原方 20 剂，水煎服，每日 1 剂。四诊：诸症消失，行走下蹲、上下楼均自如，大便正常，舌脉正常，X 线片复查股骨头密度较前有所增加，再以原方去乌梢蛇、白花蛇舌草，加补骨脂、杜仲各 15g，配合益肾蠲痹丸巩固 1 个月，病情稳定，恢复工作。

5　结语

朱良春教授认为，肾督亏虚是强直性脊柱炎发病的根本病因病机，而风寒湿热之邪起着诱发作用。在疾病的发展过程中，正虚邪入，寒痰湿瘀痹阻，病程反复，终致脊柱疼痛、不能弯腰直立，脊柱强直废用。本病以肾督亏虚为本，寒痰湿瘀痹阻为标，治以益肾壮督、蠲痹通络。肾督亏虚为强直性脊柱炎病因病机的关键，培补肾阳为治疗的根本大法，而在临床诊治时，选用方药须灵活变通，随证加减。朱良春教授从中医辨证施治理论出发，经多年临床实践检验，自创培补肾阳汤，该方用药简便灵验，临证时根据证候加减化裁运用，用于治疗强直性脊柱炎临床疗效显著，值得我们进一步继承和挖掘。

（周淑蓓，郑福增，展俊平）

参 考 文 献

[1] 陈灏珠，林果为，王吉耀. 实用内科学[M]. 北京：人民卫生出版社，2014：2601.

[2] 孙厚杰，蔡小军，韩建华，等. 非特异性脊柱感染的诊断与治疗[J]. 中国脊柱脊髓杂志，2013，23（6）：508.

[3] Martindale J，Shukla R. The impact of ankylosing spondylitis/axial spondyloarthritis on work productivity[J]. Best Pract Res Clin Rheumatol，2015，29（3）：512.

[4] 葛均波，徐永健. 内科学[M]. 8 版. 北京：人民卫生出版社，2013：822.

[5] 臧加成，马剑雄，王涛，等. 柳氮磺吡啶治疗强直性脊柱炎有效性和安全性的 Meta 分析[J]. 哈尔滨医科大学学报，2017，51（6）：568.

[6] 侯东杰. 益赛普与柳氮磺吡啶治疗强直性脊柱炎的系统评价[D]. 兰州：兰州大学，2014.

[7] 陈静，郑擎，曾志勇，等. 沙利度胺治疗强直性脊柱炎有效性与安全性的系统评价[J]. 中国循证医学杂志，2015，15（1）：75.

[8] 朱良春. 临床中医家——朱良春[M]. 北京：中国中医药出版社，2001：8.

[9] 朱良春. 益肾壮督治其本，蠲搜通络治其标[J]. 江苏中医药，2008，40（1）：2.

[10] 朱良春. 中国百年百名中医临床家丛书·国医大师卷·朱良春[M]. 北京：中国中医药出版社，2012.

[11] 江苏新医学院. 中药大辞典[M]. 上海：上海科学技术出版社，2006：661.

[12] 朱良春. 朱良春用药经验集（修订版）[M]. 长沙：湖南科学技术出版社，2012：111.

[13] 张介宾. 景岳全书[M]. 上海：第二军医大学出版社，2006：1145.

[14] 朱良春. 朱良春医集[M]. 长沙：中南大学出版社，2012：183.

第三篇

验案实录探微

第六章 风 湿

第一节 类风湿关节炎

案例1 类风湿关节炎伴中风后遗症——痰瘀夹湿，经脉痹闭证

严某，女，54 岁。2007 年 2 月 26 日初诊。

主诉 四肢疼痛 4 月余。

患者 4 个月以来一直有四肢关节肿胀、灼热，活动受限，手指握拳不实，肩、膝关节疼痛，翻身、穿衣困难，曾在当地医院拟诊为"类风湿关节炎"，输液治疗，自觉稍有减轻，但症状持续存在。目前正服雷公藤多苷片、双氯芬酸，偶尔服用泼尼松。来诊见：全身困重，纳呆，午后身热，左侧肢体发麻，行走欠利，舌苔厚腻，脉细小弦。既往有脑出血病史。ESR 68mm/h。

中医诊断 尪痹（痰瘀夹湿，经脉痹闭）。

西医诊断 类风湿关节炎。

治则 化痰瘀，祛湿热，蠲痹着。

首诊处理 ①穿山龙 50g，土茯苓 30g，生苡仁 40g，萆草 30g，忍冬藤 30g，豨莶草 30g，地龙 15g，制南星 30g，青蒿珠 15g，炒延胡索 30g，徐长卿 15g，甘草 4g。14 剂。②益肾蠲痹丸，一次 8g，一日 3 次口服。

二诊 患者药后症状较前缓解不明显，低热，纳可，便溏，舌苔垢腻，脉细涩。前法继进。处理：①穿山龙 50g，生白术 20g，全当归 12g，苏藿梗各 15g，蚕沙 10g，生熟苡仁各 15g，淫羊藿 15g，制南星 30g，蜂房 10g，地鳖虫 10g，炒延胡索 30g，独活 15g，甘草 6g。14 剂。②新癀片 0.32g/粒，一次 0.96g，一日 3 次口服。

三诊 患者腕部囊肿，下肢酸、疼痛，肩痛，苔腻略化，低热已平，前法继进。处理：①上方去独活，加青风藤 30g，豨莶草 30g。14 剂。②益肾蠲痹丸，一次 8g，一日 3 次口服。

四诊 患者面色少华，疼痛明显减少，周身困倦，纳少香，眠欠实，苔边黄腻、中剥，脉细弦带数。胸部 X 线示：左下肺炎；血常规：WBC 16.7×10^9/L，N86.5%，RBC 3.45×10^{12}/L，PLT 50×10^9/L。血压在降压片控制下为 90/60mmHg，T 37.6℃，EKG：窦性心动过

速，ST 改变，前法继进。处理：①穿山龙 50g，赤白芍各 15g，青风藤 30g，豨莶草 30g，忍冬藤 30g，白薇 15g，地鳖虫 10g，炒延胡索 30g，金荞麦 30g，藿香梗 10g，谷麦芽各 15g，徐长卿 15g，夜交藤 30g，白花蛇舌草 30g。7 剂。②新癀片 0.32g/粒，一次 0.96g，一日 3 次口服。

五诊 患者于当地医院抗感染治疗，体温已正常，左侧肢体疼痛，口干欲饮，眠欠安，舌红苔腻花剥，脉细数，BP 120/100mmHg，前法继进。处理：①穿山龙 50g，麦冬 12g，川石斛 20g，豨莶草 30g，知母 10g，僵蚕 10g，地龙 15g，忍冬藤 20g，怀牛膝 15g，甘草 6g。7 剂。②新癀片 0.32g/粒，一次 0.96g，一日 3 次口服。③桑叶 40g，老桑枝 40g，茺蔚子 40g，煎汤外洗，每晚 1 次。

六诊 患者低热口干，眠欠安，左侧肢体疼痛，右腕肿胀稍减，下肢无力，舌红苔薄腻花剥，脉细数。B 超示：胆囊炎，胆汁淤积，胆囊多发小结石。处理：①上方加金钱草 40g，海金沙 15g，广郁金 20g，鸡内金 10g，炒酸枣仁 40g。14 剂。②新癀片 0.32g/粒，一次 0.96g，一日 3 次口服。

七诊 患者左肩肘疼痛，汗多，汗出较舒，苔边腻中剥，脉细弦数。血压居高不下，前法继进之。处理：①穿山龙 50g，生黄芪 30g，制南星 30g，赤白芍各 20g，地鳖虫 10g，蜂房 10g，煅牡蛎 30g，炒延胡索 30g，川石斛 15g，浮小麦 30g，金钱草 40g，甘草 6g。14 剂。②桑叶 40g，老桑枝 40g，茺蔚子 40g，煎汤外洗，每晚 1 次。

八诊 患者药后关节痛减轻，出汗较多，纳可，二便调，舌苔白腻，脉细弦。前法继进。处理：①上方加鸡内金 10g，砂仁 4g，淫羊藿 15g。14 剂。②新癀片 0.32g/粒，一次 0.96g，一日 3 次口服。

九诊 患者汗出较多，乏力，手指刺痛，手心灼热，阵发性低热，怕风，纳谷不香，苔薄腻尖稍剥，脉细弦。处理：①穿山龙 50g，生黄芪 40g，制南星 30g，生白芍 30g，地鳖虫 10g，蜂房 10g，鬼箭羽 20g，萆草 30g，川石斛 10g，谷麦芽各 15g。14 剂。②新癀片 0.32g/粒，一次 0.96g，一日 3 次口服。

十诊 患者药后症状改善，纳增，舌剥，脉细弦。前法继进。处理：①上方加生熟地各 15g。16 剂。②新癀片 0.32g/粒，一次 0.96g，一日 3 次口服。

十一诊 患者重度贫血貌，类风湿关节炎经治 9 个月，两手指关节渐平，唯两腕关节滑膜囊肿，两膝关节肿痛，突然站立困难，上下楼梯困难，易汗出。X 线：双膝关节增生。苔中腻，脉细数。前法继进。BP 120/70mmHg，处理：①痹通汤加穿山龙 50g，生黄芪 40g，淫羊藿 15g，山萸肉 20g，骨碎补 20g，仙鹤草 50g，泽兰泻各 20g，制南星 30g。14 剂。②复方扶芳藤合剂，一次 1 支，一日 2 次口服。③浓缩益肾蠲痹丸，一次 4g，一日 3 次口服。④降压洗脚方，煎汤外泡。

十二诊 患者晨僵 2~3 小时，阴雨天关节痛加重，怯冷，纳呆，自汗，二便调，苔薄腻中剥，脉弦。ESR 140mm/h，RF 75.3IU/ml，CRP 35.2mg/L，CIC 20mg/L，IgG 20.46mg/L，肌酐 125.63μmmol/L，X 线：膝关节退变。BP 96/72mmHg。处理：①上方制南星改为 35g，加川石斛 10g，炒延胡索 30g，青风藤 30g。14 剂。②复方扶芳藤合剂，一次 1 支，一日 2 次口服。③浓缩益肾蠲痹丸，一次 4g，一日 3 次口服。

十三诊 患者药后症平，面色萎黄，四肢关节疼痛，气交之变加重，遇风寒则剧，得温则舒，晨僵约 1 小时，自汗，纳谷不香，眠欠安，二便自调，舌衬紫，苔花剥，脉细小弦。续当原法出入。处理：①上方加生熟苡仁各 30g。14 剂。②复方扶芳藤合剂，一次 1 支，一日 2 次口服。③浓缩益肾蠲痹丸，一次 4g，一日 3 次口服。④蝎蚣胶囊 0.3g/粒，一次 1.5g，一日 3 次口服。

十四诊　患者药后两手关节疼痛较前好转，晨僵 20～30 分钟，两膝关节冷痛，得温则舒，自汗，苔薄黄微腻中剥，脉细小弦。续当原法出入。处理：①痹通汤加穿山龙 50g，生黄芪 40g，淫羊藿 15g，山萸肉 20g，骨碎补 20g，制南星 30g，仙鹤草 50g，泽兰泻各 20g，川石斛 10g，炒延胡索 30g，青风藤 30g。14 剂。②复方扶芳藤合剂，一次 1 支，一日 2 次口服。③浓缩益肾蠲痹丸，一次 4 克，一日 3 次口服。④蝎蚣胶囊 0.3g/粒，一次 1.5g，一日 3 次口服。

十五诊　患者药后症情明显减轻，双手关节疼痛基本缓解，唯左膝关节仍以冷痛为苦，苔薄黄微腻中剥，脉细小弦。续当原法出入。ESR 100mm/h，纳谷不香，二便自调，眠安，左手握力减退。续当原法出入。处理：①上方加川桂枝 10g，白芍 20g，羌活 12g。②扶芳参芪口服液，一次 1 支，一日 3 次口服。③浓缩益肾蠲痹丸，一次 4g，一日 3 次口服。④蝎蚣胶囊 0.3g/粒，一次 1.5g，一日 3 次口服。

十六诊　患者药后双手指疼痛、左膝关节疼痛均缓解，晨僵基本消失。近来出现颈项疼痛不适，易自汗，纳可，眠安，二便调，苔红薄白微腻中剥，脉细小弦。原法继进。处理：①痹通汤加穿山龙 50g，生黄芪 30g，淫羊藿 15g，山萸肉 20g，骨碎补 20g，制南星 30g，仙鹤草 50g，泽兰泻各 20g，青风藤 30g，炒延胡索 30g，独活 15g，川桂枝 10g，白芍 20g，女贞子 20g，旱莲草 20g，生熟地各 15g，凤凰衣 8g，莪术 8g。14 剂。②扶芳参芪口服液，一次 1 支，一日 3 次口服。③浓缩益肾蠲痹丸，一次 4g，一日 3 次口服。④蝎蚣胶囊 0.3g/粒，一次 1.5g，一日 3 次口服。

十七诊　患者症情缓解，关节疼痛、晨僵基本消失，晨起时关节有酸胀感，活动后减轻，怕冷、汗出情况较前明显缓解，苔红中剥，苔黄腻，脉细小弦。ESR 100mm/h，原法继进。处理：①上方 14 剂。②浓缩益肾蠲痹丸，一次 4g，一日 3 次口服。③蝎蚣胶囊 0.3g/粒，一次 1.5g，一日 3 次口服。

十八诊　患者药后关节疼痛渐平，唯天气转凉后关节稍有疼痛，苔薄白中剥，质淡紫，脉细小弦。原法继进。处理：①痹通汤加穿山龙 50g，生黄芪 50g，淫羊藿 15g，炙牛角鰓 30g，油松节 30g，枸杞子 15g，山萸肉 20g，骨碎补 20g，制南星 30g，仙鹤草 30g，泽兰泻各 20g，青风藤 30g，独活 15g，川桂枝 10g，女贞子 20g，旱莲草 20g，赤芍 15g，生熟苡仁各 30g，蔻仁 5g（后下），凤凰衣 6g，莪术 6g。14 剂。②浓缩益肾蠲痹丸，一次 4g，一日 3 次口服。③蝎蚣胶囊 0.3g/粒，一次 1.5g，一日 3 次口服。

十九诊　患者药后症情平稳，晨僵消失，左半身怕冷，关节无明显疼痛，纳可，眠安，二便调，舌质衬紫，苔花剥，脉细小弦。检查：RF 64.5IU/ml，CRP 22.4mg/L，IgG 19.4mg/L。原法继进。处理：①上方加麦冬 15g。14 剂。②浓缩益肾蠲痹丸，一次 4g，一日 3 次口服。③蝎蚣胶囊 0.3g/粒，一次 1.5g，一日 3 次口服。

二十诊　患者药后双手已无肿痛、晨僵，晨起膝关节酸胀感较前减轻，左下肢怕冷，活动后缓解，纳可，眠安，二便调，苔红，苔薄白腻中剥，脉细小弦。今日复查：ESR 61mm/h；血常规：WBC 7.0×10^9/L，PLT 229×10^9/L（自服双氯芬酸 1 粒/日，雷公藤多苷 1 粒/日）。

原法继进。处理：①上方去女贞子、旱莲草。14 剂。②浓缩益肾蠲痹丸，一次 4g，一日 3 次口服。③蝎蚣胶囊 0.3g/粒，一次 1.5g，一日 3 次口服。

二十一诊　患者服上药后症情平稳，苔薄白中剥，质紫，脉细小弦。原法继进。处理：①上方加熟地黄 15g。14 剂。②浓缩益肾蠲痹丸，一次 4g，一日 3 次口服。③蝎蚣胶囊 0.3g/粒，一次 1.5g，一日 3 次口服。

二十二诊　患者自诉服上药后诸症好转，左上臂酸胀、抬举困难，左膝关节酸胀、怕冷，得温舒，纳可，眠安，二便调，苔薄白腻，脉细小弦。现服雷公藤多苷一次 2 粒，一日 2 次，双氯酚酸已停服 1 个月。药既获效，率由旧章。处理：①痹通汤加穿山龙 50g、生黄芪 50g，仙鹤草 30g，淫羊藿 15g，山萸肉 20g，骨碎补 20g，制南星 30g，青风藤 30g，泽兰泻各 20g，独活 12g，川桂枝 10g，赤芍 20g，生地黄 20g，生熟苡仁各 30g，蔻仁 5g（后下）。14 剂。②浓缩益肾蠲痹丸，一次 4g，一日 3 次口服。③蝎蚣胶囊 0.3g/粒，一次 1.5g，一日 3 次口服。④朱氏温经蠲痛膏 1 张，每 12 小时 1 次，外用。

二十三诊　患者症情稳定，关节已不感疼痛，苔薄白，脉细小弦。续当原法出入。处理：①上方 14 剂。②浓缩益肾蠲痹丸，一次 4g，一日 3 次口服。③蝎蚣胶囊 0.3g/粒，一次 1.5g，一日 3 次口服。

二十四诊　患者药后症情稳定，复查相关指标：ESR 60mm/h；血常规：WBC $5.9×10^9$/L，HGB 123g/L，RBC $4.58×10^{12}$/L，PLT $156×10^9$/L；IgG 17.72mg/L，RF 39.6IU/ml，CRP 12.1mg/L，ASO 247U/ml，CIC 20g/L，肌酐 125.63μmol/L。处理：①上方 40 剂。②浓缩益肾蠲痹丸，一次 4g，一日 3 次口服。③蝎蚣胶囊 0.3g/粒，一次 1.5g，一日 3 次口服。

二十五诊　患者药后症情平稳，关节已不感到疼痛，苔薄黄腻，质红，脉细小弦。处理：①痹通汤加穿山龙 50g，生黄芪 50g，仙鹤草 30g，淫羊藿 15g，山萸肉 15g，骨碎补 30g，制南星 30g，青风藤 30g，泽兰泻各 20g，土茯苓 30g，拳参 30g，竹沥夏 10g，制川乌 10g，川桂枝 10g，凤凰衣 10g。14 剂。②浓缩益肾蠲痹丸，一次 4g，一日 3 次口服。③蝎蚣胶囊 0.3g/粒，一次 1.5g，一日 3 次口服。

二十六诊　患者药后关节不感到疼痛，晨僵不明显，左下肢麻木，怯冷，得温则舒，纳可，眠安，二便调，苔黄腻，舌尖红，脉细小弦。近查 ESR 39mm/h。处理：①上方加忍冬藤 30g。30 剂。②浓缩益肾蠲痹丸，一次 4g，一日 3 次口服。③蝎蚣胶囊 0.3g/粒，一次 1.5g，一日 3 次口服。

二十七诊　患者左侧肢体麻木，左下肢胀痛麻木（有脑出血病史 10 余年，后出现左侧肢体问题），怕冷，双手指关节无明显晨僵，纳可，眠安，二便调，苔腻微黄，舌淡红，有紫气，脉细小弦。处理：①痹通汤加穿山龙 50g，生黄芪 30g，仙鹤草 30g，淫羊藿 15g，山萸肉 15g，骨碎补 30g，制南星 30g，青风藤 30g，豨莶草 15g，姜半夏 15g，煨草果 10g，土茯苓 30g，制川乌 10g，川桂枝 10g，拳参 30g，忍冬藤 30g，凤凰衣 10g，莪术 10g。20 剂。②浓缩益肾蠲痹丸，一次 4g，一日 3 次口服。③蝎蚣胶囊 0.3g/粒，一次 1.5g，一日 3 次口服。

二十八诊　患者停药 2 天，无不适，纳可，眠安，二便调，苔白厚腻、燥，脉细小弦。复查 ESR 43mm/h；血常规：WBC $5.8×10^9$/L，HGB 145g/L，RBC $5.32×10^{12}$/L，PLT $164×10^9$/L。续当原法出入。处理：①上方加苍白术各 15g。30 剂。②浓缩益肾蠲痹丸，一次

4g，一日 3 次口服。③蝎蚣胶囊 0.3g/粒，一次 1.5g，一日 3 次口服。

二十九诊　患者关节疼痛渐平，左膝、足底麻木，牙龈疼痛，苔黄厚腻，脉细小弦。近查 ESR 46mm/h，续当原法出入。处理：①痹通汤加蒲公英 30g，姜半夏 15g，人中黄 10g，穿山龙 50g，骨碎补 30g，制南星 30g，青风藤 30g，拳参 30g，忍冬藤 30g，生熟苡仁各 40g，蔻仁 5g（后下），煨草果 10g，制川乌 8g，川桂枝 10g，凤凰衣 10g，莪术 10g。30 剂。②浓缩益肾蠲痹丸，一次 4g，一日 3 次口服。③蝎蚣胶囊 0.3g/粒，一次 1.5g，一日 3 次口服。

三十诊　患者关节疼痛好转，现感左下肢稍麻，遇冷尤甚，纳可，眠安，二便调，苔白微腻，舌淡有紫气，脉细小弦。续当温经蠲痹。处理：①上方制川乌改为 10g，加细辛 3g。30 剂。②浓缩益肾蠲痹丸，一次 4g，一日 3 次口服。③蝎蚣胶囊 0.3g/粒，一次 1.5g，一日 3 次口服。

三十一诊　患者关节疼痛好转，左下肢仍有麻木感，遇冷尤甚，纳可，眠安，二便调，苔红苔薄腻罩黄，脉平。近查 RF 18.3IU/ml。续当温经蠲痹。处理：①痹通汤加青风藤 30g，穿山龙 50g，拳参 30g，忍冬藤 30g，姜半夏 15g，蒲公英 30g，制川乌 8g，生水蛭 8g，凤凰衣 10g，豨莶草 15g，川芎 10g，制南星 30g，川桂枝 10g，细辛 3g，熟附片 10g，莪术 10g，黄芪 60g，泽兰泻各 30g。30 剂。②浓缩益肾蠲痹丸，一次 4g，一日 3 次口服。③蝎蚣胶囊 0.3g/粒，一次 1.5g，一日 3 次口服。

三十二诊　患者诉因牙痛服抗生素后苔黄厚腻，如积粉苔，质红，脉细小弦。近查 ESR 34mm/h，血常规正常。续当原法出入。处理：①上方去姜半夏，加竹沥夏 15g，苍白术各 15g。30 剂。②浓缩益肾蠲痹丸，一次 4g，一日 3 次口服。③蝎蚣胶囊 0.3g/粒，一次 1.5g，一日 3 次口服。

按　类风湿关节炎为周身性疾病，在治疗上必须始终坚持整体观念，急则治标，缓则治本，采取综合措施，内外并治。本案患者因四肢关节肿胀、疼痛、灼热，活动受限、翻身、穿衣困难。初诊见全身困重，纳呆，午后身热，左侧肢体发麻，行走欠利，舌苔厚腻，脉细小弦。考虑为痰瘀夹湿阻络、经脉痹闭之证，且兼有中风后遗症肢体关节活动不灵，故此为尪痹及中风所致痰瘀内闭、阻滞不通、郁久化热。遵"急则治其标"原则，以"化痰瘀、祛湿热、蠲痹着"为法。故首诊以穿山龙、忍冬藤、豨莶草、地龙、制南星、炒延胡索、徐长卿通络蠲痹止痛，土茯苓、生苡仁祛湿热、解毒化浊，以薜草、青蒿珠清虚热，并益肾蠲痹丸温补肾督。其后再加生白术、全当归、苏藿梗、蚕沙祛湿浊，淫羊藿、蜂房、地鳖虫、独活补肾通络。服药 42 剂后，患者肢体疼痛明显减轻，唯周身困倦，纳少，眠欠实，苔边黄腻、中剥，脉细弦带数，检查相关指标示肺炎。继续以芳化湿浊、通络祛湿，俾湿去络通，则炎症自消，原方加藿香梗、金荞麦、白花蛇舌草、谷麦芽、青风藤、白薇、徐长卿。六诊时患者仍觉低热口干，眠欠安，肢体疼痛，右腕肿胀稍减，下肢无力，舌红苔薄腻花剥，脉细数。且行 B 超示胆囊炎、胆汁淤积、胆囊多发小结石，此为湿热缠绵，故致低热不去、腕肿难消，当以祛湿理气为要，故原方加金钱草、海金沙、广郁金、鸡内金以健脾化湿分消。患者关节痛减轻，续以健脾，并加温肾之品如淫羊藿、蜂房等以充养下焦，以使中焦祛湿有力。十诊时，患者纳增，舌剥，脉细弦。此阴伤之本底初露，继续补阳养阴。随着湿浊等邪进一步祛离，患者脾肾两本虚损渐显，如十一诊时，患者两手指关节疼痛已渐平，但突然站立困难，上下楼梯困难，易汗出，重度贫血貌，苔中腻、脉细数等。调整治疗原则以温补脾肾为基础。服药 6 月余，患者两手关节疼痛较前好转，晨僵减至 20～30 分钟，两膝关节冷痛，得温则舒，自汗。7 个月后，患者疼痛缓解，晨僵基本消失，又出现颈项疼痛不适，易自汗。"邪之来路，即邪之去路"，患者经扶正固本治疗而出现颈项疼痛不适，考虑为正气渐复、祛邪外出之象，原方继续温通固本。十八诊时（治疗 8 月余），患者关节疼痛渐平，唯天气转凉后关节稍有疼痛。续服药至 9 月余，患者双手已无肿痛、晨起膝关节酸胀感较前减轻，诸症平稳，舌脉基本正常。继续前法温补脾肾，治疗约 1 年 5 个月，患者诸症进一步减轻，加制川乌、细辛以温通透托寒邪外出，症情平稳好转。本案体现了朱良春先生对痹证的临证思路及经验用药，在此略述一二。

1）寒湿痹证时，对于湿浊的辨治，如二诊时，除了加入生白术、蚕沙、生熟苡仁、苏藿梗等传统健脾祛湿之药外，朱老加入了全当归。此处用当归颇有深意。当归气轻而辛，专以补血、又能行血，补中有动，行中有补，对于血虚而厥之证颇为合用，如张仲景治疗寒厥即以当归四逆汤加减治疗，此在《伤寒论·厥阴病篇》有明确论述："手足厥寒，脉细欲绝者，当归四逆汤主之。"《注解伤寒论》解曰："脉者血之府，诸血皆属心，凡通脉者必先补心益血，故张仲景治手足厥寒，脉细欲绝者，用当归之苦温以助心血。"朱老认为因寒湿痹痛者，往往夹有血虚，为阴阳气血皆虚也，故当温通并用、气血双补，如此方能阴阳血气通调而脉体自和，痹证自除；但朱老同时指出：久痹之证，肝肾阴阳皆亏，当归四逆汤虽温通养血，其力有不逮，须加入温肾督之品方始全功，是对仲景治疗"寒厥"的一大发展。

2）"白薇"的妙用：朱老治热病亦用之，盖取其清热中寓有透解之意。朱老治痹证，凡属热或寒热错杂之证，每于辨治方中加白薇、萆草，热退较速，痹痛亦随之缓解。朱老指出，治阴虚或湿热缠绵者，须与养阴、透解之药共用，方可养阴不留滞、湿去不伤阴。

当然，朱老辨治痹证的经验不限于此，如他反复强调准确辨识病机，对于用药殊为重要。例如五诊时，患者口干欲饮，眠欠安，舌红苔腻花剥，脉细数。此为阴伤之象也，《素问·生气通天论》曰："阴不胜其阳，则脉流薄疾，并乃狂；阳不胜其阴，则五脏气争，九窍不通"，此为阴不能和阳，争于内所见也，故加麦冬、川石斛、知母以养阴和阳，并以地龙替换地鳖虫以清解其热。另外，朱老强调辨治此类疾病慎用寒凉。如本案患者经温补肾督治疗，诸症明显稳定好转时，因牙痛服抗生素后出现苔黄厚腻，如积粉苔。朱老指出此类患者本已有阳虚于内，辨治用药须慎用寒凉之剂以防杀伐阳气。如抗生素、清热解毒类中药，如果确实需要使用，亦要寒温同用。

案例 2 类风湿关节炎并骶髂关节炎等——肾虚络痹，痰浊瘀阻证

查某，男，59 岁。2010 年 6 月 24 日初诊。

主诉 腕、膝关节疼痛 2 年，双臂酸痛 1 年。

患者于 2008 年下半年开始出现腕、膝关节疼痛，伴局部发红、微肿、灼热，未予以特殊处理。2009 年 5 月 5 日查尿酸 494μmol/L，经对症处理症状好转，当年 9 月开始出现双臂酸痛，双腕痛甚，致握拳欠利，遂于 2009 年 10 月 16 日外院查 ESR 17mm/h，RF 608IU/ml，

ASO、CRP（-），考虑"类风湿关节炎"，予以中药及白芍总苷等治疗至今，症情减而未已。近10天来双肩疼痛、畏寒喜暖，气交之变尤甚，有晨僵现象。今来求诊。近日纳可，便调，眠安，苔薄白，质淡红，脉细小弦。

体检：颈椎压痛（-），腰椎压痛（-），双"4"字征（-），直腿抬高试验（-）。血常规正常。ESR 34mm/h。X线示：①双手指、腕关节骨质未见异常；②颈椎病；③腰椎退行病变；④骶髂关节炎。RF 235.8IU/ml，CRP 17.4mg/L，Ig系列（-），ASO（-），CIC（-）。

中医诊断　尪痹，骨痹（肾虚络痹，痰浊瘀阻）。

西医诊断　类风湿关节炎，骶髂关节炎，颈椎病，腰椎退行病变。

治则　益肾蠲痹，化痰消瘀，通络止痛。

首诊处理　①痹通汤加青风藤30g，穿山龙50g，拳参30g，忍冬藤30g，生黄芪30g，泽兰泻各30g，补骨脂30g，骨碎补30g，鹿角片15g，葛根20g，宣木瓜20g，羌活10g，制川乌6g，川桂枝10g，凤凰衣8g，莪术8g，全蝎粉2.25g（分吞），蜈蚣粉2.25g（分吞）。30剂。②浓缩益肾蠲痹丸，一次4g，一日3次口服。③朱氏温经蠲痛膏60张，外用。④睡低平松软枕头，保暖。

二诊　患者药后晨僵消失，关节已不感觉疼痛，双手指间关节压痛（+-），苔薄白，质淡紫，脉细小弦。ESR 16mm/h，血常规正常。处理：①上方制川乌加至10g，加淡苁蓉30g。30剂。②浓缩益肾蠲痹丸，一次4g，一日3次口服。

三诊　患者晨僵消失，唯双手拇指、掌指关节酸胀，双臀部酸痛，肩关节遇冷酸胀，活动不受限，纳眠可，二便调，苔薄白，脉细。守原法继进。处理：①上方加川断20g，淫羊藿15g。30剂。②浓缩益肾蠲痹丸，一次4g，一日3次口服。③蜈蚣胶囊0.3g/粒，一次1.5g，一日3次口服。

四诊　患者述药后臀部酸痛已释，双手拇指仍稍有酸胀。刻下：右肩酸痛，劳累后加重，纳眠可，二便调，苔薄白，脉细。守法继治。处理：①上方加生白芍20g。30剂。②中成药同前。

五诊　患者药后症情较首诊好转60%以上，唯双手拇指、掌指关节酸胀未已，近半个月来稍有双膝关节酸痛，活动可，纳眠可，二便调，苔薄黄根微腻，脉细弦。相关检查：ESR 7mm/h，RF 173IU/ml，CRP正常。药既获效，率由旧章。处理：①痹通汤加青风藤30g，穿山龙50g，拳参30g，忍冬藤30g，补骨脂30g，骨碎补30g，鹿角片15g，生黄芪30g，泽兰泻各30g，凤凰衣8g，莪术8g，制川乌10g，川桂枝10g，生白芍30g。30剂。②浓缩益肾蠲痹丸，一次4g，一日3次口服。③蜈蚣胶囊0.3g/粒，一次1.5g，一日3次口服。

六诊　患者药后关节疼痛渐平，偶感右肩部酸痛，苔薄腻微黄，质淡红，脉细小弦。续当原法出入。补述：有过敏性鼻炎病史。处理：①上方加苍耳子15g，鱼腥草30g（后下），辛夷花10g，金荞麦50g。30剂。②浓缩益肾蠲痹丸，一次4g，一日3次口服。③蜈蚣胶囊0.3g/粒，一次1.5g，一日3次口服。④咳喘胶囊0.3g/粒（温补/平补各半），一次3粒，一日3次口服。

七诊　患者服药后关节已不感到疼痛，鼻涕减少，唯咽部有异物感，查见咽部红肿。苔薄白腻，质淡红，脉细小弦。原法继进。

八诊　患者药后症情平稳，基本无疼痛发作，唯肩背部、膝部稍有酸痛，复查 RF 181IU/ml，CRP 13.6mg/L，纳可，便调，眠安多梦，苔薄白，脉弦。原法继进。

九诊　患者病情一直平稳，近日阴雨天气多变，再感觉肩、膝、髋、双手掌指关节酸楚不适，畏寒，得温舒，纳眠佳，二便调，盗汗，口干多饮，舌淡红，苔薄中根稍腻，中有裂纹，脉细小弦。朱老考虑其经脉痹阻已久，服药后有好转，但气候变化引致本症再发，前法继进可治。处理：①痹通汤加穿山龙 50g，淫羊藿 20g，生熟地各 15g，煅牡蛎 30g，浮小麦 30g，瘪桃干 20g，制南星 30g。30 剂。②浓缩益肾蠲痹丸，一次 4g，一日 3 次口服。③蝎蚣胶囊 0.3g/粒，一次 1.5g，一日 3 次口服。

随访：患者病情稳定好转，情况良好。

按　此案例是朱良春先生一贯提倡的"辨证与辨病相结合"在临床应用的具体体现。朱老认为辨证论治是中医学的整体观和临床特点，但如果仅凭辨证，不考虑辨病，在治疗中也仅是针对寒热、虚实、气血、表里、阴阳用药，没有针对"病"用药，其结果可能有效，可能效果不明显，应当在"融会新知"的思想指导下，在辨证论治的同时，选择有针对性的"专药"治疗"专病"，不失为一种全面的方法。朱老认为，痹证的整体辨证为肾督阳虚失煦、阻滞不通，具体病因则有风、寒、痰、湿、瘀之不同，局部则有上肢、下肢、关节、皮肤腠理的区别，药物宜区别使用。整体用药宜当温肾壮督为主，用黄芪、附子、桂枝、淫羊藿、熟地黄、补骨脂、骨碎补、鹿角片/霜、桑寄生、独活等；在充分固护正气的基础上，局部选用针对性的药物，上肢痛可加葛根、宣木瓜、羌活；腰及下肢痛加川断；关节肿胀明显加白芥子、半夏、泽兰泻、苍白术、茯苓、萆薢。另外，还要区别寒、风、湿各自偏重而用药：如寒甚则乌、附、桂用量加大，瘀阻甚则桃、红偏多，风胜则用钻地风、防风、黄芪等，而湿胜明显则用苡仁、苍白术等。但大多数情况下，风、寒、湿的区别并不明显，协同发病为多，因此祛风、散寒、化湿参伍同用亦为多见。而虫类药因具有草木所不能比拟的"搜剔钻透"之性，成为辨治痹证的必用之品。全方基本以痹通汤加制川乌、川桂枝、补骨脂、骨碎补、鹿角片温通肾督，针对腕、膝关节等具体部位用药，以生黄芪、葛根、宣木瓜、泽兰泻、羌活益气舒络利关节，全蝎、蜈蚣钻髓搜剔，青风藤、穿山龙、拳参、忍冬藤解郁通络，凤凰衣、莪术护胃止疡；更以浓缩益肾蠲痹丸口服协治。整个治疗过程以"益肾蠲痹，化痰消瘀，通络止痛"贯穿始终，辨识加用虫类药，充分发挥其开闭解结之力。

案例 3　类风湿关节炎——肾虚络痹，痰浊瘀阻证

渠某，女，32 岁。2010 年 6 月 21 日初诊。

主诉　四肢关节痛 7 年余，两目模糊 1 年。

患者 7 年前开始出现手指、腕、踝、膝、肩关节痛，僵硬，肩部变形，关节活动不利，外院诊断为"类风湿关节炎"，近 1 年出现两目模糊，目前使用注射用重组人 II 型肿瘤坏死因子受体-抗体融合蛋白（益赛普）、来氟米特治疗。多关节变形、疼痛，脱发，乏力，夜尿多而频，纳眠欠佳，二便尚可，舌质淡红、苔薄，脉细弦。辅助检查：ESR

21mm/h。

中医诊断　尪痹（肾虚络痹，痰浊瘀阻）。

西医诊断　类风湿关节炎。

治则　益肾蠲痹通络，化痰消瘀。

首诊处理　①穿山龙 50g，淫羊藿 15g，全当归 10g，制附片 15g，制南星 30g，蜂房 10g，乌梢蛇 12g，地鳖虫 10g，炙全蝎 4g，泽兰、泽泻各 30g，青风藤 30g，甘草 6g。24 剂。②浓缩益肾蠲痹丸，一次 4g，一日 3 次口服。

二诊　患者多关节变形、疼痛，下蹲困难，视眊，牙龈出血，经事较短，脱发，乏力，夜尿多而频的情况较前均有改善，舌淡红、苔薄腻，脉细弦。复查：ESR 14mm/h；血常规：WBC $3.4×10^9/L$；肝肾功能正常。处理：①上方熟附片改为 18g，制南星改为 40g，加枸杞子 15g。50 剂。②中成药同前。

三诊　患者牙龈出血、脱发、乏力均瘥，关节痛不著，唯手掌阵发性烘热，唇干，二便正常，舌质微红，苔薄，脉细弦。检查：乙肝五项正常；ASO 151U/ml，RF 218IU/ml，ESR 10mm/h。原法出入。处理：①上方去制附片，加忍冬藤 30g。45 剂。②中成药同前。

四诊　患者视眊已瘥，关节痛已不明显，僵硬症状减轻，唯感背冷，下肢作胀，二便正常，舌偏红，苔薄少，脉细弦。检查：血常规、肝肾功能均正常；ESR 5mm/h，RF 192.5IU/ml。处理：①穿山龙 50g，淫羊藿 15g，全当归 10g，制南星 30g，蜂房 10g，乌梢蛇 12g，地鳖虫 10g，炙全蝎 4g，泽兰、泽泻各 30g，青风藤 30g，制附片 15g，千年健 20g，鹿衔草 20g，甘草 6g。40 剂。②浓缩益肾蠲痹丸，一次 4g，一日 3 次口服。③龙血蝎胶囊，一次 6 粒，一日 3 次口服。

五诊　患者药后关节症状进一步减轻，益赛普已递减，唯不能久坐，视力复又欠清，舌淡红苔薄白，脉细弦。前法继进。处理：①上方加鬼箭羽 20g。40 剂。②浓缩益肾蠲痹丸，一次 4g，一日 3 次口服。③龙血蝎胶囊，一次 6 粒，一日 3 次口服。

六诊　患者药后症减，唯遇风则关节酸痛，手足心热，益赛普已停用 2 个月。舌质淡苔薄腻，脉细弦。复查：ESR 14.5mm/h，CRP 14.8mg/L，RF 117.5IU/ml。分析：效不更方，前法继进。处理：①上方去鬼箭羽，加肿节风 20g，伸筋草 30g。15 剂。②浓缩益肾蠲痹丸，一次 4g，一日 3 次口服。③龙血蝎胶囊，一次 6 粒，一日 3 次口服。

随访：情况良好，症情稳定改善。

按　本案类风湿关节炎患者，患病时间长达 7 年，来诊时多个关节已出现变形，两目模糊，并已使用益赛普、来氟米特治疗。此为肾督虚损、络阻不通之重症尪痹，经朱老诊治收效十分明显。首诊以穿山龙、淫羊藿、全当归、蜂房、制附片温滋肝肾，以乌梢蛇、地鳖虫、炙全蝎温通止痛，制南星、泽兰、泽泻、青风藤通络止痛，并以浓缩益肾蠲痹丸口服。二诊时患者下蹲困难，夜尿多而频的情况较前改善，出现牙龈出血、乏力，舌淡红苔薄腻。药已见效，继续温通，上方熟附片加至 18g，制南星加至 40g，并加枸杞子以补肝肾之精血、滋水涵木。其后患者牙龈出血、脱发、乏力均消失，关节痛亦不显著，唯手掌阵发性烘热，唇干等。遂上方去制附片，加忍冬藤以通络。患者症情进一步改善。四诊时视物不清已瘥，关节痛已不明显，僵硬症状减轻，下肢作胀，唯感背冷。此为本气虚寒之象显露，仍以原方加制附片、千年健、鹿衔草，温阳通络、滋阴壮水以防阳热太过，兼服温肾壮督之中成药。患者关节不适等症状进一步减轻，益赛普已递减，唯不能久坐，视力复又欠清。此为肝肾之精血亏虚也，继续温补并加鬼箭羽以化浊瘀外出。服药 8 月余，患者诸症皆明显减轻，益赛普已停用。前法继进，患者痹阻之证进一步改善。本案体现了朱良春先生辨治疑难病强调"持重"的重要性。首先是区别"标本"，勿被标象所惑。《素问·标本病传论》曰："有其在标而求之于标，有其在本而求之于本，有其在本而求之于标，有其在标而求之于本，故治有取标而得者，有取本而得者，有逆取而得者，有从取而得者，故知逆与从，正行无间，知标本者，万举万当，不知标本，是谓妄行。"痹证之因，为肾督亏虚、风寒湿邪侵袭、伏于内所致，治疗过程中，随着阳气渐复尚不到位的情况，部分患者会出现诸如"牙痛、牙龈出血、失眠"等，若标本辨识不清，极易改弦易张。即如本案例患者持续温壮肾督、散寒通络过程中，出现"上火"情况（牙龈出血、手掌阵发性烘热等），朱老认为患者肾督亏虚之根本未发生改变，其脉仍"细弦"，故守法继进，附子、川乌当用则用，不必拘泥。相较于脉象在一定时间内较为固定，舌象则变化较多，若不能清晰辨识病之"标本"，甚易误标害本，而犯虚虚实实之诫。即如本案患者初诊为舌"淡红"，经持续温补，舌转至"偏红"，再到"舌红"，最终至舌"淡"。可知其最初舌象之"红"，非真正内有实热，乃为邪阻于内、郁久化热所致，若不分"标本"，径予清热凉营之剂，更伤其阳、冰伏其邪。临证非长期观察、反复体验，不能有此体会！另外本案对风湿病并发视物不清，朱老的思辨角度为肝肾同源，肝肾精血上注，目窍始明；目不明之原因一责之肝血虚，一则考虑与水寒不能上温养所致。本案以温补药治疗后，视物不清的情况并未明显缓解，但继续经温补肝肾加入枸杞子后，患者双目清亮。可见痹证并发目盲时，当从"温阳""养精"两个方面考虑。本案例用药特色着重分析穿山龙、鬼箭羽二药。此两味药是朱老辨治痹证常用之品。①穿山龙：具有祛风除湿、活血通络止嗽之功。其性平，诸证型痹证皆可用之，寒证配以川乌、附子、桂枝，热证佐以鬼箭羽，寒热夹杂者则并用之。用量需达 50g 以上。临床实践有力地证明了本品在治疗痹证方面的独特作用，值得临床观察研究。②鬼箭羽：味苦，性寒，善入血分，具有破血通络、解毒消肿、蠲痹止痛之功。《浙江民间常用草药》载本品可治风湿病，用量可至 60～90g；朱老认为本品味苦善于坚阴，性寒入血，又擅解阴分之燥热。本品亦是朱老治疗热痹的常用药，尤其对于合并糖尿病辨为阴虚燥热者，常以本品配萆薢为对药；但朱老告诫虚寒证患者慎用之。

案例 4 重症类风湿关节炎——肾督亏虚，痰浊瘀阻证

朱某，女，29 岁。2010 年 10 月 5 日初诊。

主诉 全身关节畸变 5 年。

患者 5 年来，手关节、肘关节、肩关节、膝关节先后出现疼痛，并出现畸变。住在常州某医院风湿免疫科，疼痛甚，夜间发热达 39℃左右，用退热药后体温可降，但仍反复升高。当地医院查：HGB 87g/L，PLT $638×10^9$/L，曾予柳氮磺吡啶（SASP）、甲氨蝶呤（MTX）、来氟米特等治疗，病情控制欠佳，持续进展。要求中医药治疗。刻诊：激素面容，周身关

节疼痛变形，无法下蹲，体温暂不升（昨日已加服泼尼松至 2 粒/日、双氯芬酸及 SASP 治疗）。纳可，舌苔薄、质红，口干，脉细数。最近复查相关指标：ESR 117mm/h，Ig 系列指标升高，RF 406.01IU/ml。

中医诊断　顽痹（肾督亏虚，痰浊瘀阻）。

西医诊断　类风湿关节炎（重症）。

治则　益肾蠲痹，化痰消瘀，养阴退热。

首诊处理　①痹通汤加生地黄 20g，炒赤芍、炒白芍各 20g，穿山龙 50g，青风藤 30g，肿节风 30g，鬼箭羽 30g，虎杖 30g，徐长卿 30g，独活 15g，制南星 15g。14 剂。②浓缩益肾蠲痹丸、金龙胶囊按说明服。

二诊　患者药后病情平稳，活动时关节疼痛较前缓解，口干明显，纳食可，二便调，舌质红，苔薄微黄，脉细。处理：①上方加川石斛 10g，牡丹皮 10g，熟地 10g。②中成药同前。

三诊　患者诉症缓，关节晨僵明显，天气变化时酸痛。处理：①上方加鹿角片 15g。②中成药同前。

四诊　患者诉病情没有进一步缓解，关节仍有僵滞，阴雨天时关节酸明显，现服泼尼松 2 粒/日、双氯芬酸。处理：上方加淫羊藿 30g，枸杞子 10g。并嘱激素不可再加量，在中药取效情况下，缓慢减量。

五诊　患者诉现服泼尼松 7/4 粒，每日 2 次，查 PLT 300×10^9/L，ESR 40mm/h，逢湿则关节痛明显，仍如前。处理：上方加制南星 35g，余药同前。

六诊　患者诉泼尼松已减至 1.5 粒/日；双氯芬酸每粒 75mg，2 粒/日。四肢关节仍痛，下肢无力，左膝肿大，双手指梭形肿大，握拳不能；上午症状重，无发热，颈部有不适感，口干欲饮，纳可，便调，苔薄腻质红，脉细数。查肝肾功能正常。血常规：WBC 33.2×10^9/L，HGB 95g/L，ESR 108mm/h，RF320IU/ml，ASO＜200 U/ml，CRP 17.3mg/L，IgG 21.7mg/L，IgM 3.26mg/L，CIC（＋）。服药 8 个月，CRP 已从 71.3mg/L 降至 17.3mg/L，RF 从 406IU/ml 降至 320IU/ml。泼尼松、双氯芬酸已减量，而 MTX、SASP 均已停服。继续原法。处理：①痹通汤加穿山龙 50g，生黄芪 30g，肿节风 30g，泽泻 30g，炮山甲粉 10g（分冲），制南星 40g，生地、熟地各 15g，鬼箭羽 30g，萆草 20g，猫人参 30g，鹿角片 15g，赤芍、白芍各 30g，猫爪草 30g，淫羊藿 15g，徐长卿 15g。30 剂。②中成药同前。

随访：病情平稳改善。

按　此例为重症类风湿关节炎，患者全身关节畸变 5 年，历经 SASP、MTX、来氟米特、激素等治疗，诊时激素面容，周身关节疼痛，无法下蹲，反复夜间发热达 39℃左右，口干，舌质红，脉细数。此为久病正气内虚，复因治疗不当致肾督亏虚、湿浊瘀阻，久而化热，复因激素长期使用，更伤阴精，导致阴虚火旺，故立"益肾蠲痹，化痰消瘀，养阴退热"以标本兼治。首诊以痹通汤合炒赤芍、炒白芍、穿山龙以益肾蠲痹通络止痛；以鬼箭羽、肿节风、青风藤、徐长卿、制南星化痰消瘀，解毒消肿；虎杖、生地黄、独活以养阴清热补肾。浓缩益肾蠲痹丸、金龙胶囊口服益肾壮督通络。14 剂后，患者关节疼痛较前缓解，但郁久化热之征仍明显，原方加川石斛、牡丹皮以清血分热养阴，加熟地以温柔濡润并防寒凉伤阳。三诊时患者症情缓，但关节晨僵明显，天气变化时出现酸痛，"阳气者，精则养神，柔则养筋"，此为阳虚不能温养所致，加鹿角片以温补肾督，其后更加淫羊藿、枸杞子培补肝肾阴精气血。经治，患者激素渐减，至五诊时，已减至 7/4 粒，但逢湿则关节痛明显仍如前。考虑邪伏深留，不可急进，只宜缓图，原方加重制南星用量至 35g，以化痰散结通络。服药 8 个月，CRP 已从 71.3mg/L 降至 17.3mg/L，RF 从 406IU/ml 降至 320IU/ml，泼尼松、双氯芬酸已减量，而 MTX、SASP 均已停服。患者寒湿瘀阻已明显减轻，遂扶正为主、祛邪为辅，俾正气充足则邪自去，以痹通汤加穿山龙、生黄芪、鹿角片、淫羊藿、生地、熟地培补肾督、提高免疫功能，肿节风、徐长卿、泽泻、鬼箭羽、炮山甲、制南星散结泄郁浊通络道，以萆薢、赤芍、白芍、猫人参、猫爪草清解郁热。病情稳定改善。

此案为痹证之重症，关于激素撤掉用药问题是治疗过程中不可忽视的问题。患者关节畸形多年，复因长期服用泼尼松、双氯芬酸、MTX、SASP 等所带来的不良反应十分明显，且已呈激素依赖状态，患者来诊时因长期较大量使用激素已呈现阴虚火旺征象，虚实寒热错杂。故治疗既要扶正、培本以滋潜浮阳，又要解郁热以通络，仅撤除激素就需比较长的过程。因此，从泼尼松、双氯芬酸已减量，MTX、SASP 均已停服来看，治疗已取得明显效果。对于长期服用激素，已有依赖情况的患者，治疗要分阶段进行，盖肾为水火之脏，蕴真阴真阳，二者互为存在基础。若肾水浅则不能潜阳而致浮阳于上，轻者表现为"阴虚火旺"，重者则表现为"龙雷之火"上冲，故宜潜宜养；若肾寒水太甚，则有生命之忧。在案例中即可窥见朱老治疗激素依赖的方法及步骤：先以滋阴降火以引火下行，潜阳于肾中，药如生地、玄参、枸杞子、甘草等；待激素渐减量而患者出现脾肾两虚时，及时予以温补脾肾，如熟地黄、淫羊藿、仙茅、鹿衔草、巴戟天、肉苁蓉、补骨脂、鹿角片、蜂房等，通过培补脾肾以提高患者免疫力，减少因激素所带来的不利影响。整个治疗过程耗时较长，需全面兼顾，而且要注意"独处藏奸"的情况，稍有不慎，可能导致撤药失败并发他症，此辨治思路值得临床应用体悟。

案例 5　类风湿关节炎并雷诺病——肾虚督痹，痰瘀化热证

张某，女，31 岁。2010 年 4 月 21 日初诊。

主诉　双手雷诺现象 4 年余、多指近端指间关节肿 2 个月。

患者素有"类风湿关节炎"病史，后出现双手雷诺现象，曾检查：RF（＋），未系统治疗。患者于 2 个月前开始出现双手各指近端指间关节、多足趾关节肿痛，晨僵时间超过 6 小时，温水浸泡可稍有缓解，口干而苦，未正规诊治。近日纳可便调，夜眠安，苔薄黄，质红，脉细小弦。今日血检：RF 219.7IU/ml，CRP 7.3mg/L，CCP 162.9RU/ml，ESR 25mm/h。

中医诊断　尪痹，皮痹（肾虚督痹，痰瘀化热）。

西医诊断　类风湿关节炎，雷诺病。

治则　益肾蠲痹，化痰消瘀，佐以清热养阴。

首诊处理　①痹通汤加青风藤 30g，穿山龙 30g，拳参 30g，忍冬藤 30g，制川乌 8g，川桂枝 6g，生白芍 30g，凤凰衣 8g，莪术 8g，生黄芪 30g，泽兰、泽泻各 30g，熟附片 8g，

干姜 3g。30 剂。②浓缩益肾蠲痹丸，每次 4g，每日 3 次，口服。③金龙胶囊，每粒 0.25g，每次 1.0g，每日 3 次，口服。④保暖，坚持服药。

二诊　患者诉服药后疼痛减轻，但近 1 周又加重，特别是肘、膝、腕处疼痛，要求购 1 个月的量。处理：①上方加炒延胡索 30g。30 剂。②中成药同前。

三诊　患者诉药后病情稍减轻，关节痛仍存，舌脉不详。处理：上方加制南星 30g，30 剂。余同前。

四诊　患者诉药后病情平稳，晨僵已明显减轻，雷诺现象已缓解，唯左手手腕及右脚趾关节疼痛，左手腕肿胀，口干已无。纳食可，眠安，便调，苔薄白，质淡红，边有齿痕，脉细弦。检查：WBC 5.76×10^9/L，RBC 4.19×10^{12}/L，HGB 122g/L，PLT 251×10^9/L。ESR 34mm/h。最近 1 个月月经来 3 次。药既获效，率由旧章。处理：①首诊方加炮山甲粉 4g（分吞），30 剂。②炙牛角鰓 30g，油松节 30g，仙鹤草 30g，茜草炭 20g，煅海螵蛸 30g，地榆炭 30g（月经来潮时加入处方中）。③浓缩益肾蠲痹丸，每次 4g，每日 3 次，口服。④蝎蚣胶囊，每次 4 粒，每日 3 次，口服。

五诊　患者来电自述，药后症情平稳，腕、膝、肘关节疼痛基本消失，唯左手腕稍肿，要求去炮山甲粉。

六诊　患者来电自述，药后病情平稳，唯左肘略有僵直，右肘关节略有疼痛，纳可，二便调，眠安，因出差不方便服用汤剂，嘱其加量服用中成药。

近期随访，病情稳定，生活、工作正常。

按　此案例涉及两个疾病，一为类风湿关节炎，二为雷诺病。本案例患者既往已有类风湿关节炎病史多年，其寒湿久留于内，痰瘀化热深入下焦，耗损阳气阴精，故治疗当以益肾蠲痹，化痰消瘀，佐以清热养阴为主。首诊以痹通汤加制川乌、熟附片、干姜、川桂枝、生黄芪以温阳通脉；考虑患者有痰瘀内郁化热的情况存在，故佐以青风藤、穿山龙、拳参、忍冬藤、生白芍以清热养阴，解郁通络。并以浓缩益肾蠲痹丸、金龙胶囊口服益肾壮督，并嘱患者保暖。二诊时，患者诉疼痛本已有减轻，但逢小满节气，患者内有伏寒，遇气交之变再发，故加炒延胡索以助通络止痛，余继续温肾阳通脉为治。三诊时患者病情稍减，疼痛仍存，考虑为伏寒深伏骨骱，再加制南星除邪伏骨髓所之痛。四诊时患者病情平稳，晨僵已明显减轻，雷诺现象已缓解，接近消失，续"持重"应机。至六诊时，患者除左肘略有僵直、右肘关节略有疼痛外，余无不适，改服中成药进行维持治疗。近期随访，病情稳定，生活、工作正常。

本案例在朱老的悉心调治下取得明显效果，有以下几个方面值得体会。

1）诸温通药中，朱老尤其强调桂、附之功。痹久病深入关节，且风、寒、湿之性缠绵胶着，若驱之太急，风去而寒湿仍留，反遗后患，故治疗宜缓而行之。朱老认为，治痹之着眼点是使血脉流行，气血络道营运正常，但临床运用不可仅此一点，应辨证辨病相结合，更要注意药之寒温之性、患者体质而施治。《素问·阴阳应象大论》早就有明示，"壮火散气，少火生气"，故除沉寒痼冷需要大辛温通之外，治痹一般以"温柔濡润"为法。附子，作为"药中四维"，其辛温通阳之力为诸药之最，一般以制品多用。朱老临证多用制附子、制川乌，若寒甚则与川草乌同用，用量从 8g 始，可渐增到 20g。若用生品注意配伍甘草先煎，并配桂枝、细辛，一则制其剽悍之性，二则加强温通之功，使寒去痹通、血脉复流。

桂枝性温，入肝经，行血分，走经络而达营郁，最调木气，能舒筋脉之急挛、利关节之壅阻、通经络而开痹涩。

2）朱老认为，风、寒、湿邪内伏既久，留滞于内，深入骨骱，胶着不去，邪正混淆，如油入面，扶正有助邪之虞，攻邪则有伤正之弊，故治疗难以速效。大攻大补绝非所宜，宜以益肾壮督治其本、蠲痹通络治其标，推动机体自身的力量，本固则祛邪之力强，而使邪渐消，如此方可祛邪不伤正，病情平稳改善，最终达到治愈的目的，即"缓则治其本"。

3）朱老认为"痹"之一证，本虚而标实，临证象变多端，痛、肿、热非其本，而为正邪相争之象，虽温肾壮督为治本，但不可忽视对"标"的治疗，此亦为"急则治其标"的实际应用，尤其对于痹证患者，出现上症，若无恰当的处理措施，不但加重患者焦虑及不信任心理，对继续"固本"治疗亦造成较大影响，最终影响患者的康复。朱老一般或加用"对症"的中药，或以外敷治之，多能起到很好的效果，如全蝎、蜈蚣配伍通络止痛，青风藤、穿山龙、拳参、忍冬藤四药相伍扶正利络，可降低风湿因子等。又如制南星为开结闭、散风痰良药，尤善止骨痛，对包括类风湿关节炎在内的各种骨痛均有良效。另外，制南星对于癌痛亦有明显止痛效果，可减少麻醉药的使用量。

4）朱老治疗疑难杂病的原则是"辨证既明，用药宜专"，"症情既变，立法用药亦随变"，时刻不忘"持重"与"应机"。此案例患者1个月内来月经3次，乃气虚失摄，故在原来治疗基础上加用炙牛角䚡、油松节、仙鹤草、茜草炭以益气温经生血。炙牛角䚡、油松节、仙鹤草也是朱老临床治疗气血两虚患者的经验药对。另外方中海螵蛸、茜草不仅能固涩下焦，而且能通利血脉。朱老认为失血之一证，尽管在辨证上可以分为肝不藏血、脾不统血等多种类型，但治肝、治脾总有鞭长莫及之虑，莫若固摄冲任为先，待血崩止后，再调肝脾以治其本；雀卵不易得，鲍鱼价昂，可取其意，代之以鹌鹑蛋、鹿角胶、龟甲胶、紫河车、淡菜、阿胶之类，但需根据证候阴阳之偏颇，随证选药。

5）对于痹证反复发作，每因气交之变即作之因，除了外邪侵袭之外，与患者正气本虚，复有"伏邪"在内有关，故"逢年之虚、遇月之空，失其时"即会发作。在《灵枢·岁露论》有论述："贼风邪气之中人也，不得以时，然必因其开也，其入深，其内极病，其病人也，卒暴，因其闭也，其入浅以留，其病也，徐以迟。"风、寒、湿、温、暑等侵入人体，留而未去，邪伏于腠理、分肉、血脉等相对较浅的部位，或伏于骨或骨髓等相对较深的部位，而停留于较深部位的邪气不能自发，并层层传入，停留在人体的不同部位，故每于气交之变或天气变化时，内外相引而发病。"痹"者"闭"也，痹证初起由风、寒、湿、热之邪痹阻经脉，气血为邪所阻，壅滞经脉，久而盘踞经隧络道，出现关节肿胀、疼痛、重着、屈伸不利，痰瘀交阻，如油入面，胶着不去，渐深入骨骱，遂成顽缠痼疾。

因此，"痹"之一证，虽成因素多，无论新久，皆为"结而不通"所致也，由以上治疗过程分析，象虽异，本则同，阳虚、气虚为本，气滞、痰凝、血瘀为标，抓住了疾病的共同病因病机，则可异病而同治，化繁为简。

第二节　强直性脊柱炎

案例 1　强直性脊柱炎——肾虚骨痹，痰瘀互结证

姚某，男，16 岁。2010 年 3 月 15 日初诊。

主诉　双髋疼痛半年余，背脊僵痛 3 个月。

患者于 2009 年 9 月始出现双髋关节痛，反复低热，波动在 37.3～37.6℃，未治疗，当年 12 月体温波动较大，最高 38.6℃，伴双肩关节酸痛，遂于 2009 年 12 月 3 日入院治疗，行 MRI 示：左侧三角肌炎症可能性大，HLA-B27（＋），予以对症处理后热退出院。出院后以"布洛芬缓释胶囊、细菌溶解产物"口服，"双氯芬酸"外涂双肩关节，疼痛间或减，但双肩痛持续加重，渐至不能抬举。近 3 个月以来背脊僵痛，双膝关节酸痛，晨起尤显。为求中医药治疗来诊。近日易汗，动辄汗出，以盗汗为著，怯冷，纳眠可，二便调，苔薄黄腻、燥，脉细小弦。

体格检查：枕墙距 0cm，臀地距 40cm，指地距 13cm，胸廓活动度 2cm，直腿抬高试验（＋），约 45°，双"4"字征右（＋＋＋）、左（＋＋），全脊柱压痛（＋）。

中医诊断　大偻（肾虚骨痹，痰瘀互结）。

西医诊断　强直性脊柱炎。

治则　益肾壮督，化痰消瘀，通络止痛。

首诊处理　①痹通汤加穿山龙 50g，青风藤 30g，泽兰、泽泻各 30g，生黄芪 30g，补骨脂 30g，骨碎补 30g，制南星 35g，生地、熟地各 15g，炙鳖甲 15g，虎杖 20g，炒延胡索 30g，生白芍 30g，凤凰衣 8g，葛根 30g，淫羊藿 15g，山萸肉 30g，煅龙牡各 30g，蜈蚣粉 2.25g（冲服），全蝎粉 2.25g（冲服）。②建议入院治疗。患者入院后予以中药内服、针灸、中药熏蒸处理，症状改善出院，出院带药以上方为基本方案。

二诊　患者电述出院后症情改善，唯气交之变颈背腰部、双髋关节僵痛，动辄易汗，汗出可痛减，纳眠可，二便调，余无明显不适。近查 ESR 8mm/h，血常规正常。处理：①中药守上，30 剂。②浓缩益肾蠲痹丸，一次 4g，一日 3 次口服。③金龙胶囊 0.25g/粒，一次 1.0g，一日 3 次口服。

三诊　患者电述，症情平稳，天气变化则关节痛明显。处理：①上方加怀牛膝 15g，炒白芥子 10g。30 剂。②中成药同前。

四诊　患者服上方后疼痛改善，近来髋关节痛复又加重，遇阴天明显，近日便溏，日行 2～3 次，纳可，小便尚可，苔腻，脉细。续当益肾壮督、蠲痹通络。处理：①痹通汤加穿山龙 50g，淫羊藿 15g，鹿角片 12g，炮甲粉 4g（分冲），补骨脂 30g，蜈蚣粉 2.25g（冲服），全蝎粉 2.25g（冲服），鹿含草 20g，炒白芥子 12g，怀牛膝 15g。30 剂。②浓缩益肾蠲痹丸，一次 4g，一日 3 次口服。③金龙胶囊 0.25g/粒，一次 1.0g，一日 3 次口服。

五诊　患者电述药后症情明显好转，纳可，便调，舌淡，苔白微腻，脉细小弦。处理：守上方，30 剂。

六诊 患者电述连日胃脘隐痛，伴呕吐，饱时疼痛加剧，在当地服藿香正气丸效果不佳，纳一般，二便调。处理：①上方加姜半夏 10g，生白及 10g，制香附 15g，陈皮 8g，生谷芽、生麦芽各 15g，生白芍 20g。5 剂。②香砂养胃丸，按说明服。

七诊 患者关节基本已无疼痛，天气变化时稍有僵痛，服上药后胃脘痛有所减轻，仍有进食后加重，纳少，二便自调，苔薄白，脉平。仍以益肾蠲痹通络为主，辅以护胃之品。曾行胃镜示：浅表性胃炎。处理：①痹通汤加穿山龙 50g，生黄芪 30g，木蝴蝶 8g，莪术 8g，刺猬皮 8g，徐长卿 15g，甘松 10g，补骨脂 30g，炮甲粉 4g（分冲），制南星 20g。30 剂。②浓缩益肾蠲痹丸，一次 4g，一日 3 次口服。③金龙胶囊 0.25g/粒，一次 1.0g，一日 3 次口服。

八诊 患者药后症情平稳，唯全身泛发红色皮疹，经予抗过敏治疗后缓解，纳可，眠安，二便调，苔薄质红，脉细弦。处理：①上方去甘松，制南星改为 30g，加地肤子 30g，赤芍 20g。30 剂。②中成药同前。

九诊 患者药后皮疹已消，唯近日天气变化出现关节痛，伴左肩部有一过性皮疹，苔薄质红，脉小细弦。处理：①痹通汤加穿山龙 50g，淫羊藿 15g，生地、熟地各 15g，制南星 30g，补骨脂 30g，徐长卿 15g，木蝴蝶 8g，葛根 20g，赤芍、白芍各 20g。8 剂。②中成药同前。

十诊 患者药后皮疹已退，唯近日颈背、双髋关节酸痛反复，动辄易汗，盗汗明显，纳眠可，二便调，血常规正常。苔薄白、根黄腻，脉细小弦，ESR 2mm/h。药既合拍，率由旧章。处理：①痹通汤加穿山龙 50g，生地、熟地各 20g，补骨脂 30g，骨碎补 30g，山萸肉 20g，生白及 10g，葛根 20g，赤芍、白芍各 20g，莪术 8g，凤凰衣 8g，徐长卿 15g。5 剂。②中成药同前。

十一诊 守上方加减，续服 1 个月。患者药后症减，但近日又复关节痛，纳差，大便 3~5 日一行，苔黄微腻，质红，脉细小弦。原法出入。处理：①痹通汤加穿山龙 50g，淫羊藿 15g，生地、熟地各 15g，制南星 30g，徐长卿 15g，刺猬皮 12g，甘松 12g，木蝴蝶 8g，郁李仁 30g，炒莱菔子 20g。14 剂。②浓缩益肾蠲痹丸，一次 4g，一日 3 次口服。③金龙胶囊 0.25g/粒，一次 1.0g，一日 3 次口服。

十二诊 患者近来髋关节痛，恶热汗出，偶有皮肤出现皮疹，瘙痒，脘腹作胀不适，大便数日一行，舌偏红苔薄腻，脉细。前法继治。处理：①痹通汤加穿山龙 50g，生地 30g，生白芍 30g，芒硝 8g（烊冲），生大黄 15g（后下），炒枳实 10g，火麻仁 30g，决明子 20g，莱菔子 20g。3 剂。②住院治疗。

十三诊 患者出院后一直服上方，至 2011 年 3 月 20 日电述服上药症情平稳，继前法治疗。处理：①上方 7 剂。②浓缩益肾蠲痹丸，一次 4g，一日 3 次口服。

十四诊 患者来电述关节痛略减，胃痛减，纳增，大便 5 日一行，口腔溃疡 1 周未愈，动辄出汗。舌脉无法查及。处理：①上方加浮小麦 30g，山萸肉 30g，炒莱菔子 30g，蜂房 10g，狗脊 15g。10 剂。②浓缩益肾蠲痹丸，一次 4g，一日 3 次口服。③金龙胶囊 0.25g/粒，一次 1.0g，一日 3 次口服。

十五诊 药后症情稳定，精神好，纳谷香，大便已日行一次，于某院查：HLA-B27（－），血常规正常，肝肾功能正常，CRP（－）。朱老会诊后指示守前方案处理。

十六诊 患者症情平稳，唯稍有颈肩部疼痛，嘱注意保暖，勿吹空调及受凉，守前方案处理，继观。

随访无不适，治愈。

按　此强直性脊柱炎案例为 16 岁患者，经治痊愈。强直性脊柱炎高发人群为年轻人，只要及时发现，治疗措施得当，可望根治。患者治疗过程中颇多周折，表现为皮疹反复出现、口腔溃疡、腹泻至大便难排再到大便正常等。但朱老始终贯穿"益肾壮督"治其本，"化痰消瘀，通络止痛"治其标的根本原则，"持重"与"应机"得以充分体现。朱老独特的学术思想和体系，辨证特色及独到用药，已让众多强直性脊柱炎患者经治临床症状消失，且 HLA-B27 转阴率达 70%。纵观此案，患者于 2009 年 9 月始出现双髋关节痛，反复低热，伴双肩关节酸痛，外院考虑为"强直性脊柱炎"，以"布洛芬缓释胶囊、细菌溶解产物、双氯芬酸"等治疗，双肩痛持续加重，渐至不能抬举，并出现背脊僵痛，双膝关节酸痛，晨起尤显，动辄盗汗，怯冷。此为肾虚骨痹、经脉痹阻之大偻，立法"益肾蠲痹"，以痹通汤加补骨脂、骨碎补、生地、熟地、淫羊藿温壮肾督，以穿山龙、生黄芪、青风藤、炒延胡索、葛根、生白芍等益气通络止痛，山萸肉、煅龙牡、炙鳖甲以补益肝肾、潜浮阳，以泽兰、泽泻、制南星、蜈蚣、全蝎等活血止痛，并针灸、中药熏蒸处理后症状改善。患者症情平稳，天气变化则关节痛明显，此为伏邪遇感触发，加怀牛膝以壮腰膝、强筋骨，并炒白芥子化痰解结开闭，以透邪外出。药后虽有疼痛改善，但遇阴天复又更加明显，且出现便溏，此为正气渐复祛邪外出之佳象也，续益肾壮督、蠲痹通络。原方加鹿角片、鹿含草、炮甲粉阴阳并补，开结消滞。患者症情明显好转，但随后又出现胃脘隐痛，伴呕吐，饱时疼痛加剧，在当地服藿香正气丸效果不佳。考虑为浊邪外排之反应，或为药食伤胃之气阴不足，予加姜半夏、制香附、陈皮、生谷芽、生麦芽理气止痛，并生白及、生白芍护胃止痛，消肿散瘀，并服香砂养胃丸。白及为朱老经验用药，本品味苦、甘涩，性微寒，并具有收敛止痛、消肿生肌之功，《名医别录》载其"主胃中邪气者，则苦寒之品，能除胃热耳"，而《本草经疏》谓其"入血以清，散结逐腐"，朱老认为白及甘缓和中，虽属胶黏之质，但涩中有散，具有吸附、收敛、止血、生肌、清热、护膜、消肿、散瘀等效，以本品单用或配伍广泛用于一切胃和十二指肠溃疡、糜烂性胃炎、溃疡性结肠炎等，皆收佳效。患者药后症情明显好转。但又出现全身红色皮疹，此考虑一为体弱患者经补益肾督后，正气恢复排邪外出的反应，一为虫类药过敏可能，慎重起见，原方加地肤子、赤芍以活血凉血，祛风止痒。患者药后皮疹消失，但气交之变再现局部一过性皮疹。反复出现关节痛，且痛渐重，并出现反复口腔溃疡、动辄出汗。朱老认为，此为正气已复，正邪交争，祛邪外出之象也，加山萸肉、蜂房、狗脊加强温肾壮督，以增强祛邪之力，并浮小麦敛虚火上浮所致口腔溃疡。经 1 年 4 月余治疗，患者症情稳定。查：HLA-B27（－），肝肾功能正常，CRP（－）。前法巩固以善后。本案例从临床验证朱老对强直性脊柱炎辨治经验可靠，可重复性极强；另外 HLA-B27 是西医界认为诊断强直性脊柱炎的重要诊断标准，患者实验室检查指标由阳转阴，临床治愈，且随访达 10 年，已完成学业，正常工作。

案例 2　强直性脊柱炎——肾虚络痹，痰浊瘀阻证

张某，男，34 岁。2009 年 4 月 5 日初诊。

主诉　腰背强硬6年。

患者6年前出现腰背、骶、髂疼痛，夜间和晨起明显，后出现僵滞不舒，2007年8月17日外院查X线片示：①强直性脊柱炎可能；②两侧骶髂关节炎。CRP 16.5mg/L，ESR 35mm/h。2007年8月24日：HLA-B27 49.9 U/ml，予以"美洛昔康、SASP、虎力散"2个月效果不显。2008年3月4日摄胸腰椎及骨盆片示：强直性脊柱炎表现，予以"附桂骨痛颗粒"及"美洛昔康"口服4个月没有缓解，遂停服。来诊求治。刻下：驼背，颈项、腰背僵硬不适，颈项前屈、后仰、左右活动俱受限，平躺时脊柱疼痛，翻身欠利，双肩关节活动时弹响。纳可，易醒，二便调，舌淡苔白，脉细。

检查：弯腰指地距45cm，枕墙距8cm，双直腿抬高试验（＋），双"4"字征（－），脊柱后突压痛。辅助检查：血常规正常，ESR 28mm/h，CRP 10.5mg/L，HLA-B27 51.9U/ml，X线片：强直性脊柱炎。

中医诊断　大偻（肾虚络痹，痰浊瘀阻）。

西医诊断　强直性脊柱炎。

治则　益肾蠲痹通络，化痰消瘀。

首诊处理　①痹通汤加穿山龙50g，拳参30g，青风藤30g，忍冬藤30g，补骨脂30g，骨碎补30g，鹿角片12g，生黄芪30g，凤凰衣8g，葛根30g，潞党参30g，云苓20g，苍术、白术各15g，陈皮6g。14剂。②浓缩益肾蠲痹丸，每次4g，每日3次，口服。③蝎蚣胶囊，每粒0.3g，每次1.5g，每日3次，口服。④忌海鲜、牛羊肉，加强腰背肌锻炼。⑤中药熏蒸。

二诊　患者症情同前，药后口中淡而无味，使用中药熏蒸较为舒服，苔薄白根黄腻，脉细小弦。处理：①上方加鸡内金10g，谷芽、麦芽各30g。14剂。②浓缩益肾蠲痹丸，每次4g，每日3次，口服。③蝎蚣胶囊，每粒0.3g，每次1.5g，每日3次，口服。

三诊　患者近期L_2～L_3椎体压痛，活动时感略有僵滞感，纳差，舌质红衬紫苔白，脉细小弦。原法出入。处理：①上方加山萸肉20g，广木香6g。14剂。②中成药同前。

四诊　患者诉腰痛减轻，活动能力改善，有晨僵、纳差、眠差，舌质红、苔白腻，脉滑，二便调。续原法加减。处理：①痹通汤加穿山龙50g，拳参30g，青风藤30g，忍冬藤30g，补骨脂30g，骨碎补30g，鹿角片12g，生黄芪30g，凤凰衣8g，葛根30g，潞党参30g，云苓20g，生炒白术各15g，陈皮6g，鸡内金10g，谷芽、麦芽各30g。14剂。②中成药同前。③吲哚美辛栓1粒，塞肛，每晚，必要时。

五诊　患者家属诉病情稳定，唯形体消瘦，体重55kg左右，有恶心呕吐感，舌中根苔腻，脉细小弦。续当原法出入。处理：①痹通汤加穿山龙50g，青风藤30g，忍冬藤30g，补骨脂30g，骨碎补30g，鹿角片12g，姜半夏15g，生赭石30g，藿香梗、紫苏梗各10g，山萸肉20g，制南星30g，蔻仁5g（后下），炒白术30g，潞党参20g，云苓20g，陈皮8g，莪术8g，制黄精20g，谷芽、麦芽各30g。30剂。②中成药同前。

六诊　患者诉近4～5天右侧腿膝疼痛，腰背酸痛，已无恶心感，纳谷平，眠欠佳，舌红苔薄白，脉弦细。处理：①上方去姜半夏、藿香梗、紫苏梗，改制南星为35g，加炮山甲10g，生白芍20g。14剂。②中成药同前。

七诊　患者药后右侧腿膝痛改善，但腰背痛如前，晨僵5分钟，纳可，二便调，眠欠安（因痛引起），舌淡苔薄白，脉细。处理：①上方加生地、熟地各20g，改生白芍为30g。14剂。②中成药同前。

八诊　患者症情平稳，右侧腿膝痛已减，唯腰不舒同前，晨僵3分钟，纳可，二便调，眠欠安（因痛引起），舌淡苔薄白，脉小弦细。查体：指地距45cm，枕墙距13cm。处理：①痹通汤加穿山龙50g，青风藤30g，补骨脂30g，骨碎补30g，山萸肉20g，制南星30g，鹿角片15g，蔻仁5g（后下），炒白术30g，潞党参20g，云苓20g，陈皮8g，莪术8g，制黄精20g，谷芽、麦芽各30g，生地、熟地各15g。14剂。②中成药同前。

九诊　患者近3个月症情平平，腰背僵滞，不能直腰，午后僵甚，略畏寒，纳可，二便调，不易入睡，易醒，醒后难再入睡，苔薄白腻，脉细小弦。血检回复：HLA-B27 42.3 U/ml，CRP 9.6mg/L，ESR 27mm/h，续当原法出入。处理：①痹通汤加穿山龙50g，青风藤30g，补骨脂30g，骨碎补30g，拳参30g，鹿角片15g，川连3g，肉桂3g，生黄芪30g，泽兰、泽泻各30g，制川乌10g，川桂枝10g，姜半夏10g，首乌藤30g，灵磁石30g，生白及10g，生白芍30g，莪术8g。30剂。②浓缩益肾蠲痹丸，每次4g，每日3次，口服。③龙血蝎胶囊，每次6粒，每日3次，口服。

十诊　患者近来症情平稳，已无明显腰背疼痛，唯稍有僵滞，眠欠安，纳可，便调，守上方案。

十一诊　患者近日项背僵痛较甚，活动受限，纳可，眠安，便调，苔薄白，脉细小弦。守上方案。另予以朱氏温经蠲痛膏1贴，每12小时1次，外用。

十二诊　患者药后症情加重，颈项僵痛，腰部活动不利，自我感觉差，体重下降3.5kg，纳可，便调，眠易醒，苔白薄腻，脉弦。宗原法继治。处理：①上方去川乌、桂枝，加制南星30g，淫羊藿15g，蜈蚣2.25g，全蝎2.25g。14剂。②浓缩益肾蠲痹丸，每次4g，每日3次，口服。

十三诊　患者面色红润，颈项、腰背活动度增大，苔薄黄中根腻，脉细小弦。双"4"字征（++），双直腿抬高试验（+），平卧则头不碰枕，指地距45cm，枕墙距12cm。测血常规正常，ESR 33mm/h。HLA-B27 39.2 U/ml，CRP 7.6mg/L。处理：①痹通汤加穿山龙50g，青风藤30g，拳参30g，制川乌10g，川桂枝10g，生白芍30g，莪术8g，凤凰衣8g，补骨脂30g，骨碎补30g，鹿角片15g，生黄芪30g，泽兰、泽泻各30g，姜半夏10g，首乌藤30g，灵磁石30g，生白及10g。30剂。②浓缩益肾蠲痹丸，每次4g，每日3次，口服。③蝎蚣胶囊，每粒0.3g，每次1.5g，每日3次，口服。

后上方，一剂服两天巩固。至2011年6月11日复查：HLA-B27 37.3 U/ml，CRP 6.1mg/L。

十四诊　患者来电话自述，药后症情平稳，汤药不再服用。以浓缩益肾蠲痹丸、蝎蚣胶囊口服巩固。

十五诊　患者症情一直平稳，汤药与中成药交替服用。

随访病情稳定好转。

按　此为强直性脊柱炎重症病例，经3年治疗最终取得明显效果，临床基本治愈。中医之大偻，西医之强直性脊柱炎也，曾被西医称为"不死的癌症"，喻其可怖。朱良春先生从"肾督亏虚，痰瘀互结"之根本病机入手，立"温肾壮督、化痰消瘀"之法，经过长期临证验证之宝贵经验，诸多大偻患者临床治愈，甚至实验室指标亦完全正常，打破了西医所谓的"不治之症"之定论。

患者 6 年前出现腰背、骶、髂疼痛，夜间和晨起明显，后出现僵滞不舒。外院诊断为"强直性脊柱炎"，予以"美洛昔康、SASP、虎力散"等中西医药治疗，效果不佳。来诊时已是驼背，颈项、腰背僵硬不适，颈项前屈、后仰、左右活动俱受限，平躺时脊柱疼痛，翻身欠利，双肩关节活动时弹响，舌淡苔白，脉细。一派肾督亏虚、筋脉络道严重痹阻之证。《素问·生气通天论》曰："阳气者，若天与日，失其所则折寿而不彰""阳气者，精则养神，柔则养筋"，肾为元阳，为一身阳气之根本，督为阳脉之海，此二者亏虚，则阳失敷布，温柔濡润难以布陈。故"温肾壮督"为治本之法。以痹通汤加穿山龙、补骨脂、骨碎补、鹿角片、生黄芪以温壮肾督，潞党参、云苓、陈皮、苍术、白术以健中焦、化湿浊、资气血生化之源，以拳参、青风藤、忍冬藤等通利筋脉止痛，并加葛根升提阳气、疏筋解肌，兼浓缩益肾蠲痹丸、蝎蚣胶囊搜剔通络，嘱忌海鲜、牛羊肉，加强腰背肌锻炼；中药熏蒸松解肌筋。服药 30 剂后，患者觉上症稍减，活动时略感僵滞，纳差，温补继进，并加木香导滞。再服 14 剂，患者腰痛减轻，活动能力改善。续治，后出现恶心呕吐感，中根苔腻，不可排除此为浊邪外排之反应，乃加姜半夏、藿香梗、紫苏梗、蔻仁、谷芽、麦芽及生赭石以化湿开结、降逆。30 剂后患者已无恶心感，纳谷平，乃去姜半夏、藿香梗、紫苏梗，加制南星至 35g，加炮山甲以化痰消瘀，解结开痹。共服药 7 个月，患者右侧腿膝痛改善，但腰背痛如前，晨僵 5 分钟，此为痼疾有松动之象也，但防温补太过，燥伤阴津，上方生白芍加至 30g，加生地、熟地以养营血补肾精。服药约 11 个月，患者已无明显腰背疼痛，唯稍有僵滞，眠欠安。继续温壮肾督、通络止痛，约 1 年 7 个月服药治疗，至 2011 年 1 月 19 日，患者面色红润，颈项、腰背活动度增大，其后更复查 HLA-B27 降至 39.2 U/ml，患者信心大增。服药 2 年 7 个月时，诸症平稳，只以中成药浓缩益肾蠲痹丸、蝎蚣胶囊口服巩固，随访病情稳定好转。

案例3　强直性脊柱炎并类风湿关节炎——肾虚络痹，痰瘀交阻证

樊某，男，46 岁。2007 年 4 月 19 日初诊。

主诉　双膝关节站立困难、不适 4 个月，肩关节疼痛 1 个月。

患者 4 个月前双膝关节突然站立困难、不适，关节活动后得温则舒，午后踝关节肿痛，行 X 线示：关节退变。近 1 个月以来两肩关节疼痛，双手指晨僵明显，与气候变化无关。再次行 X 线示：两手指关节骨质疏松、近端关节有缺损，两髋关节无异常。来诊要求中医药治疗，发病以来纳香，二便常，苔薄白，脉细小弦。

2007 年 4 月 3 日上海某医院检查：RF（-），ESR 34mm/h，HLA-B27（+）。

中医诊断　大偻，尪痹（肾虚络痹，痰瘀交阻）。

西医诊断　强直性脊柱炎，类风湿关节炎。

治则　益肾蠲痹，化痰消瘀，通络止痛。

首诊处理　①痹通汤加制川乌 10g，川桂枝 10g，骨碎补 20g，凤凰衣 8g，莪术 8g，鹿角片 15g，生黄芪 30g，泽兰、泽泻各 30g，穿山龙 50g，青风藤 30g。14 剂。②浓缩益肾

蠲痹丸，每次 4g，每日 3 次，口服。③蝎蚣胶囊，每粒 0.3g，每次 1.5g，每日 3 次，口服。

二诊　患者药后症情渐缓，苔薄白质淡紫，边有齿痕，脉细小弦。RF 59.5IU/ml，CRP 13.3mg/L，CIC（－），此非矢不中的，乃力不及鹄。处理：①上方加炒白术 20g，云苓 15g，鸡内金 10g。14 剂。②中成药同前。

三诊　患者药后两膝关节疼痛明显好转，唯两手指僵硬 1 小时余，两肩关节疼痛，活动时加重，苔薄白质淡紫，边有齿痕，脉细小弦。处理：①痹通汤加制川乌 10g，川桂枝 10g，骨碎补 20g，补骨脂 30g，凤凰衣 8g，莪术 8g，鹿角片 15g，生黄芪 30g，泽兰、泽泻各 30g，穿山龙 50g，青风藤 30g，枸杞子 15g，熟附片 10g，干姜 2g。14 剂。②浓缩益肾蠲痹丸，每次 4g，每日 3 次，口服。③蝎蚣胶囊，每粒 0.3g，每次 1.5g，每日 3 次，口服。④吲哚美辛栓，1 粒，每晚塞肛。

四诊　患者晨僵 30 分钟，两肩疼痛未减，夜间眠时加重，握拳受限，苔薄白，边有齿痕，脉细小弦。原法出入。处理：①上方加羌活 12g。14 剂。②浓缩益肾蠲痹丸，每次 4g，每日 3 次，口服。③蝎蚣胶囊，每粒 0.3g，每次 1.5g，每日 3 次，口服。④朱氏温经蠲痛膏，1 贴，每 12 小时 1 次，外用。

五诊　患者两手指晨僵超过 30 分钟，两膝久坐后突然站立时有困难（但较前已明显减轻），两手、两肩疼痛未已，已能握拳，苔薄白，脉细小弦。UA 508μmol/L，CRP 567.4mg/L，原法出入。处理：①痹通汤加制川乌 10g，川桂枝 10g，骨碎补 20g，补骨脂 30g，凤凰衣 8g，莪术 8g，鹿角片 15g，生黄芪 30g，泽兰、泽泻各 30g，穿山龙 50g，青风藤 30g，枸杞子 15g，熟附片 10g，干姜 2g，羌活 12g。14 剂。②中成药同前。

六诊　患者诉未正规服药，近日来两手指肿胀，晨僵约 40 分钟，纳眠可，二便调，舌质淡，苔薄白，脉细小弦。RF 50.2IU/ml，CRP 11.7mg/L，原法出入。处方：①痹通汤加制川乌 10g，川桂枝 10g，骨碎补 20g，补骨脂 30g，凤凰衣 8g，莪术 8g，鹿角片 15g，生黄芪 30g，泽兰、泽泻各 30g，穿山龙 50g，青风藤 30g，枸杞子 15g，熟附片 10g，干姜 2g，羌活 12g。14 剂。②浓缩益肾蠲痹丸，每次 4g，每日 3 次，口服。③蝎蚣胶囊，每粒 0.3g，每次 1.5g，每日 3 次，口服。

七诊　患者症情同前，晨僵已明显改善至约 25 秒，躺下后两肩上举受限，舌质淡红，边有齿痕，苔薄白，脉细小弦。处理：①上方加土茯苓 30g。14 剂。②中成药同前。

八诊　患者症情同前，服药后两膝关节疼痛减弱，两足踝关节已不感到疼痛，两手指关节软组织肿胀，舌质淡，苔薄白，脉细小弦。原法出入。ASO 237U/ml，CRP 7.9mg/L。处理：①上方加生半夏 15g（生姜 3 片，先煎 30 分钟）。14 剂。②中成药同前。

九诊　患者服上药后，两手指关节肿胀减轻，肩关节活动时仍感疼痛，纳可，眠欠安，二便调，舌淡苔薄，脉细小弦。处理：①痹通汤加制川乌 10g，川桂枝 10g，骨碎补 20g，补骨脂 30g，凤凰衣 8g，莪术 8g，鹿角片 15g，生黄芪 30g，泽兰、泽泻各 30g，穿山龙 50g，青风藤 30g，枸杞子 15g，熟附片 10g，干姜 2g，羌活 12g，生半夏 15g（生姜 3 片，先煎 30 分钟）。14 剂。②浓缩益肾蠲痹丸，每次 4g，每日 3 次，口服。③蝎蚣胶囊，每粒 0.3g，每次 1.5g，每日 3 次，口服。④朱氏温经蠲痛膏，1 贴，每 12 小时 1 次，外用。

十诊　患者药后两手指关节肿胀较前减轻，苔薄白，脉细小弦。处理：①上方 14 剂。②浓缩益肾蠲痹丸，每次 4g，每日 3 次，口服。③蝎蚣胶囊，每粒 0.3g，每次 1.5g，每日

3 次，口服。

十一诊 患者症状同前，两手指关节、膝关节疼痛较前好转，肩关节疼痛无明显缓解，纳可，眠安，二便调，舌淡苔薄，脉细小弦。处理：①上方去生半夏。14 剂。②中成药同前。

十二诊 患者药后两手指肿胀减轻，唯左肩关节仍疼痛，颈椎不适，双膝关节久坐后不利，舌淡有齿痕，苔薄白，脉细。复查 HLA-B27（＋），ESR、CRP 升高，双内踝关节肿胀，腰骶部僵滞，双侧"4"字征（＋），指地距 8cm。骨盆 X 线片示：双侧骶髂关节狭窄，关节间隙不清，右侧为甚，两髋臼增生，考虑骶髂关节炎。综合考虑为强直性脊柱炎。治以益肾蠲痹通络为法。守上方加减治之。处理：①痹通汤加制川乌 10g，川桂枝 10g，骨碎补 20g，补骨脂 30g，鹿角片 15g，葛根 20g，生黄芪 60g，泽兰、泽泻各 30g，熟附片 10g，羌活 15g，生半夏 15g（生姜 3 片，先煎 30 分钟），凤凰衣 8g，莪术 8g，川芎 15g，生白芍 20g。14 剂。②浓缩益肾蠲痹丸，每次 4g，每日 3 次，口服。③蝎蚣胶囊，每粒 0.3g，每次 1.5g，每日 3 次，口服。④朱氏温经蠲痛膏，1 贴，每 12 小时 1 次，外用。

十三诊 患者药后症情平稳，晨起两手指僵滞，双膝关节疼痛，舌质淡边有齿痕，苔薄白，脉细小弦。处理：①上方 14 剂。②中成药同前。

十四诊 患者药后关节无疼痛，晨起略僵，活动后即可缓解，双膝关节无疼痛，左肩关节稍感疼痛，夜间甚，余无不适，纳可，眠安，二便调，舌淡，苔薄白，脉细小弦。复查 IgG、CIC、ASO、UA 均正常。ESR 5mm/h。处理：①上方 14 剂。②浓缩益肾蠲痹丸，每次 4g，每日 3 次，口服。③蝎蚣胶囊，每粒 0.3g，每次 1.5g，每日 3 次，口服。

十五诊 患者两手指已无疼痛、僵硬，左肩关节疼痛消失，唯久坐后双膝、双髋、骶髂关节处微酸痛，纳香，眠安，二便调，舌淡红，苔薄白，脉细小弦。守上方案。

十六诊 患者服上药后诸症渐平，髋、膝关节酸痛基本消失，久坐后起身时腰骶疼痛较前好转，醒后感觉双肩关节微痛，活动后好转。纳香，眠安，二便调，舌淡红，苔薄白，脉细小弦，自觉舌根咸味。守上方案。

十七诊 患者药后两手指肿胀入夜为甚，握拳可，晨起略僵，纳香，眠安，二便调，舌淡红，苔薄白，脉细小弦。足趾关节轻微疼痛。处理：①痹通汤加制川乌 10g，川桂枝 10g，骨碎补 20g，补骨脂 30g，鹿角片 15g，葛根 20g，生黄芪 30g，生半夏 15g（生姜 3 片，先煎 30 分钟），凤凰衣 8g，莪术 8g，川芎 15g，生白芍 20g，泽兰、泽泻各 30g，熟附片 10g，羌活 15g。40 剂。②中成药同前。

十八诊 患者药后症平，无明显关节痛、晨僵，唯右手指肿胀，纳香，眠安，二便调，舌淡红，苔薄白，脉细小弦。处理：①上方加炒白芥子 15g，生苡仁、熟苡仁各 30g。20 剂。②中成药同前。

十九诊 患者药后症情平稳，无明显晨僵，右手食、中指轻度肿胀，纳可，眠安，二便自调，检查：血常规（－），ESR 7mm/h。患者诉经常感冒。处理：①上方去炒白芥子、生苡仁、熟苡仁，加防风 15g，生白术 30g。28 剂。②中成药同前。

二十诊 患者查 UA 443μmol/L，诸症平稳，时有两膝、手指游走性酸痛，活动自如，余症平，眠安，二便调，RF 4.8IU/ml，CRP 4.1mg/L，ASO 165U/ml，舌质红少苔中有裂纹，脉小弦。原法继进。处理：①上方 15 剂。②浓缩益肾蠲痹丸，每次 4g，每日 3 次，口服。③蝎蚣胶囊，每粒 0.3g，每次 1.5g，每日 3 次，口服。④协定 5 号，每次 3g，每日 2 次，饭前半小时口服。

二十一诊　患者药后症情平稳，来人述症索药。处理：①浓缩益肾蠲痹丸，每次 4g，每日 3 次，口服。②蝎蚣胶囊，每粒 0.3g，每次 1.5g，每日 3 次，口服。

二十二诊　患者药后两手指、膝关节痛渐平，唯两肩关节痛未已，苔薄白，脉细平。原法出入。处理：中成药同前。

二十三诊　患者开出租车 2 个月，两手臂上举受限、疼痛，关节僵硬感。苔薄白，脉细。续当原法出入。处理：①浓缩益肾蠲痹丸，每次 4g，每日 3 次，口服。②蝎蚣胶囊，每粒 0.3g，每次 1.5g，每日 3 次，口服。③朱氏温经蠲痛膏，1 贴，每 12 小时 1 次，外用。

二十四诊　患者双肩疼痛，以右肩为著，右肩抬举、后旋均明显受限，夜间或晨起觉颈部活动不利，活动时关节作响，纳可、眠欠佳，二便调，苔薄白边有齿痕，脉细小弦。X 线：颈椎生理曲度变形，C_5、C_6 椎体轻度变形，HLA-B27 9.4 U/ml。经治 1 年余，相关检查指标均已正常，效果明显，原法继进。处理：①痹通汤加青风藤 30g，穿山龙 50g，骨碎补 20g，补骨脂 30g，鹿角片 15g，葛根 20g，生黄芪 30g，泽兰、泽泻各 30g，凤凰衣 8g，莪术 8g，苏木 30g。30 剂。②浓缩益肾蠲痹丸，每次 4g，每日 3 次，口服。③蝎蚣胶囊，每粒 0.3g，每次 1.5g，每日 3 次，口服。

二十五诊　患者诉两侧颈肩部疼痛不适，以右侧为著，右肘向上屈曲时可引起右肩部痛，右肩抬平、后旋幅度较前增大，右手中指、无名指略有疼痛，活动时右肩颈有弹响感。纳可，眠佳，二便调，苔薄白边有齿痕，脉细小弦。处理：①上方加羌活 12g。30 剂。②中成药同前。

二十六诊　患者电话自述药后肩颈部疼痛较前好转，仍时有疼痛，活动时有弹响感，右手中指、无名指略有疼痛，纳可，眠佳，二便调，苔薄白边有齿痕，脉细小弦。处理：予以上方服用。此后患者一直以中成药浓缩益肾蠲痹丸、蝎蚣胶囊，汤药间服。

二十七诊　患者诉病症明显改善，无明显疼痛和不适。处理：①上方一剂服 3 天。②浓缩益肾蠲痹丸、蝎蚣胶囊用法同前。

至 2010 年 3 月 31 日：患者目前已停蝎蚣胶囊，但症状没有再反复。诸症平稳。

至 2010 年 10 月 19 日：患者停用汤剂，仅用浓缩益肾蠲痹丸。

至 2011 年 10 月 12 日：患者各方面情况正常。

随访痊愈。

按　此案例整个治疗过程跨度为 4 年余，患者强直性脊柱炎与类风湿关节炎两病并发，恢复期间还坚持开出租车工作，能够坚持复诊服用汤药加中成药，最终获得根治，值得全程记录分析。强直性脊柱炎为痹证的一种，《素问·痹论》将重症强直性脊柱炎称为"尻以代踵，脊以代头"，因其病深入肾、督，症状亦较其他痹证为重，被称为"肾痹""督痹""大偻"。《素问·痹论》曰："帝曰：痹，其时有死者，或疼久者，或易已者，其故何也？岐伯曰：其入藏者死，其留连筋骨间者疼久，其留皮肤间者易已。"朱师认为，本病病因亦多以肾督亏虚为内因，以受寒或劳累之外因而诱发，故治疗仍应以益肾壮督治本，蠲痹通络治标。本案基本方为痹通汤，加制川乌、川桂枝、熟附片、干姜、生黄芪、骨碎补、鹿角片温补肾督，以泽兰、泽泻、穿山龙、青风藤以化浊疏利关节，并口服浓缩益肾蠲痹丸、蝎蚣胶囊以温肾壮督通络。患者服药 28 剂即明显好转，一个半月后晨僵明显改善。治疗过程中，除因上肢、腕、手关节肿胀加用羌活、葛根外，未进行大的调整，病情稳定改善，后以浓缩益肾蠲痹丸、蝎蚣胶囊维持服用，以后更减为仅服浓缩益肾蠲痹丸，症情未有反复，随访痊愈。此案可窥见朱老辨治复杂疑难病的用药经验。

1）以熟地黄、淫羊藿、骨碎补、鹿角片、桑寄生等益肾壮督；熟附子、制川乌、川桂枝、细辛等温阳祛寒"治其本"。以全当归、威灵仙、赤芍、丹参、水蛭、地鳖虫、红花等化瘀散结、通络止痛"治其标"。针对标象不外"肿"与"痛"。"肿胀"者，加用白芥子、穿山甲、泽兰、泽泻等，"寒痛"者加制川乌、草乌、制附片，痛剧者多由痰瘀交阻所致，加三七、延胡索、制南星，或全蝎、蜈蚣、地鳖虫等虫类药搜剔骨结经络之邪。

2）朱老早年曾拟温经蠲痹汤，即以当归、熟地黄、淫羊藿、川桂枝、乌梢蛇、鹿衔草、制川乌为基础方，随痹证的程度及伴随症状加减运用。对于"通滞化痰破结"之力猛者，如生半夏，中病即止。对于寒痛甚不能解者，外用法亦须配合使用，如朱氏温经蠲痛膏外用对于一些寒痛甚者能起到较好的温经止痛作用。

3）朱老认为，痹证患者病延日久，正气虚弱，五脏气血衰少，气血周流不畅，凝涩不通，冰结难解，难以速效，只可缓图，除大补肝肾、和调脾胃、蠲痹通络外，还须辅以功能锻炼，情绪乐观，增加营养，始有搓复之望。

第三节 痛 风

案例1 痛风性关节炎——浊毒瘀阻证

卢某，男，56岁，2010年3月26日初诊。

主诉 痛风性关节炎反复发作5年。

患者诉上症5年前开始反复发作，涉及双足第1、5跖趾关节，跗骨关节，踝关节，膝关节，指腕关节，每次发作时出现局部红、肿、热、痛，3～5天可自行缓解，未系统检查，自行服用止痛药治疗。2年前开始出现多关节有较大痛风石沉积，疼痛，有溃疡黄水，患者痛苦不可忍受，要求中医药治疗。来诊，诉近日纳可，眠可，二便调，苔薄白根腻，脉弦。

辅助检查：WBC 11.83×10^9/L，N70.5%，PLT 511×10^9/L。肝、肾功能正常；CRP 40.5mg/L，ESR 91mm/h。X线示痛风。

中医诊断 浊瘀痹（浊毒瘀阻）。

西医诊断 痛风性关节炎。

治则 泄浊化瘀，蠲痹通络。

首诊处理 ①痛风汤加痹通汤加土茯苓15g，萆薢10g，牡丹皮10g，泽兰20g，鬼箭羽30g，全蝎粉2.25g（分吞）。②浓缩益肾蠲痹丸，每次4g，每日3次，口服。③新癀片，每粒0.32g，每次0.96g，每日3次，口服。

二诊 患者关节痛减轻，但左脚趾、右脚肿块变化不明显，纳眠可，二便调，苔薄白微腻，脉弦。复查：血常规正常，ESR 66mm/h。宗原法继治。处理：①前方继服14剂。②浓缩益肾蠲痹丸，每次4g，每日3次，口服。③芙黄膏外用。

三诊 患者诉药后关节痛明显减轻，右腕关节消肿，脚趾肿块稍减退，唯右手小指指间关节化脓，纳眠及二便正常，脉弦。守上方案继治。处理：①上方加败酱草30g，蒲公英30g，炒延胡索30g。14剂。②浓缩益肾蠲痹丸，每次4g，每日3次，口服。

随访情况良好，疼痛已消，肿块有消，痛风石尚在。因饮食无忌，有复发情况。

按 "痛风"一词始于李东垣、朱丹溪，《丹溪心法·痛风》说："痛风而痛有常处，其痛处赤肿灼热，或浑身壮热。"又说："骨节疼痛，昼静夜剧，如虎啮之状。"这与现代医学痛风患者的临床特征颇为相似。《医学入门·痛风》云："形怯瘦者，多内虚有火，形虚肥者，多外因风湿生痰，以其循历遍身，曰历节风，其如虎咬，曰白虎风，痛风必夜甚者，血行于阴也。"朱良春先生首创"浊瘀痹"病名，对前贤认为"痛风"是外因所致进行了澄清，认为"痛风"以内因为主，如临床观察本病有其特征：①以中老年形体丰腴者多，或有饮酒史、喜进肥甘膏粱者。②从症状而言，则以关节局部疼痛为多，且有结节，或流脂液等。朱老认为湿浊内阻是本病主要病机，此湿浊之邪为内生之邪，鲜少外来，由患者饮食、生活调摄失常，脂膏过多摄入，脏腑功能失调、升清降浊失权引起，痰湿浊毒滞阻于血脉中，难以泄化，并与血相结为浊瘀，闭留于经筋、脉络，而见肿痛、结节畸形，发为痛风，部分患者出现肿块或流溃脂。病虽由运化不及而成，但与肾有密切关系。《杂症会心录》曰："脾失健运，则散精于肺，而肌腠坚固，外湿无由而入也；肾气充实，则阴阳调和而升降有度，内湿何自而生乎？"痛风发生的根本原因在于脾肾两本亏虚，故治当从"益肾健脾，泄化浊瘀"着手。临床指导意义十分明显。通过"泄浊化瘀，荡涤污垢"以推陈致新，清理血络、筋脉中之瘀毒浊物，而"调益脾肾"乃正本清源，俾脾运健、肾气推动有力则气血周流得以畅通、浊毒之邪不得容身。本案例病史已5年，痛风由小关节逐渐累及大关节，每次关节发作局部红肿热痛，后来出现多关节有较大痛风石沉积，伴溃疡黄水，痛苦不可忍受。此为重症浊瘀痹，治当"泄浊化瘀，蠲痹通络"。首诊以痛风汤合痹通汤加土茯苓、萆薢、牡丹皮、泽兰、鬼箭羽、全蝎粉为基础组方；兼服浓缩益肾蠲痹丸以益肾蠲痹，辅以新癀片止痛。朱老治疗痛风三要药：土茯苓、萆薢、威灵仙，功能泻浊解毒、通络止痛，佐以桃仁、泽兰等活血化瘀，全蝎粉解痉止痛。14剂后，患者关节痛减，守方继进14剂，并芙黄膏外用。患者关节痛明显减轻，右腕关节消肿，脚趾肿块稍减退，唯右手小指指间关节化脓。患者后来虽因个人原因未能继续治疗，但阶段治疗效果十分明显。

案例2 痛风性关节炎——肾虚骨痹，浊瘀内阻证

钱某，男，43岁。2010年6月28日初诊。

主诉 双膝关节痛，加重半个月。

患者形体肥胖，素饮酒，嗜肥甘，半个月以来反复出现双膝关节疼痛，影响活动，来诊见膝关节红、肿、热、痛，左大趾关节处可见一如栗子大小、紫红色肿胀块（痛风石），未见破溃，无口干口苦，纳眠可，二便调，苔薄黄，质淡紫，脉细小弦。

X线片示双膝关节退变增生。

中医诊断 浊瘀痹（肾虚骨痹，浊瘀内阻）。

西医诊断 痛风性关节炎。

治则 益肾蠲痹，泄化湿浊。

首诊处理 ①痹通汤加骨碎补30g，补骨脂30g，鹿角片10g，生黄芪30g，泽兰、泽泻各30g，凤凰衣8g，莪术8g，生白芍30g，蜈蚣粉2.25g（冲服），全蝎粉2.25g（冲服）。15剂。②益肾蠲痹丸，每次8g，每日3次，口服。

二诊 患者药后关节胀痛、行走不利等症好转。4天前开始右手中指、掌指关节疼痛、微肿、屈伸不利，诉药后大便成形，小便正常，纳佳，眠可。苔薄白微腻、根黄，质淡紫，脉细小弦。辅助检查：ESR 24mm/h，CRP 9.7mg/L，UA 737μmol/L，ALT 96.9 U/L，AST 50.3 U/L，GGT 100 U/L。此为浊瘀痹，治宜泻热逐瘀、蠲痹止痛。处理：①处方同上。②痛风颗粒（因纳入国家痛风小组攻关试验，故以痛风颗粒服用），每次1包，每日3次，口服。③益肾蠲痹丸，每次8g，每日3次，口服。

三诊 患者服药已2个月。目前情况：左足第1跖趾关节疼痛未再发作，左膝关节肿痛、灼热已4天，关节屈伸不利，跛行，纳眠佳，二便调。2010年8月18日复查：ALT 78 U/L，AST 38.9 U/L，GGT 81 U/L，UA 683μmol/L。X线片：右膝软组织明显肿胀、髁间突、腓骨近端髌骨下缘均可见骨质增生影。处理：①痹通汤加青风藤30g，穿山龙50g，忍冬藤30g，炮山甲4g（研冲），制南星30g，泽兰、泽泻各30g，凤凰衣8g，莪术8g，生白芍30g，骨碎补30g，补骨脂30g，炒延胡索30g，怀牛膝15g，土茯苓30g。30剂。②痛风颗粒，每次1包，每日3次，口服。③益肾蠲痹丸，每次8g，每日3次，口服。④蝎蚣胶囊，每次1.5g，每日3次，口服。⑤复肝胶囊按说明服。

患者服药后病情有所缓解，后续服60剂，病情进一步改善，但后来自行停药，一直到次年复诊。

四诊 患者诉服前药后已无关节红肿疼痛，故自行停药，后因饮食不慎，关节疼痛再发。来诊见：左手掌指关节、左足第1跖趾关节肿胀疼痛，焮红灼热，肿如鸽蛋大小，不能穿鞋，不能正常行走。大便日行一次，质偏干，小便偏黄。苔薄白，脉弦。查ESR 60mm/h，UA 646μmol/L，CRP 18.8mg/L。处理同前，予中药汤剂15剂。嘱患者认真服药，勿擅自停用，并注意饮食清淡。

五诊 患者诉药后左足痛已除，唯右膝关节及右手拇指仍红肿疼痛，眠中有汗，纳可，二便自调，苔薄淡黄，脉细。考虑为痛风急性发作，故从浊瘀痹角度考虑。处理：①痛风汤加土茯苓15g，泽兰30g，鬼箭羽30g，浮小麦30g，怀牛膝15g。7剂。②益肾蠲痹丸，每次8g，每日3次，口服。③蝎蚣胶囊，每次1.5g，每日3次，口服。④嘱清淡饮食，少进肥甘、酒食。

六诊 患者右手拇指红肿痛已消，唯左足第1跖趾关节处仍红肿痛，右膝关节痛、稍有肿胀，伸屈受限，行走欠利，眠汗减而未已。纳眠可，二便自调，舌红，脉弦。症状已解，唯虚汗明显，加白芍入阴分酸敛止汗。处理：①痛风汤加土茯苓15g，泽兰30g，鬼箭羽30g，浮小麦30g，怀牛膝15g，生白芍30g。②益肾蠲痹丸，每次8g，每日3次，口服。③蝎蚣胶囊，每次1.5g，每日3次，口服。

七诊　患者左足红肿热痛渐退,结石缩小,已能穿鞋,正常行走。苔薄白根黄微腻,质紫,脉细弦。处理:守前处理以善后。

随访:嘱患者注意饮食,情况尚可。

按　此痛风案例取得较好治疗效果,尤为值得关注的是经治疗患者的痛风石缩小变软,由原先红肿热痛及痛风结石导致不能穿鞋、不能行走,经治后能穿鞋和正常行走。患者为中年男性,平素饮食多有肥甘、酒食,来诊前半个月反复出现双膝关节疼痛、红肿、散在痛风石。结合四诊资料,考虑为"浊瘀痹",由肾虚浊瘀内阻而致,故立"益肾蠲痹,泄化湿浊"为治。首诊以痹通汤加骨碎补、补骨脂、鹿角片、生黄芪、泽兰、泽泻、生白芍、蜈蚣、全蝎,汤剂内服,并益肾蠲痹丸口服通络止痛、温壮肾督。方中以痹通汤加补肾精、益气血之品。14剂后,患者关节胀痛、行走不利好转,但出现右手中指、掌指关节疼痛、微肿,苔薄白微腻,根黄,质淡紫,脉细小弦。患者已纳入痛风组治疗,予以痛风颗粒、益肾蠲痹丸口服。治疗2个月后足关节疼痛消,唯左膝关节肿痛灼热、屈伸不利。考虑患者目前处于急性发作期,宜加强清热除痹之力,原方加用忍冬藤、青风藤以清热通络,加炒延胡索、制南星以止痹痛,土茯苓清热利湿,因患者关节肿胀故加用炮山甲以软坚散结、通络止痛,另加用复肝胶囊护肝。患者服药后关节已无红肿疼痛故自行停药,复因饮食不慎,再发关节疼痛,复诊见其左手掌指关节、左足第1跖趾关节肿胀疼痛,嫩红灼热,肿如鸽蛋大小,不能穿鞋,不能正常行走。继守前方案15剂,患者左足痛已除,唯右膝关节及右手拇指红肿疼痛。朱老会诊后考虑为痛风发作,宜从浊瘀痹角度考虑,立"泄化浊毒"为法,以痛风汤加土茯苓、泽兰、鬼箭羽为汤剂,并益肾蠲痹丸、蝎蚣胶囊口服益肾蠲痹、活血止痛。药共14剂,患者关节红肿热痛渐退,痛风石缩小变软,已能穿鞋,正常行走。此案体现了朱老治疗痛风思路辨证用药之准确、疗效之确切。朱老告诫侍诊弟子:痛风多合并痹证,二者兼见,临床易于混淆;且痛风发作期与湿热痹证颇有相同之处,必须细加详查。另外痛风发作期患者多以局部红、肿、热、痛为苦,不可过于强调治本,而忽视对标的处理。皆因痛风发作时痛如针刺、刀割,如虎啮,患者如何能忍?若患者不能配合治疗,如何能药到病除?既如本病例,在发作期采取标本兼治之法,既可消肿定痛,又可控制发作,方为两全之策。同时痛风患者饮食甚为重要,宜少烟酒、不吃高嘌呤食物,控制体重,坚持运动等,均有助于巩固疗效。

第四节　硬　皮　病

案例1　硬皮病——肾虚络痹,痰浊瘀阻证

马某,女,53岁。2010年8月19日初诊。

主诉　双下肢硬结10年余。

患者自10多年前两下肢小腿起小硬块,自以为是蚊虫叮咬,未予特殊处理。后发现硬节长时间不能消除,于南阳某医院行活检,确诊为硬皮病。其后在肘部也有硬结出现,一

直未能治愈。在武汉某医院活检示脂膜炎，在北京某医院活检示中小动脉炎。血生化及免疫指标均正常。曾服用激素，但不能缓解。目前自觉面部粗糙不适，两下肢有胀痛感。纳可，两便自调，苔薄淡黄，脉细。

颈腰椎 X 线片提示：C_4～C_5、L_3～L_4 腰椎间盘突出。ESR 19mm/h。

中医诊断 皮痹（肾虚络痹，痰浊瘀阻）。

西医诊断 硬皮病，混合性结缔组织病。

治则 益肾蠲痹，健脾益肺，化痰散结。

首诊处理 ①痹通汤加穿山龙 50g，拳参 30g，骨碎补 30g，补骨脂 30g，鹿角片 15g，生黄芪 30g，泽兰、泽泻各 30g，桃仁、红花各 8g，淫羊藿 20g，炮山甲粉 4g（分吞），肿节风 30g，生地黄、熟地黄各 15g。20 剂。②扶正蠲痹 1、2 号，每粒 0.4g，每次 4 粒，每日 3 次，口服。

二诊 患者诉未正规服药，但行走较前灵活，自觉面部皮肤肿胀发硬，诉两下肢有新硬块生出，自觉硬块略有瘙痒，纳可，眠欠安，眠后易醒，二便调，苔薄白淡黄，脉细弦。守原法继治。处理：①上方加生半夏 15g（生姜 3 片，先煎 30 分钟），山慈菇 15g，生薏苡仁 40g。30 剂。②中成药同前。

三诊 患者电述，一剂药服 3～4 天，双下肢未有新硬块出现，行走较前轻松灵活，面部皮肤紧张感较前减轻，现觉身乍冷乍热，然后汗出。易感冒，头痛、鼻流清涕，自觉喉中痰黏难咯，无咳嗽；略觉胃胀，食后加重，纳谷尚可，难入眠，大便每日 3～4 次，先干后稀，小便如常。处理：①上方加煅龙骨、煅牡蛎各 30g，瘪桃干 20g，刺猬皮 15g，川黄连 3g，肉桂 3g，灵磁石 30g。②中成药同前。

四诊 患者电述一剂药服 3～4 天。双下肢硬结较前缩小，行走较前轻松，面部皮肤亦较前松弛，唯全身阵发烦躁，易感冒，受风后即有胸闷不适，流清涕，头痛，平时畏风寒。胃脘疼痛，自服雷尼替丁后症状可缓解。纳可，眠差。大便日 2～3 次，质稀，苔薄白。处理：痹通汤加穿山龙 50g，拳参 30g，骨碎补 30g，补骨脂 30g，鹿角片 15g，生黄芪 60g，泽兰、泽泻各 30g，淫羊藿 15g，肿节风 30g，生地黄、熟地黄各 15g，生半夏 15g（生姜 3 片，先煎 30 分钟），桃仁、红花各 10g，生薏苡仁 40g，炒防风 15g，生白术 30g，川续断 10g，生白芥子 20g。14 剂。

五诊 患者症情缓解，硬结较前缩小，表面已看不出，未见新发。行走较前轻松，略感下肢疼痛，久坐后下肢"血脉不通"（患者语），面部皮肤较前松弛，双眼肿胀，颈背、腰部疼痛，活动后有所缓解，阵发燥热，急躁，胃胀略痛，嗳气则舒。右上腹疼痛（既往有胆囊息肉病史），纳可，眠一般，多梦。大便日 2～4 次，苔薄淡黄，脉弦细。守原法继治。处理：痹通汤加穿山龙 50g，淫羊藿 15g，生地黄、熟地黄各 15g，炒白术 20g，生半夏 15g（生姜 3 片，先煎 30 分钟），炒白芥子 12g，熟薏苡仁 30g，炙黄芪 30g，炒防风 10g，葛根 20g，赤芍、白芍各 15g。30 剂。

随访情况尚可。

按 硬皮病属于中医"痹证"范畴（皮痹、血痹、风湿痹等）。朱良春先生辨治硬皮病以"正虚"为根本病机，肾虚为本，涉及肺、脾；"虚""痰""瘀"为其病理特点。朱老认为此病为多系统、多器官受损后，痰浊瘀毒蕴结于皮、脉、肉、筋、骨等导致虚实夹杂、寒热兼具。治疗遵《内经》"劳者温之、损者益之"之则，立"益肾蠲痹，健脾益肺，化痰散结"之法。此案患者为53岁女性，双下肢硬结10余年，初起两下肢小腿起小硬块，长时间不能消除，其他部位相继出现小硬块，曾服用激素，症状不能缓解。四诊合参，朱老考虑为"肾虚络痹，痰浊瘀阻"之痹。病初在皮，渐入肌肉、筋脉，此由肾精不足，肺脾两虚致气血双亏、津虚不布所致；立"益肾蠲痹，健脾益肺，化痰散结"为法，方药融通、补、消为一体。以痹通汤、桃仁、红花补血活血通脉，穿山龙、拳参、生黄芪、泽兰、泽泻、肿节风益气扶正、泄化湿浊，以骨碎补、补骨脂、鹿角片、淫羊藿、生地黄、熟地黄以补肾壮督、燮理阴阳，并炮山甲扶正散结。药服20剂，虽未正规服药，患者已觉行走较前灵活，唯自觉面部皮肤肿胀发硬、两下肢有新硬块生出。考虑为瘀浊阻滞、血虚筋脉经络失养所致，原法继治，加生半夏、山慈菇、生薏苡仁以开结逐痰瘀。药后诸症改善，有正气来复、祛邪外出的表现，予加强扶助正气、祛邪外出，患者虽一剂药服3~4天，但病情持续好转、双下肢硬结较前缩小，行走轻松。守法继进，诸症大减，肢体表面已看不出硬结，行走轻松，略感下肢疼痛，再服30剂，病情缓解明显后患者自行停药。

案例2 硬皮病伴类风湿关节炎、间质性肺炎——肾虚络痹，痰浊瘀阻证

王某，女，39岁。2011年6月15日初诊。

主诉 四肢多关节疼痛9年。

患者9年前开始出现右手食指近端指关节肿痛，伴双下肢浮肿，双膝疼痛，下蹲受限，未予重视，病情逐渐加重。于当地医院查RF（-），叠服中药效果欠佳。2008年患者出现颈部、手背皮肤光如脂，紧如椿皮。于郑州某医院诊为"硬皮病"，经治乏效。2009年于解放军某医院治疗，每晚服"泼尼松"2粒；"MTX"每次4粒，每周1次；"硫酸羟氯喹、维生素C、维生素E、钙片"等近2年，皮肤变松，但双手小指关节伸肌腱功能丧失，遂停药。2010年患者病情加重，双手近指、掌指关节肿痛，双腕、肘、膝、踝等关节疼痛，一度服用雷公藤多苷，后因药后导致停经而停服。2个多月前患者面部出现带状疱疹，明显消瘦，急行后出现气喘，于襄城某医院查血常规：PLT 317×10^9/L，WBC 9.18×10^9/L，HGB 115g/L，RF 41IU/ml，ASO 20U/ml，CRP 46.69mg/L，IgG 17.4mg/L。2011年5月27日查：ESR 60mm/h。解放军某医院查胸部CT示：双肺感染。通气报告：①中度混合性通气功能障碍；②肺活量中度降低，每分钟最大通气量轻度降低。加服"SASP"未能缓解，后又低热10日，现维持服用"泼尼松、MTX、SASP"控制症状。今来诊见神清，双手指红肿疼痛，晨僵约半小时，双腕、肘、肩、膝关节疼痛，活动欠利，急行或上下楼梯则气喘，喘则咳嗽，无痰，纳眠可，二便尚调，苔薄白，质淡紫，脉细小弦。

中医诊断 皮痹（肾虚络痹，痰浊瘀阻）。

西医诊断 硬皮病，类风湿关节炎，间质性肺炎，中度混合性通气障碍。

治则 益肾通络，化痰消瘀。

首诊处理 ①痹通汤加穿山龙50g，拳参30g，忍冬藤30g，金荞麦60g，鱼腥草30g，凤凰衣8g，杏仁15g，薤白头8g，降香8g（后下），骨碎补30g，生白芍30g，金沸草30g，

川桂枝 10g，制川乌 10g，莪术 8g，制南星 30g，徐长卿 15g。30 剂。②扶正蠲痹 1 号，每次 0.4g，每日 3 次，口服。③浓缩益肾蠲痹丸，每次 4g，每日 3 次，口服。

二诊　患者电述已把泼尼松减量至每晚 1 粒；MTX，每次 4 粒，每周 1 次；已停用 SASP。刻下：无畏寒发热，稍咳嗽，无咳痰，阵发性胸闷气喘，活动后尤甚，关节疼痛较前减轻，手指关节疼痛、红肿已缓解，晨僵有片刻，活动后可缓解，纳可，眠安，二便正常（舌脉不详）。处理：守上治疗方案。

三诊　患者来电述已正常上班。胸闷、活动后气促，关节疼痛已基本缓解，无明显手指晨僵。阵发性干性咳嗽，每日发作 2～3 次。纳可，眠可，二便调。处理：①上方金沸草减至 20g，30 剂。②中成药同前。

四诊　患者述，药后咳嗽、咳喘症状基本好转，胸闷气促感明显缓解，关节略有疼痛，无晨僵，眠安，纳可，二便调。处理：守上治疗方案。

五诊　患者电述，药后症情好转 60%，近期于当地复查：RF 10IU/ml，ASO 467 U/ml，ESR 58mm/h，IgG 22.67mg/L，磷酸肌酸激酶 610U/L，乳酸脱氢酶 271U/L，纳眠尚可。处理：①续服前汤剂 20 剂。②中成药同前。

后症情平稳，停用汤药，仅服中成药。

随访良好。

按　硬皮病与其他免疫性疾病一样，属于临床疑难杂症，缠绵难愈，损及多个脏器及组织，给患者带来极大痛苦。本案为年轻女性，以"四肢多关节疼痛 9 年"来诊。始为右手食指近端指关节肿痛，双下肢浮肿，膝痛、下蹲受限，渐加重，出现颈部、手背皮肤光如脂、紧如椿皮，诊为"硬皮病"，叠经中西医治疗，以激素、MTX、硫酸羟氯喹、维生素等乏效，并双手小指关节伸肌腱功能丧失；患者症状持续加重，出现四肢关节肿痛，并面部出现带状疱疹，明显消瘦，气喘等肺脾肾虚重症。"阳气者，精者养神，柔者养筋"，久病损及下焦，致肾阳不足、失于温煦，而见诸症。故治当从培补肾阳着手，并"化痰浊瘀"以通肺气、活血通经调治。服药 1 个月，诸症稍减，泼尼松、MTX 减量，SASP 停用。再守上方治疗半个月，患者胸闷、活动后气促、关节疼痛已基本缓解，无明显手指晨僵，已正常上班。续服 30 剂，诸症进一步好转。前后共治疗 2 个多月，症情好转 60%。后仅服中成药。随访症情稳定。

国医大师邓铁涛先生认为本病先起于皮毛而渐及骨节，波及内脏，五体五脉合于五脏，并由上及下渐损及脾肾，其主要病机应为肺脾肾虚。朱良春先生对此亦有相同看法，而且认为本病分弥漫性与局部性。弥漫性硬皮病多为先天禀赋不足、后天失调，或内伤劳倦，情感刺激而成，或误治、病后失养、气血亏虚，筋脉失养；或气血亏虚、风湿热毒蕴结于中，痰瘀渐结、络脉受阻，致肌肤失养、干枯而成。朱老辨治本病从"肾"论治，病之根本当责之肾精亏虚、肺脾双虚，痰浊瘀毒蕴于皮肤、肌肉、筋骨、络脉。以"培补肾阳"为辨治根本，兼"益气健脾、活血通络"，往往可获佳效。朱老指出，本病虽为肺、脾、肾三脏同病，但有轻重之分，尤其是急性发作时，不可偏重于补，当以祛风湿痰浊诸毒，以"通"为法，可寒热同用、温清并施，俾内蕴之痰浊湿瘀泄化、络道通畅，则气血运行得以畅达皮毛、四肢百骸，而硬化之症可愈也。观朱老之用药，痹通汤、穿山龙、黄芪为益气活血通络之品。尤其是穿山龙，朱老认为此药吸收了大自然的灵气与精华，既能扶正又可蠲痹，既能通络又能止咳益肺肾。朱老治疗诸疑难杂症如痹证、红斑狼疮等皆参以治之；余桂枝、川乌等温经通络而辨证施用，待痰化瘀消，则加骨碎补、补骨脂、鹿角片等培补肾阳之品，寓补于通，以使补不壅滞、祛邪不伤正。

第五节　系统性红斑狼疮

案例　系统性红斑狼疮——肾虚痹阻，痰瘀互结证

施某，女，35岁。2010年4月14日初诊。

主诉　面部红斑，伴全身多关节疼痛2月余。

患者病起2月余，面部红斑，全身多关节游走性疼痛，无发热，无明显晨僵，外院查血常规：WBC $3.65×10^9$/L，N 44.4%，L 46.6%；ESR 26mm/h；ENA系列：ANA（＋），NRNP/SM（＋－），dsPNA（＋－），SSA（＋），SSB（＋－），ds-DNA 316.3IU/ml。肝肾功能基本正常，泪腺检查（－）。刻诊：无明显皮疹，口眼干涩，纳谷不香。眠可，二便调，舌衬紫，边见齿痕，苔白腻，脉细弦略数。

既往有萎缩性胃炎病史。

中医诊断　阴阳毒（肾虚痹阻，痰瘀互结）。

西医诊断　系统性红斑狼疮。

治则　益肾蠲痹，化痰消瘀。

首诊处理　①痹通汤加穿山龙50g，青风藤30g，淫羊藿15g，生地、熟地各15g，炒延胡索30g，生白芍20g，鬼箭羽30g，女贞子20g，枸杞子20g。30剂。②浓缩益肾蠲痹丸、金龙胶囊按说明服。

二诊　药后患者病情平稳。体胖，面部痤疮，苔薄白，质淡紫，边有齿痕，脉细软。在北京某医院进一步确诊为"系统性红斑狼疮"。刻下服用"甲泼尼龙"3粒/日；"HCQ"0.2g，日2次；"钙尔奇"0.6g/d。考虑：气血两虚，瘀毒内蕴，经脉痹阻。处理：上方加蒲公英30g，生黄芪50g，刺猬皮15g，凤凰衣8g。30剂。

三诊　患者症情平稳，近日无不适，纳可，二便调，眠安，服甲泼尼龙2粒/日隔日服，HCQ 0.2g，钙尔奇0.6g/d。查ESR 12mm/h。时有乏力，口淡乏味，舌苔薄白，边有齿痕，脉细小弦。药既合拍，率由旧章，续当原法出入。处理：①上方生白芍改为50g。30剂。②中成药同前。

四诊　患者药后病情平稳，唯仍神疲乏力，面部潮红，纳谷渐香，两下肢抽搐（筋），下肢偶见瘀斑（肌衄）。眠佳便调，苔薄黄，质淡紫，有齿痕，脉细软。续当原法出入。处理：①痹通汤加穿山龙50g，青风藤30g，当归15g，赤芍、白芍各20g，蒲公英30g，生黄芪80g，刺猬皮15g，枸杞子15g，山萸肉20g，淫羊藿15g，炒白术30g，宣木瓜15g。30剂。②参灵草口服液、金龙胶囊按说明服。

五诊　患者药后神疲乏力，双下肢抽筋较前减轻，近日齿衄，反复腹泻，大便3～4次/日，

不成形，末次月经 2010 年 8 月 29 日，先期 10 天两行，量一般，色鲜红，无明显瘀块，腹痛腰酸，纳眠均佳，小便自调。2010 年 7 月 27 日肝肾功能示：Cr 46μmol/L。ENA 系列：抗 SS-A(＋)，ANA(＋)，ds-DNA(＋)，SS-DNA(＋)。血常规正常。ESR 9mm/h，CRP 1.17mg/L，IgG 15.9mg/L，C3 0.76g/L，C4 0.13g/L，IgA 2.64mg/L，IgM 0.96mg/L。苔薄白，中微黄，质衬紫，脉细弦。药既获效，率由旧章。处理：①上方去淫羊藿、生黄芪，改生白芍为 50g，加五爪龙 100g，旱莲草 20g，女贞子 20g，焦山栀 8g，丹皮 10g。30 剂。②金龙胶囊、浓缩益肾蠲痹丸、参灵草口服液按说明服。

六诊 患者病情平稳，仍感乏力，双下肢抽筋仍作，齿血衄仍有，但较前好转，腹泻，5 次/日，质稀，本月月经先期 7 天，量中等，色鲜红，无明显瘀块，经行腹痛，现未作。余无明显不适。纳食可，夜眠安，小便调，苔薄白，脉细。宗原法继治。处理：①上方加仙鹤草 30g。30 剂。②中成药同前。

七诊 患者精神较前好转，月经正常，下肢痉挛抽筋已止，大便日行 5 次，质稀，无不适感，面色渐润，唯嗳气频作，隐痛偶作，纳眠佳，苔薄白边有齿痕，脉细。复查 ds-DNA(＋) 152.9IU/ml（较前下降），抗 ds-DNA 79.8IU/ml（有所上升）。续当原法出入。处理：①痹通汤加穿山龙 50g，青风藤 30g，当归 15g，赤芍、白芍各 20g，蒲公英 30g，藤梨根 30g，炙刀豆子 10g，枸杞子 20g，山萸肉 20g，五爪龙 100g，生黄芪 50g，诃子肉 20g，炒白术 30g，女贞子 20g，丹皮 6g，凤凰衣 8g，怀山药 30g。30 剂。②浓缩益肾蠲痹丸、金龙胶囊、参灵草口服液按说明服。

八诊 患者精神转佳，余无不适感，无腹胀腹痛，嗳气较前减轻，无胃脘不适，面色红润，体重增加 5kg，大便 4～5 次/日，不成形，2010 年 11 月 17 日月经来潮，来潮时小腹酸痛，月经量可，色鲜红，3～4 天净。纳眠均可，小便自调，苔薄白，脉细弦。药既合拍，前法继进。处理：①痹通汤加穿山龙 50g，青风藤 30g，蒲公英 30g，藤梨根 30g，刺猬皮 15g，炙刀豆子 15g，柿蒂 3g，徐长卿 15g，川楝子 15g，广郁金 20g，生白芍 20g，凤凰衣 8g，莪术 8g，人中黄 10g，五爪龙 50g，生黄芪 50g，枸杞子 20g，山萸肉 15g。30 剂。②中成药同前。

九诊 患者现服甲泼尼龙已由 3 粒/日减至 3/4 粒/日，面部痤疮明显减少，面色已开始红润，体力恢复。ESR 22mm/h。苔薄白，边有齿痕，脉细弦。续当原法出入。处理：①上方生黄芪改为 120g。30 剂。②浓缩益肾蠲痹丸、金龙胶囊、参灵草口服液、化瘀胶囊按说明服。

十诊 患者现服甲泼尼龙 5/8 粒/日，面部痤疮明显减少，无新发痤疮，唯留少量痘斑，2011 年 1 月 4 日于北京某医院查 IgG 306IU/ml；血常规示：WBC 4.46×10⁹/L，L 45.7%，ESR 13mm/h。现无明显关节痛，无特殊不适，纳可，大便稀，3～4 次/日，小便调，眠安，苔薄白，脉细弦，续当原法出入。处理：①痹通汤加穿山龙 50g，青风藤 30g，蒲公英 30g，藤梨根 30g，刺猬皮 15g，徐长卿 15g，炙刀豆子 15g，川楝子 15g，广郁金 20g，生白芍 30g，人中黄 10g，五爪龙 100g，生黄芪 100g，枸杞子 20g，山萸肉 20g，凤凰衣 8g，莪术 8g，生水蛭 8g。30 剂。②中成药同前。

十一诊 患者复查血常规示：WBC 5.23×10⁹/L。现服甲泼尼龙 4mg/d；HCQ 200mg，日 2 次，关节已无疼痛感，精神不振，偶有嗳气，纳可眠佳，苔薄白，质淡紫，边有齿痕，脉细小弦。药既合拍,率由旧章。处理:①上方五爪龙改为200g,生黄芪改为200g。②中成药同前。

十二诊   患者现服甲泼尼龙1/2粒,隔日1次;HCQ 200mg,日2次,面色红润有华,纳眠佳,无不适感,苔薄白,边有齿痕,脉细小弦。续当原法出入。处理:①上方五爪龙改为250g,生黄芪改为250g。30剂。②中成药同前。

十三诊   患者现服HCQ 200mg,日2次;甲泼尼龙1/4粒,隔日1次,面部未见红斑,面色华润,稍感乏力,纳香眠安,大便日行5~6次,不成形,无腹痛,小便自调,苔薄白边有齿痕,脉细小弦。续当原法出入。处理:①痹通汤加穿山龙50g,青风藤30g,蒲公英30g,藤梨根30g,刺猬皮15g,徐长卿15g,人中黄10g,炙刀豆子15g,生白芍20g,马勃10g,生白及10g,枸杞子15g,山萸肉30g,赤芍20g,五爪龙300g,生黄芪300g,凤凰衣8g。30剂。②浓缩益肾蠲痹丸、金龙胶囊、新协定5号按说明服。

十四诊   患者自5月19日停服甲泼尼龙,目前仍服HCQ 200mg,日2次,病情稳定,神清,稍乏力,面色红润,无面部红斑,纳谷香,眠安,大便日5~6次,不成形,无腹胀腹痛,余无特殊不适,舌衬紫,苔薄白微黄腻,边见齿痕,脉细小弦。续当原法出入。处理:痹通汤加穿山龙50g,淫羊藿15g,炒白术30g,怀山药30g,补骨脂30g,潞党参20g,泽漆10g,省头草10g,凤凰衣8g,生白及12g。20剂。

十五诊   患者大便日行3次,偶成形,苔薄白,边有齿痕,脉细小弦。续当原法出入。处理:①上方加蒲公英30g,人中黄8g,生黄芪200g,五爪龙200g。20剂。②浓缩益肾蠲痹丸、金龙胶囊、新协定5号按说明服。

原治疗方案守服善后,随访良好。

按   系统性红斑狼疮为一全身性自身免疫性疾病,病变部位在全身结缔组织,患者免疫功能失调,细胞免疫功能降低,体液免疫功能增强,免疫复合物增多所引起的血管炎为其病理基础。本病能罹及皮肤、黏膜、浆膜、血管、关节、心、肾、肝、脾、肺、脑、胃肠、血液、淋巴等全身组织和器官,病情复杂而严重。朱老认为本病与风湿性关节炎、类风湿关节炎的病因病机有相似之处,为正虚邪毒外侵而发病,邪毒正气搏结于皮下,形成皮肤红斑,邪毒内合于脏腑,则发脏腑阴阳不和之证。本例患者长期使用激素,已导致机体平衡失调,阴阳失衡,肾督亏虚,痰瘀互结,出现了虚实夹杂的证候,乃采用益肾蠲痹、化痰消瘀之法,温清并用,并最终获效。其中的痹通汤、穿山龙、鬼箭羽等皆为朱良春先生治疗此类疾病的经验用药。随着患者正气的恢复,祛邪之机已至,则生黄芪、五爪龙大剂使用以扶正祛邪,淫羊藿、枸杞子、山萸肉补益肝肾精气。本案治疗中,患者大便一直不成形,初由激素等大量服用,虽加大益气扶正力度,大便反而更稀,而患者无任何不适,故此当为寒湿外排的反应。

下面从案例分析之:患者以"面部红斑,伴全身多关节疼痛2月余"来诊时口眼干涩,纳谷不香,舌衬紫,边见齿痕,苔白腻,脉细弦略数。考虑为红蝴蝶疮,为肾虚痹阻、痰瘀互结所致,故以"益肾蠲痹,化痰消瘀"为法,以痹通汤加淫羊藿、生地、熟地、女贞子、枸杞子以培补肾精,活血通络;穿山龙、青风藤、炒延胡索、生白芍、鬼箭羽益痹通络止痛。其中穿山龙及鬼箭羽为朱老治疗痹证的主药之一。并浓缩益肾蠲痹丸、金龙胶囊益肾蠲痹,攻逐瘀阻之结。后患者在外院确诊为"系统性红斑狼疮",遵医嘱服用"甲泼尼龙"3粒/日，HCQ 0.2g，日2次，钙尔奇0.6g/d。要求同时用中医治疗，诊见：体胖，苔薄白，质淡紫，边有齿痕，脉细软。此为气血两虚，瘀毒内蕴，经脉痹阻也，上方加蒲公英、生黄芪益气解毒，刺猬皮、凤凰衣护膜止痛。30剂后，患者无不适，时有乏力，口淡乏味，舌苔薄白，边有齿痕，脉细小弦。再服30剂，患者病情平稳，纳谷渐香，唯仍神疲乏力，面部潮红，两下肢抽搐（筋），下肢偶见瘀斑（肌衄），苔薄黄，质淡紫，有齿痕，脉细软。原方生黄芪加量至80g，加山萸肉、炒白术、宣木瓜以补肝肾之阴，舒筋柔经，并服参灵草口服液、金龙胶囊。30剂后，患者神疲乏力及双下肢抽筋较前减轻，但出现齿衄，并反复腹泻，大便3～4次/日，月经先期10天两行，量一般，色鲜红，无明显瘀块，伴腹痛、腰酸，苔薄白，中微黄，质衬紫，脉细弦。此为正气有所恢复，抗邪能力增加也，率由旧章，上方去淫羊藿、生黄芪，加五爪龙以缓黄芪之燥性，旱莲草养肝阴滋水以涵木，焦山栀、丹皮小量以清解郁热。再服30剂，病情平稳，仍感乏力，双下肢抽筋仍作，齿血衄较前好转，腹泻增加至5次/日，月经先期降至7天，余无明显不适，上方加仙鹤草补虚养气力。续服30剂，患者精神好转，面色渐润，月经正常，下肢痉挛抽筋已止，仍大便日行5次、质稀，唯嗳气频作，隐痛偶作，纳眠佳，苔薄白边有齿痕，脉细，药既收效，原法出入。治疗后患者嗳气较前减轻，无胃脘不适，原方再加温中止痛、行气活血之品口服。患者经治8月余，甲泼尼龙已由3粒/日减至3/4粒/日，面部痤疮明显减少，面色红润，乏力明显减轻，苔薄白，边有齿痕，脉细弦。上方生黄芪加至120g，并浓缩益肾蠲痹丸、金龙胶囊、参灵草口服液、化瘀胶囊。药服30剂，患者服用甲泼尼龙5/8粒/日，面部痤疮明显减少，无新发痤疮，唯留少量痘斑，无明显关节痛，纳可，大便仍稀，3～4次/日，苔薄白，脉细弦。上方加生水蛭以消瘀散斑。30剂后，患者关节已无疼痛感，但精神不振，偶有嗳气，纳可眠佳，苔薄白，质淡紫，边有齿痕，脉细小弦。上方五爪龙、生黄芪俱加至200g以益气扶正。再治5月余，患者服用甲泼尼龙1/2粒，隔日1次，面色红润有华，纳眠佳，苔薄白，边有齿痕，脉细小弦。上方五爪龙、生黄芪再加至250g持正益气，再服30剂，患者服用甲泼尼龙已减至1/4粒，隔日1次，面部未见红斑，面色华润，稍感乏力，纳香眠安，唯大便日行5～6次，不成形，无腹痛，苔薄白边有齿痕，脉细小弦。五爪龙、生黄芪再加至300g。并加服中成药。药服30剂，患者诸症大减，精神可，停服甲泼尼龙，来诊见神清，稍乏力，面色红润，无红斑，纳眠安，大便日行5～6次，不成形，舌衬紫，苔薄白微黄腻，边见齿痕，脉细小弦。再服20剂，患者精神进一步好转，大便日行3次，偶成形，苔薄白，边有齿痕，脉细小弦。此为正气来复也。原方案守服善后，随访良好。

第六节　雷　诺　病

案例　雷诺病——痰瘀互结，寒凝经脉证

朱某，女，18岁。2004年4月10日初诊。
主诉　双手指色紫苍白、冰冷4年。

　　患者诉多年来有上述现象，一直被误认为"冻疮"，4 年前在外院确诊为"雷诺病"。患者不欲服西药，要求中医药调治，来诊见双手指色紫苍白、冰冷，指腹水肿，呈冻疮状，局部得温则舒，纳谷欠馨，二便正常，苔薄白微腻，质红，脉细小弦。

　　中医诊断　皮痹（痰瘀互结，寒凝经脉）。

　　西医诊断　雷诺病，硬皮病。

　　治则　益肾蠲痹，化痰消瘀，温经散寒。

　　首诊处理　①痹通汤加制川乌 10g，川桂枝 10g，熟附片 10g，金刚骨 50g，青风藤 30g，生黄芪 30g，生地 20g，凤凰衣 8g，莪术 8g。7 剂。②蝎蚣胶囊，每粒 0.3g，一次 1.5g，一日 3 次口服。③查 ENA、Ig、RF、CPR、ESR、ANA。

　　二诊（2004 年 4 月 16 日）　患者 ENA 系列（−），Ig 正常，CIC（−），RF、ANA 正常，CRP 6.7mg/L，ESR 4mm/h。血常规：HGB 109g/L，WBC $4.2×10^9$/L，RBC $3.5×10^{12}$/L，PLT $19×10^9$/L。原法继图。处理：①上方加干姜 3g，大枣 6 枚。14 剂。②蝎蚣胶囊，每粒 0.3g，一次 1.5g，一日 3 次口服。③扶正蠲痹 1 号，每粒 0.4g，一次 1.6g，一日 3 次，口服。

　　三诊（2004 年 5 月 5 日）　患者诉药后双手雷诺现象明显好转，苔薄白微腻，质紫，脉细，药既获效，率由旧章。处理：①上方加姜半夏 10g。30 剂。②蝎蚣胶囊，每粒 0.3g，一次 1.5g，一日 3 次口服。③扶正蠲痹 1 号，每粒 0.4g，一次 1.6g，一日 3 次。续服上方案。症情一直平稳。

　　四诊（2004 年 7 月 8 日）　患者双手肿胀已释，未见雷诺现象，唯指温仍低，纳可，便调，舌质紫，苔薄白，脉细数。原法出入。处理：①痹通汤加金刚骨 50g，生黄芪 30g，鹿角片 12g，川桂枝 8g，炙麻黄 6g，阿胶珠 15g，姜半夏 10g，青皮、陈皮各 6g，生地、熟地各 12g，制川乌 8g，鹿含草 20g，炒白芥子 10g，凤凰衣 8g。30 剂。②浓缩益肾蠲痹丸，一次 4g，一日 3 次口服。③扶正蠲痹 1 号，每粒 0.4g，一次 1.6g，一日 3 次，口服。

　　五诊（2004 年 8 月 6 日）　患者诉药后无所苦，自感症情平稳，一直按上方案进行微调。2004 年 9 月 7 日始服成药：①浓缩益肾蠲痹丸，每包 4g，一日 3 次口服。②扶正蠲痹 1 号，每粒 0.4g，一次 1.6g，一日 3 次口服。

　　患者当年冬季双手指未再发作红紫肿胀现象，唯肤温偏低。

　　六诊（2005 年 3 月 5 日）　患者双手雷诺现象又作，手指肿胀，手指红紫斑疹，纳可，二便正常，苔薄白，质红衬紫，脉细小弦。续当原法出入。处理：①痹通汤加制川乌 12g，川桂枝 10g，熟附片 12g，干姜 3g，青风藤 30g，金刚骨 50g，生黄芪 30g，凤凰衣 6g，莪术 8g，炙麻黄 6g，生地 20g，鹿角霜 10g，生水蛭 6g，生姜 3 片，大枣 6 枚。朱老会诊后，加入苍耳子 15g，川芎 10g。30 剂。②浓缩益肾蠲痹丸，一次 4g，一日 3 次口服。

　　续服上方案，患者痛苦渐减，同时天气转暖，雷诺现象明显减轻，停止服用汤药。至 2007 年冬季患者仅有一只手再发冻疮，手指转暖，至 2008 年始，冻疮未再发作。此后患者一直服用浓缩益肾蠲痹丸、寒湿痹冲剂。其后病情稳定一直服用扶正蠲痹 1 号，每粒 0.4g，一次 1.6g，一日 3 次，口服。雷诺现象未再发作。

　　七诊（2009 年 2 月 19 日）　患者诉病情一直稳定，唯有右手小指处疼痛，无红肿及烂疮、雷诺现象。

八诊（2009 年 7 月 17 日）　患者来诊诉已 2 年未再发雷诺现象，唯冬天极冷时两手指腹有白色微隆起。纳、眠、便皆可，苔薄白微腻，脉细小弦。处理：①痹通汤加青风藤 30g，穿山龙 50g，制川乌 10g，鸡内金 10g，桃仁、红花各 10g，川桂枝 10g，熟附片 12g，淡苁蓉 15g，巴戟天 15g，生黄芪 50g，凤凰衣 8g，莪术 8g，山萸肉 15g，怀山药 20g，刺猬皮 15g。研末做胶囊口服。②扶正蠲痹 1 号，每粒 0.4g，一次 1.6g，一日 3 次，口服。③浓缩益肾蠲痹丸，一次 4g，一日 3 次口服。病情缓解后一直以扶正蠲痹 1 号、浓缩益肾蠲痹丸口服。

九诊（2011 年 7 月 29 日）　无不适，予以扶正蠲痹 1 号口服巩固。

一直服到 2012 年 1 月 8 日来诊取药，未再发作雷诺现象。

按　本案例取得临床完全治愈。雷诺病又称肢端动脉痉挛症，是由于支配周围血管的交感神经功能紊乱引起的肢端小动脉痉挛性疾病。患者在受到寒冷刺激，如遇冷水时，出现手指或是脚趾麻木刺痛、皮肤苍白发紫的现象，严重者会有肢端皮肤萎缩或是手指头溃烂的现象。正如大偻多见于青年男性一样，雷诺病多见于女性，此提示了与女性生理上"以血为本""以血为用"关系莫大矣！中医学认为本病主要与阳虚寒盛、气虚血瘀相关，如《素问·举痛论》曰："寒气入经而稽迟，泣而不行。"此由患者体质素阳虚，寒自内生，复有寒邪外淫经络，令血凝涩而不流，内外合邪，则脉络气血瘀阻而发病。诚如清代王清任曰："元气既虚，必不能达于血管，血管无气，必停留而瘀。"本病与情志刺激亦有明显相关性，部分患者因多思多虑，易致气机郁结，引起阴阳失调、气血不和，而致经脉阻塞、脏腑功能紊乱。同风湿类疾病一样，本病与免疫性因素有很大关系。朱老辨治本病多从脾肾阳虚、阳虚寒凝、气虚血瘀、痰瘀互结入手，选方多用黄芪桂枝五物汤、当归四逆汤、补阳还五汤等论治，而从肾督立法，以"温经散寒，化痰消瘀，培补肾督"为治，实为朱老之所创。朱老认为此类疾病既有阳虚，又有血虚，而其本莫不由于体质本寒、复因外受寒邪所致，故当从温壮肾督、补血活血着手。

本案雷诺病患者从少女时期一直有"双手指色紫苍白、冰冷"现象，被误认为是"冻疮"，4 年前始诊为"雷诺病"。其长年双手指色紫苍白、冰冷，指腹水肿，呈冻疮状，局部得温则舒，苔薄白微腻，质红，脉细小弦。此为"痰瘀寒凝"之皮痹，为阳气亏虚、痰瘀互结、血虚不濡所致，治从"益肾蠲痹，化痰消瘀，温经散寒"立法，以痹通汤加制川乌、川桂枝、熟附片温经散寒，活血通脉，以穿山龙、生黄芪、青风藤、生地燮理阴阳，益气通络，并口服蝎蚣胶囊以通络止痛。21 剂后患者双手雷诺现象明显好转，苔薄白微腻，质紫，脉细，继续温经散寒，上方加姜半夏加强开结化浊之力。再诊时已是 3 月余，患者双手肿胀已释，未见雷诺现象，唯指温仍低，舌质紫，苔薄白，脉细数。内伏之寒明显，上方加鹿角片、阿胶珠、鹿含草温经补血，炙麻黄、青皮、陈皮、炒白芥子以散结通络，助寒邪外透，并服浓缩益肾蠲痹丸、扶正蠲痹 1 号以益肾蠲痹通络。30 剂后患者自感症情平稳，一直按上方案进行微调。2004 年 9 月 7 日始单纯服浓缩益肾蠲痹丸、扶正蠲痹 1 号巩固治疗。患者当年冬季双手指未再发作红紫肿胀现象，唯肤温偏低。次年患者双手雷诺现象又作，手指肿胀，并出现手指红紫斑疹，苔薄白，质红衬紫，脉细小弦。伏寒外发，续当温经散寒，药用痹通汤加制川乌、川桂枝、熟附片、干姜、鹿角霜温阳活血、通络止痛，以穿山龙、生黄芪、青风藤、炙麻黄益气扶正、通络止痛，生水蛭逐顽痰死瘀、开通经络，并生地、生姜、大枣护中焦并温胃养阴。朱老会诊后，加入苍耳子、川芎，并益肾蠲痹丸口服。苍耳子为朱老治疗痹痛之寒证所致的经验用药，朱老云：《得配本草》称苍耳子能走督脉，项背挛急乃督脉主病，用之既有引经作用，又有祛邪之力"，而且《神农本草经》言其主"恶肉死肌"，盖风湿去而气血流畅、祛瘀生新也。患者痛苦渐减，同时天气转暖，雷诺现象明显减轻，遂停止服用汤药。至 2008 年初冻疮未再发作。患者维持服用益肾蠲痹丸、寒湿痹冲剂，雷诺现象未再发作。至 2009 年 7 月，患者已 2 年未再发雷诺现象。继续温经散寒、培补肾督以善后处理，患者病情大减，后以扶正蠲痹 1 号、浓缩益肾蠲痹丸维持。

第七节　幼年特发性关节炎

案例　幼年特发性关节炎——肾虚络阻，痰热瘀阻证

崔某，男，10 岁。2010 年 1 月 18 日初诊。

主诉　膝痛半年，咳嗽 2 月余。

患儿半年前因膝痛，行 B 超示：右膝关节腘囊上积液，滑膜增厚。遂行骶髂 CT 示：右侧髂骨囊变，骨质密度不均匀，双侧骶髂关节炎可能。HLA-B27（＋）。后至上海某医院诊断为"幼年特发性关节炎（附着点相关炎症型）"。经用"益赛普、泼尼松、来氟米特"等治疗，病情稳定。ESR 5mm/h。肺炎支原体抗体 IgM（＋）。2 月余前患儿感冒后出现咳嗽咯痰，膝痛，倦怠，要求服中药治疗，来诊见：精神可，咳嗽咯痰、色微黄，纳尚可，眠一般，二便调，舌淡，苔薄，脉细。

中医诊断　痹证（肾虚络阻，痰热瘀阻）。

西医诊断　幼年特发性关节炎。

治则　补益肺肾，化痰通络。

首诊处理　①穿山龙 30g，金荞麦 20g，青风藤 12g，鸡血藤 15g，蜂房 6g，乌梢蛇 6g，补骨脂 12g，鹿衔草 15g，生地、熟地各 12g，甘草 3g。14 剂。②益肺止咳胶囊，每次 2 粒，每日 3 次口服。③益肾蠲痹丸，每次 8g，每日 3 次口服。

二诊　患儿药后关节痛基本消失，偶尔鼻咽不适，鼻出血，痰少。纳眠可，二便调，舌淡红苔薄白，脉弦细。前法继进。处理：①上方减金荞麦至 15g，加僵蚕 8g。14 剂。②益肺止咳胶囊，每次 2 粒，每日 3 次口服。③益肾蠲痹丸，每次 8g，每日 3 次口服。④金荞麦合剂，每次 50ml，每日 2 次口服。

三诊　患儿已无明显关节疼痛，不咳，痰不多，纳尚可，眠一般，二便调，舌淡苔薄，脉细。前法继进。处理：①穿山龙 30g，金荞麦 20g，蜂房 6g，僵蚕 8g，乌梢蛇 8g，鸡血藤 20g，青风藤 15g，豨莶草 15g，金沸草 12g，甘草 4g。21 剂。②益肺止咳胶囊，每次 2 粒，每日 3 次口服。③益肾蠲痹丸，每次 8g，每日 3 次口服。

四诊　患儿药后诸症平稳，唯天气变化时乏力，会有低热，纳尚可，眠一般，二便调，

舌淡，苔薄脉细。前法继进。处理：①上方加炙黄芪 20g，枸杞子 12g，淫羊藿 8g。20 剂。②中成药同前。

五诊 患儿病情稳定，唯有喉中痰多，稍咳，左膝发酸，余无特殊不适。纳尚可，眠一般，二便调，舌淡苔薄，脉细。复查 ESR、CRP 正常。处理：①穿山龙 30g，金荞麦 15g，金沸草 12g，蜂房 6g，僵蚕 6g，鸡血藤 15g，炙黄芪 15g，甘草 6g。20 剂。②中成药同前。

六诊 患儿目前病情稳定，唯仍有左膝发酸软，稍咳。纳尚可，眠一般，二便调，舌淡苔微腻，脉细。复查：ESR 4mm/h。X 线片：左腘窝肿形成可能，与前片比较，右膝关节腘囊上积液基本消失。处理：①上方加生地、熟地各 10g，生苡仁 20g。14 剂。②中成药同前。

七诊 患儿偶有左膝发酸。舌偏淡红，苔薄白，脉细。前法继进。处理：①穿山龙 20g，生地、熟地各 15g，全当归 8g，淫羊藿 10g，蜂房 6g，僵蚕 6g，鸡血藤 15g，青风藤 15g，生黄芪 20g，甘草 6g。30 剂。②中成药同前。

八诊 患儿关节症状已不明显，汗多，喉间偶尔有痰，易感冒。舌偏淡红，苔薄白，脉细。复查：ESR 3mm/h。处理：①上方加炒防风 6g，炒白术 12g，金荞麦 15g。30 剂。②中成药同前。

按此方案续服，患者病情平稳。

按 此为一例幼年特发性关节炎患儿，半年前因膝痛，行相关检查诊断为"幼年特发性关节炎"，经用"益赛普、泼尼松、来氟米特"等治疗，但体质较差，反复感冒，2 月余前感冒后出现咳嗽咯痰，倦怠。朱良春先生认为幼年特发性关节炎，以关节疼痛、红肿、发热等为主要症状，其原因同其他痹证一样，唯更多原因责于"先天不足"也。《灵枢·百病始生》谓"风雨寒暑，不得虚，邪不能独伤人。卒然逢疾风暴雨而不病者，盖无虚，故邪不能独伤人，此必因虚邪之风，与其身形，两虚相得，乃客其形""肺为气之主""肾为气之根"，究其本仍以肾精不足为基础。此类小儿多有先天不足因素存在，而培补肾精为治本之法，温阳化气通络为治标之法。此患者迭经西药治疗，病之标象已平，但本虚仍存，稍受风寒则病作，此病本未复，旧疾复起也。治疗此类疾病，当分清本源。故当从"肾虚络阻"考虑，予以"补益肺肾，化痰通络"调之。以穿山龙、补骨脂、鹿衔草、生地、熟地补肾精、清虚热，蜂房、乌梢蛇、青风藤、鸡血藤养络止痛，金荞麦清肺化痰，并益肺止咳胶囊、益肾蠲痹丸补益肺肾。14 剂后患儿关节痛基本消失，偶尔鼻咽不适，鼻出血，痰少。此为邪欲去，上方金荞麦减量，加僵蚕解热通络。三诊时患儿已无明显关节疼痛、咳嗽。患儿体质多差，故反复感冒，体疲，朱老以黄芪、枸杞子、淫羊藿燮理阴阳、益气固表，亦取玉屏风散意加炒防风、炒白术益肺卫、固卫表。

方中多处体现了朱老的经验用药，如：①金荞麦，味甘、涩、微苦，性凉，用于肺脓疡、麻疹肺炎、扁桃体周围脓肿。朱老早年从民间发掘出本药，目前已广泛应用于临床。对于长期慢性阻塞性肺疾病患者，肺肾精气大虚，即便有"热象"亦是痰瘀互阻、气滞而不畅化热所致，亦要在培补肺肾气血阴阳的基础上辨证使用金荞麦。②淫羊藿：味辛、甘，性温，朱老常谓"仙灵脾温而不燥，为燮理阴阳之佳品"。朱老善用本品治疗肾阳亏虚诸证，每以之配合熟地、仙茅、鹿衔草；合之丹参、合欢皮、炙甘草治阳虚之心悸、怔忡，意取心肾水火既济之意；以本品配合高良姜、荔枝核，治多年胃寒痛，取益火生土之意。至于合黄荆子、五味子、茯苓治水寒射肺之咳喘，配合吴茱萸、川芎治寒厥头痛，等等，皆能应手取效。朱老认为本品温润和阳，燮理阴阳为他药所不及。

第八节　成人 Still 病

案例　成人 Still 病——肾虚络痹，痰瘀郁热证

李某，男，49 岁。2010 年 5 月 19 日初诊。

主诉　反复发热伴关节疼痛 12 年。

患者自 1998 年始出现周身风团样红斑、瘙痒、发热（体温 39～40℃），周身关节疼痛，肌肉酸痛，各处求治，一直未能确诊及取效，曾因"荨麻疹"予以激素、抗过敏药物等治疗，症状可暂缓，但复又起，后出现股骨头坏死，目前仍每周服用 4 粒甲氨蝶呤，每天服用 4mg 甲泼尼龙。今来诊要求中医药治疗。刻下：咽焮红，流清涕，汗出，左腿疼痛，行走受限（股骨头坏死影响），面、睑、颧浮肿，潮红，周身风团样皮疹，关节得温则舒，纳香，二便正常，苔薄黄微腻、质紫，脉弦。检查：WBC 11.75×10^9/L，RBC 3.18×10^{12}/L，PLT 334×10^9/L，HGB 86g/L；ESR 118mm/h。

中医诊断　风湿热（肾虚络痹，痰瘀郁热）。

西医诊断　成人 Still 病。

治则　益肾蠲痹，清热通络。

首诊处理　①痹通汤加拳参 30g，青风藤 30g，穿山龙 50g，忍冬藤 30g，金银花、连翘各 12g，蝉蜕 10g，紫草 30g，五爪龙 50g，补骨脂 30g，骨碎补 30g，鹿角片 10g，制川乌 10g，川桂枝 10g，生白芍 30g，凤凰衣 8g，莪术 8g。4 剂。②浓缩益肾蠲痹丸，每次 4g，每日 3 次，口服。③金龙胶囊，每粒 0.25g，每次 1.0g，每日 3 次，口服。④住院治疗。

出院带药：患者经治病情好转后出院。出院带药仍以益肾蠲痹、清热通络为主。痹通汤加青风藤 30g，穿山龙 50g，拳参 30g，忍冬藤 30g，骨碎补 30g，五爪龙 100g，黄芪 100g，淫羊藿 15g，生地、熟地各 15g，赤芍、白芍各 30g，全当归 15g，山萸肉 20g，寒水石 30g，蛇蜕 10g，徐长卿 15g，青蒿 30g，炒牛蒡子 15g，炒黄芩 10g，土茯苓 40g，枸杞子 20g。60 剂。

二诊　患者病情较首诊好转 50%，近 1 个月以来发热未作，唯仍反复出现斑疹，倦怠乏力，指、膝关节疼痛，纳眠皆可，二便自调。要求再来住院。处理：痹通汤加拳参 30g，青风藤 30g，穿山龙 50g，忍冬藤 30g，金银花、连翘各 12g，蝉蜕 10g，紫草 30g，五爪龙 50g，补骨脂 30g，骨碎补 30g，鹿角片 10g，制川乌 10g，川桂枝 10g，生白芍 30g，凤凰衣 8g，莪术 8g。4 剂。

出院带药：患者经治病情稳定后出院。①痹通汤加土茯苓 50g，青风藤 30g，金雀根 30g，青蒿珠 30g，忍冬藤 30g，半枝莲 30g，炙蜈蚣 8g，生苡仁 40g，生槐米 20g，徐长卿 30g，生地榆 20g。70 剂。②浓缩益肾蠲痹丸，每次 4g，每日 3 次，口服。③金龙胶囊，每粒 0.25g，每次 1.0g，每日 3 次，口服。④朱氏温经蠲痛膏 1 贴，每 12 小时 1 次，外用。

⑤激素、吲哚美辛栓（自备）按说明使用。

三诊　患者近来发热不退，最高达 42℃，伴恶心呕吐，食欲不振，倦怠乏力，全身关节疼痛，皮肤斑疹再发，瘙痒，大便 2～3 日一行，难解，眠差，小便量少。苔中薄质红，脉弦数。朱老会诊详细询问病史后建议患者先继服甲泼尼龙 4mg 控制发热，渐减少，不可突然停服。处理：①痹通汤加穿山龙 50g，生地黄 20g，水牛角 30g，金荞麦 40g，青风藤 30g，制白附 28g，地肤子 30g，蛇蜕 12g，紫草 30g，忍冬藤 30g。4 剂。②浓缩益肾蠲痹丸，每次 4g，每日 3 次，口服。③新癀片，每次 3 粒，每日 3 次，口服。上方一直服至出院并出院带药。

四诊　患者药后体温降至正常，皮疹明显减少，苔薄白，脉弦，宗原法继治。处理：①上方去金荞麦，加川石斛 20g，白鲜皮 30g。15 剂。②中成药同前。

按　本案秉承朱良春先生治疗风湿免疫类疾病的基本原则：温肾督通络，方选痹通汤加减，配以浓缩益肾蠲痹丸、金龙胶囊。初诊治疗效果基本满意。在治疗此类疾病过程中，尤其是并发诸如发热、出疹、关节疼痛等症状时，朱师一般不排斥对症药物的使用，在基本组方原则思想不变的情况下，酌加针对这些病症的药物是必要之举。如拳参、青风藤、忍冬藤、金银花、连翘、蝉蜕、紫草以通络止痛、消疹，但同时伍以温补之品，如穿山龙、五爪龙、补骨脂、骨碎补、鹿角片、制川乌、川桂枝等，以使寒通而不伤正、温补而不助热。

三诊时患者病情出现明显变化、热势剧增，皮疹明显增多、瘙痒。此似为机体排邪外出的一种反应，但由于患者出现超高热、全身关节疼痛，而患者亦十分紧张。此种情况曾引起笔者的思考，即乘胜追击、加大攻邪力度，还是以扶正增加抗邪能力。反复思考不能定夺。朱老会诊后果断指示：首先考虑患者的感受，先辅用激素控制发热，继以温补肾气调理之。另外，针对关节痛施用外用药：朱氏温经蠲痛膏，对局部疼痛有很好的缓解作用等，经处理，患者热退，情绪安定，接受进一步治疗。给予笔者启示：把患者的需要放在第一位，以患者的感受作为首要考虑因素，邪毒炽盛情况下，果断"阻击"，同时防护正气进一步损伤。此种情况在门诊患者身上尤其要注意，为医者不可不顾患者感受而对"伏邪"穷追猛打，否则，患者很难配合；如何在患者能够接受、耐受病情发生变化的前提下，准确判断病势演变，慎勿误标害本，很考验医者的综合能力。

从结果来看，此患者治疗效果虽然在治疗过程中出现 50% 的好转情况，但从长远来看，尚难评估。笔者思考原因如下：由于此类疾病临床症状不典型，且诸多混合因素，导致临床很难做出准确诊断，误诊误治概率极大，其对机体正气所造成的损伤可想而知；而且多数时候，在束手无策的情况下，激素的使用更加损伤机体残存之阳，即便温清并施、寒温并用，对本气的损伤仍难以避免。该患者初诊表现为一派肾虚络阻不通、虚火浮于上不得潜降，而有面、睑、颧浮肿、潮红的表现，笔者认为此时要紧的是通络并加强收摄敛降之力，以利浮越于上的阳气下潜；特别是二诊时患者虽发热已平，但仍反复出现皮疹、倦怠乏力、指膝关节疼痛。这是值得深入思考的：发热退后，人当精神振作，为何反而倦怠而反复出现斑疹？其原因试做如下分析：其一，正邪斗争，虽驱部分伏邪外出，但正气亦明显受损；其二，患者本气亏损明显，肾气不足以温养五脏之气、不足以完全祛邪外出，正邪交争之势虽减而不衰；其三，正气大亏，邪气盛实，逼虚阳外越（故后来患者热势高达40℃以上）。当然，此三种原因只是推测，还有其他原因，也未可知。但不论哪一种原因，病至此等形势，当以固护两本为要，兼以敛潜浮阳于坎水。以此处理，患者病势渐缓。此案例患者治疗过程中正邪交争所出现的此消彼长的变化，颇多惊险，值得深思。

第九节　未分化结缔组织病

案例　未分化结缔组织病——肾虚痰瘀，脉络失调证

李某，女，28岁。2011年8月2日初诊。

主诉　颜面红疹2年余。

患者2年多以来反复出现颜面、颈部红疹，无明显触痛、瘙痒，曾转诊于北京某医院查相关指标示 ENA 系列：ANA（＋），抗 SM（＋），抗 MRNP 抗体（＋）。1个月后再次复查相关指标示 ENA 系列：抗 RNP（＋），抗 SM（＋），IgG 26g/L，补体 C4 0.47g/L，ASO 217IU/ml，RF 34.1IU/ml。拟诊：结缔组织病。未作正规治疗。近10日服羟氯喹0.2g，每日2次。今来诊要求中医治疗。刻下：颜面及颈部散在红疹，无明显发热、关节病，诉肢冷，有雷诺现象，面颊潮红，时有痒感。纳可，大便尚可，小便自调，苔薄白，质暗红，脉细弦。

中医诊断　痹证（肾虚痰瘀，脉络失调）。

西医诊断　混合性结缔组织病。

治则　益肾和络，化痰消瘀。

首诊处理　①痹通汤加淫羊藿15g，生地、熟地各15g，赤芍、白芍各15g，穿山龙50g，生黄芪30g，地肤子30g，蝉衣10g，僵蚕10g，徐长卿15g。7剂。②浓缩益肾蠲痹丸，一次4g，一日3次口服。③金龙胶囊，每粒0.25g，一次1.0g，一日3次口服。

二诊　患者诉药后症情平稳，唯双足背、双上肢散在红疹，瘙痒，偶有腰部隐痛，胆怯易惊，眠欠安，纳可，二便自调，苔薄，脉细。前法继进之。处理：①上方加全当归10g，生姜3片，白鲜皮30g。14剂。②浓缩益肾蠲痹丸，一次4g，一日3次口服。③金龙胶囊，每粒0.25g，一次1.0g，一日3次口服。

三诊　患者药后面部、双上肢、足背红疹均明显消退，唯仍有瘙痒，睡眠欠佳，药后胃胀、食后明显，二便自调，苔薄白，脉细。前法继进。处理：①痹通汤加淫羊藿15g，生地、熟地各15g，穿山龙50g，鸡内金10g，谷芽、麦芽各15g，炒酸枣仁30g，生半夏15g（生姜3片，先煎30分钟），北秫米20g，白鲜皮30g，蛇蜕10g。14剂。②中成药同前。

随访痊愈。

按　未分化结缔组织病具有某些结缔组织病的临床表现，但又不符合任何一种特定疾病的诊断标准，属于某一种弥漫性结缔组织病的早期阶段或顿挫型，临床发病不少见。此案例患者素体偏虚，为年轻女性，因"颜面红疹2年余"来诊，2年来反复出现颜面、颈部红疹，无明显触痛、瘙痒，诉有肢冷，有雷诺现象，面颊潮红，时有痒感。外院行相关检查拟诊为"结缔组织病"，未正规治疗，来诊前服羟氯喹。四诊合参，考虑为"肾虚痰瘀，脉络失调"所致，乃以"益肾和络，化痰消瘀"为法，方以痹通汤加淫羊藿、穿山龙、生

黄芪、生地、熟地以益肾蠲痹、活血通利，并赤芍、白芍、地肤子、蝉衣、僵蚕、徐长卿清解郁热以和络，口服浓缩益肾蠲痹丸、金龙胶囊以益肾蠲痹通络。7剂后，患者诉药后症情平稳，唯双足背、双上肢散在红疹，瘙痒，偶有腰部隐痛，胆怯易惊，眠欠安，苔薄，脉细。以前法继进之。此郁结之毒有解而未全，当续前处理，加全当归、生姜、白鲜皮活血络、化湿浊。再服14剂，患者面部、双上肢、足背红疹均明显消退，唯仍有瘙痒，睡眠欠佳，药后胃胀、食后明显，苔薄白，脉细。复以上方加鸡内金、谷芽、麦芽、炒酸枣仁、生半夏、北秫米、蛇蜕等和胃安神、祛风。中成药同前。症情明显改善。朱老从"肾虚痰瘀、脉络失调"着手，经予以"益肾和络、化痰消瘀"之方药得以临床痊愈。朱良春先生提出的"四久"论："久病多虚，久病多瘀，久痛入络，久必及肾"实为疑难杂症及慢性病之共同病机，临证当据病情轻重、发病因素、年龄、性别及伴随症状等因素辨治之。即如本案年轻女性，病发2年余，以颜面红疹为主，伴四肢冷感及雷诺现象，为痹证之肾虚亏虚、痰瘀夹杂，故当从益肾蠲痹入手，但见关节红肿、颜面红疹发作明显而燥热、心烦等"热象"较著者，则当先"解郁化消"为治，待络通经疏则以扶正培补肾虚为治。本案为分阶段、分症情先后的典型验案。

第七章 肿　瘤

第一节 脑 肿 瘤

案例1 恶性脑胶质瘤——痰瘀交阻证

涂某，女，45 岁。2010 年 3 月 22 日初诊。

主诉 间断性头痛 3 年，发作性抽搐 1 次。

患者 2007 年前因间断性头痛在北京某医院行头颅 CT 检查示：左额叶占位。其后行开颅手术并病理切片证实为"左额叶星形胶质细胞瘤Ⅱ～Ⅲ级"，手术顺利。术后头痛症状消失。2009 年行 CT 复查示：左额叶胶质瘤术后，周围组织液化改变。近 1 年以来，头痛间中发作，伴头晕、恶心欲呕。行头颅 MRI 检查示：右额叶异常信号。患者目前情况：易汗，月经已闭，纳谷尚可，二便尚调，夜间入睡困难。舌淡苔薄白，脉弦。

中医诊断 脑癌（痰瘀交阻）。

西医诊断 恶性脑胶质瘤。

治则 化痰消瘀。

首诊处理 ①脑胶质瘤方加生半夏 15g（生姜 3 片，先煎 30 分钟），肿节风 20g，潞党参 30g，生白术 30g，猪苓 30g，山萸肉 20g，蜈蚣 8g，凤凰衣 8g，生薏苡仁 40g。14 剂。②扶正消瘤丸，每粒 0.3g，每次 1.5g，每天 3 次，口服。③协定 5 号 3g，每日 3 次，口服。

二诊 患者来电述，药后已无明显头痛、头昏，睡眠亦佳，唯易汗情况同前。右手轻度肿胀，药后上腹部有不适感。大便每日 4～5 次，质稀不成形，小便可，纳可，舌淡苔白薄，脉弦。处理同前。

三诊 患者来电述，药后头痛已无，唯时有一过性头晕，几秒钟后缓解。近几日晨起发现双手有肿胀现象，无晨僵。纳可，二便自调，舌淡苔薄白，脉弦。处理：①上方改生白术为炒白术 30g，继服 30 剂。②中成药同前。

四诊 患者电述，药后头晕明显缓解，程度减轻，唯右手指关节稍有肿胀感，右侧手足皮肤湿疹、皲裂、稍瘙痒，纳眠可，二便调，苔薄白。处理：①上方加泽泻 30g，30 剂。手足皲裂方加醋半斤同煎泡手，每日 1～2 次，每次 30 分钟，20 剂。②口服中成药同前。

五诊　患者来电述，药后头痛头晕已消，但有神疲乏力，右手指稍有肿胀，大便日行2次，有泡沫，要求配药1个月。处理：①上方加怀山药30g，30剂。②扶正消瘤丸、协定5号续用。

六诊　患者自行停药1个月，自觉无异常不适，略感无力，晨起右手指略感肿胀。近日复查头颅MRI示：病灶未见明显异常变化。纳可，便常，眠安。要求配药半个月。处理：①上方加泽兰、泽泻各30g。②中成药同前。

七诊　患者来电述，药后偶有头昏，晨起双手指肿胀，易汗，动辄甚，纳可，二便自调，夜眠尚可，舌淡苔白，脉弦细。宗原法出入。处理：①上方加枸杞子、菊花各15g，浮小麦30g。15剂。②扶正消瘤丸、协定5号续用。③建议住院治疗。

八诊　患者来电述，药后已无明显不适，仍晨起稍有双手肿胀，纳眠皆可，二便调，苔薄白，舌质淡，脉弦细。续服药1个月。用药同前。

九诊　患者药后已无明显不适，偶有头痛头昏，休息后可缓解，双手肿胀已消退，纳眠可，二便调，舌淡苔薄白，脉弦细。嘱其药后务必来院面诊。处理：上方60剂。

十诊　患者来电述，药后两手肿胀已消，双手指指间皮肤蜕皮明显，余无特殊不适，要求配药1个月，药后再来院复诊。宗原法继进。

十一诊　患者复查头颅CT示：右额叶胶质瘤术后改变；左额叶及颞叶异常信号，考虑胶质瘤术后复发；左顶枕叶梗死。但患者无任何不适感觉。嘱加当归12g，丹参20g，30剂。务必来诊。

十二诊　患者电述，已在北京某医院就诊，查头颅CT示：左额叶胶质瘤术后，不排除复发；双侧筛窦、上颌窦炎症。苔薄白，脉细。朱老会诊认为，药症相应，原法出入。处理：①上方加蜈蚣6g，山慈菇15g，莪术6g，30剂。②扶正消瘤丸、协定5号续用。

按　脑胶质瘤的发病并不少见，朱良春先生认为中医治疗此类疾病有其优势，对于胶质瘤初发者能预防、控制复发转移，改善患者神经功能受损症状，延长生存期、提高生存质量。但由于本病发现时多为中晚期，患者正气亏虚，扶正固本是治疗之重，尤其重视补脾益肾，化痰消癥，当须时时注意阴阳气血的调燮。初诊采用脑胶质瘤方加生半夏、肿节风、潞党参、生白术、猪苓、山萸肉、蜈蚣、生薏苡仁后，患者头痛即平。此后随证加减。治疗1年后复查CT示有复发之嫌，考虑患者体质尚可，遂加入山慈菇、莪术，加强攻伐之力。随访患者头痛头晕情况无，整体状态较好，至今已近2年余。朱老认为治疗此类恶性肿瘤，应视病情发挥中医、西医各自的长处。西医在疾病急起时可直接杀伤癌细胞，虽然不能彻底根治恶性肿瘤，但能暂时性缓解患者的痛苦，为中医药的介入提供了宝贵的时间。故临证不可胶固于中医、西医之争，应以患者的病情为要。朱老经验方脑胶质瘤方由天麻、黄芪、丹参、枸杞子、菊花、当归、制首乌、肉苁蓉、阿胶、天葵子、七叶一枝花、蛇六谷、杜仲、炙甘草等组成。功效益气扶正消瘤、化痰散结止痛。

案例2　脑胶质瘤——痰瘀交阻证

陈某，女，28岁。2011年3月2日初诊。

主诉　左侧肢体麻木 1 年，头胀痛 2 月余。

患者 2010 年初无明显诱因下出现左侧肢体麻木，无头痛头晕，自以为是劳累所致，未予重视。2011 年 1 月始出现头部胀痛，左口角麻木，于松滋市某医院查头颅 CT 示：右颞叶占位病变。2011 年 2 月 24 日于海门市某医院查头颅 MRI 示：右侧颞顶叶性病变，考虑星形细胞瘤可能性大。一直未系统治疗，今来诊。来诊见症：神清，精神可，言语清晰，左侧肢体、口角麻木，肌力、肌张力正常，头部胀痛不适，纳眠可，二便调。舌淡红苔薄白，脉弦细。

否认既往任何疾病史，否认家庭遗传病史，否认不良生活习惯史。

中医诊断　脑癌（痰瘀交阻）。

西医诊断　星形细胞瘤。

治则　化痰消瘀。

首诊处理　①脑胶质瘤方加葛根 20g，石菖蒲 15g，肿节风 30g，猫爪草 30g，炮山甲粉 4g（分吞）。14 剂。②扶正消瘤丸，每粒 0.3g，每次 1.5g，每天 3 次，口服。③协定 5 号，每次 3g，每日 3 次，口服。

二诊　患者诉服药后头胀痛明显好转，仍有左侧肢体、口角麻木，右侧手腕疼痛，经针灸加中药熏蒸，颈项轻松，无头晕、无语言不清，纳可眠安，大便每日 3～4 次，小便自调，舌红，苔薄，脉细弦。血压 105/82mmHg，2011 年 3 月 4 日查卵巢相关抗原：15.74U/ml，CEA（癌胚抗原）0.24ng/ml，Ferr（血清铁蛋白）16.3µg/L。X 线片：颈椎病。药既已奏效，续当原法出入，稍补益髓海。处理：①上方加骨碎补 30g。15 剂。②扶正消瘤丸、协定 5 号服法同上。化瘀胶囊，每次 0.2g，每日 3 次，口服。

三诊　患者诉药后病情基本稳定，头胀痛已不明显，口角麻木明显减轻，右手腕疼痛较前略有好转，余无特殊不适。纳可，大便日行 1 次，成形。苔薄白，脉细。续当原法出入。处理：①上方加生地黄 15g。15 剂。②余同前。

四诊　患者药后头胀痛已基本消失，唯左侧口角、肢体麻木仍作，右手腕痛减而未已。纳眠均可，二便如常，近期自觉舌体干涩不适，欲饮，苔薄白，脉弦细。宗原法继进，考虑患者仍有肢体麻木，与久病络阻不通有关，故宜酌加祛风除络之品。处理：①上方加豨莶草 30g。15 剂。②中成药同前。

五诊　患者诉药后病情基本稳定，头胀痛已不明显，口角麻木明显减轻，右手腕疼痛较前略有好转，舌体干涩不适稍减，余无特殊不适。纳可，大便自调。苔薄白，脉细。药既奏效，前法继进，15 剂。

六诊　患者诉药后病情基本稳定，头痛已无，舌体干涩已无，唯左侧肢体、口角麻木较初诊未有明显改善，右手腕略痛，余无不适，近日眠欠佳，易醒，醒后能再入睡。纳欠佳，大便数日一次，稍干，苔薄白质红，脉弦细。守原法继进。处理：上方加地龙、蜈蚣各 8g，继服。15 剂。

随访期间症情稳定。

按　此案脑胶质瘤治疗效果明显，前后治疗不足 3 个月，患者头胀痛已无，头晕基本无发作。朱良春先生结合患者发病情况及当前主要症状分析，认为此乃痰瘀内蕴，久而成癥，结于脑部，成瘤为患；久病伤正，正气不足，祛邪外出无力，而成正虚邪恋胶痼之候，拟以扶正消瘤之法治疗。患者药后头胀痛明显减轻，但口角麻木缓解不明显，考虑髓海不足、清窍不利，遂于二诊方加入补肾益髓之药，药后口角麻木明显减轻。此后随症加减不离补益肾精、化痰行滞。至六诊时，患者头痛已无，但口角麻木未能进一步改善，考虑痰瘀胶固日久，现肾精渐充，攻伐之力可加强，遂于原方加地龙、蜈蚣虫类血肉有情之品以加强通瘀之力，终获佳效。

案例 3 脑胶质瘤——气阴两虚，癌毒内侵，痰瘀交阻证

赵某，女，72 岁。2010 年 2 月 22 日初诊。

主诉 头痛 1 年余，右侧肢体瘫痪 9 个月。

患者于 2009 年 2 月开始出现头痛，后偶有突然右侧肢体无力，2009 年 3 月 20 日在四川某医院就诊，行头颅 CT 及 MRI 检查考虑为"脑出血"。经住院治疗病情无明显好转，2009 年 8 月患者出现意识障碍、右侧肢体瘫痪，发生数次肢体抽搐，在四川某医院行头颅增强 CT 示："左颞叶、基底节区脑肿瘤"，2009 年 8 月 31 日行开颅手术，顺利切除部分瘤体，并于 2009 年 9 月 20 日、2009 年 12 月 20 日及 2010 年 3 月 20 日分别予以伽马刀治疗一次，但复查示病情继续进展。2010 年 3 月 30 再予以开颅手术（具体情况不详）。2010 年 4 月 15 日于解放军某医院行头颅 CT 示：①左颞、额、顶叶及基底节区脑胶质瘤术后，左颞额顶区见团片状低密度影，周边可见环形高密度影及少许气体密度影，考虑术后残腔，合并周围脑组织水肿及颅内积气，中线结构稍向右侧偏移，与 2010 年 4 月 4 日 CT 片相比，水肿有减轻；②左侧枕叶斑片低密度区（水肿？缺血灶？）与前片相比，范围缩小；③右侧额叶见气体影；④脑室系统内见少许出血；⑤左侧颞顶枕骨术后改变。患者头痛反复发作，今由家人代诊述症索药：精神萎靡，嗜睡，语声低微，纳呆，呕吐，右侧半身瘫痪，大便日行一次，量少，小便失禁，量正常（导尿中）。苔薄白质红，边有瘀斑，脉不详。

中医诊断 脑瘤（气阴两虚，癌毒内侵，痰瘀交阻）。

西医诊断 脑胶质瘤术后复发。

治则 益气养阴，扶正荡邪；化痰消瘀，软坚消瘤。

首诊处理 ①扶正消瘤汤加脑胶质瘤方加莪术 8g，协定 6 号 30g，南沙参、北沙参各 20g。20 剂。嘱家人先予以少量多次服用，口服困难可考虑灌肠处理。②金龙胶囊，每粒 0.25g，每次 4 粒，每日 3 次，口服。③协定 5 号，每次 3g，每日 3 次，口服。④清淡饮食。

二诊 患者来电述，服药后呕吐次数明显减少，食量渐增，服药量由原来的 1/4 增加至 1/2，已能自主右侧卧位，并右下肢自主抬起。亦无明显自汗、盗汗，唯仍口角左斜，昼寐夜醒，伸舌不能，二便失禁。当地医生诊脉示：右脉沉细，左脉弦细，苔光剥，舌无阴津。处理：①上方加石斛 20g，生水蛭 8g，生白芍 30g。30 剂。②中成药同前。

随访症情稳定，当地医院间断诊治。

按 此例为正气极虚之脑胶质瘤患者，已行开颅手术、伽马刀治疗等，正气受损严重，关格之象已显，同时邪实又重，则补虚与祛邪何为主何为从？如何进补？这些问题都相当

考验医生的临证能力。朱良春先生着眼于整体，始终把握"扶正"为则，从气阴双补入手，化痰消瘀，软坚以消瘤，精准辨证，获效甚殊。患者求诊时，已是邪伏三阴，正气大虚之证，故扶正为急。《医宗必读》曰："积之成也，正气不足而后邪气聚之。"脑瘤之发生因虚而后积成，积成之后更加重正气虚馁，且由于失治、误治或治不得法，正气虚损更加明显。朱老认为，患者呕吐频仍，已有关格之象，此时应把握本虚之基础病机，宜扶正为主，不可强攻。初诊以扶正消瘤汤加脑胶质瘤方、协定5号和6号、南沙参、北沙参等扶助正气之品。患者药后果然呕吐明显减少，食量渐增。以此为续治疗，取效甚好。本案体现了朱老从痰瘀互结入手治疗肿瘤的一贯思路：根据患者具体情况，或扶正为主，或祛邪为先。除了上述的"精准"辨证论治外，针对一些重危患者出现关格大症、不能进药食的情况，采用灌肠给药后多可一步步转危为安，为进一步治疗争取宝贵的时机，朱老所提倡的灌肠法在临床当值得一试。

案例4　脑瘤——痰瘀交阻，癌毒内侵证

宋某，女，69岁。2010年3月10日初诊。

代主诉　瘫痪伴意识障碍6月余。

患者2009年6月体检发现脑转移瘤，进一步检查发现原发病灶为"肺癌"，2009年6月26日PET/CT示：肺癌，肺内转移，双肺门、纵隔淋巴结、脑多发转移。2009年8月出现瘫痪、语言障碍，予以伽马刀治疗，后一直予甘露醇脱水，2010年2月以后意识障碍，甚至胡言乱语，卧床不起，肢体感觉正常，流质饮食，大便5~6天一行，干燥难解，苔白腻。

中医诊断　脑瘤（痰瘀交阻，癌毒内侵）。

西医诊断　脑转移癌，肺癌。

治则　化痰消瘀，扶正荡邪。

首诊处理　①扶正消瘤汤加脑胶质瘤方加蜈蚣粉10g，金荞麦60g，鱼腥草30g（后下），全瓜蒌30g，泽兰、泽泻各30g，大黄10g（后下），协定10号30g，生半夏15g（生姜3片，先煎30分钟），生白芍30g，六轴子2g，炒黄芩10g。20剂。②金龙胶囊，每粒0.25g，每次4粒，每日3次，口服。③协定5号，每次6g，每日2次，口服。

二诊　家属述，药后大便5~6次，量不多，质烂。处理：①上方大黄改为同煎或减半。②协定5号，每次3g，每日2次，口服。

三诊　家属电述，患者药后意识较前清晰，大便亦软，流质饮食，苔白腻，余同前。处理：①上方大黄改为5g。20剂。②中成药同前。

四诊　家属传真示，患者出现无意识的踢被动作，能讲两个字，听不清楚所讲内容，多右侧卧位，现每晚服吗啡1粒、地西泮4粒。骶尾部见一突出包块，似质硬（后得家属证实）。处理：①上方加制南星20g。20剂。②中成药同前。

五诊　家属来电述，患者药后症情好转，右侧肢体出现神经反射，稍能移动，眼睛对光反射较前灵敏，讲话较前清晰。近日面色红润，面睑浮肿已无，神志亦较前清晰，唯午后稍差，偶有神昏谵语，纳眠可，小便调，现每晚服地西泮4粒。处理：守上治疗方案。

2010 年 5 月 19 日患者出现意识错乱，胡言乱语，加用安宫牛黄丸，0.5 粒，每日 2 次。其后缓解。

六诊　家属来函诉，患者神志转清，面色转润，四肢活动可，翻身转利，对答切题。从呼吸、血压、肢体活动等方面来看，患者病情都比较平稳，饮食以鸡蛋为主，辅以桃等水果。中药以汤剂为主，灌服。药既获效，率由旧章。处理：①上方加石菖蒲 10g。20 剂。②中成药同前。

七诊　家属传真示，患者肢体已能自主活动，能自行坐起，呼吸平稳，唯近日稍有咳嗽、咳痰质清，时有神志不清，对答不切题，现中药一剂药服 2 日。苔薄白，余尚可。处理：①上方加细辛 3g，干姜 2g。20 剂。②中成药同前。

八诊　家属电述，患者精神好转，进食鸡蛋、流质饮食，眠欠安，小便调，大便 3 日一行。家属反映首诊药效果更好。处理：①首诊方 30 剂。②金龙胶囊、协定 5 号服法同前。

按　此为肺癌脑转移验案。该患者由手术后意识障碍、偏瘫一直卧床，后经化痰消瘀合扶正消癥法获得满意的疗效。首诊以扶正消癥汤加脑胶质瘤方加蜈蚣粉、金龙胶囊等虫类药，同时配伍用针对原发病灶的金荞麦、鱼腥草等。考虑浊阴窃居阳位，致清窍被蒙、神明失用，配伍以大黄通腑，取"上病下取"之意，俾浊阴得降，清阳得升，则人身气机升降复常、一气周流通畅。扶正消癥汤加脑胶质瘤方以"扶正"及"攻瘤"并用，患者整体机能得到进一步调整。故至四诊时，患者出现踢被动作，言语稍复；五诊时患者神志较前清晰，面睑浮肿已无，讲话较前清晰，肢体出现神经反射，稍能移动，眼睛对光反射较前灵敏；其后病情进一步平稳，翻身转利，对答切题。效果明显，守方善后。

第二节　肺　肿　瘤

案例 1　肺癌——正虚痰瘀互结证

华某，女，37 岁。2011 年 3 月 18 日初诊。

主诉　左肺癌化疗后 3 个月（腺癌 T2N3 骨）。

患者 2010 年 12 月因"刺激性干咯伴发热 10 余天"就诊于无锡某医院，当时颈部可及一大小约 0.5cm 肿大淋巴结，PET/CT 示：左上肺结节，双颈部、双侧腋窝及双侧肺门多发肿大淋巴结，胸 12 FDG 代谢异常增高，考虑左肺癌及转移可能。左锁骨上淋巴结病理示：转移性癌，大致为腺癌。患者化疗后因体质下降，不能耐受，遂出院前来求治。刻下：精神不振，面色萎黄，面部色斑满布，呛咳阵作，痰少难咯、色白，咽痒，味咸，纳欠佳，大便干结，3～4 天一行，舌暗衬紫，苔薄白，脉细小数。

既往有类风湿关节炎病史，已使用益赛普（注射用重组人Ⅱ型肿瘤坏死因子受体-抗体融合蛋白）1 年余。2011 年 1 月 10 日在无锡某医院检查：ASO 290IU/ml，CRP 19.4mg/L，RF 1220IU/ml。2011 年 2 月 28 日在无锡另一医院查：WBC $3.2×10^9$/L，HGB 100g/L，RBC $3.52×10^{12}$/L，PLT $152×10^9$/L。肝、肾功能正常。

中医诊断　肺积（正虚痰瘀互结），顽痹（肾虚痰瘀互结）。

西医诊断 左肺癌化疗后 3 个月，伴多发淋巴结广泛转移，类风湿关节炎。

治则 扶正祛邪，软坚消癥。

首诊处理 ①扶正消癥汤加金荞麦 50g，金沸草 20g，白前、前胡各 15g，天冬、麦冬各 20g，阿胶珠 15g，生晒参 20g，枳实、枳壳各 6g，生川大黄 10g（冲服），川百合 30g，穿山龙 50g，肿节风 30g，炮山甲 12g，猫爪草 30g，徐长卿 15g，甘草 6g。2 剂药服 3 天。②金龙胶囊，每粒 0.25g，每次 4 粒，每日 3 次，口服。③扶正散，每次 3g，每日 2 次，口服。④复方扶芳藤合剂，每次 1 支，每日 3 次，口服。

二诊 患者于 2011 年 3 月 21 日入他院化疗，8 天后出院，淋巴结未见明显消退，皮肤凉，咳嗽同前，咽痒，喉间有痰不畅，咳甚时胸背痛，多梦，脱发明显，住院期间停中药。诉胃纳欠佳，大便质硬，用生大黄 10g 后腹泻，然用 5g 不能日解一次大便，苔薄质淡，脉细软小数。血常规：WBC $3.3×10^9$/L，HGB 93g/L。朱老分析：此证乃久病及肾，化疗后正气进一步受损，气血不足，注意补益肺肾，肾气充，则气之出入纳潜正常，其本始可固。续扶正为主，变化出入。处理：①上方去白前、前胡、天冬、麦冬、枳实、枳壳、阿胶珠，加蛇蜕 10g，蒸百部 15g，天竺子 15g，蜈蚣 8g，淫羊藿 15g。2 剂药服 3 天。②中成药同前。

三诊 患者药后症平，咳嗽咳痰难出，有堵塞咽部之感，痰白质稀有咸味，无胸痛，胃纳欠佳，颈部淋巴结仍见。化疗于 2011 年 5 月 1 日结束。自诉血常规正常，服用大黄 7.5g 后，大便每日 2 次。续当原法出入。处理：①扶正消癥汤加金荞麦 50g，金沸草 20g，生晒参 20g，旋覆花 10g（包煎），穿山龙 50g，肿节风 30g，猫爪草 30g，徐长卿 15g，生川大黄 7.5g（冲服），炮山甲粉 12g，蜈蚣 8g，夏枯草 30g，山慈菇 15g。2 剂药服 3 天。②金龙胶囊，每粒 0.25g，每次 4 粒，每日 3 次，口服。③扶正散，每次 3g，每日 2 次，口服。④复方扶芳藤合剂，每次 1 支，每日 3 次，口服。⑤六神丸 2 盒，每日 5 粒，分 2 次放于舌后半部，待其自化后漱口。⑥芙黄膏加六神丸、西黄丸研极细末和调敷于淋巴结，每日一换。

四诊 来人代述，患者晨起咳嗽，痰中夹血，日发作 1～2 次，较前易咯出，化疗 6 次已完成，自诉有"肺部感染、双肺肿块增大"（未行检查），体温在 38.2℃上下波动，偶有胸痛，颈部淋巴结未见变化。纳可，便调，舌脉不详。续原法处理：①上方加炙麻黄 6g，杏仁泥 15g，生石膏 15g，银翘 15g，羌活 6g，板蓝根 30g。②金龙胶囊，每粒 0.25g，每次 4 粒，每日 3 次，口服。③复方扶芳藤合剂，每次 1 支，每日 3 次，口服。

五诊 家人电述，患者发热已退，咯血已退，咳嗽痰少，化疗正进行第 7 次。近日在上海检查示：癌肿脑转移。分析：咳、咯症状已平，肺肾之气暂固，但出现脑转移，考虑正气不足无以抗邪，继续予以扶助正气为主，同时注意癌肿已转移到脑部有发作癫痫之虞，注意预防之。处理：①三诊方加石菖蒲 20g，益智仁 20g。②金龙胶囊，每粒 0.25g，每次 4 粒，每日 3 次，口服。③复方扶芳藤合剂，每次 1 支，每日 3 次，口服。

六诊 家人电述，患者咳嗽、咯血明显好转，少痰，晨起有少量黄色黏痰，平时以白色泡沫痰为主，胸中有气上冲感，纳可，便调。第 7 次化疗结束，上海市某医院做出出院诊断：左肺腺癌、多发淋巴结转移、第 12 胸椎转移、脑转移。纳欠佳，二便调，舌薄黄微腻，质衬紫，脉细小数。血常规：WBC 6.3×10^9/L，HGB 80.79g/L，PLT 165×10^9/L，RBC

$3.07×10^{12}$/L，LDH 376U/L。分析：患者经化疗，体质大为受损，脏腑之气明显不足，五脏承制失常，咳、咯、痰交相发作，续扶正消癥、健脾助运。处理：①扶正消癥汤加金荞麦 50g，金沸草 20g，生晒参 20g，旋覆花 10g（包煎），穿山龙 50g，肿节风 30g，猫爪草 30g，徐长卿 15g，生川大黄 7.5g（冲服），炮山甲粉 12g，蜈蚣 8g，夏枯草 30g，山慈菇 15g。2 剂药服 3 天。②金龙胶囊，每粒 0.25g，每次 4 粒，每日 3 次，口服。③复方扶芳藤合剂，每次 1 支，每日 3 次，口服。④芙黄膏 4 盒加六神丸 10 盒、西黄丸 10 支，研极细末和调敷于淋巴结，每日一换。

七诊 药后症减，咳嗽咳痰较前明显减轻，精神好转，痰呈泡沫，无咯血，无头晕，纳可，便调，近期血检：WBC $2.6×10^9$/L，RBC $3.61×10^{12}$/L，HGB 92g/L，PLT $126×10^9$/L，苔薄黄微腻，舌淡衬紫，脉细小数，续原法出入。处理：①上方加油松节 30g，鸡血藤 30g，牛角鳃30g，紫背天葵 15g。②金龙胶囊，每粒 0.25g，每次 4 粒，每日 3 次，口服。③复方扶芳藤合剂，每次 1 支，每日 3 次，口服。

八诊 药后症减，颈部淋巴结已消，咳嗽咯血痰未见再发，唯平卧时症显，眠中易醒，纳可，便调，苔薄黄微腻，舌淡衬紫，脉细。续原法出入。处理：①上方加玉蝴蝶 8g。②金龙胶囊，每粒 0.25g，每次 4 粒，每日 3 次，口服。③复方扶芳藤合剂，每次 1 支，每日 3 次，口服。

九诊 药后症平，咳嗽咯少量痰，胸膺至胃脘部偶有不适，眠不安，纳可，便调，舌淡苔薄黄微腻，舌淡衬紫，脉细。续原法出入，佐以宁神。处理：①扶正消癥汤加金荞麦 40g，鱼腥草 30g（后下），金沸草 20g，炙紫菀 10g，合欢皮 15g，炒酸枣仁 30g，北沙参 15g，猫爪草 30g。②金龙胶囊，每粒 0.25g，每次 4 粒，每日 3 次，口服。③复方扶芳藤合剂，每次 1 支，每日 3 次，口服。

十诊 患者于 2011 年 10 月 4 日行靶向治疗，2011 年 10 月 5 日行紫杉醇及中药治疗，治疗后无特殊不适，症平。入睡前及晨起咳嗽但不剧，少量泡沫痰，夜难入眠，现每晚服 1 粒地西泮片，纳可，大便日解，舌淡暗衬紫苔薄黄微腻，脉细。续原法出入。处理：①上方加绿萼梅 10g，僵蚕 6g，广地龙 6g，炙黄芪 30g，党参 20g。2 剂药服 3 天。②中成药同前。

随访示患者病情稳定，咳嗽已基本消失，咯血痰已多日不见，诸症改善。嘱其复查相关指标后来诊。

按 此肺癌验案以"扶正消癥"治则贯穿治疗全程，虽多病合发、病症复杂，仍可取得佳效。朱良春先生认为，免疫类疾病多与"肾虚"有关，肿瘤多与类风湿关节炎、风湿性疾病相伴而生，这也从侧面反映了免疫类疾病的发生与人体的正气有密切相关性，"正气存内，邪不可干，邪之所凑，其气必虚"。该例患者因化疗后体质下降，不能耐受，首诊见精神不振，面色萎黄，色斑满布，呛咳阵作，少痰难出，纳欠佳，大便干结，舌暗衬紫，苔薄白，脉细小数。一派正气虚馁之象，以扶正消癥汤加减，同时服用金龙胶囊、扶正散、复方扶芳藤合剂以扶助正气为主。分析该案例取效原因有三：①扶正为主，兼顾祛邪。患者体质大为受损，脏腑之气明显不足，咳、咯、痰交相发作。须固脾肾两本，健脾助运，化源有力，气血渐复。②针对特定脏腑的专病专药。朱老强调治疗肿瘤虽以扶正为主，亦不可忽视专病之药的"对症处理"（即标象）。在扶正消癥汤基础上加金荞麦、金沸草、生晒参、旋覆花、穿山龙、猫爪草、炮山甲、蜈蚣等，即是此辨治精神体现；金龙胶囊、复方扶芳藤合剂为朱老治疗肿瘤及免疫力低下的常用之品。经处理，患者咳嗽咳痰明显减轻，精神好转，纳可便调。诸症明显改善。③"治未病"，既病防变。患者复诊检查，已出现胸、脑转移，除继续予以扶助正气，朱老考虑浊阴上犯脑窍，神明被扰，有发作癫痫之虞，故在原方基础上加石菖蒲、益智仁以化痰浊、开窍醒神。经上述治疗，患者诸症皆减，颈部淋巴结已消，咳嗽咯血痰未见再发，癫痫未发作。

案例 2　肺癌——肾虚癥积，痰浊瘀阻证

马某，男，39 岁。2007 年 7 月 27 日初诊。

患者于 2006 年 3 月因"胸闷、憋气 3 个月，发现胸部占位 2 周"入住北京某肿瘤医院，经详细检查确诊为"右肺上叶中心型小细胞肺癌局限期，右锁骨上淋巴结转移，右前 5 肋转移"。予以放疗、化疗，症状平稳。已注射"胸腺 5 肽"13 次，服用"紫龙金片"近 2 个月。但患者行走时仍有气短，不剧，胸闷、心慌，晨起咯吐少量黄黏痰，纳可，大便日行 4～5 次，不成形，小便自调，眠可，苔白，脉细弦。

2007 年 2 月复查 B 超示：肝内多发小钙化点，最大者直径为 3cm，双锁骨上未见明显淋巴结肿大，头颅未见明显转移，左侧脑实质梗死灶。

中医诊断　肺积（肾虚癥积，痰浊瘀阻）。

西医诊断　中心型小细胞肺癌。

治则　现患者症情平稳，予以扶正消癥法巩固之。

首诊处理　①仙鹤草 60g，龙葵 30g，藤梨根 30g，白茅根 30g，川百合 30g，金荞麦 30g，北沙参 15g，炒白术 15g，山药 30g，熟薏苡仁 40g，甘草 6g。30 剂。②金龙胶囊，每粒 0.25g，每次 4 粒，每日 3 次，口服。

二诊　患者自觉症状好转，胃纳增多，胸闷气短等症状消失，但头昏时作，颈部酸楚，两眼微胀，大便日 4～5 次，不成形，血压 128/94mmHg，苔薄舌红，脉细缓，CEA 检查正常，肿块较前缩小 3mm×3mm。朱老会诊后考虑患者症情稳定，有向愈之象，血压偏高，考虑有工作辛苦、阳气偏亢之嫌，续加入平肝之品，阴平阳自秘，头晕可消。处理：①上方加枸杞子、菊花各 10g，明天麻 12g，煅牡蛎 30g。30 剂。②金龙胶囊，每粒 0.25g，每次 4 粒，每日 3 次，口服。③降压洗脚汤，20 剂，煎汤泡脚。

三诊　患者药后精神佳，咳嗽之症已平，偶头晕，肝部欠舒，血压已正常。大便日行 3～4 次，质不稀，纳可，眠安，舌淡衬紫，苔薄白，微腻，脉细缓。血压 124/88mmHg，复查示：肿块缩小，现为 18mm×11mm，肝部一强回声实块大小为 12mm×16mm。朱老会诊后，认为患者精神转佳，咳嗽、肿块已缩小，此乃佳象也，继续扶正为主，原法出入。处理：①扶正消癥汤加金荞麦 50g，北沙参 20g，天冬 30g，枸杞子 20g，生白术 30g，楮实子 30g，炮山甲 10g，泽兰、泽泻各 20g。30 剂。②金龙胶囊，每粒 0.25g，每次 4 粒，每日 3 次，口服。

四诊　患者精神佳，晨起咳痰，黑色质黏，自觉右腿较左腿粗，右侧卧位稍气闷，纳

可眠安，大便日行 3~4 次，成形，余症皆平。苔薄白，脉平。复查 CT 示：①右上肺叶支气管结构稍有紊乱，管壁周围软组织略厚大致同前；②纵隔内小淋巴结同前相仿，4 组淋巴结大小约 16mm×10mm；③双侧未见胸腔积液、未见骨质破坏。肿瘤标志物正常，肝肾功能正常，B 超示：肝右叶强回声团，倾向良性；肝内多发小钙化。自诉头颅 MRI 未见明显变化。诸症平稳，前法继进。处理：①扶正消癥汤加金荞麦 50g，化橘红 10g，麦冬 12g，炒白术 30g，川百合 30g，枸杞子 20g，炮山甲 10g，制南星 30g，泽兰 20g。30 剂。②扶正消瘤散 30g，每次 2g，每日 3 次，口服。③金龙胶囊，每粒 0.25g，每次 4 粒，每日 3 次，口服。

五诊 患者自觉病情无加重，近半年间断服中药 30 剂，精神尚佳，胸闷已平，纳眠可，大便通畅，每日 3~4 次，舌暗苔薄白，脉细。2 周前复查 CT 示：头部情况同前；右叶支气管结构紊乱，右肺上叶膨胀不良，纵隔内多发小淋巴结部分较前增大，4 组淋巴结大小约 20mm×10mm，肝肾功能正常，肿瘤标志物正常。守原法出入。处理：①扶正消癥汤加炒白术 40g，潞党参 30g，北沙参 20g，山慈菇 20g，制南星 30g，炮山甲 12g，紫背天葵 20g，猫人参 20g，金荞麦 50g，化橘红 10g，麦冬 12g，川百合 30g，枸杞子 20g，泽兰 20g。30 剂。②扶正消瘤散 30g，每次 2g，每日 3 次，口服。③金龙胶囊，每粒 0.25g，每次 4 粒，每日 3 次，口服。

六诊 上述中药 1 剂服 2~3 日，精神佳，咳嗽痰少，晨起口苦，右胁肋部时有不适，纳可，大便日行 2~3 次，欠畅，苔薄腻质淡红，脉沉细。诉服扶正消瘤散后不适，已自行停服。症情基本稳定，继进之。处理：①扶正消癥汤加郁金 20g，合欢皮 15g。30 剂。②金龙胶囊，每粒 0.25g，每次 4 粒，每日 3 次，口服。

七诊 患者诉在北京某医院复查相关指标基本平稳。近 3 个月以来腑行不畅，脐周冷感，右胸胁时有不适，左手食指稍有肿胀，苔薄白微腻，质衬紫，脉沉细。续原法出入。处理：①扶正消癥汤加炒白术 40g，金荞麦 50g，山慈菇 20g，制南星 20g，紫背天葵 20g，炮山甲 15g，猫人参 20g，冬凌草 40g，丹参 20g，高良姜 10g，台乌药 10g。30 剂。②金龙胶囊，每粒 0.25g，每次 4 粒，每日 3 次，口服。

八诊 患者天热时感疲乏，休息可缓解，右前胸偶感不适，1 个月前复查基本正常，余无所苦，纳眠便可，苔薄白质淡红，脉细弦。续原法出入。处理：①上方加肿节风 30g，土茯苓 30g，萆薢 20g。30 剂。②金龙胶囊，每粒 0.25g，每次 4 粒，每日 3 次，口服。

九诊 患者近半年服药不规律，共服药 20 剂，右侧卧位时右前胸略感不适，无明显疲乏感，余无所苦，纳可，大便日行 3 次，苔薄白微腻，质偏暗红，脉细数。相关检查与前比较无明显变化。症情平稳，前法继进。处理：①扶正消癥汤加金荞麦 40g，炒白术 30g，冬凌草 30g，生薏苡仁 40g，猫人参 30g，炮山甲 10g，浮小麦 30g，山慈菇 15g，紫背天葵 20g，土茯苓 30g。30 剂。②金龙胶囊，每粒 0.25g，每次 4 粒，每日 3 次，口服。

十诊 患者近 5 个月才服药 60 剂，近日复查相关指标正常，颈部未见淋巴结肿大，自我感觉精神可，纳可、眠安，时有大便干燥，苔薄白，脉细。原法继治。处理：①上方炒白术改为生白术、炒白术各 15g，加肉苁蓉 20g，全瓜蒌 15g，去浮小麦。20 剂，每周 1 剂。②金龙胶囊，每粒 0.25g，每次 4 粒，每日 3 次，口服。

随访患者汤药 5~6 天服 1 剂，余以中成药代替。病情稳定，无不适。

按 癌症非一日所成，治疗也非一日可功，尤其正气大虚的患者，更不可急功猛进，宜缓图；若病情已得到有效控制，则汤剂口服与中成药交替服用，病情大减后以中成药为主。此例肺癌治疗效果明显，患者来诊时已多次进行化疗，正气虚损明显。朱老以扶正为主，加用针对"专病"之品，取得良好的效果。组方如仙鹤草、龙葵、藤梨根、白茅根、川百合、金荞麦、北沙参、炒白术、山药、熟薏苡仁，辅助以金龙胶囊口服。二诊时，患者即述症状好转，胃纳增多，胸闷气短症平；三诊时患者复查相关指标正常，而肿块亦较前缩小，唯血压偏高。朱老会诊后认为患者病趋向愈，血压偏高原因应当与工作辛苦有关，阴液暗耗则阳有偏亢，续加入平肝之品，同时予朱老的降压洗脚汤煎汤泡脚，5～7 天效果明显，体现了内外兼治的灵活性。患者症状持续改善，其后以扶正消癥汤加健脾益气、散结养阴之品。此案中两种治疗看似矛盾却很好地控制了患者病情和当下的病机关键，分清标本缓急、区别施治，正如朱老强调辨病辨证相结合。着眼于根本病机、抓住当下关键病机，综合考虑病变过程中的复杂因素。如本为极虚的患者却表现出"阳亢"的标象、浊瘀内阻的阴寒反而出现"化火"，等等，抓住根本，随症加减，切不可"随症变机"。方中仙鹤草值得注意，本品有强壮之功，别名"脱力草"，在江浙民间用此品治疗脱力劳伤。朱老认为本品止血而不留瘀，有瘀血去则新血生之用，能治痈疽结毒，辨治肿瘤加用本品甚有妙用。患者二诊后精神明显转佳；后续巩固治疗，扶助正气、防止肿瘤复发。

案例 3 肺癌——正虚痰瘀内阻证

王某，女，78 岁。2011 年 3 月 24 日初诊。

代主诉 咳嗽、痰中带血 1 月余，胸闷、背痛、乏力 10 天。

患者近 1 个月以来反复出现咳嗽，以干咳为主，痰少色白，夹有少量血丝，咯吐欠畅，未予以注意，近 10 日来胸闷伴后背疼痛，乏力感明显，无明显消瘦，在家人敦促下入住南通某医院，查胸部 CT 示：肺癌伴胸腔积液（未见报告单）。患者拒绝西医放疗、化疗及手术治疗，要求中医药治疗。近日精神尚可，咳嗽、咯血，胸闷、胸痛，无阵发性胸前区压榨样疼痛，痛未放射至肩背部，乏力，纳可，大便 1～2 日一行，苔薄白，脉细弦。

患者既往有血压偏高史，短期服用降压药，具体不详，否认冠心病、DM、肝病史。

来人代述：CEA＞1500μg/L，CA125 3096μg/L；CA19-9 7008.4μg/L。

中医诊断 肺积（正虚痰瘀内阻）。

西医诊断 肺癌伴胸腔积液。

治则 扶正消癥。

首诊处理 ①扶正消癥汤加金荞麦 50g，鱼腥草 30g（后下），煅花蕊石 20g，葶苈子 30g，北沙参 20g，金沸草 20g，桑白皮 15g。20 剂。②扶正消瘤散 30g，每次 2g，每日 3 次，口服。

二诊 家属述，患者咳嗽渐减，吐少量白黏痰，无痰中带血，气短，无后背疼痛，纳少，大便日行 2 次，来人述症取药。2011 年 4 月 7 日入院抽胸腔积液一次，共 1000ml，色黄。2011 年 4 月 12 日血检：CEA 205.5μg/L，CA19-9 191.6μg/L，CA125 77.6μg/L，AFP、Ferr、CA153、Scc 正常。生化指标正常。处理：①上方加炮山甲粉 10g（冲服），蜈蚣 8g，车前子 20g（包煎）。②扶正消瘤散 30g，每次 2g，每日 3 次，口服。

三诊 2011 年 4 月 21 日在复查：CEA 193μg/L，CA19-9 98.3 μg/L，CA125 71.4 μg/L（2011 年 3 月 22 日胸腔积液检查：3096 g/L）。胸部 CT 示：右肺中叶癌伴右侧胸腔大量积液，右肺膨胀不全，右肺散在慢性炎症及纤维化病变，纵隔内淋巴结轻度肿大，与外院前 CT 片相比，肿块减少，胸腔积液量减少。昨日抽胸腔积液 1000ml，色清，纳可，便调，眠一般，舌质红，苔薄，脉细小数。出院要求继续中药调理。续予原法出入，肺阴不足，咯血已无，可去花蕊石，加川百合以加强补肺阴，余守前方不变。处理：①上方去花蕊石，加川百合 30g。30 剂。②扶正消瘤散 30g，每次 2g，每日 3 次，口服。

四诊 近日检查 CEA 188μg/L。CT 示：肿块较前缩小，胸腔积液较前减少。精神可，纳可，咳嗽少作，大便日行，续予原法。处理：守前方案。

五诊 续服上方至 2011 年 7 月 23 日。2011 年 7 月 22 日在江苏省某医院查胸部 CT 示：右肺中叶肺癌可能性大（3.2mm×2.2mm），较 2011 年 5 月 24 日 CT 片体积减小，右肾囊肿可能，建议必要时中腹部 CT 增强扫描。肿瘤标志物：CEA 71.08μg/L，余指标正常。续服药。

六诊 患者症情好转平稳，面色黑好转，精神较前振，咳嗽已平，诉无所苦，纳可，便调，苔薄白，质红，脉细小数，续予原法出入。处理：①首诊方去葶苈子、花蕊石，加入川百合 30g。②中成药同前。

随访诸症可。

按 肿瘤多见于老年人和体质欠佳的中年人，概由老年人肾气不足，中年人生活工作压力大、情绪不舒及饮食、生活习惯不调，肾气渐耗。肺肾相生，子母原有滂沱之乐，今浊瘀滞肺、金降不及、致肺肾双亏。朱良春先生治以扶正为主，酌用金荞麦、鱼腥草清解瘀毒，以煅花蕊石收涩止血，葶苈子、桑白皮泻肺以治标。其中金荞麦、鱼腥草对药具有散结清热解毒之功，早已被证明对治疗肺部瘀毒有效，尤其金荞麦有攻邪不伤正、消痈不留寒的特点，对肺部痈肿、结块有较好的清解作用，朱老辨治肺癌尤为多用。患者服药 20 剂后，咳嗽渐减，吐少量白黏痰，已无痰血及背痛，唯气短，CEA、CA19-9、CA125 皆明显下降。续服药后复查：抽胸腔积液色转清，CEA、CA19-9、CA125 正常，胸部 CT 示与前片相比，肿块减少，胸腔积液量减少。继续予扶正法治疗，患者症状进一步减轻，先后两次检查，CT 示肿块较前缩小，胸腔积液较前减少。而患者病情平稳，精神振作，此后予以扶正法巩固本元，使得此案例取得显效。朱老治疗肿瘤并不排斥西医。相反，他认为中西医各有所长，不可偏颇，一切以患者为中心、以病情需要为出发点。因患者体质不同，对放疗、化疗耐受性也不同，对放疗、化疗比较敏感的患者，可首选放疗、化疗，同时以中医药扶助正气、提高抗邪能力；不能耐受放化疗或对放化疗反应不敏感者，当积极采用中医治疗，或扶正，或扶正祛邪并用。此案患者年高体弱，且自主意愿不进行放化疗及手术治疗，而选择中医药治疗，细节处皆体现了以人为本、带瘤生存的理念。

案例 4   肺癌脑转移——癌毒内踞，痰瘀交凝证

尹某，女，44 岁。2009 年 6 月 17 日初诊。

主诉   反复咳嗽 2 个月。

患者 2 个月以来反复咳嗽，抗感染治疗后即停，但停抗感染后即再咳，解放军某医院胸部 X 线示：两肺纹理增多，两肺散在结节影。2009 年 5 月 16 日行纤维支气管镜示：左上叶支气管肺癌。病理诊断：中分化腺癌；2009 年 5 月 17 日行胸部 CT：①左肺上叶占位（考虑周围型肺癌）并肺内转移；②左肺门及纵隔淋巴结肿大。2009 年 5 月 20 日行脑 CT 示：左额叶占位（考虑为转移灶）。遂行化疗及头颅放疗 11 天。刻诊：咳嗽阵作，痰白黏夹少量血丝，伴胸闷乏力。放疗后乏力，纳食一般，二便尚调，眠尚佳。舌体胖质淡红衬紫，苔薄，脉细少弦。

中医诊断   肺积（癌毒内踞，痰瘀交凝）。

西医诊断   肺癌，脑转移。

治则   扶正消癥。

首诊处理   ①扶正消癥汤加金荞麦 50g，鱼腥草 30g，南沙参、北沙参各 20g，煅花蕊石 20g，麦冬 15g，怀山药 30g，甜杏仁 15g，炙紫菀 15g，功劳叶 15g。30 剂。②金龙胶囊，每粒 0.25g，每次 1.0g，每日 3 次，口服。③扶正消瘤散，每次 2g，每日 3 次，口服。④扶芳参芪口服液，每次 1 支，每日 3 次，口服。

二诊   患者来电述，症情平稳，无咳嗽，无痰中带血，唯胸闷气短，纳可，便调，眠差。近期复查 CT 示：肿块消失、肺上阴影减少。血检：WBC $3.2 \times 10^9/L$，PLT $18 \times 10^9/L$。续予原法出入。处理：①上方加降香 5g（后下），潞党参 30g，酸枣仁 40g。30 剂。②中成药同前。

三诊   患者来电述，现进行第 4 次化疗及靶向药物治疗，结合中药，疗效佳，唯气短。近日复查 WBC $4.1 \times 10^9/L$，予以升白治疗，现升至 $4.8 \times 10^9/L$。处理：①上方 30 剂。②中成药同前。

四诊   患者来电述，现进行第 5 次化疗，复查示肿大淋巴结已消失，肺部原发灶阴影缩小，肺内转移灶已消失，颅内占位缩小。化疗反应的恶心欲呕不甚。续原方案调整。处理：①上方加姜半夏 15g，陈皮 6g。30 剂。②中成药减至只用金龙胶囊。

再服 30 剂，PET-CT 示病灶基本不显。于 2009 年 11 月 11 日复查 PET-CT 示肺部病灶基本消失，未见淋巴结肿大，头部病灶明显缩小。体重渐增，纳可，便调。

五诊   患者来电述，目前服用特罗凯，月经已行 20 日未尽，局部皮肤皮疹、痛、干裂。处理：①上方 30 剂。②手足皲裂方加生地 20g，乌梅 10g，外用。15 剂。

六诊   患者来电述症平，手足皲裂消失。上方案一直服至今日。近日受刺激易咳嗽，余无所苦，续予原法出入。处理：①上方 30 剂。②中成药同前。

七诊   上方一直服用，诸症平稳，复查示肺部小结节同前。

按   此为取得临床治愈的肺癌案例。患者为中年女性，中分化腺癌并胸部转移，化疗及头颅放疗后咳嗽阵作，痰白黏夹少量血丝，伴胸闷乏力来诊。朱老考虑为"癌毒内踞，

痰瘀交凝"，立"扶正消癥"治之，因患者正气消耗极为虚馁，全程注重固护正气，酌加针对具体病位的专药，取效甚佳。方以扶正消癥汤加金荞麦、鱼腥草、炙紫菀、煅花蕊石等；并金龙胶囊、扶正消瘤散、扶芳参芪口服液口服。30剂后，患者症情平稳，复查CT示：肿块消失、肺上阴影缩小、继续原方案，随症加减。其后虽经多次化疗及靶向药物治疗，无不适，自觉疗效佳。守上方案1个月后，患者复查示肿大淋巴结已消失，肺部原发灶小阴影，肺内转移灶已消失，颅内占位缩小而且无明显化疗的恶心欲呕不适反应。治疗5个月，患者症情平稳，体重渐增，复查PET-CT示肺部病灶基本消失，未见淋巴结肿大，头部病灶明显缩小。此后患者一直以上方为基础加减，病情平稳改善。在此特别提一下朱老对"紫菀"的用药心得，症见咳嗽而大便不通者，朱老多用之。《神农本草经》谓其"主咳逆上气，胸中寒热结气"，载其有利尿通便特殊作用最早的记载见于唐代《千金方》"治妇人卒不得小便，紫菀末，井华水服三指撮"。其后在宋代《太平圣惠方》中以本品配黄连、甘草治疗小儿尿血、水道中涩痛，用意均颇奇特。以之通大便则见于宋人史载之蔡京案。朱老指出，紫菀所以能得二便，是因其体润而微辛微苦，润则能通，辛则能行，苦可泻火，故用于二便滞塞有效；肺为水之上源，肺气为痰火所壅，治节不行，不能通调水道，则有小便不利；肺与大肠相表里，肺气不利，大肠失于传导，则大便亦不得通。由此观之，紫菀所治之二便不利，必有肺气不宣之见症，非一切二便不利皆可治之气。另外，朱老治疗瘀血停滞肺络而致胸痛者，常以"煅花蕊石"合"三七"以化血中之瘀、通络中之滞，以使血止而不留瘀。朱老对于本草、虫类药的用药经验非常深厚，从单味运用到配伍方面都于临床反复验证，值得后学深入学习。

第三节 胃食管肿瘤

案例1 胃癌——气阴两虚，痰瘀交凝证

王某，男，45岁。2010年8月25日初诊。

主诉 发现胃癌10天余。

患者因胃部不适，于上海某医院行胃镜检查示：胃角腺癌。腹部CT示：胃癌可能，后腹膜及胃旁淋巴结肿大，肝内多发转移，两侧肾上腺转移可能。曾行放化疗，具体方案不详。当时抽血检查：WBC 15.4×10^9/L，RBC 4.38×10^{12}/L，HGB 107g/L，PLT 214×10^9/L，N 80.2%，L 12.8%，CEA、CA19-9、CA50偏高（化验单未见）。刻下：患者神清，精神欠佳，面色萎黄，腹部隐痛频发，余（−），纳眠可，二便调，苔薄白，质红，脉细弦。

否认既往任何疾病史，否认家属肿瘤病史，否认有不良饮食习惯史。

中医诊断 胃积（气阴两虚，痰瘀交凝）。

西医诊断 胃癌。

治则 益气养阴，化痰消瘀，扶正荡邪。

首诊处理 ①扶正消癥汤加蒲公英 30g，藤梨根 30g，生赭石 30g，生半夏 15g（生姜 3 片，先煎 30 分钟），蜈蚣 8g，怀山药 30g，鱼腥草 30g（后下），川百合 30g，广郁金 20g，生白芍 30g，当归 10g，炮山甲 10g，凤凰衣 8g，协定 10 号方 1 包，金荞麦 60g。②金龙胶囊，每粒 0.25g，每次 4 粒，每日 3 次，口服。③虫草灵芝孢子胶囊，每次 6g，每日 3 次，口服。

二诊　患者因腹痛阵发，周身不适，要求入院治疗，予以收住院。基本处方如上。2010 年 9 月 15 日患者腹痛有所好转，精神转佳。出院带药：①扶正消癥汤加蒲公英 30g，藤梨根 30g，生赭石 30g，蜈蚣 8g，怀山药 30g，鱼腥草 30g（后下），广郁金 20g，生白芍 30g，当归 15g，凤凰衣 8g，炒延胡索 30g，姜半夏 15g，豆蔻 6g，水蛭 6g，生白及 10g，制首乌 30g，山萸肉 20g，枸杞子 10g，炮山甲粉 4g（分吞）。15 剂。②金龙胶囊，每粒 0.25g，每次 4 粒，每日 3 次，口服。③虫草灵芝孢子胶囊，每次 6g，每日 3 次，口服。

三诊　患者来电述，药后胃脘胀痛减轻，纳眠可，二便自调，苔薄白。处理：①扶正消癥汤加蒲公英 30g，藤梨根 30g，生赭石 30g，蜈蚣 8g，怀山药 30g，鱼腥草 30g（后下），广郁金 20g，生白芍 30g，当归 15g，凤凰衣 8g，炒延胡索 30g，姜半夏 15g，豆蔻 6g，水蛭 6g，生白及 10g，制首乌 30g，山萸肉 20g，枸杞子 10g，炮山甲粉 4g（分吞）。15 剂。②金龙胶囊，每粒 0.25g，每次 4 粒，每日 3 次，口服。③虫草灵芝孢子胶囊，每次 6g，每日 3 次，口服。

四诊　患者来电述，症状良好，无特殊不适，纳眠可，二便调，继服前药。

五诊　面色转华，体重较初诊时增加 2.8kg，脐周隐痛，夜间易饥，饥时胃痛，进食则舒，餐后略胃胀，活动后觉胸闷气喘，纳尚可，二便自调，现已长出黑发。苔薄白，脉细略弦。当地医院复查：WBC 11.54×10^9/L，RBC 4.08×10^{12}/L，HGB 108g/L，PLT 218.1×10^9/L，CEA 1500μg/L，CA19-9 1200μg/L，CA125 725μg/L，肝功能正常；胃病理示：低分化腺癌。药既奏效，守法继进。处理：①扶正消癥汤加蒲公英 30g，藤梨根 30g，生半夏 15g（生姜 3 片，先煎 30 分钟），肿节风 30g，蜈蚣 8g，怀山药 30g，鱼腥草 30g（后下），广郁金 20g，猫爪草 30g，生白芍 30g，生水蛭 8g，生白及 10g，山萸肉 20g，枸杞子 15g，马勃 10g，炮山甲 10g，失笑散 15g（包煎）。15 剂。②金龙胶囊，每粒 0.25g，每次 4 粒，每日 3 次，口服。

按　肿瘤之成因的论述，首见于《内经》"阳化气，阴成形"，《医宗必读》曰："积之成也，正气不足而后邪气聚之"，明确指出正虚为前提，脏腑气血功能失调和，机体自身免疫功能减退，复因邪气所袭，或痰、瘀等邪生。朱良春先生认为，癥瘕积聚是由于久病耗气损精，致气衰无力，血因之而瘀，而成气虚血瘀之候，宜益气活血、化瘀生新，方能奏扶正消积之功。本案以扶正消癥汤加减治疗，二诊后患者腹痛减轻，四诊即自觉症状良好，至五诊时患者面色转华，体重较初诊时增加 2.8kg，曾行放化疗导致的脱发已长出黑发，而复查血常规示较入院时改善。其中患者在初诊查血常规示白细胞较高，但并无发热等特殊不适，此种白细胞升高可考虑为机体祛邪外出时正邪交争所出现的反应，故继续扶正消癥以助正气祛邪外出，随着病情稳定好转，指标亦趋向正常。取效之快，值得仔细揣摩，同时此案例也提醒后学：不可单纯凭某个检查指标来判定患者病情，尤其在抗生素滥用的今天，慎不可看见白细胞升高即认为有感染，即以抗生素等苦寒之品对不足之正气加以杀伐，失去了辨证论治的精神；很多时候，白细胞升高恰恰是机体祛邪外出过程中正邪交争的反应，提示机体尚有一定抗邪能力，治疗当扶正以促邪气外出。

另外，此案中的三组药对也是朱老临证的效验总结：①"黄芪、莪术"，此为朱老治疗脾胃癥瘕常用药对。脾以升为常，胃以降为顺，二者燥湿相济、升降相因。癥瘕临床见证不外气血阴阳亏虚、络道不通，概括为虚、痰、瘀。朱老认为"黄芪能补五脏之虚，莪术善于行气、破瘀、消积，莪术与黄芪同用，可奏益气化瘀之功……因黄芪得莪术补气而不壅中，攻破而不伤正"《本经》言生黄芪善医痈疽久败，能排脓止痛，次言大风癞疾，五痔鼠瘘，皆可用之，性虽温补，而能疏调血脉，通行经络，祛风运毒，生肌长肉，以其伍蓬莪术，恒收祛瘀生新之功"。②"蒲公英、藤梨根"，朱老治疗消化道"郁热"常以此二药组合。蒲公英不但有清胃定痛之功，兼具消痈散肿、清肝达郁之效。例如本案患者来诊时腹部隐痛频发，舌质红，脉细弦。此为痰瘀互结，壅滞于中化热。朱老以蒲公英、藤梨根加减，以消瘀清胃，并配合芪、参等补益之品，达养胃消瘀、镇痛医痈之功。朱老强调祛邪不忘扶正，考虑此类患者多有肝肾亏虚之证，须温养之，多加用怀山药、山萸肉、枸杞子等补益肝肾，固其根本。③"蜈蚣、炮山甲"，对于腹痛、消化道肿瘤患者，朱老常用此药对起化瘀止痛、消癥除瘕之效。

案例 2　胃癌胰腺转移——气阴两虚，痰瘀交凝证

金某，男，68 岁。2009 年 4 月 6 日初诊。

主诉　胃癌术后 4 年复发。

患者因胃部不适，在当地医院行相关检查确诊为"胃癌"，即行"胃癌根治术"。病理切片示：腺癌，部分印戒细胞。术后化疗一次，口服香菇多糖，病情平稳。1 个月前于上海某医院检查胃镜示：胃癌复发。遂前来就诊。诊见：形体丰腴，近 1 个月体重下降 5kg，精神尚可，神疲乏力，嗳气反酸，纳谷尚可，二便自调，舌苔薄白，质暗，脉细。

查 B 超、CT 示：血吸虫肝病，肝脏纤维化。血常规、肝肾功能正常。PA 119ng/L，TBA 55U/L。

中医诊断　胃积（气阴两虚，痰瘀交凝）。

西医诊断　胃癌术后复发，胰腺转移。

治则　扶正祛邪，软坚消癥，健脾助运。

首诊处理　①协定 1 号加太子参 30g，旋覆花 15g（包煎），预知子 20g，煅瓦楞子 30g，藤梨根 30g，潞党参 30g，失笑散 15g，炮山甲粉 15g（分吞），刺猬皮 15g，生白及 10g，煅海螵蛸 30g。30 剂。②金龙胶囊，每粒 0.25g，每次 4 粒，每日 3 次，口服。③协定 12 号，每粒 0.3g，每次 3g，每日 2 次，口服。

二诊　患者 2009 年 6 月 11 日在上海某医院行腹部手术，术中见原胃空肠吻合口处见一肿块约 8cm×6cm，质硬，浸润胰腺头、胰腺体及胰十二指肠韧带，无法切除。即缝合创口。现纳食可，神疲乏力，二便尚调，苔微腻，脉细弦。朱老会诊后认为，此证为癌毒弥漫、症情危重，勉力图之。处理：①扶正消癥汤加太子参 20g，姜半夏 15g，炮山甲 15g，

蜈蚣 8g，广郁金 20g，莪术 8g，刺猬皮 12g，失笑散 15g（包煎），藤梨根 30g，预知子 20g。30 剂。②金龙胶囊，每粒 0.25g，每次 4 粒，每日 3 次，口服。③扶正消瘤丸，每粒 0.3g，每次 1.5g，每日 3 次，口服。

三诊　药后病情缓和，乏力，纳可，便调，近 10 日双踝浮肿（今日已缓）。苔薄腻，中后微裂，脉细软。朱老认为效不更方，守法继进。处理：①上方加煅瓦楞子 30g，煅海螵蛸 20g，泽泻 30g。20 剂。②中成药同前。

四诊　精神尚振，胃纳尚馨，唯嗳气频频，左侧卧位时腹部似有物压迫，肠鸣辘辘，下肢稍有浮肿，自觉口干，便调眠安，苔后部白腻，脉细弦。症情当前稳定，可继进之。处理：①扶正消癥汤加潞党参 30g，姜半夏 15g，煅瓦楞子 30g，煅海螵蛸 20g，炙刀豆子 15g，广郁金 40g，炮山甲粉 4g（分冲），蜈蚣 8g，藤梨根 30g，预知子 20g。30 剂。②中成药同前。

五诊　患者诉近期精神较前好转，纳食亦佳，时感胃脘嘈杂，嗳气频频，呃逆噎膈，大便每日一行，眠佳。苔白，根部微腻，舌胖质偏红，脉细弦。朱老指示，正气来复，前法继治。处理：①上方加煅赭石 30g。20 剂。②中成药同前。

六诊　患者诉服药后情况很好，仅近 20 天以来体重下降 3kg。因此，患者顾虑重重，有时药后有呕吐，苔薄，脉细，前法继进。处理：①上方加生白术 20g，怀山药 30g。20 剂。②中成药同前。

七诊　患者来电述，来上海放置支架（胰），术后身体恢复欠佳，体重下降 10kg，纳食尚可，乏力。守上治疗方案。

八诊　患者取支架，每 10 天左右呕吐一次，断续脘痛、较剧，痛甚时手中冰冷，出汗，面色苍白。近 1 周脘痛一次，20 分钟后缓解，目前体重 65kg。反酸已止，纳可，大便 2～3 日一行，无干结，尿频，舌苔中黄腻，质中衬紫，脉细，续予原法出入。处理：①扶正消癥汤加广郁金 20g，海金沙 30g（包煎），炙鸡内金 20g，紫背天葵 20g，预知子 20g，山慈菇 20g，炮山甲 15g，蜈蚣 8g，藤梨根 30g，枳实、枳壳各 6g，生川大黄 10g，太子参 30g，旋覆花 10g（包煎），姜半夏 15g，金钱草 30g，茵陈 30g，炒延胡索 30g。30 剂。②中成药同前。

九诊　药后症减，胃脘部疼痛、反酸已无。口气腥秽，胃纳尚可，二便自调，苔薄白，脉细弦。朱老指示，药已获效，续原法出入。处理：①上方去金钱草、茵陈、海金沙、生川大黄，加煅瓦楞子 30g，泽漆 15g。30 剂。②中成药同前。

十诊　患者病情平稳，双下肢浮肿。近日复查胃镜：吻合口聚集新生物，道腔狭窄，残胃胆汁反流。处理：①上方加旋覆花 10g（包煎），代赭石 30g，金钱草 30g，茵陈 30g，海金沙 15g（包煎），生晒参 15g，车前子 15g（包煎），猪苓 20g。14 剂。②中成药同前。

十一诊　患者感胃脘部隐痛，痛时汗出、反酸，近日流质饮食，消瘦明显，神疲乏力，眠欠安，舌淡苔白根腻，脉细弦。朱老指示，患者病情危重，真阴内耗，体力不支，勉力图之。处理：①扶正消癥汤加生晒参 15g，生白术 30g，广郁金 20g，预知子 20g，煅瓦楞子 20g，蒲公英 30g，甘松 10g，炮山甲 12g，蜈蚣 8g，煅牡蛎 30g（先煎），炒酸枣仁 30g。20 剂。②金龙胶囊，每粒 0.25g，每次 4 粒，每日 3 次，口服。③扶正消瘤丸，每粒 0.3g，每次 1.5g，每日 3 次，口服。④扶正散，每次 3g，每日 2 次，口服。

十二诊 来人代述，患者精神可，纳可，便调。处理：①上方炮山甲改为 4g，加姜半夏 15g。14 剂。②中成药同前。

十三诊 患者诉，近来易饥欲食，每 2～3 天呕吐一次胃内容物（色如蛋清），腹胀，有气窜感，难入睡，易醒。体重较前增加 1～1.5kg，舌质红衬紫，苔腻，脉细弦。朱老指示，前法继进之。处理：①上方姜半夏改为生半夏 12g（加生姜 3 片，先煎 30 分钟），煅赭石 30g，陈皮 8g。14 剂。②中成药同前。

十四诊 患者诉腹胀，窜痛不适，尤以早晚为甚，无肢肿，纳欠馨，无呕吐，睡眠改善，苔薄白，脉细。处理：①上方加砂仁、白蔻仁各 5g。20 剂。②中成药同前。

十五诊 患者近感腹胀症缓，胃纳亦馨，偶见呕吐较前亦改善，唯下肢时见浮肿，腹部块状质硬，眠欠佳，苔白腻，脉细。朱老指示：前法继进。处理：①扶正消癥汤加太子参 20g，生白术 30g，炮山甲 12g，蜈蚣 8g，广郁金 20g，沉香曲 20g，泽兰、泽泻各 20g，熟薏苡仁 30g，砂仁、白蔻仁各 4g。20 剂。②中成药同前。

十六诊 家人来电述，患者面部及下肢浮肿，腹部肿块消失，自觉较适。处理：①上方加楮实子 30g，生晒参 15g，蟋蟀 6g，猪苓 20g。②余同前。

十七诊 药后精神显见好转，脘腹胀明显缓解，唯近日浮肿断续发作，当地配利水药未服，纳可，便调，舌暗，苔薄白微腻，脉细无力。续予原法出入。处理：①上方加琥珀末 5g（分冲）。20 剂。②中成药同前。

十八诊 患者精神可，进食通畅，体重增加，唯小便频，夜尿 3～4 次，欠畅，后背酸痛不适。大便日行一次，成形，下肢酸软稍肿，舌质偏红，舌苔花剥，脉细小弦。朱老认为：气阴两虚，治宜双调。处理：①扶正消癥汤加川石斛 15g，枸杞子 20g，生晒参 15g，生白术 20g，猪苓、茯苓各 20g，益智仁 15g，淫羊藿 15g，炮山甲粉 5g（分冲），川续断 15g。20 剂。②金龙胶囊，每粒 0.25g，每次 4 粒，每日 3 次，口服。③扶正消瘤丸，每粒 0.3g，每次 1.5g，每日 3 次，口服。

按 此为胃癌术后复发并转移的重症肿瘤患者，本身体质差，手术复发转移，癌毒弥漫，朱良春先生从癥瘕积聚多由久病耗气伤精，血瘀痰凝的病机关键着手，以益气活血、化瘀生新、扶正消积立法，且扶正贯穿全程，终获佳效。患者为老年男性，以"胃癌术后 4 年复发"来诊，近 1 个月体重下降 5kg，神疲乏力，嗳气反酸，舌苔薄白，质暗，脉细。外院检查见癌肿已浸润胰腺头、胰腺体及胰十二指肠韧带，无法切除。朱老诊后，考虑癌毒弥漫、症情重危，勉力图之，继续扶正消癥汤加减治疗。药后患者精神尚振，唯感嗳气频频，左侧卧位时腹部似有物压迫，肠鸣辘辘，下肢稍有浮肿，自觉口干，苔后部白腻，脉细弦等，考虑中气虚而失运，原方加潞党参补脾益气，煅瓦楞子、煅海螵蛸制酸护膜，并加蜈蚣与炮山甲散结、消癥。药后患者精神好转，纳食亦佳。后因患者腹部不适放置支架后引起一系列反应，并胃脘部痛作，痛时汗出、反酸，消瘦明显，神疲乏力等。朱老考虑患者气血双亏，病情危殆，以扶正为主。处以扶正消癥汤加生晒参、生白术等，并以金龙胶囊、扶正消瘤丸等扶助正气，药后患者诸症改善，唯下肢时见浮肿，腹部痞块可及，质硬。此"气虚水湿痰停"所致也，予扶正消癥、健脾益气化湿施治。患者症情持续平稳改善。此案体现了朱老对于复杂疑难杂病、重症"持重、应机、辨标本先后而施治"的特点，正是遵循《内经》"病发而有余，本而标之，先治其本，后治其标；病发而不足，标而本之，先治其标，后治其本。谨察间甚，以意调之，间则并行，甚则独行"之要旨。十八诊时，患者药后精神尚可，进食通畅，体重增加，唯感小便频，夜尿3～4次，欠畅，后背酸痛不适，下肢酸软稍肿，舌质偏红，舌苔花剥，脉细小弦。朱老认为此由"气阴两虚"所致，应在扶正消癥基础上，加用益智仁、淫羊藿、川续断温壮肾气，川石斛、枸杞子、生晒参、生白术、猪苓、茯苓益气养阴利水。此案除了医术的窥见，更可感受到朱老视"人命至贵，重逾千金"之仁心。在医疗环境对医者甚为不利的情况下，此等危重症患者，医生多避之不及，有心无力者大有人在，当时朱老不顾九十余岁高龄仍然坚守在临床一线，一心解救重厄的大医风范，令人感佩！

案例 3　食管癌——痰瘀内结，正气大虚证

赵某，男，65 岁。2009 年 4 月 10 日初诊。

代主诉　进食困难 3 月余。

患者于 3 个多月前因进食困难，在当地行相关检查诊断为"食管癌（中段），并慢性支气管炎"，随即行"食管癌剖胸探查术"，发现肿块位于食管中段，大小约 6cm×3cm×3cm，侵入胸降主动脉，范围约 3cm×3cm，无法切除。家人述症索药。

辅助检查：甲胎蛋白（AFP）2.58μg/L，CEA 1.86μg/L，PSA 1.33μg/L，CA125 3.79μg/L，CA19-9 10.65μg/L。肝肾功能、电解质正常；肌酸磷酸激酶 697μg/L。彩超示：轻度脂肪肝，前列腺增生。

中医诊断　噎膈（痰瘀内结，正气大虚）。

西医诊断　食管癌。

治则　扶正祛邪，软坚消癥。

首诊处理　①太子参 30g，旋覆花 15g（包煎），代赭石 30g，陈皮 6g，藤梨根 30g，生黄芪 40g，莪术 10g，炙守宫 12g，炙蜂房 15g，失笑散 15g（包煎），龙葵 30g，凤凰衣 8g，水蛭 10g，生半夏 12g（生姜 3 片，先煎 30 分钟），炒延胡索 30g，炙刀豆子 15g，甘草 6g。20 剂。②扶正消瘤丸，每粒 0.3g，每次 1.5g，每日 3 次，口服。

二诊　家属电述，患者精神好转，吞咽稍畅。但后背、右胸疼痛仍显（较前略有改善）。午后 4：00 低热畏寒阵作，体温 37.2℃。时吐白痰，纳眠可，二便调，续予以原法。

三诊　上方一直续服，其间因有肿块增大、肠梗阻，行放疗。电述，患者气短而喘，咳嗽阵作，痰白黏易咯，纳可，便调。舌脉不详。处理：①上方加金荞麦 50g，甜葶苈 20g，大贝母 20g，半枝莲 30g，坎脐 2 条，紫石英 20g，山慈菇 20g。20 剂。②中成药同前。

四诊　患者电述，咳嗽痰少，稍有气短，纳可便调。复查肝胆脾胰 B 超，钡剂示：病灶不显（未见报告）。血常规：WBC $3.3×10^9$/L，RBC $4.52×10^{12}$/L，HGB 145g/L，PLT $113×10^9$/L。上方一直服用。

家属诉病情一直稳定，多次复查正常。

随访良好。

按　此为食管癌患者，无法手术切除，经中药、放疗治疗后临床痊愈。患者食管中段

癌已侵入胸降主动脉，考虑为痰瘀内结、正气大虚之证，确定以"扶正祛邪，软坚消癥"为法治之。初诊予生黄芪、莪术、太子参、旋覆花、代赭石、陈皮、藤梨根、炙守宫、炙蜂房、失笑散、龙葵、凤凰衣、水蛭、生半夏、炒延胡索、炙刀豆子等。并以扶正消瘤丸协助扶正消癥。20剂后，患者精神好转，吞咽稍畅；继续服药5个月，同时进行放疗，肿块缩小，但患者气短而喘，咳嗽阵作，痰白黏易咯，以化痰散结解毒、补肺肾、温潜浮阳处理，诸症改善。守上方案治疗约3年余，多次复查正常。本案再次用到药对"生黄芪、莪术"，其相伍补气而不壅中，攻邪并不伤正。《医学衷中参西录》曰："参、芪能补气，得三棱、莪术以流通之，则补而不滞，而元气愈旺。元气既旺，愈能鼓舞三棱、莪术之力以消癥痕，此其所以效也。"朱老认为，二药合用恒收祛瘀生新之功，可使器质性病变之病理变化获得逆转，常以生黄芪20~30g，莪术6~10g为主，盖因黄芪得莪术补气而不壅中，攻破而不伤正。治疗慢性萎缩性胃炎、消化性溃疡、肝脾大及肝癌或胰癌者，能明显改善病灶的血液循环和新陈代谢，能使某些溃疡、炎性病灶消失。朱老临床运用甚为灵活，如以益气为主，则加黄芪量，化痰瘀则加大莪术用量。本案患者少气、阴虚明显，即以黄芪佐以太子参益气养阴。

第四节 肠 肿 瘤

案例1 肠癌——痰瘀交凝，癌毒内侵证

李某，女，55岁。2011年7月8日初诊。

主诉 反复右下腹痛3年。

患者于3年前出现右下腹疼痛，至当地医院检查无异常发现，予以消炎止痛后缓解，但痛感时有，3年来反复发作，近来右下腹痛有发作加重之势，同时伴见上腹部隐痛。患者2011年6月27日于当地人民医院查肝胆脾胰B超未见异常。2011年6月29日肠镜检查结果示：升结肠新生物（癌？），活检示：中-高分化腺癌。腹CT示：①结肠肝曲-横结肠肠壁增厚、胃窦胃壁增厚；②肝左叶小结节，转移瘤不排除；③胆囊显示不清。当地医院予以"头孢克肟"治疗，未行其他特殊治疗。效果欠佳，腹痛加重，今来诊。刻下：精神萎靡，消瘦，右下腹疼痛，上腹部隐痛，嗳气则舒，受寒加重，乏力，消瘦，自述近半年以来消瘦10kg。纳可，易饥，眠可，食生冷及淋雨则有腹泻情况。大便日行1~2次，成形，小腹作胀，小便量偏少。苔薄白腻，舌质紫，脉细小弦。查体：剑突下、右下腹、中下腹压痛（＋），无反跳痛，莫氏征（－）。

中医诊断 肠覃（痰瘀交凝，癌毒内侵）。

西医诊断 肠癌。

治则 化痰消瘀，扶正荡邪。

首诊处理 ①扶正消癥汤加红藤30g，败酱草30g，生半夏15g（加生姜3片，先煎30分钟），制南星30g，潞党参30g，云茯苓20g，陈皮8g，生白术30g，凤凰衣8g，金钱

草 30g，郁金 20g，炮山甲 10g。11 剂。②金龙胶囊，每粒 0.25g，一次 1.0g，一日 3 次，口服。

二诊　电述，患者药后神清，精神可，略乏力，右下腹、上腹痛基本已释，唯小腹胀，纳可眠安，大便日行 1 次，成形，小便尚调，苔薄白，续配药。处理：①上方加徐长卿 15g。②金龙胶囊，每粒 0.25g，一次 1.0g，一日 3 次，口服。③协定 5 号，一次 3g，一日 2 次，口服。

三诊　电述，患者药后症情平稳，精神可，乏力明显改善，右下腹、上腹痛已释，小腹胀明显缓解，食冷食后肠鸣音亢进，大便日行 1 次，成形，小便调，舌淡红苔薄白，脉细。续配药，守上治疗方案。

按　此为肠癌典型案例，患者腹痛明显，精神萎靡，消瘦。朱良春先生根据复杂疑难病"久病多虚，久病多瘀"之机制，组方坚守"补而不滞，滋而不腻，温而不燥，攻而不峻"之原则，辨证准确、用药精当，而获一剂知、三剂已之效。以化痰消瘀、扶正消癥为法，用扶正消癥汤作为基本组方，伍以白术、党参运脾益气血，加用红藤、败酱草解毒化浊、清除肠道瘀毒等。二诊患者即诉腹痛明显缓解。其后加用徐长卿理气镇痛。三诊时，患者即精神振作，乏力明显改善，腹痛、腹胀基本缓解。此案例初外院曾用抗生素，抗生素本为苦寒之品，若无明确使用的原因，而对肿瘤患者常规使用，易加快患者正气消耗。肿瘤成因多由患者整体功能下降，正气不足为基础，脏腑气化功能下降，气机升降失常，浊饮痰瘀渐留阻于体内变生诸证，又反过来影响气机的升降出入运动，日久伤阳耗气、积渐成。

案例 2　十二指肠癌——癌毒弥漫，正气重损证

王某，男，38 岁。2011 年 2 月 14 日初诊。

主诉　脐周腹痛伴腹胀 1 年余，黑便 5 个月。

患者于 1 年多以前无明显诱因下出现脐周痛，伴腹胀，疼痛呈持续性，无放射痛，进食后可缓解，无恶心、呕吐、反酸，无腹泻。在当地医院予以抑酸、护胃等治疗，腹痛间断发作。5 个月前出现黑便，行胃镜示：十二指肠壶腹部广泛糜烂，周边明显充血、水肿。经北京某医院收治（具体诊疗不详），大便颜色恢复正常，但腹部隐痛持续存在。2011 年 1 月 19 日在北京某医院行胃镜示：十二指肠降部癌；行病理检查示：十二指肠癌；免疫组化示：AB/PAS（＋），肿瘤细胞 CK 广泛阳性。遂入住北京某医院行化疗，化疗后自觉体质差、精神不振，现要求中医药治疗来诊。诊见：患者精神可，形体偏瘦，面色黄，一般情况尚可，纳可，便调，大便色黑，质烂，小便可，自觉腹胀，偶脐周隐痛，口干欲饮，舌质红，苔薄，脉细。

中医诊断　肠覃（癌毒弥漫，正气重损）。

西医诊断　肠癌。

首诊处理　①黄芪 30g，白花蛇舌草 30g，半枝莲 20g，仙鹤草 50g，僵蚕 10g，守宫 5g，生晒参 15g，川石斛 15g，怀山药 30g，藤梨根 30g，败酱草 30g，冬凌草 30g，山慈菇

15g，炒枳壳 6g，生薏苡仁、熟薏苡仁各 20g。30 剂。②金龙胶囊，每粒 0.25g，每次 4 粒，每日 3 次，口服。③扶正散，每次 3g，每日 2 次，口服。④扶芳参芪口服液，每次 1 支，每日 3 次，口服。

二诊 患者服药后自觉体质较前改善，行走有力。自初诊以来已行化疗 2 次，与之前化疗后明显体虚相比，本次化疗后已无明显不适；纳可，大便一日一次，已无黑便，小便可，但眠不实，每夜醒 2～3 次，舌红，苔薄，脉细。朱老诊后认为患者症情稳定，正气仍虚，原法继进；患者眠不实，结合其舌脉考虑为慢性久病耗伤阴血，复因化疗重伤阴津，可加用枸杞子以滋肝肾阴精、养心安神，白扁豆、陈皮以健脾、促进中焦运化。处理：①黄芪 30g，白花蛇舌草 30g，半枝莲 20g，仙鹤草 50g，潞党参 20g，怀山药 30g，枸杞子 20g，藤梨根 30g，生薏苡仁、熟薏苡仁各 20g，败酱草 30g，白扁豆 30g，陈皮 8g。30 剂。②中成药同前。

三诊 患者服药期间又化疗 7 次。诊见：精神可，右上腹不适，腹胀，失眠情况已无，纳谷一般，大便正常，小便可，舌质淡红苔薄，脉细。朱老会诊后认为，患者虽病情尚平稳，但经受多次化疗，气血阴阳俱有虚损，目前经中药调治虽尚未表现出明显衰惫之象，须防患于未然，可酌加地黄、鸡血藤、阿胶等以补益气血、阴阳并濡，加用郁金以行气活血，防滋腻之品碍气血流通。郁金入肝、心、胆经，有凉血清心之效，对于预防放化疗后患者出现血虚躁烦有一定作用，且可起到疏理肝气之用。处理：①黄芪 30g，白花蛇舌草 30g，半枝莲 20g，仙鹤草 50g，生晒参 20g，熟地黄 15g，鸡血藤 30g，阿胶 10g（烊化，分 2 次服），广郁金 15g，八月札 15g，枸杞子 20g。30 剂。②中成药同前。

四诊 患者面色红润，精神可，偶腹胀，纳可，夜眠欠佳，二便调，舌淡红苔薄白，脉细。诉在北京某医院复查瘤体，较前缩小。朱老指示，药既获效，前法继进，加用首乌藤、徐长卿引阳入阴，安神定志，兼养心安神；加用白术、鸡内金以促中焦健运，俾气血化源充足，五脏精气自充，始能抗邪有力。处理：①黄芪 30g，白花蛇舌草 30g，半枝莲 20g，仙鹤草 50g，生晒参 15g，生白术 15g，鸡内金 10g，熟地黄 20g，鸡血藤 30g，首乌藤 30g，徐长卿 15g，枸杞子 20g。30 剂。②中成药同前。

五诊 患者诉，服药期间已行 8 次化疗，化疗后精神尚可，纳可，微有腹胀，大便黏，无黑便，每日一行，小便可。原方续进。

六诊 患者目前精神可，病情稳定，纳可，便调，腹胀仍有，眠可，舌淡红苔薄白，脉细。诉 2011 年 7 月初复查 CT 示瘤体已散。朱老指示，治疗已明显获效，患者体质增强可酌用攻邪，但注意用量及配伍，不宜冒进。处理：①上方去首乌藤，加藤梨根 30g，败酱草 30g，熟薏苡仁 30g。30 剂。②中成药同前。

七诊 患者自觉症状明显好转，无腹痛、腹胀及其他不适，遂在假期与朋友吃喝饮酒无禁忌，玩乐无度，迟睡为常。自行改中药每日 1 剂为两日 1 剂服用，间或有不服药情况。上月初渐出现皮肤、巩膜黄染。查 B 超示：肝内胆管扩张。2011 年 9 月 18 日于北京某医院行 ERCP 术（胆管金属支架置入术），术后黄疸渐消退。诊见：患者消瘦，纳尚可，大便正常，小便可，舌淡红，苔净，脉细弦。朱老诊后认为，患者症情出现波动，与饮食失摄、起居失常、精气神过度耗损直接有关。目前患者正气亏耗明显，不宜攻伐过度，续予以扶正为主，兼攻癥积，护膜兼济，前法继治。处理：①扶正消癥汤加生晒参 15g，藤梨根 30g，炮山甲粉 5g（分吞），蜈蚣 8g，玉蝴蝶 8g，郁金 20g，蒲公英 30g，败酱草 30g，生薏苡仁 40g。30 剂。②中成药同前。③嘱其清淡饮食，少进油腻之品，勿进辛辣刺激之食。④严格执行良好的作息习惯，适度活动，尽量避免迟睡。⑤节制欲望，恬淡虚无，精神方能内守。⑥遵医嘱服药，不可自行裁定服药与否。

按　本案患者因不能耐受放化疗要求服中药治疗，来诊时正气虚损非常明显，不排除复发可能，治疗难度骤增。朱良春先生认为患者癌毒弥漫，正气重损，须"扶正消癥"。初诊以扶正为基础，固护两本，分阶段而施治，其间视患者情况酌用攻邪之品，患者亦行化疗，但并无体虚等不适，复查腹部 CT 示瘤体已散，坚持治疗，康复可期。纵观组方：黄芪、生晒参、怀山药、仙鹤草、扶正散等贯穿始终。朱老强调固护胃气，宜补不宜破。如治疗本病时，朱老一直注重护膜止痛、防止伤胃气，玉蝴蝶、白术、鸡内金、怀山药、陈皮等健脾化运之品辨证取舍。朱老常叮嘱弟子要重视指下功夫，细心体察脉象，正常脉象有胃、有神、有根，机体一旦出现问题，脉象相应变化。如久病之人气血阴阳皆损，脉象以"细""缓"为相应，若现弦脉，提示病进。另外，对于复杂疑难杂病，要有"未病先防，防治结合"的意识，在三诊时患者自诉已行 7 次化疗，与之前没有服中药时化疗的情况相比，体可耐受且病情改善明显。但朱老考虑其经受多次化疗，气血阴阳俱有虚损，目前虽未有明显表现，一旦有症状再施救则晚矣，故防患于未然殊为重要，原方酌加地黄、鸡血藤、阿胶等以补益气血，同时加用郁金以疏理肝气、防滋腻碍气血流通。另外，良好的生活方式及饮食习惯对肿瘤的发生、发展、预后起着不可忽视的作用。阴阳动态失衡、阳气虚损是疾病发生的关键所在，生活中损伤阳气的行为不胜枚举，《素问·生气通天论》曰："阳气者，烦劳则张"，迟睡、过食生冷寒凉、久处空调环境、嬉乐不知节制等不良生活习惯都会过度消耗阳气，"阳退一分，阴进一分"，种种疾病由此发生。养成良好的生活方式是肿瘤患者调护的重要部分。即如本案例患者经治疗，本已症情平稳，但放松警惕后，游乐无度、饮食无忌、迟睡熬夜等，故出现症状反复，病情波动，殊为可惜！

案例 3　结肠癌肝转移——正虚瘀结证

戴某，女，58 岁。2011 年 3 月 14 日初诊。

代主诉　转移性肝癌术后 5 个月，结肠癌术后。

患者于 2010 年 10 月 12 日行"右半结肠、回肠末端切除+回肠、横结肠吻合+左右肝转移瘤切除+肝囊肿开窗术"，并行化疗一个疗程。2011 年 1 月 27 日 CT 示：结肠癌、肝转移术后+介入+微波治疗后，腹膜后淋巴结微肿，右侧肾上腺转移癌（待排）。诊断：转移性肝癌术后，结肠癌术后，脾周积液，肠腔积液（左）。2011 年 3 月 11 日上海某医院 MRI 示：结肠 MT 术后，肝多发转移灶，肝内胆管扩张，左肾小囊肿。血常规：RBC $3.9×10^{12}$/L，HGB 109g/L，WBC $15.74×10^9$/L；肝功能：TBIL 79.7μmol/L，DBIL 60.5μmol/L，ALG 1.0U/L，ALT 119U/L，AST 86U/L，ALP 950U/L，r-GT 1242U/L，TG 94U/L，LDH 318U/L。肿瘤标志物：CEA 127.4μg/L，CA19-9 1713μg/L。刻下：皮肤、巩膜黄染，畏寒，午后发热，38～39℃，呕吐白色黏痰，反胃，下肢水肿，食后脘腹发胀，口唇疱疹，大便日行、干结，苔黄微腻，舌胖边有齿痕，衬紫，脉不详。

中医诊断 肝积（正虚瘀结），结肠、回肠癥结（正虚瘀结）。

西医诊断 转移性肝癌术后，结肠癌术后，肝内胆管扩张，左肾小囊肿。

治则 扶正祛邪，利胆退黄。

首诊处理 ①扶正消癥汤加生晒参15g，冬凌草40g，广郁金20g，金钱草30g，海金沙30g，生鸡内金15g，茵陈30g，青蒿15g，萹草20g，旋覆花30g（包煎），姜半夏12g，陈皮6g，莱菔子15g，楮实子30g，车前子30g（包煎），枳壳6g，生川大黄15g。10剂。②扶芳参芪口服液，每次1支，每日3次，口服。③羚犀胶囊，每粒0.3g，每次1.2g，每日2次，口服。④金龙胶囊，每粒0.25g，每次4粒，每日3次，口服。

二诊 代述，患者于2011年3月17日于某医院行胆汁引流术，皮肤、巩膜黄疸稍退，仍低热缠绵，剑突下、胸前区4天前各出现肿大结节，呕吐反胃，口唇疱疹已结痂，大便色白，每日3～4次，质溏，尿少，苔黄腻，脉滑数。续当原法出入。处理：①上方去萹草、青蒿、生川大黄，加庵䕡子30g，葫芦瓢20g，制川大黄6g，蜈蚣8g，炮山甲粉5g（冲服）。14剂。②中成药同前。

三诊 代述，患者药后体温正常，近日尿量增加（原利尿药已减），黄疸渐退，大便每日3～4次，色黄，易恶心呕吐，自视苔黄腻，体重现50kg（原65kg）。处理：①上方去金钱草，加沉香曲20g。14剂。②金龙胶囊，每粒0.25g，每次4粒，每日3次，口服。③扶芳参芪口服液，每次1支，每日3次，口服。

四诊 代述，患者黄疸渐退，低热再发，乏力，食后易呕，便溏，粪便由白转黄，自觉舌苔薄黄微腻，舌红衬紫，边有齿痕。守法出入。处理：①扶正消癥汤加生晒参15g，冬凌草40g，广郁金20g，金钱草30g，茵陈30g，炮山甲15g，蜈蚣8g，旋覆花30g（包煎），竹沥半夏15g，陈皮6g，莱菔子15g，楮实子30g，枳实壳各6g，赤芍、白芍各15g，沉香曲20g。14剂。②金龙胶囊，每粒0.25g，每次4粒，每日3次，口服。③扶芳参芪口服液，每次1支，每日3次，口服。

五诊 电述，患者黄疸渐退，低热已无，唯食后易呕，精神尚可。处理：①上方去竹沥半夏，加姜半夏15g，蒲公英30g。14剂。②金龙胶囊，每粒0.25g，每次4粒，每日3次，口服。③扶芳参芪口服液，每次1支，每日3次，口服。

六诊 代述，患者药后症平，晨起漱口时易呕，觉内热口干，乏力，食生冷方舒，大便日行3～4次，色黄，自觉苔黄腻，舌红质胖。上海当地医院检查：肝功能示ALB 31.3U/L，A/G 0.7，TBIL 51.7μmol/L，DBIL 43.2μmol/L，AST 69U/L，GGT 205U/L，ALP 312U/L，LDH 759U/L。肾功能示Cr 29μmol/L。血常规示RBC $3.9×10^{12}$/L，HGB 106g/L，WBC $10.33×10^9$/L。守前治疗方案。

七诊 患者药后症平，大便日行2～3次，苔薄黄微腻，舌质淡紫，边有齿痕，脉滑数。复查CT示：肝脏多发低密度影，肝左叶低密度灶较2011年4月12日缩小，两侧少量胸腔积液。续原法出入。处理：①扶正消癥汤加生晒参15g，广郁金20g，金钱草30g，茵陈30g，海金沙30g（包煎），炮山甲粉5g（冲服），蜈蚣8g，姜半夏15g，陈皮6g，预知子10g，首乌藤30g，合欢皮20g，甜葶苈20g，炒白术20g。20剂。②金龙胶囊，每粒0.25g，每次4粒，每日3次，口服。③扶芳参芪口服液，每次1支，每日3次，口服。

按　此例为肠癌术后肝转移、胆道感染的重症患者，该患者的辨治全过程皆由家属代述，辨治有一定难度，仍然获得较好疗效。朱良春先生从痰瘀互结辨治复杂疑难杂症的学术思想体系值得仔细体悟。患者病本为正气不足，然当下病机关键为邪结局部、郁滞不通而发热；扶正有助邪之嫌，攻邪又恐伤正。故在扶助正气基础上，针对发热的局部因素，施用针对性药物，如青蒿、葎草、羚犀胶囊等。朱老提倡辨治疑难病症"辨证与辨病相结合"是标本兼治之拓延，在固护两本基础上，酌用治标，起标本双治之妙。另外，本案所用专药亦体现了这一点，如广郁金、金钱草、海金沙、生鸡内金、茵陈等是朱老辨治由于肝胆郁滞导致浊瘀内阻之证的常用药，临证合用旋覆花、姜半夏、陈皮、枳壳、莱菔子等可下气开结、消散中焦湿阻。而针对本案患者反复发热、黄疸，并发腹水、脾周胸腹腔积液，则合用青蒿、葎草、冬凌草、楮实子、车前子、生川大黄以清热除积、下气利水。从患者出现明显黄疸，于外院行胆汁引流术后并发胆道感染，出现发热缠绵、黄疸不退、尿量少，并剑突下、胸前区等部位肿大结节、呕吐反胃等，以扶正消癥并上药加减治疗后，患者体温正常，尿量增加，黄疸渐退。复查各相关指标示明显改善。另外此案选用虫类药"蜈蚣"而非全蝎的考量原在于，全蝎以定惊、缓抽搐见长，而蜈蚣则以开瘀解毒见功，故风动惊厥用全蝎。正如恽铁憔先生对二者的功效评析"蜈蚣最猛，全蝎最平，有用全蝎、蝎尾不能制止之风，用蜈蚣则无有不制止者；然有宜有不宜，惊风撮口最为强烈，非蜈蚣不能取效，寻常抽搐，则全蝎足以了事，不宜蜈蚣也"。

案例4　肠淋巴瘤——气血两虚，浊毒蕴积证

杨某，男，10岁。2007年8月8日初诊。

主诉　肠淋巴瘤术后21天。

患儿于2007年5月31日在腔镜全麻下行腹腔肿块活检术，术后病理活检为Burkitt淋巴瘤，NHL-Ⅲ期。后行化疗，化疗过程中出现严重的骨髓抑制、肠道感染、肠梗阻、消化道出血。2007年7月21日在急诊行"剖腹探察+肠切除肠吻合术"，术中探查到空肠一段黏膜弥漫性溃疡，遂切除该段。现患儿羸瘦，胃纳一般，二便尚可，眠安，舌尖红，苔薄白，中根微黄厚，脉细弦。

中医诊断　肠积（气血两虚，浊毒蕴积）。

西医诊断　肠淋巴瘤术后。

治则　益气养血，解毒化癥（患儿气血两虚，症情重笃，勉力图治）。

首诊处理　①仙鹤草30g，枸杞子10g，潞党参12g，生黄芪20g，白花蛇舌草15g，龙葵15g，生薏苡仁20g，炙守宫6g，蜂房6g，怀山药15g，甘草3g。30剂。②金龙胶囊，每粒0.25g，每次3粒，每日3次，口服。③扶芳参芪口服液，每次1支，每日2次，口服。

二诊　患儿住院9天，刻下：精神可，胃纳可，夜间安眠，常自汗出，二便尚调，舌红苔白，脉细弦数。前方增益。处理：①仙鹤草30g，枸杞子10g，潞党参12g，生黄芪20g，白花蛇舌草15g，龙葵15g，生薏苡仁20g，炙守宫6g，怀山药15g，藤梨根15g，蜀羊泉

15g，生地黄、熟地黄各 10g，甘草 3g。20 剂。②金龙胶囊，每粒 0.25g，每次 3 粒，每日 3 次，口服。③扶芳参芪口服液，每次 1 支，每日 2 次，口服。

三诊 2007 年 8 月 20 日在上海某医院查血常规：WBC 5.7×10^9/L，RBC 3.43×10^{12}/L，HGB 107g/L，PLT 398×10^9/L。B 超示肝脾未见明显异常、后腹膜腹主动脉未见明显占位。朱老指示：易汗出，肢冷，眠食皆安，苔薄，脉细弦数。症情好转，前法继进。处理：①上方生黄芪加至 40g，加煅牡蛎 30g，山萸肉 15g，浮小麦 30g。14 剂。②金龙胶囊，每粒 0.25g，每次 3 粒，每日 3 次，口服。③扶芳参芪口服液，每次 1 支，每日 2 次，口服。

四诊 患儿病情稳定，偶有腹痛，面色转润，盗汗明显，体重略有增加，苔薄白，脉小细数，续当原法出入。处理：①上方加炙鳖甲 10g，瘪桃干 12g，白薇 8g。14 剂。②中成药同前。

五诊 患儿症情渐好转，面色红润，眠食欠安，苔薄，脉细。处理：上方去山萸肉，加炒白术 12g。14 剂。

六诊 患儿化疗 5 次，于 2007 年年底结束，之后在上海某医院服 4 个月中药（益气养阴化湿类中药），血常规正常。X 线片示：左下肺纹理增多。B 超示：肝、脾、肾未见异常，后腹膜淋巴结未见明显肿大；增强 CT 示：腹腔淋巴瘤术后未见明显异常。刻下：面色红润，体重未增加，纳呆，大便常，尿频，时有便意，苔薄白，脉细。拟予以扶正消癥法继治。处理：①仙鹤草 30g，龙葵 15g，枸杞子 12g，守宫 6g，菟丝子 10g，蜂房 6g，生薏苡仁 20g，潞党参 12g，生黄芪 15g，僵蚕 8g，女贞子 12g，甘草 6g。20 剂。②金龙胶囊，每粒 0.25g，每次 3 粒，每日 3 次，口服。

七诊 患儿精神振，面色红润，苔薄白质淡，脉细数，守法继进。处理：①上方加当归 10g，炒白术 20g，云茯苓 6g。30 剂。②金龙胶囊，每粒 0.25g，每次 3 粒，每日 3 次，口服。

八诊 患儿病情稳定，体重增加，纳香，二便正常，苔薄白，脉平，药既合拍，率由旧章。处理：①上方加陈皮 4g，生谷芽、生麦芽各 15g。30 剂。②金龙胶囊，每粒 0.25g，每次 3 粒，每日 3 次，口服。③协定 5 号，每次 2g，每日 2 次，口服。

九诊 患儿病情尚稳定，但 1 周前外感发热，近日纳谷欠香，二便正常，苔薄白腻、质紫，脉细小弦。原法出入。查血常规：WBC 6.3×10^9/L，HGB 96g/L，RBC 3.81×10^{12}/L，PLT 201×10^9/L。处理：①仙鹤草 30g，枸杞子 10g，潞党参 12g，生黄芪 40g，白花蛇舌草 15g，龙葵 15g，生薏苡仁 30g，炙守宫 6g，蜂房 6g，怀山药 15g，藤梨根 12g，蜀羊泉 15g，生地黄、熟地黄各 10g，甘草 3g。30 剂。②中成药同前。

十诊 查 ESR 36mm/h，HGB 91g/L，WBC 9×10^9/L，PLT 147×10^9/L，RBC 3.2×10^{12}/L。精神尚可，纳可，二便正常，苔薄白根腻，脉细，续当原法出入。处理：①上方蜂房加至 8g，加熟苡仁 30g，豆蔻 3g。30 剂。②金龙胶囊，每粒 0.25g，每次 3 粒，每日 3 次，口服。③协定 5 号，每次 2g，每日 2 次，口服。④扶芳参芪口服液，每次 1 支，每日 2 次，口服。

十一诊 患儿药后诸症皆平，苔薄白，根微腻，脉细。复查相关检查：ESR 11mm/h；血常规：HGB 101g/L，RBC 3.8×10^{12}/L，WBC 8.6×10^9/L，PLT 170×10^9/L。药既合拍，

率由旧章。治疗方案守上。

十二诊　病情稳定，纳眠便可，苔薄白，质淡红，脉细。血常规：WBC $8.9×10^9$/L，HGB 126g/L，RBC $4.35×10^{12}$/L，PLT $243×10^9$/L。X 线示：正常；增强 CT 示：腹部无异常。处理：①仙鹤草 30g，枸杞子 10g，潞党参 12g，生黄芪 40g，白花蛇舌草 15g，龙葵 15g，炙守宫 6g，蜂房 6g，怀山药 15g，藤梨根 12g，蜀羊泉 15g，生地黄、熟地黄各 10g，山萸肉 12g，浮小麦 30g，当归 8g，生薏苡仁、熟薏苡仁各 20g，豆蔻 3g，甘草 3g。30 剂。②金龙胶囊，每粒 0.25g，每次 3 粒，每日 3 次，口服。③协定 5 号，每次 2g，每日 2 次，口服。

十三诊　患儿药后症情稳定，纳可，眠安，舌淡红苔薄白，脉细小弦。血常规正常，ESR 13mm/h，续当原法出入。处理：中成药同上。

十四诊　诸症平稳，纳可，眠安，二便调，舌薄白根黄腻、舌红，脉细小弦，复查血常规：WBC $10.3×10^9$/L，RBC $3.75×10^{12}$/L，HGB 112g/L，N 0.51，L 0.43，ESR 11mm/h。药既合拍，率由旧章。处理：①仙鹤草 30g，枸杞子 10g，潞党参 12g，生黄芪 40g，白花蛇舌草 15g，龙葵 15g，炙守宫 6g，蜂房 6g，怀山药 15g，藤梨根 12g，蜀羊泉 15g，生地黄、熟地黄各 10g，山萸肉 12g，浮小麦 30g，当归 8g，生薏苡仁、熟薏苡仁各 20g，豆蔻 3g，甘草 3g。30 剂。②中成药同前。

十五诊　患儿无不适，近日查血常规正常。B 超示：肠系膜淋巴结增大，肝、脾、胰、肾未见异常，纳可，眠安，苔薄，脉细小弦。症情稳定，前法继进。处理：①仙鹤草 30g，潞党参 10g，生白术 15g，枸杞子 10g，紫背天葵 8g，炙守宫 6g，蜂房 6g，白花蛇舌草 15g，生薏苡仁 20g，龙葵 15g，藤梨根 15g，生地黄、熟地黄各 10g，甘草 3g。30 剂。②中成药同前。

十六诊　患儿又经化疗 6 次后病情稳定，舌淡红苔薄白，脉平，今日查血常规正常。守上治疗方案。

十七诊　患儿一直服用药物，精神振，面色红润，复查血常规正常；苔薄白腻，质淡红，脉细弦，药既获效，率由旧章。处理：①仙鹤草 30g，潞党参 10g，生白术 15g，枸杞子 10g，紫背天葵 8g，炙守宫 6g，蜂房 6g，白花蛇舌草 15g，生薏苡仁 20g，龙葵 15g，藤梨根 15g，生地黄、熟地黄各 10g，甘草 3g。30 剂。②中成药同前。

十八诊　患儿一直守上治疗方案。今日出现双下肢散在红疹，详询病史，2008 年 11 月 22 日外感发热，服用西药对症处理后缓解，后因住新装修房屋出现此症。在上海某医学中心检查，诊断为过敏性紫癜。予对症处理后症状稍有缓解，近 4 天以来发现双上肢亦出现同样红疹。纳香，苔薄白，质淡红，中裂，脉细弦，前法继进。处理：①仙鹤草 30g，龙葵 15g，紫草 10g，生地黄、熟地黄各 15g，生槐花 10g，枸杞子 12g，炙守宫 8g，蜂房 8g，白花蛇舌草 15g，徐长卿 10g，僵蚕 8g，甘草 3g。30 剂。②金龙胶囊，每粒 0.25g，每次 3 粒，每日 3 次，口服。③新协定 5 号，每次 2g，每日 2 次，口服。

十九诊　患儿双下肢皮疹已愈，苔薄白腻，脉平。近 1 个月右颈部可扪及一小结节，2009 年 1 月 22 日 B 超示：右颈部淋巴结稍有增大（11mm×5mm），双颈深部淋巴结增大，较大者 14mm×6mm，左侧 18mm×9mm，肝胆脾胰、泌尿系未见异常，血常规未见异常。续当原法出入。处理：①上方加僵蚕 10g，蜈蚣 5g，龙胆 1.5g，一枝黄花 12g。30 剂。

②金龙胶囊，每粒 0.25g，每次 3 粒，每日 3 次，口服。③新协定 5 号，每次 2g，每日 2 次，口服。

二十诊　患儿颈部淋巴结肿大已消。复查各项指标正常。身材长高，发育正常，无任何不适，纳眠佳，二便调，苔薄白腻，质淡紫，脉细小弦。此痰瘀内阻，正虚未复，治宜化痰消瘀、扶正荡邪。处理：①生地黄、熟地黄各 15g，枸杞子 15g，炙守宫 6g，蜂房 6g，僵蚕 10g，白花蛇舌草 20g，龙葵 20g，仙鹤草 30g，一枝黄花 20g，姜半夏 8g，苍术、白术各 15g，陈皮 6g，枳实、枳壳各 3g，紫草 10g，甘草 4g。30 剂。②中成药同前。

患者一直服用本方案，除中间因感冒稍做加减外，1 剂药服 2 天，诸症平稳。

二十一诊　患者目前仍服上药，因天气变化，受凉感冒鼻塞，无畏寒发热及咳嗽，纳谷不香，大便每日 2～3 次，便前脐周隐痛，黏滞不爽，便后痛缓，小便尚调，苔薄黄、微腻，脉细小弦。续当原法出入。处理：①生地黄、熟地黄各 15g，枸杞子 15g，炙守宫 6g，蜂房 6g，僵蚕 15g，白花蛇舌草 30g，龙葵 30g，姜半夏 8g，苍术 10g，白术 15g，陈皮 6g，枳实、枳壳各 6g，桔梗 10g，白槿花 10g，防风 10g，生白芍 30g，甘草 6g。30 剂，1 剂药服 2 天。②金龙胶囊，每粒 0.25g，每次 3 粒，每日 3 次，口服。③协定 5 号，每次 2g，每日 2 次，口服。

二十二诊　患儿药后诸症好转，精神、纳食好，腹平软，胁下可扪及 I 度肝大，脾无大，相关指标复查正常。苔薄白，脉细弦，宗原法继治。

二十三诊　患者 1 剂药服 2 天，有时因上学不便而停服，目前无不适，血常规正常，B 超示基本同前。刻下：精神振，面色红润，胃纳佳，眠安，二便常，苔薄白边有涎线，脉细小弦。原法出入，扶正荡邪，以期临床治愈。处理：①仙鹤草 30g，生黄芪 20g，党参 10g，龙葵 12g，穿山龙 15g，生白术 12g，生薏苡仁 15g，蜂房 6g，女贞子 10g，制黄精 10g，白花蛇舌草 15g，甘草 3g。30 剂。1 剂药服 2 天。②中成药同前。

随访良好。

按　此为淋巴瘤验案，前后经治 4 年余，取得显效，患儿得以康复。幼年而发此严重病者，须考虑先天体质因素。该患儿因化疗过程中出现严重的骨髓抑制、肠道感染、肠梗阻、消化道出血等严重并发症，复行"剖腹探察+肠切除肠吻合术"。小儿为稚阴稚阳之体，形气未充，脏腑功能尚未完备，但已多次手术，正气虚损甚为严重。来诊见其羸瘦非常，气血阴阳大虚，症情重笃，勉力图治。朱良春先生秉持辨治复杂疑难病以扶正为本原则，祛邪从痰瘀互结入手，酌解毒化癥兼治之。处方以仙鹤草、枸杞子、潞党参、怀山药、生黄芪、白花蛇舌草、龙葵、生薏苡仁、炙守宫、蜂房、甘草，同时服用金龙胶囊、扶芳参芪口服液等扶助正气。药后患儿精神改善，胃纳可，夜间安眠，常自汗出，考虑正气有所恢复，故前方增益以加强祛邪之力，加藤梨根、蜀羊泉以清解肠中浊毒。服药 20 剂后在上海某医院查血常规正常；B 超示：肝脾未见明显异常，后腹膜腹主动脉未见明显占位。症情好转，守法加减。服药期间有化疗，虽患儿色转为红润，但纳呆，尿频，时有便意，苔薄白，脉细，考虑小儿稚阳之体，手术后反复放化疗，生机受阻，乃加大温阳扶助之力，以仙鹤草、龙葵、枸杞子、潞党参、女贞子、生黄芪、守宫、菟丝子、蜂房等调治。守宫、蜂房此对药在此处用意，一以通络，一以温肾助阳气。尤其是蜂房，朱老在长期临床实践中发现本品有散肿定痛、兴阳起痹等作用，对于小儿则有助于温补、促脏腑形气充盛之功。

药后，患儿病情稳定，体重增加，纳香，二便正常，苔薄白，脉平。患儿持续服药 2 年，间断化疗，病情一直稳定，但于治疗第 3 年时，患儿右颈部可扪及一小结节，B 超示：右颈部淋巴结稍有增大（11mm×5mm），双颈深部淋巴结增大，较大者 14mm×6mm，左侧18mm×9mm，血常规未见异常。考虑为患儿体质渐实，此种情况为排出体内浊毒之物表现，遂上方加僵蚕、蜈蚣以散结通络、促使毒邪外排。治疗 4 个多月，患儿颈部淋巴结肿大已消，复查各项指标正常，身材长高，发育正常，无任何不适。治疗第 4 年时，药量减半，1剂药服 2 天，复诊见患儿精神振，面色红润，胃纳佳，无腹痛、腹胀、腹泻，眠安。继续扶正荡邪、巩固体质。随访情况良好，一直未见其他异常情况。

　　此案例治疗跨度时间约 4 年，达到了临床治愈。纵观治疗，扶助正气贯穿全过程，初以扶正为主要治疗原则，待正气有所恢复，酌加攻邪之品，待邪毒排出殆尽，则全力扶正、促生机，冀正气充足，自可御敌，以达"正气存内，邪不可干""气血冲和，万病不生"目的。朱老经常强调人体有强大的自我修复功能，对御邪、生长发育起着至关重要的作用，它既是生物在生、长、化、收、藏一系列过程的幕后推动者，也是抵御邪气的决定力量，一旦此推动运化的力量不足或被削弱，可产生诸多如肿瘤、痹证等疑难病症。因此治疗的重点正如《汉书·艺文志》所言"通闭解结，反之于平"，使人体气血通畅、动态平衡。

第五节　肝胆肿瘤

案例 1　肝癌——湿浊瘀阻，正虚邪实证

　　钱某，男，41 岁。2010 年 3 月 5 日初诊。

　　主诉　大便性状及习惯改变 4 月余，便血 1 天。

　　患者有"乙肝大三阳"20 年。4 个多月前患者发现自己大便性状改变，次数增多，质稀烂，未予以关注。1 个多月前患者觉右上腹隐痛不适，至山东临沂某医院查 CT 示：肝部肿瘤，遂住院行"肝脏肿瘤切除术"，术后病理示：中分化细胞瘤。术后患者仍感觉右上腹隐痛不适，复查 MRI 示：左肝内叶术后改变，考虑肿瘤复发伴门静脉瘤栓。当地医院诊断为"原发性肝癌术后复发"。目前主症：神疲乏力，右上腹痛，恶心呕吐，腹胀，夜间入睡困难（因疼痛影响），大便 5 日一行，近日便血，来诊寻求中医药治疗。刻下：精神倦怠，面色灰暗，大便欠佳，小便可，舌衬紫，苔白腻，脉细。查体：全身皮肤黏膜及巩膜黄染，剑突下、右上腹压痛（+）。辅助检查：肝功能示 DBIL38.7μmol/L，TBIL70.3μmol/L，ALT468.2U/L，AST 160.4U/L，ALP 114.32U/L，GGT 557.4U/L，LDH 263.9U/L。B 超示：肝内光点增粗不均匀，胆总管、肝内胆管扩张。

　　中医诊断　肝积（湿浊瘀阻，正虚邪实）。

　　西医诊断　原发性肝癌术后复发。

　　治则　扶正消癥，利湿化瘀。

首诊处理 ①扶正消癥汤加金钱草 30g，广郁金 20g，生半夏 15g（加生姜 3 片，先煎 30 分钟），协定 10 号 20g，鼠妇 40g，六轴子 1.5g，蜈蚣 8g，党参 30g，云茯苓 20g，生白术 30g，陈皮 8g，凤凰衣 8g，茵陈 30g，赤芍 15g，垂盆草 30g，田基黄 30g。3 剂。②便通胶囊，每粒 0.3g，每次 0.9g，每晚 1 次。

二诊 患者腹痛腹胀、恶心呕吐、夜眠难安，黄疸明显，大便 5 日未解，舌衬紫苔白腻，脉细弦。朱老会诊考虑，患者大便不通是目前需解决之问题，大便 5 日不行，已服便通胶囊 8 粒仅下少许大便，此为郁毒内蕴，前法继进。处理：上方去党参，加蒲公英 30g，参三七 5g，全蝎 3g，茵陈改为 40g。

三诊 患者黄疸明显消退，腹痛减轻，腹胀好转，恶心呕吐亦有好转，其间曾因腹胀查 X 线提示肠梗阻，遂加入大承气汤。后复查 X 线片提示梗阻缓解。复查肝功能示 DBIL 19.8μmol/L，TBIL33.9μmol/L，ALT 159.3U/L，AST 86.1U/L，ALP 166.2U/L，GGT 322.8U/L。较前明显好转。朱老会诊指示：患者经治疗症状明显改善，守法继进；考虑患者进食较少，必要时加用油松节、鸡血藤、牛角鳃益气补血。复查血常规。

四诊 患者诸症进一步好转，黄疸已退，无腹痛腹胀，无恶心呕吐。唯有劳累后出现右季肋下牵掣右肩部痛，纳可眠安，二便调，舌淡苔薄白，脉弦细。血常规示：WBC 3.3×10^9/L，RBC 3.11×10^{12}/L，HGB 103g/L，肝肾功能、电解质均为阴性。复查 B 超示：肝内光点密集，胆囊切除术后，胆总管轻度扩张。朱老指示，患者内郁之毒已减轻，继续扶正为要，前方加党参、油松节、牛角鳃、鸡血藤、香附。

后患者完全康复，诉在外院复查肝脏 CT 病灶消失。

按 此例肝癌是由慢性肝炎迁延而来，因为病程较长，肝功能长期受损，正虚邪恋，多不易骤效，而此案患者通过朱良春先生悉心辨治，终获全效。朱老认为此类病机多为肝郁脾虚日久所致，属于中医"胁痛""郁证""癥积"范畴，"至虚之处，便是容邪之所""邪之所凑，其气必虚"，肿瘤患者多是在整体正气亏虚的基础上，表现于局部的病变，治疗多不易骤效，须着眼于整体，扶正祛邪，辨证施治。朱老辨治此类疑难病，始终以扶正消癥为基础，化痰消癥是关键的思路，结合患者体质情况及具体脏腑加减施治，或扶正为主，或攻邪为先。如本案患者体质尚可，耐得攻伐之力，初诊以扶正消癥加用疏利化癥之品，以疏肝利胆、散结止痛。二诊时，患者大便一直未通，腹痛腹胀、恶心呕吐，朱老方去补脾滋润的党参，加入蒲公英、参三七、全蝎，并增加茵陈量为 40g，此中大有深意。一般对于大便不通，多考虑为阳明之枢机不力，但究其枢机不力的根源，朱老认为当责之中焦气滞血瘀湿阻，致中土斡旋无力、郁毒内蕴，乃去补益之党参，加入蒲公英、参三七、全蝎，并增加茵陈用量以化解中焦湿滞，松解胶着之邪。对于入络在血的腹痛腹胀，叶天士曾云"取虫蚁之品，以松透病根"，朱老在治疗此类患者时，常选用九香虫、全蝎、蜈蚣等，收效甚佳。虫类药对慢性肝炎的作用也值得进一步研究。案中所用的垂盆草、田基黄、茵陈为朱老治疗肝郁气滞血瘀所引致黄疸的必用品，其利湿退黄之效屡验不爽。朱老认为肿瘤一病，盖因痰瘀互结积聚者多。痰之为病，顽缠难去，恒非生半夏不为功，以其味辛，能开结降逆，交通阴阳，下气散结，半夏生者优良，同时配合生姜先煎。针对世人畏半夏之毒的说法，朱老体会：生半夏久煮，则生者变熟，何害之有！传统的半夏经繁多程序加工后，有效成分大量散失，药效大减，用于轻病，尚可有效，用于重病，如何能建功？用药如用兵，只有熟知其性，方能巧妙契中。

案例2　肝癌腹水——癌毒内侵，正虚邪恋证

纪某，女，65岁。

主诉　发现肝癌5年余。

患者5年多以前无明显诱因下出现双下肢水肿，伴右上腹胀痛，就诊于某市级医院，查腹部CT示：肝癌（口述，未见报告），术前评价患者一般情况可，行介入术、栓塞术共11次，末次时间为2010年9月28日，术后一般情况尚可。近1个月来，患者觉上腹部胀痛不适，双下肢乏力，纳减，咳嗽有痰，时有气喘。当地医院胸部X线片检查示：胸腔积液（口述，未见书面报告结果）。查体：心率70次/分，律齐，双肺未闻及明显干湿啰音，腹部膨隆，腹软，压痛不明显。双下肢凹陷性水肿，牙龈出血。纳少，夜眠可，时气喘，二便自调，苔薄白，质红，脉弦。

既往有高血压病史 150/90mmHg，现服用利尿药降压，自诉血压控制良好。患者有肝癌家族病史，否认"肝炎"病史。辅助检查：WBC 4.85×10^9/L，RBC 3.71×10^{12}/L，PLT 112×10^9/L，HGB 112.9g/L。ESR 51mm/h。肝、胆、脾、胰B超示：①肝硬化伴实质性占位；②脾不肿大；③腹水；④右侧胸腔积液。

中医诊断　肝积（癌毒内侵，正虚邪恋）。

西医诊断　肝癌，并肝硬化腹水，胸腔积液。

治则　扶正消癥、活血利水。

首诊处理　①扶正消癥方加太子参20g，广郁金20g，炮山甲粉10g（分吞），蜈蚣8g，葶苈子30g，猪苓30g，楮实子30g，庵䕡子30g，谷芽、麦芽各15g，砂仁（后下）5g，沉香曲20g，泽兰、泽泻各20g。6剂。②金龙胶囊，一次1.0g，一日3次，口服。③复肝胶囊，一次1.2g，一日3次，口服。④虫草孢子粉胶囊，一次3g，一日2次，口服。

二诊　药后腹胀减，唯稍咳无痰，纳可，大便日行2～3次，眠可，苔薄白，脉弦。宗前法继进。处理：①上方加炒白术30克。30剂。②中成药同前。

三诊　患者来电述药后病情平稳，述证索药。处理：守前方案继进。

四诊　患者药后症情平稳，CT示癌肿包块未见增大（口述，未见报告）。化验报告正常，胸腔积液已消。目前病情稳定，牙龈未见渗血，唯尿量少、夹有少量泡沫，苔薄白，脉弦。药既奏效，原法继进。处理：①扶正消癥方加太子参20g，白术30g，广郁金20g，炮山甲粉10g（分吞），蜈蚣8g，生薏苡仁30g，楮实子30g，庵䕡子30g，蟋蟀10g。30剂。②金龙胶囊，一次1.0g，一日3次，口服。③复肝胶囊，一次1.2g，一日3次，口服。④虫草孢子粉胶囊，一次3g，一日2次，口服。

五诊　患者来电述病情稳定，要求继服前药。

六诊　患者来电述服药后有皮疹，是否与药物有关尚不明确，因患者目前在国外，求购复肝胶囊、炮山甲胶囊（按说明服）1个月。

七诊　患者精神较前好转，皮疹有所消退，仍有瘙痒，纳佳，大便欠爽，下肢稍有乏

力感，近日复查肝功能：AST 从 73U/L 降到正常，ALT 从 146U/L 降至 102U/L，总胆红素正常。苔薄白，脉缓。症情较前平稳，唯湿热未清，余毒逗留。前法继进之。处理：①扶正消瘤方加生晒参 15g，广郁金 20g，白术 30g，楮实子 30g，庵蔺子 30g，茵陈 30g，生薏苡仁 30g，蜈蚣 4g，土茯苓 40g，杜仲 15g，赤芍、白芍各 15g，炮山甲粉 10g（分吞）。30 剂。②金龙胶囊，一次 1.0g，一日 3 次，口服。③复肝胶囊，一次 1.2g，一日 3 次，口服。

八诊　患者精神可，病情稳定，食欲好，无皮疹，续服中药 1 个月。

九诊　患者症情稳定，近来有腰腿痛，要求中药治疗。处理：①浓缩益肾蠲痹丸，一次 4g，一日 3 次，口服。②痹痛宁胶囊，每粒 0.3g，一次 5 粒，一日 3 次，口服。

十诊　患者症情稳定，已改为口服中成药。

十一诊　患者症情稳定，唯双下肢有浮肿，纳可，眠安，二便自调。处理：①上方加猪苓、茯苓各 30g。30 剂。②中成药同前。

随访良好。

按　本案例全程以"扶正消瘤"为基础，辅以"活血利水"随证加减、应机施治，取得显效。朱良春先生言肝硬化、慢性肝炎、肝癌多为虚中夹实，扶正祛邪宜缓图。在辨治此类患者时尤须注意肝、脾、肾三脏的关系，其生理病理相互影响。《素问·经脉别论》曰："饮入于胃，游溢精气，上输于脾，脾气散精，上归于肺，通调水道，下输膀胱，水精四布，五经并行，合于四时五脏阴阳，揆度以为常也。"血之运行，有赖于脾气升清，脾之生化气血，依肝气疏泄，一旦肝脾两病，则气郁而血瘀。吴昆《医方考》云："肝为至阴，胆无别窍，怒之则气无所泄，郁则火无所越……故病则气血俱病。"此类患者肝木失于条达、横逆犯脾，易致肝脾两虚。无论是肝病日久影响脾，还是脾病日久影响肝，而出现肝郁、脾虚，或肝脾两虚等，其实皆与命门火衰密切相关。肾为先天之本，藏真阴而寓元阳，脾之健运、肝之条达均有赖于肾气温煦、鼓动，而肾阴不足则直接导致肝阴亏虚，命门火衰，而致脾虚不运。辨治疑难病尤须追本溯源，谨据病机而施。顽症痼疾，需抽丝剥茧；药既奏效，最宜守方；辨证既明，用药宜专；症情既变，药亦随易，所谓"持重""应机"也。朱老擅长用对药，乃长期临证中所总结，经临床反复验证而成。如方中"楮实子、庵蔺子"，此二味有养阴化癥利水之功，对于阴虚癥积水停之证疗效可靠。其中庵蔺子能活血化瘀、化浊宣窍、清热利水；楮实子养阴清肝，又能利水气。二药相伍，对于肝硬化腹水之阴虚水停之证，颇为合拍。

案例3　胆囊癌——肝胆郁滞，癌毒内侵证

金某，女，64 岁。

主诉　腹部疼痛半月余。

患者 2008 年 6 月份出现剑突下疼痛，呈持续性，疼痛遍及整个腹部，近日感觉疼痛再转移至右腹，在当地医院予以止痛治疗（具体药物不详），疼痛缓解。后至日照市某医院查胆囊 B 超示：胆囊窝周围异常组织回声，考虑胆囊癌。建议手术治疗，患者拒绝。2008 年

6月25日到北京某医院查B超示：①右肝下叶低回声，不排除胆囊病变侵及肝脏；②脂肪肝；③胆囊体部占位，胆囊癌不除外，胆囊结石。查CT示：胆囊癌并肝脏受侵及可能，胆囊结石，右肾小囊肿，肝被膜小钙化灶，右叶内钙化灶。亦建议手术治疗，患者再拒绝。来诊要求中医药治疗。现腹部痛不甚，纳可眠安，口发麻感，大便3～5天一行，小便尚可，舌淡红，苔黄根腻，脉细小弦。

既往有糖尿病病史5年，服药控制可。查血常规示 WBC $4.8×10^9$/L，RBC $4.33×10^{12}$/L，HGB 118g/L，PLT $194×10^9$/L。ESR 16mm/h。

中医诊断　胆积（肝胆郁滞，癌毒内侵）。

西医诊断　胆囊癌，胆囊结石，脂肪肝，右肾小囊肿。

治则　疏肝利胆，扶正消癥。

首诊处理　①扶正消癥汤去甘草，加柴胡8g，金钱草30g，广郁金20g，赤白芍30g，协定6号 30g，生半夏15g（加生姜3片，先煎30分钟），生薏苡仁、熟薏苡仁各30g，蔻仁5g（后下），凤凰衣8g，怀山药20g，鬼箭羽50g，萹蓄30g。3剂。②金龙胶囊，每粒0.25g，每次1.0克，每日3次，口服。③协定5号，每次6g，每日2次，口服（饭前半小时）。

二诊　患者诉无特殊不适，纳可，二便调，舌淡红苔薄黄，脉细弦。相关检查：血常规示 WBC $5.34×10^9$/L，RBC $4.56×10^{12}$/L，HGB 129g/L。ESR 27mm/h。肝肾功能正常，血糖6.95 mmol/L。CT示：胆石症，肝内钙斑，脾内钙斑？右肾囊肿。超声示：胆囊占位性病变：1.9cm×1.5cm，胆囊癌待排除；胆囊结石。药既获效，率由旧章，处方加用海金沙、芒硝以利湿化石。处理：①上方加海金沙30g（包煎），芒硝6g（分冲）。30剂。②金龙胶囊，每粒0.25g，每次1.0g，每日3次，口服。③协定5号，每次6g，每日2次，口服（饭前半小时）。

三诊　家属传真，患者无不适。血糖6.78mmol/L，BUN 6.94mmol/L，Cr 45.04μmol/L，UA 318μmol/L。胆囊彩超示：胆囊内泥沙状结石。予以加强中焦运化之力，并促肝升胆降，以利结石排出。处理：①扶正消癥汤去甘草，加党参30g，云茯苓20g，白术30g，柴胡8g，金钱草30g，广郁金20g，赤芍、白芍各20g，协定6号30g，生半夏15g（加生姜3片，先煎30分钟），生薏苡仁、熟薏苡仁各30g，蔻仁5g（后下），凤凰衣8g，怀山药20g，鬼箭羽50g，萹蓄30g，海金沙30g（包煎），芒硝6g（分冲）。30剂。②金龙胶囊，每粒0.25g，每次1.0g，每日3次，口服。③协定5号，每次6g，每日2次，口服（饭前半小时）。

四诊　患者诉腹痛已无，唯胸背痛较明显，站立时较甚，纳可，眠安，二便尚调，苔薄白，边有齿痕，脉细濡。查体：腹软，直腿抬高试验（－），"4"字征（＋），臂丛神经牵拉（＋）。X线片示：颈椎病，腰椎退变增生，髋关节退变增生，骶髂关节炎？药既获效，率由旧章。肾者，主骨生髓，患者颈胸腰椎皆退变，肾精亏虚可见，注意补肾。处理：①上方加骨碎补、补骨脂各30g。30剂。②金龙胶囊，每粒0.25g，每次1.0g，每日3次，口服。③协定5号，每次6g，每日2次，口服（饭前半小时）。④浓缩益肾蠲痹丸，每次4g，每日3次，口服。

五诊　家属来电述，患者目前疼痛已明显缓解，唯嗜睡，纳香，二便调。要求配药。处理：①扶正消癥汤去甘草，加党参30g，云茯苓15g，白术30g，陈皮6g，石菖蒲10g，协定 10 号 30g，生半夏 15g（加生姜 3 片，先煎 30 分钟），柴胡 8g，金钱草 30g，广郁金 20g，凤凰衣 8g，鬼箭羽 30g，萹蓄 30g，海金沙 30g（包煎）。30 剂。②金龙胶囊，每粒 0.25g，每次 1.0g，每日 3 次，口服。③协定 5 号，每次 6g，每日 2 次，口服（饭前半小时）。④浓缩益肾蠲痹丸，每次 4g，每日 3 次，口服。

六诊 家属代述药后患者感乏力，日照市某医院查腹部 B 超示：胆囊结石，余未见明显异常。肝功能正常，血糖 10.56mmol/L。药既获效，率由旧章。处理：①上方加山萸肉 15g，芒硝 4g（分冲）。30 剂。②金龙胶囊，每粒 0.25g，每次 1.0g，每日 3 次，口服。③协定 5 号，每次 6g，每日 2 次，口服。④浓缩益肾蠲痹丸，每次 4g，每日 3 次，口服。

后家属代诉患者因病情好转，自行停药 1 年，无不适。未做任何治疗。

2011 年 1 月 14 日，家属来电：患者精神可，食纳可，二便调，唯饮食不能控制油腻之品，上腹部疼痛，时有恶心。当地医院查 B 超示：胆囊结石，最大者直径为 0.7cm，要求中药治疗。拟疏肝利胆、扶正消癥。处理：①扶正消癥汤去甘草，加柴胡 8g，金钱草 30g，海金沙 30g（包煎），广郁金 20g，生半夏 15g（加生姜 3 片，先煎 30 分钟），蒲公英 30g，生白术 30g，茯苓 20g，鬼箭羽 30g。30 剂。②协定 5 号，每次 6g，每日 2 次，口服。

2012 年 4 月 30 日，家属来院登门表示感谢，诉患者肿瘤病灶已消失，目前身体康泰。

按 本案例获得全效，综观此案，在"扶正消癥"基础上朱良春先生据肝性喜条达之特点，灵活配用小柴胡汤、四君子汤，并用针对性药金钱草、广郁金、炮山甲活血解郁通络，以及半夏开结下气涤痰等"化痰消癥"。从四诊开始，患者腹痛缓解，邪势减，遂加大扶正力度，健运中焦脾胃，使轴运轮转，升降功能正常，则少阳胆"降"机复常，有降始能升，肝升复常，疏泄有度。治疗的过程中，贯穿全程的浓缩益肾蠲痹丸、金龙胶囊及虫草胶囊等也体现了朱老重视固护脾肾两本的一贯原则。虽然患者自行停药 1 年，但后续复查腹部 B 超示癥瘤消失。朱老所倡导的"辨证与辨病相结合"对辨治各类复杂疑难病具有重要的指导意义。朱老指出，肝气易郁、肝血易虚，木郁则克土，木虚则被土乘侮。肝病可直接影响脾土运化；脾失健运，气血失充，亦影响肝之条达；同时，脾气升清亦赖肝气条达，故临床上肝脾多同病，治宜重视中焦肝脾同调。

另外，案例中柴胡的使用颇有深意，柴胡的功能医家多以其主升，如张洁古《医学启源》曰："柴胡，少阳、厥阴引经药也……引胃气上升，以发散表热"，其后李杲创制补中益气汤，"柴胡主升"这一作用着力得到体现。但柴胡只主升吗？朱老通过长期临床经验体会到柴胡不仅主升，亦主降！他从《神农本草经》谓柴胡"主心腹肠胃中结气，饮食积聚，寒热邪气，推陈致新"的论述中，认为书中虽未言明柴胡可以通便，但其有疏通肠胃功能之用是无疑的。此种认识在《伤寒论》阳明病篇也有类似论述："阳明病，胁下硬满，不大便而呕，舌上白苔者，可与小柴胡汤，上焦得通，津液得下，胃气因和，身濈然汗出而解。"朱老认为柴胡具有通降少阳胆腑、从而推动阳明之降的功能，此"降"的功能非李杲所谓"欲上升则用根，酒浸；欲中及下降，则生用梢"，而是与柴胡用量有关，也即柴胡用大量时起"降"的作用，而小量柴胡（3～10g）作用在于升提。大量柴胡（20～30g）应用有二：一是外感热病过程中，既非表证之发，又非里证可清下，而是寒热往来，或发热持续不退、胸胁苦满、大便不通，用之清热通便；二是杂病中常见之肝气郁结、胁肋胀满、便下不爽，或有便意而不能排出者，用柴胡为"于顽土中疏理滞气"。使用柴胡辨证之眼目是白苔，且较多垢腻。在肿瘤等复杂疑难病治疗中，朱老十分重视饮食调摄，在治病过程中不忘对患者进行思想疏导，灌输正确的饮食习惯与营养观念，因为这对患者的康复及预后起着重要的作用。例如，本案例患者经治疗一度腹痛解除，但由于放松警惕未控制油腻之品，曾腹痛复作，可见饮食调摄的重要性。

第六节　肾　肿　瘤

案例　肾癌多发转移——痰瘀互结，正虚邪恋证

于某，男，59 岁。2008 年 1 月 3 日初诊。

主诉　左肾混合细胞癌术后 3 年。

患者于 2004 年 12 月于天津某医院行左肾细胞癌根治术，术后注射白介素-2 及中药治疗。2007 年 12 月查 CT 及 B 超示：右下肢多发结节，考虑肿瘤转移，未行手术及放疗、化疗。由家属陪同来诊。诊见：一般情况尚可，自觉神疲乏力，不发热，少有咳嗽少痰，无痰中带血。纳佳，眠安，二便自调。舌淡红衬紫，苔薄黄微腻，脉沉细。

中医诊断　肾结（痰瘀互结，正虚邪恋）。

西医诊断　肾癌多发转移。

治则　化痰消瘀，扶正荡邪。

首诊处理　①扶正消癥汤加炮山甲粉 10g，生半夏 15g（生姜 3 片，先煎 30 分钟），姜半夏 10g，生薏苡仁、熟薏苡仁各 30g，豆蔻 5g（后下），金荞麦 60g，鱼腥草 30g（后下），怀山药 20g，川百合 20g。15 剂。②金龙胶囊，每粒 0.25g，每次 4 粒，每日 3 次，口服。③协定 5 号，每次 3g，每日 2 次，口服（饭前半小时）。

二诊　上方持续服 3 周后来诊，患者诉双下肢乏力，余无不适，舌脉变化不大。处理：①上方加潞党参 30g，云茯苓 15g，生白术 15g，陈皮 6g。30 剂。②中成药同前。

三诊　患者药后反酸，胃脘胀，纳一般，二便自调，眠安，舌衬紫中裂，苔薄白，脉细弦。平日未有忌口，追述既往有反流性食管炎病史。血常规：RBC 5.39×10^{12}/L，HGB 129g/L，WBC 7.9×10^9/L，PLT 182×10^9/L，ESR 96mm/h。续当原法出入。处理：①扶正消癥汤加炮山甲 30g，金荞麦 60g，鱼腥草 30g（后下），珠儿参 30g，潞党参 30g，云茯苓 15g，生白术 30g，扦扦活 20g，石见穿 30g，山萸肉 20g，六月雪 30g，藏红花 1g（另煎汁饮），生半夏 15g（生姜 3 片，先煎 30 分钟）。30 剂。②中成药同前。

四诊　患者电述，偶有胸胁不适，无胸闷胸痛，纳眠可，便调，舌脉不详。处理：①上方加橘核、荔枝核各 10g。30 剂。②协定 5 号，每次 3g，每日 2 次，口服（饭前半小时）。

五诊　患者电述，近日时有气短胸闷，偶发心慌、头痛、手麻，自觉双下肢无力，腿软，已停金龙胶囊 3 个月。当地医生诊苔白，脉滑。BP 135/90mmHg。处理：①上方加泽

兰、泽泻各 30g，葛根 20g，骨碎补 30g，补骨脂 30g，生水蛭 6g。30 剂。②中成药同前。③建议行颈椎 MRI。

六诊 患者服上药结束后，因手麻、头痛缓解，遂自行停药近 7 个月。今又有不适来诊，诊前至天津某医院检查头颅 CT 示：左侧顶叶结节影，考虑占位可能性大。胸部 X 线片示：颈椎病、两肺纹理增粗。抽血检查基本正常。复诊见：精神尚可，略有咳嗽，痰色白质黏稠，偶有肋胁部隐痛不适，余无所苦，纳可便调，眠安。苔薄白，脉细弦。BP 155/100mmHg。原法继进之。处理：①扶正消瘰汤加脑胶质瘤方，加葛根 20g，豨莶草 30g，金荞麦 40g，地龙 15g，地肤子 30g，天麻 12g，石决明 30g，煅瓦楞子 20g。60 剂。②金龙胶囊，每粒 0.25g，每次 4 粒，每日 3 次，口服。③协定 5 号，每次 3g，每日 2 次，口服（饭前半小时）。④降压洗脚方，20 剂，每次 1 剂，煎汤外洗，每日 1 次。

七诊 患者自觉无不适，纳香，二便正常，面色红润，苔薄白，脉细濡。X 线片示：两肺结节消失，抽血检查正常。药既合拍，率由旧章。

八诊 家属电述，患者药后无不适，现 1 剂药服 3 天，精神佳，面色红润，纳可眠安，偶有嗳气，二便如常。处理：守上方案。一直续服近 4 个月。

九诊 家属电述，近 2 个月智力减退，反应迟钝，动作缓慢，以右侧肢体为甚，自觉前额、枕部时晕眩不适，伴疼痛，以右眼不适为主。但患者神清，面色红润，精神尚可，纳谷不香，眠欠安，大便日行一次，成形，小便自调。苔薄白质紫，中裂，脉细小弦。续当原法出入。处理：①扶正消瘰汤加脑胶质瘤方，加天麻 15g，地龙 15g，怀牛膝 15g，枸杞子、菊花各 15g，全蝎 4g，陈京胆（胆南星）5g，鸡内金 12g，豆蔻 4g，泽漆 12g，女贞子 15g，谷精珠 15g。30 剂。②金龙胶囊，每粒 0.25g，每次 4 粒，每日 3 次，口服。③化瘀胶囊，每次 0.2g，每日 3 次，口服。

十诊 家属电述，近来患者左侧肢体活动受限，行动缓慢，行走尚稳，时觉头晕头痛，略感后背不适，按揉则舒。遂于天津某医院查 MRI 示：肺转移，并于 2011 年 10 月 19 日住院治疗。当地医生建议手术治疗，患者拒绝。现精神佳，面色红润，无明显咳嗽、胸闷。纳谷一般，二便尚调，舌苔不详。处理方案同前。

随访病情尚稳定。

按 此为取得阶段性治疗效果的肾癌患者，来诊前已行左肾细胞癌根治术，并术后化疗仍出现肿瘤转移至下肢，遂未再行手术及放疗、化疗，求治中医药。经治患者自觉好转而停服中药，病情反复，再续治，病情渐趋稳定。初诊患者自觉神疲乏力，少有咳嗽少痰，无痰中带血，舌淡红衬紫，苔薄黄微腻，脉沉细。考虑患者年老正气已虚，复因手术及化疗打击，致正气益虚，邪留不去。目前患者一般情况尚可，立"化痰消瘰，扶正荡邪"治之，以扶正消瘰汤加炮山甲、生半夏、生薏苡仁、熟薏苡仁、豆蔻、金荞麦、鱼腥草、怀山药、川百合等。六诊时，患者因诸症缓解，遂自行停药近 7 个月，复查头颅 CT 示癌肿有转移，扶正消瘰汤力有不足，即以扶正消瘰汤加脑胶质瘤方，并加葛根、豨莶草、金荞麦、地龙、天麻、石决明，以消散瘰结、通利经络、息风潜阳。续治半年后，复查 X 线示两肺结节消失。再治 6 个月，患者再次出现神志异常，智力减退，反应迟钝，自觉前额、枕部时晕眩不适，伴疼痛，以右眼不适为主。续服前方并加化瘀胶囊等口服。但患者病情进一步发展，外院复查胸部 MRI 示：肺转移（未行头颅方面检查）。患者拒绝手术及放疗、化疗，但情况尚可，继续服中药治疗，病情再趋稳定。

回顾整个治疗过程，除了朱老一贯重视的"扶正消癥"外，健运中土、恢复中土斡旋亦十分重要。观朱老临证所遣处方无一方没有护胃健脾，如生黄芪、白术、党参等为主的四君子汤、黄芪建中汤等。朱老认为中焦脾胃为人身气机运化之轴、气血生化之源，特别是肿瘤患者涉及多个脏器，气血水互结，痰浊瘀互阻，不能简单把肿瘤的病机归于某一脏或某一腑，或气或血或痰或瘀，是多种兼杂因素共同作用的结果。因此，临证须整体调护，注重两本，抓住核心和关键病机，临证不必强调六经辨证或是三焦辨证，或者脏腑、气血辨证，更不必拘泥于分型，"对号入座"于辨治不利。关于用药，朱老认为虫类药治疗肿瘤尤不可忽视。虫类药中的白花蛇、壁虎、蕲蛇含有多种抑制肿瘤生长和抗复发、抗转移的作用，对机体免疫功能有双相调节作用，集营养、代谢、免疫等于一体，可视为"生物反应调节剂"，并且鲜品的生物活性尤明显。例如，生水蛭"主逐恶血、瘀血、月闭、破血瘕积聚"，张锡钝盛赞其"破瘀血而不伤新血，纯系水之精华生成，于气分丝毫无损，而瘀血默消于无形，真良药也"。朱老曾将本品与另外几味虫类药合制成"通膈利噎散"治疗中晚期食管癌，发现部分能控制病情进展，部分可以缓解临床症状。朱老同时指出，凡证属体气亏虚，而脉又软弱无力者，虽有瘀滞癥癖，不宜使用大剂量，或伍以补益气血之品始妥。

第七节　乳房肿瘤

案例 1　乳癌——气虚痰瘀证

孙某，女，56 岁。2010 年 7 月 14 日初诊。

主诉　确诊左乳浸润导管癌 15 月余。

患者于 2009 年 4 月 2 日发现左乳肿块，就诊于上海某医院，于 2009 年 4 月 3 日行"左乳癌改良根治切除术"，术后病理示：左乳浸润性导管癌 Ⅲ 期；腋窝淋巴结示：癌转移，肌间淋巴结转移，残腔壁淋巴管内见癌粒。术后行化疗 6 个疗程，放疗 25 次，2010 年 7 月 5 日于上海某医院行 PET/CT 检查示：左乳癌术后左侧胸壁复发，两侧锁骨上、腋下及纵隔淋巴结转移，左侧胸膜转移可能，轻度脂肪肝，肝内多发囊肿。肿瘤标志物检查：CA19-9 404.4μg/L，CA125 72.2μg/L，CA153 40.25μg/L。肝功能：ALT 129U/L，AST 114U/L，LDH 625U/L，GGT 182U/L。刻下：左上腹、左臂疼痛，胸壁皮肤水性破溃，纳可，大便干结，一日一行，苔薄白，舌胖细小裂纹，舌红，脉细。

中医诊断　乳岩（气虚痰瘀）。

西医诊断　左乳浸润导管癌根治术后左胸壁复发。

治则　扶正消癥，解毒消肿。

首诊处理　①扶正消癥汤加川石斛 15g，生地黄 15g，炮山甲粉 15g（冲服），炙蜈蚣 6g，紫背天葵 20g，肿节风 30g，冬凌草 40g，补骨脂 30g，泽兰、泽泻各 30g，金荞麦 40g。20 剂。②扶正消癥散，每次 2g，每日 3 次，口服。③金龙胶囊，每粒 0.25g，每次 4 粒，每日 3 次，口服。

二诊 患者服药期间同时化疗，且予以护肝治疗。左上肢肿痛减轻，胸壁破溃处已收口结痂，纳欠佳，大便日行 1 次，顺畅，小便可，舌苔薄少质红，舌布裂纹，脉细。血检：WBC $4.9×10^9$/L，L 18.1%，RBC $4.46×10^{12}$/L，HGB 138g/L，PLT $106×10^9$/L，ALT 125U/L，AST 145U/L，LDH 295U/L，γ-GT 231U/L，Cr 37μmol/L。处理：①上方川石斛改为 30g，加垂盆草 30g。20 剂。②中成药同前。

三诊 患者手臂肿痛减而未已，纳欠佳，呕吐，药后尤甚，近日化疗结束，改口服希罗达治疗。苔少舌红，脉细小。血常规：WBC $3.4×10^9$/L，RBC $4.75×10^{12}$/L，HGB 51g/L，PLT $194×10^9$/L。肝功能：总胆红素（STB）17.4μmol/L，直接胆红素（CB）8.7μmol/L，肌酸磷酸激酶（CPK）112U/L，谷氨酰转移酶（GGT）280U/L。CT 示：左乳癌术后左胸壁复发，情况较前好转，左乳内侧、纵隔及左锁骨上淋巴结较前缩小，左侧少量胸腔积液已吸收，右肺结节较前缩小。处理：①上方加炒白芍 20g，生地黄改为 20g。20 剂。②扶正消瘤散，每次 2g，每日 3 次，口服。③金龙胶囊，每粒 0.25g，每次 4 粒，每日 3 次，口服。

四诊 患者诸症渐见好转，体重减轻，汗出如雨，近日未复查相关指标。纳可，便调，舌红绛中裂好转。脉细无力，续前出入。处理：①上方加瘪桃干 15g，生龙骨、生牡蛎各 30g，炮山甲粉 10g（冲服），甘中黄 8g。14 剂。②扶正消瘤散，每次 2g，每日 3 次，口服。③金龙胶囊，每粒 0.25g，每次 4 粒，每日 3 次，口服。

五诊 患者药后症平，面色显见好转，汗出减少，唯双足、膝乏力，纳可，便调，续予原法出入。处理：①上方去瘪桃干，20 剂。②扶正消瘤散，每次 2g，每日 3 次，口服。③金龙胶囊，每粒 0.25g，每次 4 粒，每日 3 次，口服。

六诊 患者口干、无力 1 个月，后于岳阳某医院住院诊断为"糖尿病酮症酸中毒，2 型糖尿病"。经治好转出院。刻下：多饮、多食、多尿症状已缓，左上肢活动不利伴疼痛，时有胸闷心慌，RI（胰岛素）：18U、8U 分早晚皮下注射。纳一般，二便通调，舌红中裂，脉细。续原法出入。处理：①扶正消癥汤去甘草，加生晒参 15g，川石斛 20g，炮山甲粉 10g（冲服），蜈蚣 6g，紫背天葵 20g，肿节风 30g，鬼箭羽 40g，补骨脂 30g，合欢皮 20g，生地黄 20g，生龙骨、生牡蛎各 30g，山萸肉 20g，青葙子 15g，垂盆草 30g。20 剂，1 剂药服 2 天。②扶正消瘤散，每次 2g，每日 3 次，口服。③金龙胶囊，每粒 0.25g，每次 4 粒，每日 3 次，口服。

七诊 患者药后症减，空腹血糖 6mmol/L，餐后血糖 7.4 mmol/L。血常规、肝肾功能正常，三酰甘油（TG）2.37mmol/L，左上臂、腋窝时有不适，纳可，二便调，舌红绛中裂，苔薄白，脉细。守原法出入。处理：①上方改炮山甲粉 15g（冲服），加橘核、荔枝核各 20g，赤芍 20g，蜈蚣 8g。20 剂，1 剂药服 2 天。②扶正消瘤散，每次 2g，每日 3 次，口服。③金龙胶囊，每粒 0.25g，每次 4 粒，每日 3 次，口服。

八诊 患者症情平稳，5 天前感冒发热，体温 39.4℃，目前体温已平，咳嗽咳痰，痰白易咯，神疲乏力，舌红绛细小裂纹，苔薄白，脉细。上海某医院查血常规正常，某肿瘤医院彩超示：①右乳融合小叶增生声像；②肝囊肿。胸 CT 示：左乳术后左胸壁复发治疗后较前好转，右侧内乳、纵隔及右锁骨上小淋巴结、右肺结节此次未见显示、左上肺胸膜下条索影及小片状致密影同前,肝囊肿同前。续当原法出入。处理:①扶正消癥汤去甘草,加生晒参20g,川石斛30g,炮山甲粉15g(冲服),蜈蚣8g,女贞子30g,赤芍20g,紫背天葵20g,蒲公英30g,鬼箭羽40g,生地黄20g,天花粉15g,合欢皮20g,山萸肉20g,补骨脂30g,金荞麦40g,冬凌草30g。20剂,1剂药服2天。②扶正消瘤散,每次2g,每日3次,口服。③金龙胶囊,每粒0.25g,每次4粒,每日3次,口服。

九诊　药后症平,左上肢手术后常有不适,轻咳,神疲,纳可,便调,苔薄白质红、裂纹,脉细。续原法出入。处理:①上方加南沙参、北沙参各15g。20剂,1剂药服2天。②扶正消瘤散,每次2g,每日3次,口服。

十诊　患者近期渐停胰岛素,自诉空腹血糖正常。4月1日复查CT示:左乳术后复发治疗后较前相仿,右内乳、纵隔及左锁骨见小淋巴结,左肺胸膜下条索状影及小片状致密影同前,肝多发低密度灶(肝内脂肪沉积伴肝囊肿),左手臂漫肿与去年比加重,纳可,便调,舌红绛裂纹,苔少,原法出入。处理:①扶正消癥汤加珠儿参30g,川石斛20g,蒲公英30g,夏枯草30g,泽漆15g,肿节风30g,冬凌草30g,炮山甲粉15g(冲服),蜈蚣6g,猫爪草30g,生薏苡仁30g,白花蛇舌草30g。20剂,1剂药服2天。②扶正消瘤散,每次2g,每日3次,口服。

十一诊　患者症情平稳,左侧腋窝已敛口,诉腋窝至胸壁处小结节数枚,表皮破溃1周,是血及溃破物。左手臂漫肿,行走后易疲倦,纳可,便调,苔少,舌红绛、有裂纹,脉细。原法出入。处理:①上方加川百合30g。20剂,1剂药服2天。②扶正消瘤散同前。

按　此为乳浸润导管癌术后多处复发,经朱老诊治病情平稳好转的病案。患者来诊见周身多处疼痛,胸壁皮肤水性破溃,大便干结,日一行,苔薄白,舌红淡胖有细小裂纹,脉细。肝功能明显异常,考虑为正气大虚、痰瘀内结之证,乃立"扶正消癥,解毒消肿"为法,予以扶正消癥汤加川石斛、生地黄以养阴生津,炮山甲、炙蜈蚣、紫背天葵、肿节风、冬凌草、泽兰、泽泻、金荞麦以散结消毒、利水解毒,并服扶正消瘤散、金龙胶囊。患者服中药的同时化疗,治疗后左上肢肿痛减轻,胸壁破溃处已收口结痂;后来患者化疗反应明显,手臂肿痛复作,纳欠佳,呕吐,行CT示:左乳癌术后左胸壁复发情况较前好转,肿大淋巴结及肺结节较前缩小,原有少量胸腔积液已吸收。虽检查提示病灶改善,但患者正气大损,血红蛋白仅51g/L,苔少舌红绛中裂,脉细小,提示化疗后阴津损伤明显,遂由上方加炒白芍入营血分,以酸温养血,并生地黄增至20g加强养阴补肾。诸症渐见好转;"有形之血不能速生",续加瘪桃干、甘中黄以补益肺肾,生龙骨、生牡蛎以重镇敛潜浮阳。半年后复查胸部CT示:左乳术后左胸壁复发治疗后较前好转,淋巴结、肺结节亦不见。此案例成功之处在于,紧紧抓住"正气亏虚、痰瘀互结"的基本病机,扶正祛邪共用、温清并施而取得显效。

案例2　乳腺癌多发肝转移——痰瘀内阻证

刘某,女,40岁。2011年5月9日初诊。

主诉　左乳腺癌术后2年余。

患者 2 年多以前因乳腺肿瘤行手术切除，术后行化疗 5 个疗程，自觉病情控制尚可，偶有腹部不适。近日行 CT 示：肝内多发低密度斑片状影，增强后明显不均匀、强化，转移可能性大。纳可，二便调，舌淡苔薄白，脉细弦。要求中医药治疗。自诉既往肝功能异常。

中医诊断　乳岩（痰瘀内阻）。

西医诊断　左乳腺癌术后，多发肝转移。

治则　扶正祛邪。

首诊处理　①扶正消癥汤加广郁金 20g，炮山甲 15g，蜈蚣 8g，紫背天葵 15g，冬凌草 30g，蛇六谷 20g，徐长卿 15g。20 剂。②扶正消瘤散 30g，每次 2g，每日 3 次，口服。

二诊　两胁部不适，隐痛，手臂、下肢肌肉时有抽动感，舌淡苔白，脉弦细。前法继进。处理：①上方加全蝎粉 4g（分吞），生白芍 20g，宣木瓜 10g。20 剂。②扶正消瘤散，每次 2g，每日 3 次，口服。

三诊　药后肌肉抽动好转，进食时有阻塞感。B 超示：轻度脂肪肝，右侧腋窝淋巴结肿大。舌淡苔薄白，脉细弦。复查：AFP 8.26μg/L，CA12-5 75.85μg/L，CA15-3 37.1μg/L。纳可，大便日 3 次，质稀。处理：①扶正消癥汤加炒白术 20g，广郁金 20g，炮山甲粉 4g（分吞），蜈蚣 8g，猫人参 20g，蛇六谷 20g，徐长卿 15g。20 剂。②中成药同前。

按　此为乳腺癌术后出现并发症后中医药治疗得效的案例。患者为中年女性，因乳腺癌行手术切除，后发现肝脏转移来诊。四诊合参，考虑为正气不足、痰瘀内阻，从扶正祛邪治之，以扶正消癥汤加广郁金、冬凌草、蛇六谷、紫背天葵凉血消癥，炮山甲、蜈蚣以消癥散结、通络止痛，徐长卿以解毒消肿、理气镇痛，配扶正消瘤散。二诊时，患者有隐痛、两胁不适，肌肉时有抽动感，乃用全蝎、生白芍、宣木瓜（朱老创制的"痛宁胶囊"的主要组成）以宣痹通络止痛；三诊时患者肌肉抽动好转，但进食时有阻塞感，考虑与气虚结滞于中、阳明降气不足有关，扶正消癥汤加炒白术、猫人参以运转中气、右降之力，促一气周流。此案例患者后来间断来诊，其后随访不详。就其早期来诊反映情况来看，取得了阶段性成功。究其肿瘤之根本病机为正气亏损，明代张景岳说："脾肾不足及虚弱失调之人，多有积聚之病。"肿瘤的病机过程虽异常复杂，但癌毒滋生与留着某处，多由正气日亏，无力监察与抵御邪气为前提。癌毒一旦留结，阻碍气机运行，则津液输布失常、留结为痰，血液不能正常运行则停而为瘀，癌毒与痰瘀搏结，肿块渐成，可致癌痛。而瘤体形成，则夺精微以自养，致使瘤体迅速长大。机体因失养而迅速衰弱，脏腑功能因癌毒内扰而失调，诸症叠起。扶正固然为必须，从痰瘀入手消解肿瘤亦不可少。朱老经常用到的虫类药物包括壁虎（守宫）、土鳖虫、蝉蜕、蟾蜍、炮山甲、白花蛇、乌梢蛇、地龙、僵蚕、蝼蛄、全蝎、蜈蚣等均具有较峻猛的破积化瘀作用，必须在辨证施治理论的指导下使用，才能取得佳效。

第八节　淋　巴　瘤

案例 1　霍奇金淋巴瘤——正虚痰瘀互结证

杨某，女，16 岁。2008 年 7 月 14 日初诊。

　　主诉　患霍奇金淋巴瘤 6 个月。

　　患者于 6 个月前出现咳嗽，CT 示：左上肺占位病变，伴纵隔淋巴结肿大。病理提示：霍奇金淋巴瘤结节硬化型。经化疗 6 个疗程后复查 CT 示：①纵隔右侧气管食管多发淋巴沟，大部分较前略有缩小；②右肺门根部可见软组织，范围较前略有缩小，右肺远端阻塞性改变较前吸收；③双颈部多发小淋巴结节，大者直径约 5mm，同前相仿；④甲状腺不规则略低密度灶，同前相仿。其他检查正常。刻下：形体丰腴，满月面容，肝掌，纳谷香，二便调，舌质红边有齿痕，脉细带弦。

　　中医诊断　恶核（正虚痰瘀互结）。

　　西医诊断　霍奇金淋巴瘤结节硬化型。

　　治则　软坚散结，扶正消癥。

　　首诊处理　①扶正消癥汤加穿山龙 40g，金荞麦 40g，山慈菇 15g，党参 20g，炮山甲 12g，陈胆星 20g，猫爪草 30g，女贞子 20g，生薏苡仁 30g，玄参 20g，生牡蛎 30g，大贝母 15g。30 剂。②金龙胶囊，每粒 0.25g，每次 4 粒，每日 3 次，口服。③扶正消瘤丸，每粒 0.3g，每次 1.5g，每日 3 次，口服。

　　二诊　服药半个月，精神好转，纳谷香，二便调，舌淡红边有齿痕，苔中根黄腻，脉细。续予原法出入。处理：①上方加生半夏 10g，炒白芥子 10g。30 剂。②金龙胶囊，每粒 0.25g，每次 4 粒，每日 3 次，口服。③协定 12 号，每次 0.3g，每日 2 次，口服。

　　三诊　患者诉近日症情平稳，数日来皮肤微痒，伴少量渗液，纳谷香，二便调，舌质红苔少白腻，脉细。月事已 3 月未行，无特殊不适。病情平稳，前法继进。处理：①扶正消癥汤加穿山龙 50g，炮山甲 12g，山慈菇 15g，金荞麦 40g，陈胆星 30g，猫爪草 30g，党参 20g，全当归 10g，桃仁、红花各 10g，丹参 15g，生牡蛎 20g，生半夏 10g（加生姜 3 片，先煎 30 分钟），徐长卿 15g，女贞子 20g，蝉蜕 12g，赤芍、白芍各 15g，淫羊藿 15g，生薏苡仁 30g，玄参 20g，大贝母 15g。14 剂。②金龙胶囊，每粒 0.25g，每次 4 粒，每日 3 次，口服。③协定 12 号，每次 0.3g，每日 2 次，口服。

　　四诊　服药后皮肤瘙痒减轻，月经 8 月 31 日已行，1 周后净，右口角轻度破溃，无口疮，纳可，大便日行 1～2 次，质成形，舌暗红苔薄白，中略腻，脉细小数。续原法出入。处理：①上方去淫羊藿、桃仁、红花，加紫草 20g。14 剂。②金龙胶囊，每粒 0.25g，每次 4 粒，每日 3 次，口服。③协定 12 号，每次 0.3g，每日 2 次，口服。

　　五诊　药后身痒已平，唯口眼干燥，纳谷可，二便畅，舌暗红苔薄白，脉细。续原法出入。处理：①三诊方去淫羊藿，加生地黄 20g。14 剂。②金龙胶囊，每粒 0.25g，每次 4 粒，每日 3 次，口服。③协定 12 号，每次 0.3g，每日 2 次，口服。

　　六诊　药后症平，略感咽痒，似有痰阻，纳可便调，舌淡红苔薄白，脉细小数。全胸部 X 线片示：右肺门及纵隔较前明显缩小，余肺未见明显异常，血检正常。此乃佳象，继前处理：①三诊方去桃仁、红花，加墨旱莲 20g。14 剂。②金龙胶囊，每粒 0.25g，每次 4 粒，每日 3 次，口服。③协定 12 号，每次 0.3g，每日 2 次，口服。

　　七诊　上方一直续服。患者症平，纳谷香，二便调，舌淡红苔薄白，脉细。2 天前在上海某医院做全身 CT 示：①右下细支气管旁小结节，考虑为淋巴结；左侧颈部小结节影，直径约 1cm；②后腹膜、肠系膜根部、双侧髂血管旁及腹股沟区多发小淋巴结；③胸 CT

未见明显异常。处理：①协定 1 号加穿山龙 50g，炮山甲 12g，夏枯草 20g，山慈菇 20g，金荞麦 40g，猫爪草 30g，全当归 10g，丹参 15g，生牡蛎 30g，生半夏 10g（加生姜 3 片，先煎 30 分钟），徐长卿 15g，女贞子 20g，墨旱莲 20g。14 剂。②金龙胶囊，每粒 0.25g，每次 4 粒，每日 3 次，口服。③协定 12 号，每次 0.3g，每日 2 次，口服。

八诊 上方服后症平，眠平稳，磨牙，纳可，便调，苔薄，脉细弦。处理：①上方加川石斛 15g。30 剂。②金龙胶囊，每粒 0.25g，每次 4 粒，每日 3 次，口服。③协定 12 号，每次 0.3g，每日 2 次，口服。

九诊 上方续服，其间腹泻 2 日，今日已瘥，口干亦好转，纳谷可，二便调，舌质红边有齿痕，苔薄白，脉细小弦。处理：①上方去猫爪草，加太子参 30g。②中成药同前。

十诊 患者服上药症情平稳。近日鼻塞，现以流涕为主，黏白。无咳嗽无发热，昨日服中成药。纳可，便调。胸 CT 示：右侧胸斜裂胸膜可疑小结节影，右上叶支气管旁略厚，双侧颈部小淋巴结，腹膜后有较多小淋巴结，肠系膜上有小淋巴结。处理：①协定 1 号加穿山龙 50g，夏枯草 20g，炮山甲 12g，金荞麦 40g，山慈菇 20g，丹参 15g，生半夏 10g（加生姜 3 片，先煎 30 分钟），苍耳子 15g，麦冬 15g，南沙参、北沙参各 15g，辛夷花 15g。14 剂。②金龙胶囊，每粒 0.25g，每次 4 粒，每日 3 次，口服。③协定 12 号，每次 0.3g，每日 2 次，口服。

十一诊 复诊自感无不适，纳可，便调，舌质红，苔薄白，脉细小数。上海某医院 CT 示：腹股沟、髂血管旁淋巴结消失，右斜裂胸膜可疑小结节影，右上肺支气管旁略厚。处理：①上方去苍耳子、南沙参、北沙参，加潞党参 30g，川百合 30g。14 剂。②金龙胶囊，每粒 0.25g，每次 4 粒，每日 3 次，口服。③协定 12 号，每次 0.3g，每日 2 次，口服。

十二诊 药后症情稳定，自感无不适，苔薄，脉平，前法出入。处理：①协定 1 号方加穿山龙 50g，炮山甲 12g，猫爪草 30g，山慈菇 20g，紫背天葵 20g，蜈蚣 6g，生牡蛎 30g，夏枯草 15g，大贝母 15g，生薏苡仁 40g，生半夏 10g（加生姜 3 片，先煎 30 分钟）。14 剂。②协定 12 号，每次 0.3g，每日 2 次，口服。

十三诊 上方一直续服。2009 年 8 月 3 日复查胸部 CT 示：①右侧纵隔气管、食管沟多发淋巴结，较前略有缩小、减少，现大者短径约 0.8cm，前纵隔软组织影较前增大，倾向为增生性软组织，建议追踪复查；②右主支气管、右肺上叶、中间段软组织增厚较前明显减轻，右肺上叶远端阻塞性改变较前吸收；③双侧甲状腺密度不均匀，同前相仿，请结合超声检查。腹部+盆腔 CT 示：未见异常肿块影及肿大淋巴结。血检正常。体重近 3 个月减轻 2.5kg。续予以原法出入。今晨出现咽痛、流黄涕，眠中易惊，苔薄白，脉细弦。症情稳定，前法继进。处理：①上方加潞党参 30g，怀山药 30g。20 剂，2 剂药服 3 天。②金龙胶囊，每粒 0.25g，每次 4 粒，每日 3 次，口服。③扶正散，每次 3g，每日 2 次，口服。

十四诊 患者近日症平，鼻涕中夹少量血丝，受寒后左下肢稍痛不适，纳可，便调，舌淡红苔薄白，脉细。患者 1 个月前于某肿瘤医院查 CT，与前片比较：①右侧纵隔气管、食管沟多发淋巴结，大者短径约 0.8cm，同前相仿，前纵隔软组织影较前缩小，建议追踪复查；②右主支气管、右肺上叶、中间段支气管软组织增厚同前相仿，余同前。处理：

①扶正消癥汤加金荞麦 40g，炮山甲 12g，猫爪草 30g，紫背天葵 20g，冬凌草 40g，山慈菇 20g，大贝母 15g，玄参 20g，夏枯草 15g，川石斛 15g。30 剂。②扶正消瘤丸，每粒 0.3g，每次 1.5g，每日 3 次，口服。

十五诊　来电述无所苦，自感掉头发。一天前复查 CT 示：①前纵隔软组织影大小同前；②右主支气管、右肺上叶、中间段支气管软组织增厚较前好转；③双侧胸膜下见微小类结节同前相仿；④颈部、双侧甲状腺、胸腔未见异常及积液。处理：上方去猫爪草，炮山甲改为 10g，夏枯草改为 30g。

随访良好。

按　此为霍奇金淋巴瘤临床治愈案例。本病与免疫功能低下有关，遗传性免疫缺陷者、肾移植并长期接受免疫抑制剂治疗者、自身免疫性疾病者容易并发淋巴瘤，治疗颇为棘手。本例患者为 16 岁女性，患病半载有余，经化疗有所缓解，四诊合参考虑为正虚痰瘀互结所致，立"软坚散结，扶正消癥"为法。药用扶正消癥汤加穿山龙、金荞麦、山慈菇、党参、炮山甲、陈胆星、猫爪草、女贞子、生薏苡仁、玄参、生牡蛎、大贝母。并以金龙胶囊、扶正消瘤丸口服以扶正消癥。患者服药半个月，精神好转，纳谷香，二便调，舌淡红边有齿痕，苔中根黄腻，脉细，以上方加生半夏、炒白芥子以加强化痰逐瘀散结之力。服药期间患者出现皮肤微痒，并少量渗液，考虑正气渐复、祛邪有力，同时不排除有对虫类药过敏的情况，加全当归、桃仁、红花、丹参、徐长卿、蝉蜕、赤芍、白芍、淫羊藿以活血祛风除湿，兼补肝肾。患者药后皮肤瘙痒渐愈。全胸部 X 线片示：右肺门及纵隔较前明显缩小。再治疗 1 个多月患者于上海某医院检全身 CT 未见病灶，唯多发小淋巴结。继续散结化痰、养阴益肾为治；其后复查 CT 示：腹股沟、髂血管旁淋巴结消失，右斜裂胸膜可疑小结节影，右上肺支气管旁略厚。此为佳象，继续扶正，酌加蜈蚣等以散结通络。服药后，复查胸部 CT、腹部及盆腔 CT 未见异常肿块影及肿大淋巴结，结节影较前缩小。

朱良春先生始终着眼于复杂疑难病"虚、痰、瘀"的特点，立扶正消癥法治疗，应证而变。细微处用药尤显朱老辨证用药拿捏之精当。如十诊时用协定 1 号加穿山龙、夏枯草、炮山甲、金荞麦、山慈菇、丹参、生半夏、苍耳子、麦冬、南沙参、北沙参、辛夷花，补益之力减，温阳通督之力加强。及至病情改善，即去苍耳子、辛夷花以防温燥伤津。服药后，患者略感咽痒，似有痰阻，而全胸部 X 线片示：右肺门及纵隔较前明显缩小时，考虑为邪去佳象，原方易桃仁、红花为墨旱莲以加强补肝肾之精。病情持续稳定，本案前后共治疗 2 年 9 个月，宣告治愈。

另外，朱老对于"生半夏"之用有颇多经验。他认为，半夏辛温，长于化痰破坚、消肿散结，为治疗痰核之要药。凡痰核症之顽缠者，恒非生半夏不为功，如软坚消核选加海藻、昆布、生牡蛎、夏枯草等；若化痰通络加用白芥子、大贝母、僵蚕等；而活血消肿则加当归、丹参、紫背天葵等；补益气血则加用太子参、川百合、十大功劳叶等。在辨治该霍奇金淋巴瘤结节硬化型患者的过程中，生半夏的几种配伍得以全部展现。如二诊时配伍炮山甲、生牡蛎、大贝母、炒白芥子以软坚消核、通络。患者药后精神好转，但月事不行，乃以本品配全当归、桃仁、红花、丹参，并以淫羊藿、生薏苡仁、大贝母等活血化瘀、消补共施。及至患者复查结节改善，有气虚时，则以之配伍潞党参、川百合以补益肺脾。朱老指出传统半夏的加工方法导致半夏有效成分大量散失，药效势必大减，轻病尚可，治疗重症、顽难之疾恒非生半夏不用。

案例2　非霍奇金淋巴瘤——痰瘀内蕴，癌毒内侵证

王某，男，59岁。2008年3月24日初诊。

主诉　右颈部肿物1年余。

患者2007年2月无意中发现右侧锁骨上肿物，当地医院未能确诊，2007年7月9日转诊至北京某医院住院诊查，诊断为非霍奇金淋巴瘤弥漫大B型Ⅳ期B，遂于2007年7月31日行R-CHOP方案化疗至今已经9个周期。2008年3月14日行CT示：①颈部淋巴瘤术后改变；②喉部改变，请结合临床；③两肺上叶小结节，性质待定，C_5、$T_9 \sim T_{12}$椎体及附件异常密度影；④慢性肝损害；⑤脾门区结节。血常规正常，肝肾功能：ALT 47U/L，余（-），Cr 63μmol/L，来诊要求服中药。刻下：胸背时有疼痛不适，右锁骨上见一长约10cm手术瘢痕，未扪及肿大淋巴结，纳可、眠安、二便自调，舌淡红苔腻黄，脉细小弦微滑。ESR 2mm/h。血常规：WBC 4.7×10^9/L，HGB 139g/L，RBC 4.02×10^{12}/L，PLT 137×10^9/L。有糖尿病病史多年，处理情况不详。

中医诊断　恶核（痰瘀内蕴，癌毒内侵）。

西医诊断　非霍奇金淋巴瘤。

治则　化痰消瘀，扶正荡邪。

首诊处理　①扶正消癥汤加协定6号30g，制南星30g，生薏苡仁、熟薏苡仁各30g，补骨脂20g，骨碎补30g，豆蔻5g（后下），山慈菇15g，紫背天葵15g，潞党参30g，云茯苓15g，生白术40g，陈皮10g，凤凰衣8g。30剂。②金龙胶囊，每粒0.25g，每次4粒，每日3次，口服。③协定5号，每次6g，每日2次，口服（饭前半小时）。④嘱清淡饮食。

二诊　患者电述，症情平稳。处理：按原治疗方案。

三诊　外院专家会诊，患者整体情况稳定，无特殊不适，口干欲饮，晨起口苦，纳可，便调。CT示：①肝右叶小囊肿；②肝右叶后段小血管瘤；③脾门及脾尾较大淋巴结；④颈、胸、脾、胰、肾平扫+强化未见异常；⑤C_5、T_9、T_{12}见异常密度影，与上次无变化。2008年10月7日查：血常规（-）；肝功能：AST 48U/L，ALT 32U/L，ALP 75U/L，GGT 29U/L；血糖7.55mmol/L；肾功能：Cr 64μmol/L，余（-）。舌衬紫、苔白微腻，脉细弦。药既获效，率由旧章。处理：①扶正消癥汤去甘草，加协定6号30g，制南星30g，补骨脂20g，骨碎补30g，鹿角片10g，田基黄30g，垂盆草30g，羚羊角粉0.6g（分吞），五味子5g，凤凰衣8g，鬼箭羽30g，萹蓄30g，潞党参30g，云茯苓15g，生白术20g，陈皮6g，川石斛15g。30剂。②金龙胶囊，每粒0.25g，每次4粒，每日3次，口服。③协定5号，每次6g，每日2次，口服（饭前半小时）。④嘱清淡饮食。

四诊　患者电述，近日体检情况良好，血糖正常，症情平稳。处理：①上方去鬼箭羽、萹蓄。30剂。②金龙胶囊，每粒0.25g，每次4粒，每日3次，口服。③协定5号，每次

6g，每日 2 次，口服（饭前半小时）。

五诊 患者恢复良好，已正常工作 1 年，已能自行至甘肃、黄山等地旅游。肝肾功能、血糖正常。苔薄白，脉不详。要求配药。处理：①扶正消癥汤去甘草，加协定 6 号 30g，制南星 30g，补骨脂 20g，骨碎补 30g，鹿角片 10g，凤凰衣 8g，潞党参 30g，云茯苓 15g，生白术 20g，陈皮 6g，川石斛 15g。30 剂。②金龙胶囊，每粒 0.25g，每次 4 粒，每日 3 次，口服。③协定 5 号，每次 6g，每日 2 次，口服（饭前半小时）。

六诊 药后复查 CT、肝肾功能、血常规、血糖均正常。处理：①上方加金钱草 30g，广郁金 20g。30 剂。②金龙胶囊，每粒 0.25g，每次 4 粒，每日 3 次，口服。③协定 5 号，每次 6g，每日 2 次，口服（饭前半小时）。④扶正消瘤丸，每粒 0.3g，每次 1.5g，每日 3 次，口服。

患者一直按上治疗方案进行治疗，一剂药服 2 天。

七诊 患者精神好，常出差，但没有劳累的感觉，苔薄白，脉细小弦。2010 年 3 月 13 日外院 CT 示：同前相比无明显变化。ESR 2mm/h，肿瘤指标正常。处理：①上方加山萸肉 15g。20 剂，2 剂药服 3 天。②金龙胶囊，每粒 0.25g，每次 4 粒，每日 3 次，口服。③协定 5 号，每次 6g，每日 2 次，口服（饭前半小时）。④扶正消瘤丸，每粒 0.3g，每次 1.5g，每日 3 次，口服。

八诊 患者来诊，诉无任何不适，纳眠佳，二便调，相关检查指标正常。苔薄白根腻微黄，脉细濡，续当原法巩固之。处理：停服汤剂，只服中成药：金龙胶囊、协定 5 号、扶正消瘤丸。

随访患者诸症平稳，工作、生活愉快。

按 此为中药治愈非霍奇金淋巴瘤术的病案。患者在外院诊为"非霍奇金淋巴瘤弥漫大 B 型Ⅳ期 B"，并行 R-CHOP 方案化疗。辨证为痰瘀内蕴、癌毒内侵，立"化痰消瘀、扶正荡邪"法，以扶正消癥汤加补骨脂、骨碎补、四君子汤扶正气，并生薏苡仁、熟薏苡仁、豆蔻、制南星、山慈菇散结消痰，同时服用金龙胶囊、协定 5 号益肺固肾。服药 30 剂，症情平稳；复查 CT 与前无变化，并请外院专家会诊无特殊，相关指标除 ALP、血糖稍高外，余（－）。初显疗效，继续前方案加减施治，加用护肝之药，如田基黄、垂盆草、羚羊角粉、五味子等。针对患者血糖升高的情况，加用鬼箭羽、萹蓄。后患者各项检查皆恢复正常，正常工作，能外出旅游，乃停服汤剂，只服中成药。患者诸症平稳。

此案体现了朱良春先生辨治复杂疑难病持重应机，以平为期的临证原则。其中有两组用药值得学习。

1）"鬼箭羽、萹蓄"降血糖：此为朱老治疗湿浊内阻瘀而化热之消渴证、痹证常用配伍。鬼箭羽，味苦，性寒，有破瘀行血、活络通经之功。朱老在长期临床实践中发现，本品善于坚阴，性寒入血，有活血降糖、蠲痹通络之功，又擅清解阴分燥热，对糖尿病阴虚燥热者，配合天花粉同用有止渴清火之功，能很好地降低血糖、尿糖，辨治准确可获根治。鬼箭羽对痹证也有较好的治疗作用，朱老常用之治疗湿热夹瘀之痹证，以本品配伍能入骨祛风、除痹止痛的蜂房治疗类风湿关节炎关节肿痛、僵直和变形有一定效果。萹蓄，味苦，性寒，《神农本草经》认为"味苦，平"，有利尿、清热、杀虫之功，治热淋、癃闭、黄疸、阴蚀、白带、蛔虫、疳积、痔肿、湿疮等。《滇南本草》认为本品"利小便，治五淋白浊，热淋，瘀精涩闭关窍，并治妇人气郁，胃中湿热，或白带之症"。张寿颐曰："萹蓄，《本经》《别录》皆以却除湿热为治，浸淫疥疮，疝痔、阴蚀，三虫，皆湿热为病也，后人以其泄化湿热，故并治溲涩淋浊，濒湖以治黄疸、霍乱，皆即清热利湿之功能。然亦惟湿阻热结为宜，而气虚之病，皆非其治，若湿热疮病，浸淫痛痒，红肿四溢，脓水淋漓等证，尤其专职。"朱老有不同见解，认为本品虽以治湿浊内阻为主，但并非不能用于虚证之人，适当配伍，当用则用。

2）"田基黄、垂盆草、羚羊角粉、五味子"护肝解毒：此为朱老治疗肝胆湿热内瘀、气机不畅、血不归经所常用配伍药对。朱老认为肝功能异常时，一味追求降低肝功能指标是非常片面的，应当分析指标异常的原因。"邪之所凑，其气必虚""至虚之处，便是容邪之所"，黄疸的形成固然有肝胆疏泄失畅、胆汁不循常道的问题，与邪正纷争也直接相关，扶正、祛邪各有侧重，治疗须详辨其证而施其治。扶正可以振奋功能，能提高机体抗病能力，疏肝、养肝结合以使气机调畅，使肝气升发有度；但邪毒炽盛时，不可忽视专药。肝胆疏泄失畅，出现黄疸、发热等的患者酌用本配伍后病情得以明显改善。此四味药是朱老在长期临床实践中反复验证而成。有人对五味子治肝病或有不解，《本草求原》有较为恰当的解释："五味子，为咳嗽要药，……肺气随阴以下降，则气化精而精盈，肾水从阳以上布，则精化气而气盛，阴阳二气，实一气之变动，以肝为关捩子，五味专精于肝，而交合肺肾，故其效如此，有不同于他味之酸敛者。肺气阳中有阴，故能降，治肺气以阴降为主。然元气之降，先本于升，五味升降咸备，所以阳邪伤阴，固宜清阳，以之收阳；阴邪伤阳，亦宜此辛温畅阳，而寓收阴。"盖五味者，酸、苦、甘、辛、咸五味皆备，可纳五脏气归于肾脏，以补益根本。

案例3 非霍奇金淋巴瘤并脑转移——痰瘀交阻，郁而化热证

周某，男，17岁。2010年7月27日初诊。

主诉 发现非霍奇金淋巴瘤1年余，继发性神经系统淋巴瘤半年。

患者2009年6月出现腹痛，后于江苏省某医院检查发现左锁骨上、右腹股沟淋巴结肿大，2009年7月2日行左锁骨上淋巴结活检，病理提示：B细胞淋巴瘤，符合大B细胞淋巴瘤（活化型），免疫提示：CD20（++），CD79a（+），CD3、CD43（背景散在+），CD30、Mum-1（部分+），Ki-67（+20%），CD21（散在+）。2009年7~9月共行6次CHOP化疗方案。2010年2月出现右额颞部头痛，呈持续性，伴双下肢酸痛不适，查脑脊液考虑脑转移，2010年3月4日行鞘内注射，并检出肿瘤细胞，后行MTX化疗共5次；2010年6月23日患者出现胸闷、呼吸急促，抢救后略有好转，家长要求出院，来人述症索药：极度消瘦，不能行走，全身乏力，左眼难以睁开，复视，进食硬物及饱食后易呕吐，偶有头部、腹部痛，纳少便调，眠差，苔黄厚腻质红，面色无华。

中医诊断 恶核（痰瘀交阻，郁而化热）。

西医诊断 非霍奇金淋巴瘤并脑转移。

治则 化痰消瘀，软坚消癥，清热扶正。

首诊处理　①扶正消癥汤加胶质瘤方，加陈胆星 20g，姜半夏 15g，青风藤 30g，穿山龙 50g，五爪龙 50g，凤凰衣 8g，蜈蚣粉 8g（分吞），生赭石 20g，枸杞子 15g，珠儿参 30g，鸡内金 10g，沉香曲 20g。15 剂。②金龙胶囊，每粒 0.25g，每次 4 粒，每日 3 次，口服。③协定 5 号，每次 6g，每日 2 次，口服（饭前半小时）。④便通胶囊，每粒 0.3g，每次 0.9g，每晚 1 次，口服。⑤清淡饮食，作息规律。

二诊　来人述患者 1 剂药分 2 次用，药后饭量增加，已能下床做轻微活动，左眼已能间断睁开，左脚痛增加（曾受外伤，左脚趾曾断裂）。舌质红绛，续当原法出入。处理：①上方 15 剂。②中成药同前。③注意生活调摄。

三诊　患者药后症状进一步减轻，能下地行走，左眼睁开，左脚仍有疼痛，余无明显不适，纳眠便可，舌尖红，苔薄白腻，脉细滑，左尺弱。续当原法出入。处理：续服上方 2 剂后住院，依前治疗方案，稳定后带上方案出院。

四诊　患者病情稳定，无不适，纳眠便调。处理：①守首诊方 15 剂。②金龙胶囊同前口服。③清淡饮食，勿进油腻辛辣之品，作息规律。

随访诸症平稳。

按　此为获得显著成功的案例。本案治疗特点：二诊即明显取效，其后巩固治疗，未再复发。患者发现非霍奇金淋巴瘤 1 年余，继发性神经系统淋巴瘤半年。来诊时患者极度消瘦，全身乏力，左眼难以睁开，复视，进食硬物及饱食后易呕吐，偶有头部、腹部痛，纳少便调，眠差，舌尖红苔黄厚腻，面色无华。综合分析，病已发展至肝、脾、肾三阴脏并虚的严重程度。肾为先天之本，内蕴真阴真阳，病及根本，甚为危重。清·陈士铎《石室秘录》指出："命门者，先天之火也，心得命门而神有主，始可应物；肝得命门而谋虑；胆得命门而决断；胃得命门而能受纳；脾得命门而能转输；肺得命门而治节……无不借命门之火以温养之。"朱良春先生认为，肾之真阳是人体一切功能活动的动力，五脏六腑的功能得以正常运转，都有赖于命门真阳的温煦，倘若命门火衰，会影响整体。此患者来诊见大肉脱、肝肾精血亏虚之极，足不能行走、目不能视物、食纳不下等。故扶正为治之正法，化痰消瘀消癥兼用，扶正消癥汤加胶质瘤方消之。15 剂药后，患者饭量已有增加，能下床做轻微活动，左眼已能间断睁开，而曾有左脚趾断裂的左脚疼痛增加（此当为正气得以恢复，祛邪外出的排病反应）。朱老认为此时的排病反应尤须注意，根本病机尚未改变，不可犹疑不前，继服前方。继服 15 剂，患者症情进一步减轻，已能下地行走，左眼睁开。四诊时，患者正气基本恢复，此后病入坦途。《内经》曰："大积大聚，其可犯也，衰其大半而止。"《素问·五常政大论》曰："黄帝问曰：病在中而不实不坚，且聚且散奈何？岐伯曰：无积者求其脏，虚则补之，药以祛之，食以随之。"此为辨治"虚证"的指导原则。朱老认为不可过用攻伐，肿瘤患者如此，老年或体质虚衰者亦如此。朱老遵《内经》言"化不可代，时不可违""养之和之，静以待时，谨守其气勿使倾移"，强调药以扶正，果菜食养尽之，无使过之伤其正。

案例 4　皮肤淋巴瘤——痰瘀交凝，正虚邪恋证

张某，男，51 岁。2010 年 10 月 28 日初诊。

主诉 皮肤淋巴瘤14年。

患者自1996年始出现全身皮肤多发性皮下结节，多方求治未果，后于南京某皮肤病研究所行病理切片示：大腿肿块切片为角化生变，棘皮轻度增生，真皮内弥漫单核细胞浸润，其内散在多核原细胞，部分单核细胞核大染色深，轻度异形，可见单核细胞γ表达，形成pautrier微脓肿，明确诊断为"皮肤淋巴瘤"。行多次放疗、内科治疗，病情仍反复，予"雷公藤多苷、异维A酸、甘立欣"服用至今，病情无明显改善，来诊要求中医药治疗。刻下：全身皮肤干燥脱屑，以颈部、左侧腰腹、双侧腹股沟内侧多发淋巴瘤为主，肤色已变成紫暗，左侧大腿根破溃形成肉芽肿，溃口不收，患处无痒痛感，口干多饮，纳眠可，二便自调，苔薄白，中根腻罩黄，脉细小弦。

辅助检查：ESR 6mm/h；血常规：HGB 163g/L，余正常。

中医诊断 恶核（痰瘀交凝，正虚邪恋）。

西医诊断 皮肤淋巴瘤。

治则 化痰消瘀，扶正荡邪。

首诊处理 ①扶正消瘰汤加穿山龙50g，青风藤30g，拳参30g，忍冬藤30g，赤芍、白芍各20g，生半夏15g（生姜3片，先煎30分钟），凤凰衣8g，莪术8g，龙胆5g，土茯苓30g，蕲蛇粉10g。30剂。②金龙胶囊，每粒0.25g，每次4粒，每日3次，口服。③虫草灵芝孢子粉胶囊，每次3g，每日2次，口服。④忌口，清淡饮食。

二诊 患者全身皮肤干燥脱屑症状有所减轻，腹股沟仍有破溃，部分结痂，无痒痛，口干多饮，现仍服雷公藤多苷、泰尔斯。纳眠均可，二便自调，苔薄黄腻，脉细小弦。续当原法出入。处理：守上治疗方案。

三诊 患者诉药后症情较初诊好转50%，口干明显，纳可，二便调，夜眠佳，苔薄白，质淡，脉细。守原法继进。处理：①上方加僵蚕15g。30剂。②中成药同前。

四诊 患者电述，腹股沟破溃处已愈，自觉症状较初诊好转80%左右，纳可，眠安，便调，仍有口干。处理：守上方案。

五诊 患者电述，药后症情平稳，躯干部皮肤较前明显好转，伴有少许脱屑，左侧大腿根部皮肤破溃结痂，肿胀，两侧腰部酸痛，久坐尤甚，口干多饮，二便调。处理：①上方去龙胆，加续断20g，狗脊15g。30剂。②中成药同前。

六诊 患者自诉症情较初诊已好转90%，精神振作，略感皮肤干燥脱屑，左腿肿块渐消，肉芽肿部位稍有疼痛，无皮肤红肿、破溃流脓，行走正常。口干，余无特殊不适，苔白略厚，续配月药。守上治疗方案。

七诊 患者电述，药后症情平稳，精神振，现左侧大腿根部部分肉芽肿已消至一枚硬币大小，无皮肤红肿、流脓、痒痛及其他不适，纳眠可，二便调，唯久坐后腰酸不适。续服前药。

八诊 患者来电述，症情进一步改善，现肉芽肿已渐消至3个蚕豆大小，局部无红肿、无破溃流液，精神可，纳眠可，二便调，自诉苔薄白。续服前药。

九诊 患者来电述，症情平稳，自觉药后皮肤较前变软，但略有疼痛、干燥，左大腿根部肉芽肿仍有3个蚕豆大小，略有红肿，无破溃流液，余症同前。守上处理。

随访症情稳定。

按　　"辨证与辨病相结合""病理多因虚、瘀、痰""扶正消瘤"等辨治思路是朱良春先生对以肿瘤为代表的复杂疑难杂病的重大贡献。此类案例不胜枚举，本案淋巴瘤的满意效果亦为又一例证。患者自1996年开始出现全身皮肤多发皮下结节，多方求治，多次行放疗，病情反复。来诊时已病程14年，诊见全身皮肤干燥脱屑，以颈部、左侧腰腹、双侧股内侧多发淋巴瘤为主，肤色已变成紫暗，左侧大腿根破溃形成肉芽肿，溃口不收，苔薄白，中根腻罩黄，脉细小弦。朱老辨为"痰瘀交凝，正虚邪恋"，立"化痰消瘀，扶正荡邪"为法，以扶正消瘤汤加穿山龙、青风藤、拳参、忍冬藤、赤芍、白芍、生半夏、凤凰衣、莪术、龙胆、土茯苓、蕲蛇粉等；并嘱患者忌口、清淡饮食。二诊即见患者皮肤干燥脱屑有所减轻，三诊症情较初诊好转50%。服药半年后躯干部皮肤较前明显好转，有少许脱屑，大腿根部皮肤破溃结痂；六诊时已好转90%，守上方案治疗10个月，药后皮肤较前变软，略有疼痛、干燥，左大腿根部肉芽肿已消至3个蚕豆大小，略有红肿。经治1年余，肉芽肿已渐消，皮肤较前变软，无脱屑及破溃流脓，唯略有疼痛，持续恢复中。

本案中朱老经验用药值得注意：①穿山龙：具有祛风除湿、活血通络、清肺化痰之功，朱老认为其刚性纯厚，力专功捷，是一味吸收了大自然灵气和精华的祛风湿良药，灵活配伍治疗风湿痹痛、热痰咳嗽及疮痈等。从中医学考虑淋巴瘤成因与其他肿瘤无异，亦是在正气不足，机体免疫力下降的基础上，风湿寒浊等邪袭踞脉络致络阻不通、痰瘀形成。朱老此处使用穿山龙配合诸药一以扶正消瘤，一以通络活血。②青风藤、拳参、忍冬藤、穿山龙：此四药组合是朱老在临证中反复验证的有效药对，对风湿邪气的活动极期有除风湿、通络痹之功，对降低风湿因子，降低机体的免疫反应有明显的作用。③蕲蛇、金龙胶囊：金龙胶囊是由鲜守宫、鲜金钱白花蛇、鲜蕲蛇制成的中成药，与蕲蛇协同而用，具有破瘀散结、解郁通络之功，起到调节免疫、抗炎、抗风湿、抗过敏等作用。经临床反复验证，其在治疗肿瘤类疾病、痹证等疑难杂症方面具有植物药不可代替的作用。

第八章 杂 病

案例 1 中风后言语不利——肝肾阴虚，风火相煽，痰瘀阻滞证

赵某，男，55 岁。2011 年 3 月 22 日初诊。

主诉 中风后言语欠利、头痛 7 月余。

患者于 2010 年 8 月 20 日因"头晕、言语不利"至莱阳市某医院行头颅 MRI 示：左侧半卵圆形中心、左侧放射冠、双侧基底节区、左侧脑室后角、双侧丘脑桥脑多发脑梗死。遂拟"脑梗死"收入院。对症活血化瘀、通络，降压降脂治疗，头晕较前有所好转，但言语不利没有恢复，并出现头痛症状，遂要求出院求中医治疗。刻下：神清，脸色发红，言语不利，语速慢，吐字费力；头痛、头部有紧束感，头晕、视物模糊，无视物旋转；夜间头汗；食纳尚可，夜眠安，二便调，舌淡苔薄白，质微红，脉细弱。

既往有吸烟、饮酒史，已戒；平素性情偏急躁。有高血压、高脂血症、糖尿病病史，常服用心脑康胶囊、脑脉泰胶囊、茴拉西坦胶囊、阿司匹林、厄贝沙坦。自述血压、血糖控制尚可。

查体：140/90mmHg，双瞳孔等大等圆，直径约 3mm，对光反射灵敏，右侧鼻唇沟稍变浅，伸舌偏左，舌肌未见萎缩或震颤；其余神经系统检查暂未见异常。

中医诊断 中风后遗症期（肝肾阴虚，风火相煽，痰瘀阻滞）。

西医诊断 脑梗死后遗症期。

治则 平肝和瘀，通利脑窍。

首诊处理 ①明天麻 15g，钩藤 20g，石决明 30g，枸杞子、菊花各 15g，赤芍、白芍各 15g，地龙 15g，石菖蒲 15g，丹参 20g，桑寄生 30g，怀牛膝 20g，川石斛 15g，甘草 6g。20 剂。②蝎蚣胶囊，每次 0.6g，每日 3 次，口服。③嘱患者控制情绪、适当劳作，清淡饮食。

二诊 患者诉药后头痛明显好转，言语费力情况亦减轻，仍有头晕，视物模糊较前减轻，纳可，眠安，二便调。查体基本同前。朱老指出，宗原法续治，继续平肝和瘀、通络利窍。处理：①上方 20 剂。②中成药继用。

三诊 患者述服药后精神好转，头痛已无，言语清晰度好转，讲话费力明显改善，头晕偶作，无视物旋转及视物模糊，余无特殊不适，要求继服前药 10 天。

四诊 患者述至今服汤药已 2 个月，言语不利明显改善，语速流利，目前头痛、头晕基本消失，低头时头晕偶发，视物清晰，无视物旋转，纳可眠安，二便调，舌淡苔薄白，

脉细弦。BP 156/96mmHg。朱老指示：患者经治，言语不利症状改善明显，头痛头晕已无，但血压仍偏高，注意加强平肝潜阳之力，继续原法出入。处理：①上方加谷精珠 15g，决明子 15g，以养肝肾、平肝阳，再服 20 剂。②同时加用降压洗脚方每晚睡前泡脚，以辅助降压。③蝎蚣胶囊同前服。

随访病情稳定，无不适。

按　言语不利是中风后遗之顽固症状，给患者的生活质量造成较大影响。关于其病机，张仲景早在《金匮要略》即指出："夫风之为病，当半身不遂……邪在于络，肌肤不仁；邪在于经，即重不胜；邪入于腑，即不识人；邪入于脏，舌即难言，口吐涎"，明确了言语不利为"邪在于脏"。历代医家对其病机均有不同补充。朱良春先生认为，中风后言语不利应分清虚证、实证。实证多因痰瘀阻络、经络失和，治宜化痰瘀、通窍络；虚证多因肝肾不足、肝风上扰，治宜平肝潜阳息风。失语在中风病早期易治疗，若病程较久则疗效较差。本案患者病程已超过 7 个月，属后遗症期。久病必瘀、久病及络，络道不通，则气血周流不畅，痰瘀之邪不易速消，治疗时程相对较长；同时因络道阻塞既久，寻常草木力有不逮，虫蚁属血肉有情之品，其行走窜通之功为植物药和矿物药所不能替代，故在辨证论治的基础上加用虫类药，取效佳。朱老常用全蝎、蜈蚣、地龙，认为全蝎、蜈蚣俱入肝经，具息风定痉、开瘀蠲痹之功，为治风证要药。朱老在治疗偏头痛时所研制的"蝎麻散"即以全蝎为主药制成，对于肝阳偏亢、肝风上扰之偏头痛效果十分肯定。蜈蚣善搜风攻毒，在搜风方面又有全蝎不及之功，张锡纯论述其功效最为全面。《医学衷中参西录》云："蜈蚣走窜之力最速，内而脏腑，外而经络，凡气血凝聚之处，皆能开之……其性尤能搜风，内治肝风萌动，癫痫眩晕……外治经络中风，口眼㖞斜，手足麻木。"现代药理研究证明，蜈蚣息风止痉之效较全蝎高。地龙息风止痉而通络，《大明本草》言"治中风并痫疾……天行热疾"，据报道本品尚有缓慢而持久的降压作用。现代药理研究表明，地龙具有明显的抗栓溶栓、镇静、抗惊厥、降压等作用。中国科学院从地龙中分离出蛋白水解酶——蚓激酶，能降低纤维蛋白原的含量，抑制纤维蛋白原生成纤维蛋白，预防纤维蛋白血栓的形成；不仅有较好的溶栓、抗栓效果，还可以修复中风所致周边坏死的脑组织，改善血栓及后遗症状。草木类亦有类似作用者，如明天麻、钩藤、石决明、枸杞子、菊花、赤芍、白芍、丹参之属，能平上亢之肝阳，使血气平和、络道充盈，佐以桑寄生、怀牛膝、川石斛、甘草等品，以增强补肝肾、强腰膝、引阳入阴之功，达阴阳和调之用。诸药配伍，收效甚著。另外，本案中"石菖蒲"亦有妙用，具有理气、活血、祛湿、散风、开窍等功能。考虑中风后遗之言语不利的病机，当识舌与诸脏腑之关系。中医理论认为"舌为心之苗""心开窍于舌"，肝藏血、主筋，其经脉沿喉咙后方与督脉会合于巅顶，若肝血不足、脉络失养，则舌短失灵。石菖蒲醒神开窍、理气通络之效甚契合中风后舌謇之病机，用之多效。

案例 2　小儿多动症——风痰内扰，肝经瘀热证

解某，男，9 岁。2011 年 2 月 19 日初诊。

主诉　多动症 9 年。

家属代述患儿自出生伊始即有多动症，发作时有头向右倾，有躁动，自打头部，尖叫，抽搐颤抖，注意力难集中。平素一日仅能安静 1 小时左右，纳可，二便调，舌质淡苔薄微腻，脉弦。

既往有"癫痫"病史，每月发作一次。

中医诊断 脏躁（风痰内扰，肝经瘀热）。

西医诊断 小儿多动症。

治则 化痰息风，清肝消瘀。

首诊处理 ①淮小麦 30g，红枣 6 枚，炙甘草 3g，紫河车 6g，钩藤 10g（后下），代赭石 20g（先煎），神曲 8g，炙僵蚕 10g，蝉蜕 6g，青葙子 8g，蔓荆子 8g，石菖蒲 8g，陈胆星 6g，茯苓 12g，全瓜蒌 8g，炒枳壳 6g，明天麻 6g。7 剂。②蝎蚣胶囊，每次 0.6g，每日 3 次，口服。

二诊 多动情况暂未发作，大便干结，舌面部分光剥，舌质红，脉细。治以补益肝肾、平肝息风、养阴定痉。处理：①痹通汤加生地黄、熟地黄各 20g，生白芍 30g，女贞子 30g，墨旱莲 20g，石决明 30g，钩藤 20g，青龙齿 30g，石菖蒲 8g，凤凰衣 6g，火麻仁 20g，炙远志 10g。5 剂，1 剂药分 3 次服。②蝎蚣胶囊，每次 0.6g，每日 3 次，口服。

三诊 患儿受凉后体温升高，昨晚最高 38.9℃，服"肺宁胶囊"后体温下降，今晨体温 37.5℃，咳嗽，咳痰不出，昨日抽搐 3 次，持续约 1 分钟后自行缓解。食欲缺乏，大便干结，舌质淡红，苔薄白，脉细小弦。续当原法出入。并以 VC 银翘片、清开灵口服。

四诊 母亲代述，患儿药后病情平稳，体温未再升高，抽搐发作较前减少，平均每 10 天发作一次。近来食欲缺乏，疲乏，大便量少干结，舌质红，苔少，脉细。续当原法出入。处理：痹通汤加石菖蒲 15g，钩藤 20g，煅龙骨、煅牡蛎各 30g，生地黄 20g，僵蚕 15g，决明子 20g，瓜蒌仁 20g，生白术 15g，凤凰衣 8g。2 剂，1 剂药分 3 天服。

五诊 患儿药后大便每日 1 次，偏干，近 2 日有躁动，自打头部，尖叫，抽搐颤抖，苔薄腻质红，脉弦数。此肝热风动之象，治宜平肝息风。处理：钩藤 15g，明天麻 10g，地龙 10g，僵蚕 12g，石菖蒲 12g，天竺黄 8g，胆南星 8g，全蝎 2g，蜈蚣 2g，珍珠母 15g，生地黄 15g，女贞子 15g，全瓜蒌 15g，决明子 15g，生白芍 20g，甘草 4g，羚羊角粉 0.6g（分 3 次吞服）。20 剂，1 剂药分 2 天服。

六诊 患儿药后症情平稳，抽搐每 10 天发作一次，程度减轻，幅度减小，大便 1～2 天一次，偏干。守前方继服 20 剂。

七诊 患儿服药加针灸治疗，药后第 12 天不慎感冒，诱发抽搐一次，持续 20 秒后自行缓解，幅度减少，大便 1～2 天一次，偏干。守前方继服 20 剂。

八诊 患儿来诊前 4 天发作一次抽动症，目前仍间有头向右倾，无打头、尖叫，纳可，大便干，2 日 1 次，眠安，苔薄，脉细弦。前法继进之。处理：上方珍珠母加至 30g，加石决明 30g，生大黄 8g（后下），青龙齿 30g。8 剂，2 剂药分 3 天服。

随访情况良好，发作间隔频率减缓、发作程度减轻。

按 此案例小儿多动症的治疗取得明显效果，发作频率减缓、程度减轻。朱良春先生辨治此类病症多从"益肝阴、调经络"着手，抓住"养肝滋肾""化痰消瘀"两个关键点，区别"标本"、分阶段施治。本案治疗过程中，初诊以标本兼治、治标为重点，初诊时，患儿多动症严重，不自主的动作没有片刻停顿。朱老考虑小儿先天肾气受损，且正处于生长发育时期，肾气未充、形体未盛，脏气不平导致上症发作，而且发作程度重、频率高等已严重影响了患儿正常生长发育，立"急则治标"为则，以化痰息风，清肝消瘀为治。初诊以淮小麦、红枣、炙甘草以养脏气、补肝心；二陈汤化痰，加潜阳息风之钩藤、代赭石、青葙子、蔓荆子、明天麻等，并加滋养肝肾的紫河车；神曲、炙僵蚕、蝉蜕、全瓜蒌、炒枳壳、蝎蚣胶囊以化痰止痉、清肝消瘀。药服 7 剂患儿发作频率减少、程度减轻。二诊时考虑到患儿多动症暂未发作，阴液不足明显，续以补益肝肾、平肝息风、养阴定痉处理；以痹通汤加生地黄、熟地黄、生白芍、女贞子、墨旱莲、石决明、钩藤、青龙齿、石菖蒲等化痰通络、养心安神。5 剂后母亲代述，患儿病情改善，退热后抽搐发作程度减轻、发作频率明显减少。后出现同初诊类似发作明显的情况，如躁动，自打头部，尖叫，抽搐颤抖，苔薄腻质红，脉弦数，肝热风动为显，治以平肝息风调治之，以羚羊角汤加化痰息风之品。经治 40 天，患儿病情控制平稳，发作间隔时间延长、程度减轻及幅度减小。加减服用 40 剂，除因感冒诱发抽搐一次（20 秒后自行缓解）外，抽搐未再发作。随访患儿抽动偶作、间隔时间已明显延长、程度明显减轻。

案例 3　淀粉样变——气阴两虚，痰瘀交凝证

董某，女，10 岁。2011 年 12 月 10 日初诊。

主诉　声嘶、鼻塞 7 年，皮下结节 5 年。

患儿自 2003 年年底因感冒出现声嘶，伴双侧鼻塞、嗅觉消失，平时需张口呼吸。2004 年 1 月在某医院行局麻下腺样体刮除术，术后仍鼻塞。2005 年发现颈部皮下结节，颈部肿胀，渐进性加重，伴双侧听力下降，偶有胸闷。在青岛某医院行"腺样、双扁桃体切除+双侧上颌窦、筛窦开放术+双鼻侧切开右颈部肿块活检术"，病理诊断为"淀粉样变"。患儿鼻塞仍未改善，其后患儿于 2010 年因"颈部肿大"在山东某医院查颈部多发肿大淋巴结，曾入院治疗效果不佳。刻下：精神萎靡，形体消瘦，贫血面容，眼睑浮肿，鼻塞，张口呼吸，声音嘶哑，听力下降，口干，纳眠可，二便调；苔光剥，质红绛，脉滑数。查体：双颈部淋巴结肿大，质偏硬，推之不移，无触痛，上睑淀粉样变。

2006 年、2011 年患儿先后 5 次因"胃出血"在当地医院住院，保守治疗后好转。曾在某医院行胃镜检查见胃内结节样变，保守治疗后好转。

中医诊断　瘰证（气阴两虚，痰瘀交凝），瘿肿（气阴两虚，痰瘀交凝）。

西医诊断　淀粉样变。

治则　益气养阴，化痰消瘀，扶正荡邪。

首诊处理　①扶正消瘰汤加珠儿参 30g，蒲公英 30g，麦冬 15g，五味子 10g，炙鳖甲 30g，蝎蚣粉 3g（冲服），陈胆星 20g，女贞子 30g，凤凰衣 8g，马勃 10g，生白及 10g，玄参 30g，大贝母 15g，生牡蛎 30g，紫石英 20g，泽漆 15g，冬凌草 30g。3 剂。②金龙胶囊，每粒 0.25g，每次 4 粒，每日 3 次口服。③新协定 5 号，每次 3g，每日 2 次，口服。

二诊　患儿声嘶较前有所缓解，双颈部包块较前稍有缩小，质变软，无触痛，鼻塞依

旧，张口呼吸，口干甚，枸杞子、西洋参泡水饮后胃脘不适。服药配合敷药治疗后双睑浮肿较前减轻，脱发明显，性情急躁易怒，大便日行一次，呈泡沫状，苔光剥，质红，脉细小弦。今日复查尿常规：蛋白（+++）；血常规示：WBC $5.77×10^9/L$，RBC $3.9×10^{12}/L$，HGB 105g/L，PLT $382×10^9/L$。续当原法出入。处理：①上方加扦扦活 20g，六月雪 30g，焦山栀 15g，淡豆豉 15g，山萸肉 20g。40 剂。②中成药同前。

三诊　目视颈部肿块较前明显缩小，纳眠可，大便日行 3～5 次，质溏，小便可，苔光剥，舌红，脉细小弦数。今日复查尿常规：蛋白（+++）；血常规示：WBC $6.19×10^9/L$，HGB 103g/L，PLT $369×10^9/L$；B超：肝区光点均匀较密，双肾未见结石、积水，双侧输尿管无扩张，腹腔少量积液；颈部淋巴结肿大伴钙化。续当原法出入。处理：①扶正消瘰汤加珠儿参 30g，麦冬 15g，五味子 10g，炙鳖甲 30g，蜈蚣粉 8g，马勃 10g，墨旱莲 20g，女贞子 30g，玄参 30g，生牡蛎 30g，生白及 10g，冬凌草 30g，南沙参、北沙参各 30g，六月雪 30g，扦扦活 20g，石斛 20g，生黄芪 30g，泽漆 15g，焦山栀 15g，淡豆豉 15g，炮山甲粉 10g（分吞），炒知母 15g，炒黄芩 10g，制首乌 20g，生薏苡仁、熟薏苡仁各 30g，芡实 10g。先后共服用 100 剂。②中成药同前。

随访病情良好，正常生活。

按　淀粉样变是指各种使淀粉样蛋白在身体器官或组织内异常沉积，并导致所沉积器官或组织出现不同程度功能障碍的疾患，是一群罕见疾病的总称。淀粉样产物和它在组织中沉积的原因尚不清楚。本病与先天因素及机体免疫有一定关系。本案患者来诊时年仅 10 岁，病史已有 7 年，叠经西医治疗乏效，后以纯中医中药治疗后取得较好效果。此类疾病临证并不多见，与先天因素有关，中医多从肝肾精血不足、络道不通、脏腑经络失于滋养着手。该患儿经"补益肝肾、蠲痹通络"等处理后，病情得以明显控制。由此可见，虫类药的应用不可忽视，尤其是软坚散结、通络止痛的虫类药，如本案所用的鳖甲、蜈蚣、大贝母、生牡蛎等。本案例初由感冒出现声嘶，伴双侧鼻塞、嗅觉消失，平时需张口呼吸。症情渐加重，双侧听力下降，并出现颈部皮下结节，颈部肿胀。曾行手术、中西医治疗效果不佳。来诊见其精神萎靡，形体消瘦，贫血面容，眼睑浮肿，鼻塞，张口呼吸，声音嘶哑，听力下降，口干，苔光剥，质红绛，脉滑数。四诊合参，考虑为"瘰证""瘿肿"，病机为"气阴两虚，痰瘀交凝"，予以"益气养阴，化痰消瘿，扶正荡邪"治之。以扶正消瘰汤加珠儿参、蒲公英、麦冬、五味子、炙鳖甲、蜈蚣粉（冲服）、陈胆星、玄参、大贝母、生牡蛎、紫石英等，以及相关中成药。药服 3 剂，患者声嘶即较前有所缓解，颈部包块较前稍有缩小，质变软，唯鼻塞依旧，口干甚。枸杞子、西洋参泡水饮后胃脘不适，脱发明显，性情急躁易怒，大便呈泡沫状；苔光剥，质红，脉细小弦等。获效继进，以上方加扦扦活、六月雪、焦山栀、淡豆豉、山萸肉清心除烦、滋养肝肾精血。守方 40 剂，患儿颈部肿块明显缩小，守法继进，适当运脾补肾化湿治疗。守方再服 100 剂，患儿已正常生活。

案例4　胸痹心痛——痰瘀交阻证

陈某，男，36 岁。2011 年 10 月 19 日初诊。

主诉 反复心前区痛半年。

患者半年以来反复出现心前区绞痛，疼痛常牵掣至后背，持续几分钟后自行缓解，无胸闷。平素劳累后出现后腰疼痛，休息后可缓解；素畏寒怕冷。来诊要求中医药治疗。刻下：纳尚可，眠欠佳，偶多梦，二便自调，苔薄白，质红，脉细小弦。

既往鼻炎病史 10 余年，否认高血压、糖尿病病史。

中医诊断 胸痹心痛（痰瘀交阻）。

西医诊断 心绞痛。

治则 化痰消瘀，通络止痛。

首诊处理 ①紫丹参 30g，薤白头 10g，降香 8g（后下），川芎 10g，红景天 10g，生水蛭 8g，姜半夏 10g，川厚朴 10g，合欢皮 15g，炙甘草 6g。14 剂。②复方丹参滴丸，每次 10 粒，每日 3 次，口服。③冬虫夏草胶囊，每次 3 粒，每日 2 次，口服。④阿司匹林肠溶片按说明服。

二诊 患者服药半个月，胸痛发作有所减轻，虽有征兆但一直未发作。近日有鼻塞情况，微恶风；口干欲饮，苔薄白质红有紫色，边有齿痕，脉细濡。处理：①上方加苍耳子 15g，辛夷花 10g，鹅不食草 15g，珠儿参 20g。14 剂。②阿司匹林肠溶片，每片 100mg，每日 1 片，顿服。

三诊 患者药后诸症平稳，无胸痛发作，近日有鼻塞，无恶风等外感表现，平素饮水少，口干，夜眠时有烘热感，多汗，纳眠可，二便调。苔薄白，根微腻，脉细小弦。心电图示：心率 75 次/分，窦性心律，T_{V1} 直立（$T_{V1} > T_{V5}$），左心室高电压。续当原法出入。处理：①上方加瘪桃干 20g，煅龙骨、煅牡蛎各 30g。14 剂。②复方丹参滴丸，每次 10 粒，每日 3 次，口服。③冬虫夏草胶囊，每次 3 粒，每日 2 次，口服。④阿司匹林肠溶片按说明服。

四诊 患者诉药后鼻塞、胸痛缓解，出差停药后胸痛再作，服药后又缓解，唯左侧腹股沟区胀痛不适，近日头皮经常瘙痒。睡觉打鼾较明显，口干、夜间烘热感、多汗好转，纳可，二便调，苔薄黄，质淡紫，脉细濡。复查心电图同前。查体：脊柱压痛（-），双"4"征左（+）、右（-），双直腿抬高试验（-），指地距 5cm。X 线示：腰椎轻度退变，腰椎间盘突出，骨盆关节轻度退变。续当原法出入。处理：①二诊方加赤芍 20g，地肤子 30g，炮山甲粉（分吞）4g。②复方丹参滴丸，每次 10 粒，每日 3 次，口服。③冬虫夏草胶囊，每次 3 粒，每日 2 次，口服。

五诊 患者药后症情渐释，左腹股沟隐痛发作一次，头皮瘙痒已释，苔薄黄，质淡红，脉细小弦。守上方案继进。处理：紫丹参 30g，薤白头 10g，降香 8g（后下），川芎 10g，红景天 10g，生水蛭 5g，姜半夏 10g，川厚朴 10g，苍耳子 15g，辛夷花 10g，鹅不食草 15g，珠儿参 20g，炮山甲粉（分吞）5g，骨碎补 20g，补骨脂 20g。20 剂。

按 本案胸痹心痛患者为 36 岁男性，因"反复心前区痛半年"来诊，患者半年以来反复出现心前区绞痛，疼痛常牵掣至后背，持续几分钟后自行缓解，无胸闷。患者诉平素劳累后腰痛，休息后可缓解。平素畏寒怕冷明显，眠欠佳，偶多梦，苔薄白，质红，脉细小弦。朱老考虑此胸痹乃因痰瘀交阻而致，故立"化痰消瘀，通络止痛"之法，以紫丹参、薤白头、降香、川芎、红景天、生水蛭、姜半夏等加减。此以朱老治胸痹之经验方"川芎芪蛭汤"为基础，其中紫丹参、薤白头、降香、川芎为朱老治疗胸痹的经验药对，用治胸中阳气不足、痰瘀互结、血脉不通之胸痹临床有效，并以复方丹参滴丸、冬虫夏草胶囊、阿司匹林肠溶片口服以活血化瘀、温补肺肾。药服 14 剂，患者胸痛有所减轻，仅有征兆。再服 14 剂，诸症平稳，无发作征兆，夜眠时有烘热感、多汗，综合考虑为阳虚不潜，乃于上方加瘪桃干、煅龙骨、煅牡蛎温肾精、潜浮阳以安神。再服前方，症情渐释。朱良春先生治胸痹强调从整体辨识，认为冠心病有虚有实，即使实证，亦系本虚标实，实证当化瘀宣通，虚证必须扶正养营兼调气。若虚实不辨，一味化瘀，徒伤正气，于病无益。而且"胃之大络，名曰虚里"，心悸甚者为宗气外泄也，更须忌用活血化瘀药以更伤心气，若必须活血化瘀则以生脉散合四君子汤加桂枝、柏子仁等益心气、养心营、通心气、扶中气，始能收佳效。朱老尤其注重宣通胸中之气、畅达气机、温通胸阳、活血化瘀。朱老指出，胸痹在《内经》即有"厥心痛，痛如锥刺其心""真心痛，手足青至节，心痛甚，旦发夕死，夕发旦死"之记载，张仲景指出"阳微阴弦"为其脉象，即为阴乘阳位之病机也，仲景所创"通阳散结"为主的治疗大法为后世之宗。后世医家多以"温通心阳、益气通心脉"为其治疗大法，方如桂枝甘草汤，或桂枝甘草龙骨牡蛎汤，急救时所用参附汤、独参汤等皆以温通胸中之阳气为根本着眼点。朱老同时指出胸痹病在心，但与其他诸证有密切关系，《内经》有"肾心痛""胃心痛""脾心痛""肝心痛""肺心痛"之说，五脏皆可致心痛，此不可不知也。《难经》有"损其心者，调其荣卫"之法，清代名医薛宝田先生引申为"荣卫为血脉所生，心为之主，然荣卫起于中州，肝肺脾肾实助其养，养其四脏则心自安也"，其"养其四脏则心自安"实为所独见。此也是朱老临床用黄芪建中汤、桂枝汤及川芎芪蛭汤治疗胸痹之依据之一。

案例 5 间质性肺炎——痰浊内蕴，脉络失养证

曹某，女，40 岁。2010 年 12 月 6 日初诊。

主诉 背部不适 2 月余。

患者于 2009 年 8 月因"胸痛发热"在某医院住院查 ds-DNA、ENA（+）；相关检查提示：右侧类肺炎胸腔积液，经治胸腔积液吸收，ds-DNA 396.6 IU/ml，ANA（+）。遂回家带药间断服用，但后来渐觉胸痛加重，左胸痛延及背部，欲服中药治疗。来诊：精神尚可，目前以背部不适为主，胸闷疼痛，舌淡苔薄白，脉细弦。

中医诊断 胸痹（痰浊内蕴，脉络失养）。

西医诊断 间质性肺炎。

治则 益气扶正，化痰通络。

首诊处理 ①穿山龙 40g，淫羊藿 15g，炒白术 20g，生黄芪 30g，葶苈子 30g，生薏苡仁 15g，金沸草 20g，怀山药 30g（炒牛蒡子 10g，同打），甘草 6g。14 剂。②金荞麦合剂，每次 50ml，每日 3 次，口服。③龙血蝎胶囊，每次 6 粒，每日 3 次，口服。

二诊 患者药后症状较前改善，痰黏难出，纳眠可，大便偏烂，舌淡苔薄白，脉细弦。守法继治。处理：①上方葶苈子减至 15g，加北沙参 15g，合欢皮 15g。14 剂。②中成

药同前。

　　三诊　患者停药后背部不适又作，夜间盗汗，余症尚平，二便可，舌淡苔薄白，脉细弦。前法继治之，原方加减。处理：①穿山龙50g，潞党参15g，怀山药30g，枸杞子15g，全当归10g，浮小麦30g，糯稻根30g，甘草6g。14剂。②中成药同前。

　　四诊　患者后背部有不适感，不耐疲劳，舌质淡，苔薄，脉细弦。处理：①上方去浮小麦、糯稻根，加炙黄芪30g，淫羊藿15g，山萸肉20g，熟地黄20g。30剂。②中成药同前。

　　五诊　患者病情基本稳定，无咳嗽，胸痛减，自觉精神较前好转，偶尔有不耐疲劳情况、后背不适。二便调，舌质淡，苔薄，脉细弦。处理：①穿山龙50g，炙黄芪30g，全当归10g，怀山药30g，淫羊藿15g，枸杞子20g，山萸肉20g，首乌藤30g，熟地黄20g，甘草6g。30剂。②中成药同前。

　　六诊　患者胸背不适较前好转，自觉眼睑下垂，进食时易汗出，二便一般，舌淡，边有齿痕，脉细弦。ENA（－），RF 32.3IU/ml。处理：①上方加煅牡蛎30g，浮小麦30g。20剂。②中成药同前。

　　七诊　患者半个月前因腹痛行B超检查示：胆囊炎。经治疗症状已消失，自觉眼睑浮肿明显，二便一般，舌淡边有齿痕，脉细弦。处理：①上方加生薏苡仁30g。20剂。②龙血蝎胶囊，每次6粒，每日3次，口服。

　　八诊　患者因过度劳累，背部不适明显，汗多，舌淡边有齿痕，脉细弦。处理：①穿山龙40g，生黄芪30g，红景天30g，补骨脂15g，鹿衔草30g，炙蜂房10g，杜仲15g，功劳叶15g，淮小麦30g，浮小麦30g，萹草30g，炙甘草6g，熟地黄20g，淫羊藿15g。30剂。②龙血蝎胶囊，每次6粒，每日3次，口服。

　　九诊　患者自觉病情稳定，眠欠佳，胸背不适少作，舌淡边有齿痕，脉细弦。复查ENA、RF、CRP、C3、C4、血常规均正常，ESR 6mm/h。处理：①穿山龙50g，赤芍、白芍各15g，合欢皮15g，功劳叶15g，炒酸枣仁30g，丹参15g，茯神15g，刺五加15g，甘草6g。20剂。②龙血蝎胶囊，每次6粒，每日3次，口服。

　　十诊　已停药1月余，查ENA系列均正常，背部无不适，眠欠佳，二便调，舌淡苔白，脉细弦。处理：上方加怀山药30g，金钱草30g。20剂。

　　随访良好。

　　按　间质性肺炎西医病原学及病因学并不清楚，有因外感病毒感染所致，也有因风湿免疫性疾病等所致，多考虑以肺泡免疫炎性反应和受损肺泡纤维化修复为主要病理过程，以肺泡上皮的损伤直接导致肺的纤维化占主导地位。中医学常将本病归于"咳喘""肺胀"等范畴，《素问·痹论》曰："脏皆有所合，病久而不去者，内舍于其合也……皮痹不已，复感于邪，内舍于肺，所谓痹者，各以其时重感于风寒湿之气也。"又云："凡痹之客五脏者，肺痹者烦满喘而呕，淫气喘息，痹聚在肺……痹……其人脏者死。"本病反复发作，病久及脾、肾，致肺、脾、肾三脏并损，则反复难愈。朱良春先生认为，"咳嗽总有痰作祟""久病必瘀"，痰瘀搏结，肺失清肃，肺络失和，则有病程长、咳嗽反复发作、痰黏难咯或活动气短等临床特征。故始终从补虚祛邪法，以补益肺肾、肃肺祛痰、活血通络为主。本案患者为中年女性，因"胸痛发热"在某医院住院查ds-DNA、ENA（＋），右侧类肺炎胸腔积液，渐觉胸痛加重，左胸痛延及背部，舌淡苔薄白，脉细弦。朱老考虑为"痰浊内蕴，脉络失养"，以"益气扶正，化痰通络"立法处理，处以淫羊藿、生黄芪、炒白术、怀山药补肺脾肾、益气扶正，葶苈子、金沸草逐痰湿、通肺络。加减治疗月余，患者症情改善，但不耐疲劳，考虑根本不固，乃加山萸肉、熟地黄以增补肾力度。其后根据病情变化，随症加减 8 月余，患者病情获明显改善，以上方加怀山药调理善后。朱老辨治此类疾病的思路：着眼于其病机"根本"，从肺、脾、肾三阴脏着手，初病起者邪尚浅，病在肺；病至中后期，邪入里，伤及脾肾，则须从三阴脏着手，除了从"痰瘀"之标象采用"化痰消瘀"之治外，尤其重视根本，从"肾"论治、整体调治，以"益气扶正、化痰浊、通血络"为治则。

朱老用药特色有二：一是喜用穿山龙。本品为薯蓣科植物穿龙薯蓣的根茎，味苦，性微寒，归肝、肺经，具有祛风除湿、活血通络、清肺化痰之功。朱老认为本品吸收了大自然灵气，对于扶正气、利肺络有一定作用，尤其适用于间质性肺炎与风湿免疫性因素有关者，擅治风湿痹痛、热痰咳嗽及疮痈等。既能化痰，又能通络，有肾上腺皮质激素样作用，却无激素样不良反应。二是擅用虫类药。例如蜂房能温肺益肾、疗带下清稀，既祛邪，又能增强体质，不仅能松弛气道，舒展肺络，改善循环，促进炎症的吸收，而且还含有蛋白质、微量元素等丰富的营养物质，起到了寓攻、寓补、攻补兼施的作用，非一般植物药所能及。

案例 6 胃炎、失眠——中虚气滞，痰瘀互结证

印某，女，65 岁。2011 年 8 月 24 日初诊。

主诉 胃脘饱胀、严重失眠 1 年余。

患者于 1 年多以前出现胃脘饱胀感，进食后更为明显，饥饿时亦胃胀，伴微痛，间中嗳气反酸。近年来消瘦明显，体重下降 15kg，眠差，甚至彻夜难眠，便秘，大便 4 日一行，小便黄，尚可，苔白厚腻，质紫，脉细软。

胃镜检查示低酸性胃炎、十二指肠憩室；有乳腺增生史、肝囊肿病史。

中医诊断 胃脘痛（中虚气滞，痰瘀互结），不寐（中虚气滞，痰瘀互结，心肾不交）。

西医诊断 胃炎，失眠。

治则 补中行滞，化痰消瘀，交通心肾。

首诊处理 ①蒲公英 30g，生黄芪 30g，莪术 10g，刺猬皮 10g，川黄连 2g，肉桂 3g，姜半夏 15g，生水蛭 6g，甘松 10g，鸡内金 10g，徐长卿 15g，凤凰衣 8g，生谷芽、生麦芽各 30g，豆蔻 5g（后下），甘草 6g，乌梅 8g，北秫米 15g。14 剂。②扶正消瘤散 30g，每次 2g，每日 3 次，口服。③便通胶囊，每粒 0.3g，每次 0.9g，每晚 1 次，口服。④清淡饮食。

二诊 患者服药后胃脘胀满较前减轻，无嗳气反酸，无胃痛，口干，但因出现全身红疹、伴瘙痒、灼热感，故自行停药，停药后红疹渐退，瘙痒、灼热感亦减，目前红疹只集中于右上臂内侧，遇热痒甚。服便通胶囊后大便如稀水样，故也停服，目前大便仍秘，3～4 日一行，纳可，眠欠安，整夜不眠，小便黄、中量，苔淡黄薄腻，脉细。守原法继治。

处理：①上方去生水蛭，加地肤子 30g，白鲜皮 30g。11 剂。②暂停扶正消瘤散，如无反应再加服之。

三诊　患者觉服药后胃脘饱胀感明显减轻，唯服药后全身泛发红疹，瘙痒、灼热感明显，并出现口唇红肿，遂自行停药，红疹渐消退，口干口苦，眠改善明显，纳可，大便已正常，小便自调，苔白腻，质紫，脉细小弦。处理：①首诊方去刺猬皮、生水蛭，加紫丹参 30g。14 剂。②新协定 5 号，每次 3g，每日 2 次，口服。

四诊　患者诉胃脘饱胀感再次出现，尤以进食后明显，自觉剑突下胸闷，深呼吸后好转，怯冷喜暖，仍有口干，身上红疹瘙痒已释，口唇红肿已释，眠佳，服便通胶囊后大便每日一次，但偏干，停药后大便复又 3 日一行。纳眠可，二便调，苔薄白，质淡紫，脉细小弦。处理：①上方加当归 12g，淫羊藿 15g，蜂房 15g。30 剂。②便通胶囊，每粒 0.3g，每次 0.9g，每晚 1 次，口服。③扶正消瘤散 30g，每次 2g，每日 3 次，口服。④清淡饮食。

五诊　患者面色红润，精神亦振，纳谷香，药后胃脘饱胀感仍有，进油腻之食则脘腹胀加重，剑突下胸闷感改善但未已，服扶正消瘤散后再发红疹、瘙痒，停药后好转，伴脱屑。怯冷得温则舒，眠佳，二便调，苔薄白微腻，质紫，脉细小弦。药既合拍，守上处理：①蒲公英 30g，生黄芪 30g，莪术 10g，川黄连 2g，肉桂 3g，姜半夏 15g，甘松 10g，鸡内金 10g，徐长卿 15g，凤凰衣 8g，生谷芽、生麦芽各 30g，豆蔻 5g（后下），北秫米 15g，乌梅 8g，紫丹参 30g，当归 12g，淫羊藿 15g，甘草 6g。30 剂。②便通胶囊，每粒 0.3g，每次 0.9g，每晚 1 次，口服。③清淡饮食。

六诊　患者药后胃脘胀，剑突下胸闷感，服便通胶囊后大便日行一次，停药后同前，干结难出，如羊屎状。2011 年 12 月 21 日因事务繁忙停服中药至今。刻下：进食油腻荤腥后胃脘胀加重，畏寒怯冷，夜眠佳。于当地医院查 B 超：乳腺增生较前未见增大，肝囊肿较前略有增大。苔白薄腻，质紫，脉细小弦。续当原法出入。处理：①上方加金钱草 30g，广郁金 20g，桃仁 15g，苍术、白术各 10g，川桂枝 10g，细辛 3g，熟附片 10g，干姜 3g。30 剂。②便通胶囊，每粒 0.3g，每次 0.9g，每晚 1 次，口服。③扶正消瘤散 30g，每次 2g，每日 3 次，口服。④清淡饮食。

七诊　患者症情稳定，不食油腻荤腥则无胃脘胀，怯冷亦有缓解，纳可眠安，口干，饮后缓解，大便日行一次，成形，小便尚调，苔薄白根微腻，质紫，脉细小弦。处理：①上方加川石斛 15g，生黄芪改为 80g。30 剂。②通便胶囊，每粒 0.3g，每次 0.9g，每晚 1 次，口服。③扶正消瘤散 30g，每次 2g，每日 3 次，口服。④清淡饮食。

随访病情稳定，复因事务繁忙，间中停药。

按　朱良春先生辨治慢性胃炎亦多从"久病多虚""久病多瘀"考虑，虚实兼顾，理气不耗阴、补而不滞，滋而不腻。在此思想指导下创制的"胃安散"对于慢性胃炎尤其是萎缩性胃炎有很好的治疗作用。本案例患者为老年女性，病起 1 年多，胃脘饱胀，空腹及进食后明显，伴微痛，消瘦明显，眠差甚至彻夜难眠，便秘，苔白厚腻，质紫，脉细软。朱老考虑乃中虚气滞、痰瘀互结所致胃痛及失眠，立"补中行滞，化痰和瘀，交通心肾"为法。以"胃安散"为基础方加减，方中蒲公英、生黄芪、莪术、刺猬皮、鸡内金、徐长卿、凤凰衣、生谷芽、生麦芽等益气护胃、养阴生津，乌梅、川黄连、肉桂，合半夏秫米汤以开中焦之滞、引心火下以温肾水，水火既济，则心神得安；更以甘松温中焦，生水蛭活血止痛，扶正消瘤散扶正。药服 14 剂，患者胃脘胀满减轻、胃痛止，无嗳气反酸，口干，大便仍秘，3～4 日一行，因出现全身红疹，伴瘙痒、灼热感而自行停药。考虑为水蛭过敏所致，故去之，并加地肤子、白鲜皮以清利止痒。药后患者胃脘饱胀感进一步减轻，但再次出现红疹，伴瘙痒、灼热，并出现口唇红肿。结合二诊时亦出现类似情况，不排除虫类药过敏引起，遂去全部虫类药，并加紫丹参以凉血解毒。患者虽过敏已除，然胃脘饱胀感再次出现，考虑与患者体质虚寒关系较大，原方加强补肝肾、益肾阳处理后，患者症情明显改善，面色红润，纳谷香，剑突下胸闷感较前改善但未已，进食油腻食物则脘腹胀加重。继续守方案予加强温肝肾、散寒处理，虽后来患者因事务繁忙反复停服中药，然病情基本稳定，随访情况尚可。

朱老辨治疑难病，强调辨证明确，切中病机，切忌见病治病。在朱老临证中绝少见到一病而变用多方的情况，治疗痹证、肿瘤如此，治疗消化系统疾病，尤其是萎缩性胃炎、慢性胃炎亦如此。本案中朱老辨治失眠多用半夏配夏枯草、秫米，认为夏枯草能清泻郁火，半夏能交通阴阳，两药合用，而治郁火内扰，阳不交阴之候。朱老指出半夏有化浊祛痰、开结散滞之功。对于久治不愈而苔垢腻者，用量宜 15～20g，而且生者尤良。半夏者生于夏之半，为大自然阴阳交会之时，其开结散滞之用，能引阳入阴。伍以味甘入中土之秫米，三者合力从厚土伏火、促阳明以降着手，治疗相火上扰君火之不寐效佳。

案例 7　不明原因发热——气虚血滞证

周某，男，40 岁。2011 年 2 月 27 日初诊。

主诉　间歇性发热 4 年。

患者近 4 年来反复出现间歇发热，约 30 天发作一次，每次持续 4～5 天，最高体温达 40.2℃，发热前曾有恶寒，无鼻塞流涕、咳嗽咯痰，仅时有头痛，发热时无明显的时间区间，缓解和加重的因素也不明显。初未在意，其后症状渐加重，曾先后在某医院住院检查血常规、肝肾功能、免疫蛋白、ENA 系统、CRP、甲状腺系统、PET-CT 等，均未发现异常。外院检查骶髂关节 CT 示：双侧骶髂关节面稍欠光整。颈部淋巴结活检排除了TB。患者服用多种西药，包括抗生素、激素类及其他药物（具体不详），发热没有明显缓解，2010 年下半年起发热时出现双下肢皮疹，色淡红，不痛不痒，持续 1 天后消退（未特殊处理）。患者发热反复，甚为所苦，特求诊于朱良春老先生，来诊前最近一次发热是2011 年 2 月 3 日。刻见：神疲，精神一般，体形稍胖，暂未见发热，诉髋关节发酸，时有踝关节、膝关节酸软微痛；口稍干饮水不多，无口苦咽痛，纳眠可，二便调；舌质红，舌苔薄腻，脉弦细。查体未见皮疹、关节红肿、环形红斑，全身浅表淋巴结未见结块肿大等阳性体征。

否认既往乙肝等特殊病史。否认其他不良接触史及感染疫毒病史。

中医诊断　内伤发热（气虚血滞）。

西医诊断　发热查因。

治则 调气血,化瘀滞。

首诊处理 ①穿山龙 50g,赤芍、白芍各 15g,全当归 10g,生地黄、熟地黄各 15g,青风藤 30g,蜂房 10g,地鳖虫 10g,土茯苓 30g,猫爪草 30g,萆草 30g,白薇 15g,甘草 6g。14 剂。②益肾蠲痹丸,每次 8g,每日 3 次,口服。

二诊 患者诉服药后未再发热,距末次发热至今已 40 天。现有少许恶心,仍觉膝、踝关节酸软,乏力、易疲劳,夜眠口水多,口干,纳欠佳,二便尚调,舌红,苔腻微黄,脉弦细。药既奏效,守法继进。加减:患者脚膝酸软无力、少许恶心,苔腻微黄,提示肝肾不足、湿热缠绵,故于原辨证处方中加宣木瓜、生姜以祛湿活络、止呕和胃;加用怀牛膝以强腰膝、补肝肾,益智仁补脾肾以摄涎唾。续煎服 20 剂,继续配益肾蠲痹丸内服。

三诊 患者诉服药后症状缓解,乏力症状有所改善,2 天前曾有似发热的症状,但测体温无改变,亦无明显感觉不适,未作特殊处理,2 天即瘥。目前症状以两腿微酸乏力为主,伴口干,舌淡红,苔薄微剥,脉细。朱老分析:患者经治发热情况已明显改善,诸症已缓,守前法继进,局部微调:患者筋骨酸软无力,究其本为久病肝肾亏虚、夹湿浊内郁,见口干、苔微剥、脉细等症状,也反映机体阴津气血不足,故治以滋阴养血,兼清补肝肾。白薇性微寒而偏于清虚热,补肝肾之力度稍欠,故改用鹿含草、千年健以清虚热、壮筋骨。续服 20 剂,余药同前。

四诊 患者症状进一步改善,诉曾于 2011 年 5 月 2 日发热,体温 39.1℃,4 天后热退,第 5 日恢复正常,发热期间无头痛等不适。刻下易疲、乏力症状较前改善,关节微酸,口干,舌红质略紫中有裂纹,脉弦细。朱老分析后指出:距此前 2011 年 2 月 3 日发热已有 3 个月,虽间断有 2 次发热,但症状已明显改善,表现在两个方面:一为发热的峰值下降,由原来最高体温 40.2℃,降至 39.1℃;二是无热区间拉长,由 30 天发作一次,至今已有近 3 个月。这反映了调气血、化郁行滞,兼顾补肝肾思路正确,效不更方。上方加柴胡 10g,川石斛 20g 以清热、滋阴,余药不变,另配知柏地黄丸以滋清肝肾。

随访患者暂无不适反应,未见发热再作。

按 本案不明原因发热起病较缓而病程较长,病久气、血、水湿郁滞阻遏或气、血、阴、阳亏损失调占本病机的重要部分,气滞、血瘀、湿郁或气血两虚、阴阳俱损的症状临床并不少见。因此朱良春先生认为治疗不可拘泥于成方成药,宜据其具体的病因病机辨证施治。结合本案例,朱老指出辨治本病要注意以下几个方面。

1)明确外感、内伤:是辨治一切发热的原则。原因未明的反复发热要注意发病的诱因、持续时间、伴随症状等。本案例发热初起伴有恶寒、头痛等外感症状,推测患者起病之初可能由外感所致,但由于失治误治,或治不及时,致外邪入里、缠绵不去,耗气伤津,损及脏腑阴阳。患者就诊时已无外感症状,仅有发热、乏力、腰酸腿软等津气耗伤、肝肾受损之症。此为病邪已深入气血、阴阳,损及脏腑的表现。骶髂关节 CT 示"双侧骶髂关节面稍欠光整"也从侧面直观地说明了本病已损及筋、骨。肝主筋、肾主骨生髓,肝肾功能受损直接影响筋、骨、髓的功用,并通过肢体关节的运动变化表现出来。

2)久病伤气耗血:朱老认为缠绵不愈之久病都存在"久病多虚""久病多瘀""久痛入络""久必及肾"的"四久"情况。本病患者反复发热 4 年,病邪深入,伤气耗血是当下的重点病机,而来诊时神疲、乏力等不但反映气血不足,肝肾损伤的表现,也是一个不可忽视的方面。根据气血阴阳的互根关系，"气为血帅"，气行则血行、气郁则血停。因此，调理气血、化郁行滞，兼调脏腑，从其根本调治，方不致疾病反复。

3）抓主症、专病专药："赤芍、白芍"为朱老治疗气滞血瘀常用的对药，关于二者的区别，《本草求真》讲得甚为详细："白者味酸微寒无毒，功专入肝经血分敛气……赤则能于血中活滞。"朱老通常赤芍、白芍同用，同时加当归、生地黄、熟地黄补虚行气祛瘀，五药相合，共奏活血补虚，化瘀不伤正之功。青风藤功擅祛风湿、通经络，猫爪草具有化痰散结、解毒消肿功效，土茯苓具有通利关节、解毒除湿功效，对湿邪内阻，关节活动不利者，具有除湿、通利关节之用；而萆薢功擅除蒸散结、通络利水，能治久病入络之虚热，以上这些都是朱老治疗气血瘀滞类疾病的常用药物。

案例8　淋巴结炎——肝胃不和，痰瘀互结证

马某，男，59岁。2011年6月6日初诊。

主诉　胸背痛1年。

患者1年前活动后感左肩胛内侧隐痛不适，未予重视，今年春节后自觉胸闷胸痛，以隐痛为主，无放射痛，无活动后气促，夜间加重，白天减轻，腿酸痛，眠欠佳，易醒，入睡困难，饮食尚可，偶有嗳气泛酸，二便尚调，大便偶有不成形，无腹泻。舌肿胀，有齿痕，质暗红，苔薄白，脉弦细。平素怯冷倍于常人。查体：左下腹可扪及一大小约5cm×4cm实性包块，无触痛，自诉已有20余年，未见肿大。

辅助检查：PET/CT示：①纵隔多个淋巴结肿大，考虑为炎症；②多发肝肾囊肿；③左中腹有6.3cm囊实性占位，考虑良性。

中医诊断　胸痹（肝胃不和，痰瘀互结）。

西医诊断　纵隔淋巴结炎，肝囊肿，肾囊肿。

治则　消痰化瘀，调畅气机。

首诊处理　患者症情复杂，痰瘀互结致气机失畅，治宜徐图效机。处理：全当归10g，淫羊藿15g，丹参20g，广郁金15g，徐长卿15g，娑罗子15g，参三七末5g（分吞），猫爪草30g，姜半夏10g，川楝子10g，甘草6g。14剂。

二诊　患者药后病情减轻，胸背痛缓解，咳痰质稀的情况较前减少，无活动后气促，自行停药2天后稍感胸闷，食后胃脘胀，嗳气泛酸，眠欠安，入眠难，双下肢肌肉酸胀，大便日行1～2次，不成形，无腹痛腹胀，矢气较多，小便调。苔薄白，质淡紫，边有瘀块，脉细濡，续当原法出入。处理：①上方加川连3g，肉桂3g，五味子10g，灵磁石20g（先煎）。30剂。②扶正消瘤散，一次2g，一日3次，口服。③蝎蚣胶囊，每粒0.3g，一次1.5g，一日3次，口服。

三诊　CT示：纵隔多发淋巴结肿大，右肺上叶小结节，考虑慢性炎症。左上腹不适，嗳气，自觉右上腹隐痛，大便溏烂，日2～3次，苔薄白，质偏红，脉细弦，续当原法出入。处理：①穿山龙40g，全当归10g，炒白术20g，郁金20g，淫羊藿15g，猫爪草30g，生薏苡仁30g，泽漆15g，徐长卿15g，甘草6g。30剂。②扶正消瘤散30g，一次2g，一日3

次，口服。

四诊　患者药后自觉上腹胀感明显减轻，仅感胁肋脊部稍疼痛，胃脘不适减而未已，纳佳，二便调，眠改善，苔薄白，脉细。症情稍有好转，前法继进之。处理：①上方加旋覆花10g（包煎），山慈菇15g，黄芪30g。30剂。②扶正消瘤散，一次2g，一日3次，口服。

五诊　患者服上药自觉不适，可能与山慈菇有关，去之。

六诊　去山慈菇后，患者不适感明显减轻，纳眠可，二便可，苔薄白，脉弦细。宗原法继进。处理：①穿山龙40g，全当归10g，炒白术20g，肿节风30g，猫爪草30g，生薏苡仁40g，泽漆15g，郁金20g，生黄芪30g，甘草6g。30剂。②扶正消瘤散，一次2g，一日3次，口服。

按　此为治疗取得明显效果的淋巴结炎案例。盖本病乃气机不畅所致，气机不畅的原因与痰、瘀为患有关，或郁而化热，或郁而成实成结，反过来更加阻滞气机，故治当从"痰""瘀"着手，化痰解郁、活血散结为治。试结合本案述之：本案淋巴结炎患者为老年男性，以"胸背痛1年"为苦。1年前活动后感左肩胛内侧隐痛不适，春节后自觉胸闷、隐痛，夜间加重，白天减轻，腿酸痛，入睡困难，易醒，偶有嗳气泛酸，大便偶有不成形，舌肿胀，有齿痕，质暗红，苔薄白，脉弦细。平素怯冷倍于常人。左下腹可扪及一大小约5cm×4cm实性包块，无触痛，20余年来未见肿大。此为中医之"胸痹"证也，由肝胃不和，痰瘀互结所致，乃立"消痰化瘀，调畅气机"为治。朱老辨其症情复杂，为痰瘀互结、气机失畅；治不可急攻，宜徐图效机。药用全当归、淫羊藿、丹参、广郁金、徐长卿、娑罗子、参三七末（分吞）、猫爪草、姜半夏、川楝子、甘草。14剂后患者胸背痛缓解，自行停药2天后稍感胸闷，食后胃脘胀，嗳气泛酸，眠欠安，双下肢肌肉酸胀，大便不成形，矢气较多，苔薄白，质淡紫，边有瘀块，脉细濡，续当原法出入。上方遂加川连、肉桂、五味子、灵磁石，并扶正消瘤散、蝎蚣胶囊，30剂后患者上腹不适，嗳气，自觉右上腹隐痛，大便溏烂，苔薄白，质偏红，脉细弦，再予穿山龙、全当归、炒白术、郁金、淫羊藿、猫爪草、生薏苡仁、泽漆、徐长卿、甘草30剂，合扶正消瘤散口服。患者药后感上腹胀感明显减轻，仅感胁肋脊部稍疼痛，胃脘不适减而未已，纳佳，二便调，眠改善，苔薄白，脉细。患者续服上方，不适感明显减轻，纳眠可，二便可，苔薄白，脉弦细，病情尚稳定，宗原法继进。本案淋巴结炎的根本原因在于肾阳不足无以温化，其后果一以痰浊蕴瘀，以淋巴形式表现；一以阳虚不能温化水液，水饮上犯心阳致眠不安为表现，故治心从肾，以急则治标、缓则治本为则；急性发作者，以祛痰、瘀为先，邪去正复则以扶正消瘕为治。朱老治心悸、胸痹因水邪上犯或阳气不足者，强调从肾论，盖心阳根于肾阳，肾阳不足，无以上济心阳；心火不能下济肾水，皆可导致心悸等。本案首诊用淫羊藿即为此意，而二诊用肉桂与黄连义同。对于实验室指标异常而患者无异常感觉时，朱老认为宜充分发挥"辨证与辨病相结合"，在中医整体观前提下，结合患者气血阴阳变化与脏腑变化，既不可被实验室指标所困，犯"对号入座"的偏颇，更须于中医四诊中详辨其病机之本。

第四篇

同道体悟心得

第九章 朱良春大师温通化瘀法在恶性肿瘤并发症诊治中的应用与体会

【摘要】 国医大师朱良春教授认为恶性肿瘤所致并发症为本虚标实之证，为痰瘀互结所致。贾立群教授运用朱良春大师痰瘀互结病机之理论，采用温通化瘀法，研发了经络疏通法、痛块消乳膏、温络通洗剂、实脾消水膏等一系列中医外治法用于治疗各种肿瘤并发症。经临床试验和基础研究，证实了温通化瘀外治法治疗肿瘤并发症的疗效和作用机理。本篇论文将其总结概述，以供同道分享。

【关键词】 朱良春；温通化瘀法；外治法；恶性肿瘤并发症

肿瘤并发症是指肿瘤发生发展过程中，因直接或间接因素导致的与肿瘤本身相关的症状及体征。肿瘤并发症的发生严重影响着患者的生存质量，阻碍肿瘤的治疗进展，严重时其危害程度甚至超过肿瘤本身。目前西医治疗肿瘤并发症方法有限，而中医体现出一定的优势。贾立群教授多年来致力于运用中医防治肿瘤并发症的研究，在传承朱良春大师痰瘀互结理论的基础上，提出以温通化瘀法为治则治法，建立了中医外治肿瘤并发症的技术体系，解决了肿瘤常见疑难并发症。

1 肿瘤温通化瘀外治法理论与依据

温通化瘀法根据肿瘤本虚标实的病机特点，以温通经络、活血化瘀为主要中医治法，是"以通为用""以通为补"中医外治理论的临床实践。温通化瘀法建立在中医经络理论基础上，是基于经络理论、气化理论的治疗方法，以中药外敷、汤剂外洗为主，辅以针、灸、罐、熨等适宜技术。广泛运用于癌性疼痛[1-3]、恶性胸腹腔积液[4]、化疗性周围神经毒性[5]、手足综合征[6]、放射性皮炎[7]等肿瘤并发症。

1.1 痰瘀互结是肿瘤并发症的核心病机

肿瘤属于中医理论中"癥瘕""积聚"的范畴，关于其成因，古代医家已有全面而精辟的论述，如《灵枢·百病始生》有云："积之始生，得寒乃生也"，《诸病源候论·噎膈》言："忧恚则气结，气结则不宣流使噎"，《丹溪心法》云："凡人身上中下，有肿块物者，多属痰症"，《景岳全书》云："脾肾不足及虚弱之人，多有积聚之病"等。肿瘤的临床表现虽多种多样，但就其病机而言，不外乎在本虚基础上续生气郁、血瘀、痰凝等，久之成积。虚多生寒，本虚之本质多兼有寒凝之意，加之气郁、血瘀、痰凝等因素，导致气血痹阻[8]。

肿瘤并发症的产生，多是在气血痹阻的基本病机基础上进一步加重，正邪斗争更加剧烈而成。如放化疗、生物靶向治疗所致皮肤毒性及周围神经毒性，在中医均归属"痹证""血痹"范畴[9]，而其成因多为放化疗、靶向治疗进一步耗伤气血，导致气血不足合并寒凝、血瘀、痰凝因素，产生皮肤、周围神经症状。根据肿瘤并发症气血痹阻、痰瘀互结的基本病机，贾立群教授确立了"温""通"相结合的基本治疗原则[10]，唯温则沉寒可除，唯通则留邪可拔，并最终总结为温通化瘀外治法。

1.2　中医经穴理论是温通化瘀法的作用途径

经络在中医理论中具有重要的作用，《灵枢·经脉》言："经脉者，所以能决死生，处百病，调虚实"，《灵枢·本脏》言："经脉者，所以行血气而营阴阳，濡筋骨，利关节者也"，中医经络是沟通人体内外、运行气血、扶正祛邪的通路，经络是致病之所，亦是治病之所。经络作为人体气血的通道，气血不通则经络郁阻。肿瘤并发症多与经络受损有关，根据病变部位所属经络，采用该经络穴位进行中药外治，经络穴位是温通化瘀外治法的作用途径和机制。

肿瘤患者因放化疗引起诸多神经系统、免疫系统功能性病变，如乏力、疼痛、恶风寒等，从经络理论来讲，均是经脉之经气运行及输布出现问题，导致经脉郁堵，造成诸多疾病。而穴位作为经脉郁堵的作用靶点，针对穴位进行针对性的治疗，可对经脉起到疏通及温补作用，进而经脉通畅，气血流通，疾病向愈。

2　温通化瘀法在肿瘤临床上的应用

2.1　癌性疲乏

肿瘤患者素体亏虚，更因放化疗所致药毒伤及正气，常见疲乏、消瘦、四末不温、恶风寒、贫血、免疫功能低下等症状及亚健康状态。经络疏通法采用走罐、药熨、针刺、艾灸四法相结合，疏通人体经络，调整脏腑功能，改善气血精神，继而达到提高免疫功能、强身健体、抗击肿瘤的功效。

具体操作方法包括走罐、热熨、针刺、艾灸。第一步为背部走罐，先将红花油涂于背部，以闪火法将罐吸拔于皮肤上，沿背部督脉、足太阳膀胱经、夹脊穴循行部位来回走罐4~6次，至所拔部位的皮肤红润、充血，将罐起下。第二步为中药热熨，药熨方由生黄芪、苏叶、柴胡、檀香、乳香、艾叶、白芷、桂枝等药物组成，将饮片与海盐30g混匀装于两层纱布袋中，打湿后置于专用微波炉中加热至温热，以毛巾包裹置于夹脊穴和尾骶部，药熨20~30分钟。药熨后嘱患者翻身仰卧，用1寸针灸针针刺双侧合谷、太冲穴，略行捻转提插，以患者针下出现酸麻重胀感为宜，留针15分钟，同时予艾灸气海穴15分钟。以上治疗连续进行 3 天，每 3 周治疗 1 次，3 次为一疗程。

中医学认为，选取背部足太阳膀胱经进行走罐，可激发人体阳气；采用温通滋补类中药药熨夹脊穴、八髎穴，同时覆盖督脉，可以温补督脉，固护人体阳气；针刺四关穴（合谷、太冲），能疏调肝、胃，恢复脏腑功能；气海穴为人体"生气之海，性命之祖"，是人体精力的源泉，气血运行遇寒则凝，得温则散，艾灸气海穴可起到扶正固本、培元补虚、温阳益气的功效。四法结合，调和肝脾，固护正气，补虚培元，激发肾气，达到"气血流通、百病不生"的目的。

2.2　癌性疼痛

癌性疼痛是肿瘤中晚期常见的并发症，严重影响患者的生活质量。中医学认为，凡是疼痛均可分为"不通则痛"和"不荣则痛"两类病机，其中不通则痛为实证，多因痰凝、瘀血等原因所致，而不荣则痛为虚证，多因气血不能充养脉络所致。根据阴瘤阻络、经络不通的病因病机，贾立群教授创制了痛块消乳膏，由延胡索、桂枝、乌药、姜黄、白芥子、冰片等组成，主要功效为温经通络、活血止痛。

痛块消乳膏在临床常用于各种恶性肿瘤骨转移或浅表肿瘤压迫所致的躯体性疼痛，由于躯体疼痛与经络系统关系更加密切，外用药物作用于穴位进而温通经脉气机即可达到"通则不痛"的效果，临床应用时轻度疼痛可以单独使用，中重度疼痛可以联合阿片类药物，达到缓解疼痛并减少西药用量的效果。

使用时将上述药物饮片研末，以黄酒或蜂蜜调成膏状，均匀涂于所取穴位，用纱布或药贴覆盖固定。局部取穴通常根据疼痛范围大小选取 1～3 个穴位，使用前清洁局部皮肤，每天贴敷 6～8 小时，用药 5 天，休息 2 天。针对不同的疼痛，常以阿是穴为主，使药物温通之力直达病所，也可配合取疼痛部位所在经脉的原穴或合穴，以便更有效地激发经气，标本同治。

在十一五"国家科技支撑计划项目（2008BAI53B023）"的研究中，笔者采用多中心、随机、对照、双盲研究方法观察了 144 例中重度癌痛患者，外治组疼痛缓解总有效率为95.24%，优于对照组的 93.44%，且外治组等效吗啡总用量为 160.5mg，对照组等效吗啡总用量为 229.8mg。中医外治中重度骨转移癌痛在达到同等镇痛疗效的同时，较对照组吗啡用量减少 30.16%，补充了目前三阶梯镇痛的不足。其他统计结果表明，痛块消乳膏联合阿片类镇痛药治疗中重度癌性躯体痛（阴寒内阻证）安全、有效，能有效缓解癌性躯体痛，具有止痛起效快、缓解持续时间长、减少阿片类镇痛药毒副作用，且外用不良反应轻微等特点。证实了中医外治技术提升了肿瘤并发症的疗效[11-13]。

笔者在国内首次复制了乳腺癌骨转移疼痛大鼠模型，证实痛块消乳膏外用可以有效缓解骨转移癌痛，抑制 c-Fos 蛋白表达和星型胶质细胞激活从而抑制疼痛在脊髓水平的放大，且可以有效抑制骨转移引起的破骨细胞过度激活，提高微环境中护骨素/核因子 κB 受体活化因子配体，揭示了痛块消乳膏外用镇痛的作用机制[14]。

2.3　化疗性周围神经病变

化疗性周围神经病变（CIPN）是由化疗药物直接损伤周围神经系统导致的一种神经毒

性病变，临床表现为肢体末端麻木、感觉异常，遇冷刺激常会加剧，严重时可影响肢体功能，临床发生率高达 85%～95%。目前度洛西汀作为唯一推荐治疗用药，止痛效果不佳，且副作用明显。中医学认为，化疗致周围神经毒性属"络病""痹证"范畴。古代医家对此早有论述，《灵枢·九针》曰："邪入于阴，则为血痹。"《素问·痹论》曰："痹在于骨则重，在于脉则血凝不流，在于筋则屈而不伸，在于肉则不仁，在于皮则寒。"《灵枢·寿夭刚柔》曰："寒痹之为病，留而不去，时痛而不仁。"结合临证体会，化疗性周围神经病变病因病机为气虚血瘀、寒凝络阻，气虚为本、瘀毒为标。

温络通洗剂由川芎、桂枝、红花、淫羊藿等组成，主要起到温经通络、活血化瘀的功效。广泛用于化疗或靶向治疗引起的手足综合征及手足皮肤反应、化疗致周围神经毒性、术后皮下积液、足跟痛、乳腺癌术后淋巴结水肿等属血瘀寒凝者[15]。

温络通洗剂（LC07）使用时用温水溶解后稀释至 1000 ml，外用洗/浸患部，使用恒温足浴盆温浴（水温 35～40℃），每次 20 分钟，每日 2 次，7 天为 1 个周期。

临床试验表明，试验组应用温络通洗剂后疼痛 NRS 评分显著降低，疼痛缓解率为 85.07%，对照组为 44.12%（$P<0.01$）。此外，试验组改善了 75.00%受试者的症状，而对照组则为 35.29%[16]。动物实验表明，中药温经通络散外用可改善奥沙利铂所致周围神经毒性大鼠尾神经感觉神经传导速度及 NGF 水平，减轻奥沙利铂引起的机械性异常性疼痛和机械性痛觉过敏，减弱了背根神经节（DRG）中神经元的核区和核仁区的变性[17, 18]。

2.4　恶性胸腹腔积液

恶性胸腹腔积液是中晚期癌症常见的并发症，严重影响患者生活质量和生存期，在中医学中属于"臌胀"范畴。《灵枢·水胀》曰："鼓胀身皆大，大与肤胀等也，色苍黄，腹筋起，此其候也。"水积于内，鼓形于外，外似有余，内实不足，病机乃肝、脾、肾三脏俱损，三焦决渎无权，水液内聚而成鼓胀。因此恶性腹水的病机为脾肾两虚、痰饮内停，治宜益气温阳、通阳利水。

实脾消水膏主要由生黄芪、桂枝、猪苓、老鹳草、莪术、桃仁、红花、土鳖虫等组成。方中黄芪味甘，性微温，功能补气健脾、利水消肿。《医学衷中参西录》谓其为"补药之长"。桂枝温通经脉，助阳化气。猪苓功善利水渗湿，临床常用治小便不利、水肿胀满等病症，与桂枝合用，增强温阳利水之功。桃仁、红花具有活血通经、祛瘀止痛的功效，《本草纲目》记载红花能"活血润燥、止痛、散肿、通经"，二者为治疗内、外、妇、伤各科血证的要药。诸药合用，共奏温阳散寒、益气活血、渗湿利水之效。

临床研究证明，实脾消水膏中医外治组腹水缓解有效率达到 82.47%，对照组仅为 58.69%，$P<0.05$。治疗后生存期延长至 5.1 个月，对照组为 3.2 个月，$P<0.05$[19, 20]。基础实验证明，方中老鹳草有效成分柯里拉京可以透过皮肤组织进入恶性腹水中产生抑制和杀伤肿瘤细胞的作用，抑制肿瘤细胞胸腹腔浸润，作用机制与调节胸膜炎因子 MCP-1、P53 表达、刺激胸膜无菌性炎性反应造成胸膜纤维化、改善胸腔积液中淋巴细胞 Th1/Th2 因子平衡有关[21, 22]。

3　小结

《内经》云"正气存内，邪不可干；邪之所凑、其气必虚"；《医宗必读》中谈到"积聚之成也，正气不足、而后邪气踞之"；张景岳云"凡脾肾不足及虚弱失调之人，皆有积聚之病"，这些记载都说明癌症的发生、发展是一个正虚邪实的过程，正气虚损是肿瘤发生、发展的根本病机。温通化瘀外治法是一系列基于经络理论、气化理论的治疗方法，根据肿瘤并发症的不同，有所侧重地进行治法的组合。中医外治法通过体表直接给药，药效经局部皮肤或经络的吸收透入直达病所，止痛迅速有效，具有局部治疗和全身调节的双重作用，且用药量少、疗效明确、患者易接受，避免了经消化道吸收后多环节灭活作用及其他不良反应。贾立群教授运用温通化瘀法为主导思想治疗肿瘤相关并发症，经过多年的临床实践，已经形成了一系列的治疗方法，并承担多项国家级、省部级课题，取得了一定成果，在肿瘤并发症方面发挥了独特优势。

（贾立群，高　宇）

参 考 文 献

[1] 邓博，贾立群. 淫羊藿治疗癌性疼痛研究进展[J]. 北京中医药，2017, 36（8）：761-764.

[2] 张亚男，娄彦妮，贾立群. 温经通络法外治恶性肿瘤化疗性周围神经病变的随机交叉、安慰剂对照临床试验[C]. 中国中西医结合学会肿瘤专业委员会. 第十五届全国中西医结合肿瘤学术大会论文集，北京，2017：2.

[3] 贾立群. 中医外治法治疗骨转移癌性疼痛的多中心、随机、对照临床研究[C]. 中国抗癌协会，中国医师协会. 第八届中国肿瘤内科大会、第三届中国肿瘤医师大会暨中国抗癌协会肿瘤临床化疗专业委员会2014年学术年会论文集，北京，2014：4.

[4] 王贵，贾立群，邓博，等. 实脾消水乳膏对肝癌H22腹水瘤小鼠免疫调节作用的研究[J]. 中日友好医院学报，2020, 34（1）：23-27, 2.

[5] 娄彦妮，贾立群，邓海燕，等. 外用通络散治疗奥沙利铂化疗致周围神经毒性的临床研究[J]. 北京中医药，2008,（4）：258-260.

[6] 娄彦妮，陈信义，田爱平，等. 通络活血法外用治疗化疗性手足综合征临床研究[J]. 辽宁中医药大学学报，2013, 15（4）：68-70.

[7] 柳华锋. 中药溃疡油治疗放射性皮炎的临床观察[D]. 北京：北京中医药大学，2018.

[8] 祁烁，陈信义，董青，等. 中医肿瘤病机再思考[J]. 中医学报，2018, 33（3）：345-349.

[9] 彭雪，杨文博，张寒，等. 抗肿瘤药物诱导的手足综合征的诊疗进展[J]. 现代肿瘤医学，2019, 27（8）：1461-1464.

[10] 张亚男. 温经通络法外治化疗性周围神经病变的交叉、安慰剂对照临床研究[D]. 北京：北京中医药大学，2017.

[11] 霍田宇. 中医外治癌性疼痛疗效评价与思辨[D]. 北京：北京中医药大学，2011.

[12] 万冬桂，李佩文. 痛块消巴布剂治疗癌症疼痛的临床研究[C]. 中国中西医结合学会肿瘤专业委员会. 第二届国际中西医结合、中医肿瘤学术研讨会论文汇编，2004：716-721.

[13] 范青. 痛块消乳膏外治癌性躯体痛的临床研究[D]. 北京：北京中医药大学，2012.

[14] 姚暄，贾立群，谭煌英，等. 补肾壮骨中药对大鼠乳腺癌骨转移模型骨痛及骨质破坏的影响[J]. 中医药学报，2012, 40（2）：14-16.

[15] 王宝仪，邓博，贾立群. 基于荟萃分析的中药防治紫杉醇致周围神经病变的临床研究[C]. 中国中西医结合学会肿瘤专业委员会. 第十七届全国中西医结合肿瘤学术大会摘要集，2019：86.

[16] 娄彦妮，田爱平，张侠，等. 中医外治化疗性周围神经病变的多中心、随机、双盲、对照临床研究[J]. 中华中医药杂志，2014, 29（8）：2682-2685.

[17] Bo Deng, Liqun Jia, Lin Pan, et al. Wen-Luo-Tong Prevents Glial Activation and Nociceptive Sensitization in a Rat Model of Oxaliplatin-Induced Neuropathic Pain[J]. Evidence-Based Complementary and Alternative Medicine, 2016：3629489.

[18] 王媛媛，邓博，段锦龙，等. 温经通络散外用对奥沙利铂周围神经毒性大鼠神经保护作用的研究[J]. 中华中医药杂志，2015,

　　30（8）：2917-2920.

[19] 郑磊. 实脾消水膏外敷治疗恶性腹腔积液的临床研究[D]. 北京：北京中医药大学，2016.

[20] 刘猛，贾立群，张侠，等. 抗癌消水膏外治恶性胸腹腔积液 60 例的临床观察[C]. 中华中医药学会. 发挥中医优势，注重转化医学——2013 年全国中医肿瘤学术年会论文汇编，2013：312-320.

[21] 刘猛，贾立群. 恶性胸腹水的中西医治疗进展[C]. 中国中西医结合学会肿瘤专业委员会，中国抗癌协会传统医学委员会，世界中医药学会联合会肿瘤专业委员会. 规范治疗与科学评价——第五届国际中医、中西医结合肿瘤学术交流大会暨第十四届全国中西医结合肿瘤学术大会论文集，广州，2014：1622-1625.

[22] Wu Fei-ze，Xu Wen-juan，Deng Bo，et al. Wen-Luo-Tong Decoction Attenuates Paclitaxel-Induced Peripheral Neuropathy by Regulating Linoleic Acid and Glycerophospholipid Metabolism Pathways[J]. Frontiers in Pharmacology，2018，9：956.

第十章　基于"痰瘀互结"理论的急性脑梗死临床与基础研究

　　朱良春先生是我国饮誉海内外的第一批国医大师,一生致力于我国的中医药事业,悬壶济世近 80 载。他学识渊博,医术精湛,医德高尚,取得的学术成就令世人瞩目。朱老尤其擅长中医药治疗疑难危急重症。朱老率先提出辨证与辨病相结合,将中医的整体观念、辨证论治与西医学对"病"的认识结合起来,形成了独具特色的"从痰瘀互结论治疑难杂病"的学术理论体系,临床效果卓越,并在国内外得到推广应用。

　　脑梗死作为我国第三大疾病和第一大致残疾病,因其高发病率、致残率和病死率,严重威胁人类健康。近年来,脑梗死的发病出现新的态势,脑梗死成为糖尿病最常见、最严重的并发症之一。循证医学研究证实,糖尿病患者脑梗死的发生率和死亡率均为非糖尿病患者的 2~6 倍,显著高于非糖尿病患者。随着我国糖尿病的发病率不断升高,我国糖尿病并发脑梗死的发病率和患者的绝对人数还将不断攀升。糖尿病可直接导致或加重患者的脑血管损害,糖尿病性脑梗死的发病率和死亡率均显著高于非糖尿病性脑梗死,因其血管损害广泛,使卒中复发风险更大、预后恢复更差,已成为患者死亡、社会负担加重与高额医疗支出的主要原因。深入研究糖尿病性脑梗死的发病机制及有效防治策略,是一项具有重要社会意义和科学意义的公共卫生问题。

1　"复元醒脑"法防治策略的理论基础

　　方邦江教授在长期的临床实践中,运用"痰瘀互结"理论进行急性脑梗死的临床与基础研究,总结了急性脑梗死中医辨证规律,首次提出了"急则也可治其本"的"急性虚证"学术理论,项目组打破"急则治其标,缓则治其本"传统固有中医认识,并在该理论指导下创新性地提出了急性脑梗死"元气虚损为本、痰瘀互结为标"的核心病机,建立了以扶持元气为主、逐瘀化痰通络为辅的"复元醒脑"法治疗急性脑梗死的防治新策略,并自拟以人参、天南星等药物组成了复元醒脑汤,先后获得 3 项国家自然基金面上项目及 10 余项省部级科研项目资助,开展了系列"复元醒脑"法治疗脑梗死的临床与基础研究。

　　急性虚证是指因急性、严重的外感、内伤等原因导致的人体正气迅速耗伤的一种病理状态,正气虚于一时,是临床急危重症中最常见、最严重的一种正邪交争的病理形式。急性脑梗死多发于中老年人，《素问·上古天真论》所言："女子七七""男子八八"，天癸绝，肾气衰，冲任气脱，形神俱败，可视为脑梗死的元气虚衰的发病基础，李东垣、王清任非常重视元气虚衰在中风病急性阶段的核心地位，沈金鳌更是直接提出了"元气虚为中风之根也"。

2　复元醒脑汤临床与基础研究

方邦江教授团队率先开展了急性脑梗死与胰岛素抵抗研究，通过随机、双盲、对照临床研究，证实复元醒脑汤治疗脑梗死在总有效率、神经功能、空腹血糖、空腹血清胰岛素、胰岛素敏感指数、炎性介质、凝血指标等方面效果显著，能够改善糖尿病脑梗死患者的胰岛素抵抗。基础研究亦验证了复元醒脑汤可减轻糖尿病脑梗死大鼠胰岛素抵抗，改善神经体征缺损，为制定急性脑梗死的防治策略提供了新思路。研究结果表明：①复元醒脑汤治疗脑梗死的总有效率为 92.86%，明显高于单用西药组的 76.78%；②复元醒脑汤能够改善脑梗死患者的神经功能，改善脑梗死患者的病情，提高患者日常生活能力；③急性脑梗死患者空腹血糖（FPG）、空腹胰岛素指数（FINS）、胰岛素敏感指数（ISI）均明显升高，复元醒脑汤可显著改善患者胰岛素抵抗（FPG、FINS、ISI 均显著改善）；④复元醒脑汤可显著升高急性脑梗死患者血栓弹力图 R 值、K 值，显著降低急性脑梗死患者血栓弹力图 Angle、MA 数值；⑤复元醒脑汤能够显著降低急性脑梗死患者炎性介质水平；⑥"复元醒脑"法能够明显改善急性脑梗死患者凝血因子、纤维蛋白原水平和血小板功能，降低 D-二聚体的含量从而改善患者高凝状态，平衡凝血纤溶系统功能；⑦基于"复元醒脑"新理论，方邦江教授自拟风眩宁方，能够显著改善后循环缺血患者椎-基底动脉血流速度。

方邦江教授开创性地开展了血管稳态和重建信号转导途径系列研究，证实复元醒脑汤可显著改善糖尿病脑梗死大鼠的胰岛素抵抗，减轻神经功能缺损，降低血脂水平，提高脑血流量，降低脑组织含水量，改善血脑屏障通透性，缩小脑组织梗死体积，揭示了复元醒脑汤治疗急性脑梗死的作用靶点与机制，为"复元醒脑"法治疗急性脑梗死新理论提供了科学证据。

1）证实复元醒脑汤能够直接提高或通过提高其调节因子 SDF-1/CXCR4 轴及血管内皮生长因子（VEGF）来间接提高内皮祖细胞（endothelial progenitor cell，EPC）的数量及其黏附、迁移、增殖功能，使得受损的血管内皮功能及修复功能得到改善，从而促进局部神经及血管的再生和侧支循环建立。EPC 具有修复缺血性脑损伤，参与器官和组织的血管新生及受损血管的修复，以及维持血管壁的完整性的作用。

2）证实复元醒脑汤能够促进细胞周期蛋白 E1 和 CDC25A 的表达，增加胰岛素样生长因子 1（IGF-1）的表达，能极显著地降低糖尿病脑梗死大鼠缺血脑组织 microRNA-503、microRNA-320 基因的表达水平，间接提高脑微血管内皮细胞（BMEC）的成管、迁移和增殖能力，从而使得受损血管内皮修复功能得到改善，进而促进小管形成和血管的新生、重构。微小 RNA（microRNA，miRNA）在糖尿病及其血管等的并发症的发生、发展过程中具有重要作用，microRNA-503 过度表达会损害血管内皮细胞功能，从而影响缺血后血管生成，降低 microRNA-503 表达，从而改善血管内皮细胞功能，帮助微血管网络形成。microRNA-320 在糖尿病 GK 大鼠中表达上调，其中负调控 IGF-1 及其受体，是糖尿病诱发的血管病变的重要因素。

3）证实复元醒脑汤能干预脑皮质微血管内皮细胞和脑梗死缺血脑组织 Rab1 的表达及其介导的 AT1R 在囊泡运输，促进血管内皮细胞的修复和血管的再生与重建。当脑微血管内皮细胞受到细胞因子等刺激时，会产生定向运动，其主要发生在组织损伤的修复、血管生成、血管内皮损伤的再内皮化等过程中。复元醒脑汤能更加显著地上调 Rab1a、Rab1b、VEGF、AngII 的表达，进一步缓解脑梗死引起的细胞损伤。当脑梗死发生时，Rab1a 作为血管新生过程中的关键，通过调控细胞内皮 AT1R 在内质网上合成及其往细胞膜方向的转运，介导了细胞 VEGF 的表达，参与血管重建。

在"复元醒脑"理论指导下，揭示了了"卒中伴抑郁"的中药复方防治靶点——调节大麻素受体和 vta-nac 组织中的 CRF，改善大鼠卒中后抑郁。通过复元醒脑汤治疗糖尿病脑梗死的分子机制系列研究证实，复元醒脑汤对糖尿病脑梗死大鼠的胰岛素抵抗、神经功能缺损、脑血流量、血脑屏障通透性、脑部微循环功能、卒中伴抑郁等方面有显著作用，能促进糖尿病脑梗死大鼠缺血脑组织血管新生及组织修复。

3　基于"复元醒脑"法防治策略的临床实践

脑梗死是缺血性脑卒中的总称，占脑血管病的 60%～80%。脑梗死的治疗不能一概而论，应根据不同的病因、发病机制、临床类型、发病时间等确定具有针对性的治疗方案，实施以分型、分期为核心的个体化治疗。现择急性脑梗死验案一则，报告如下。

陈某，男，60 岁。2014 年 10 月 30 日初诊。

主诉　左侧肢体乏力、麻木 1 周。

患者于 2014 年 10 月 23 日无明显诱因出现左侧肢体乏力、麻木，言语含糊，至某医院查头颅 CT 示：左侧额叶及脑桥右侧新发脑梗死灶，考虑为"急性脑梗死"，经治疗后左侧肢体乏力、麻木无明显改善，遂来方邦江教授门诊。来诊时患者左侧肢体乏力、麻木，言语含糊，小便频数，大便秘结，舌暗淡，苔黄腻，脉涩无力。查血压 150/100mmHg，左侧肢体肌力 3 级，巴氏征（+）。患者既往有高血压、2 型糖尿病病史。

中医诊断　中风（中经络，气虚痰瘀）。

西医诊断　脑梗死急性期，高血压，2 型糖尿病。

治则　复元醒脑，益气活血通络。

首诊处理　复元醒脑汤化裁。人参 15g，石菖蒲 15g，益母草 9g，胆南星 50g，水蛭 6g，大黄 6g，生黄芪 120g，陈皮 9g，桃仁 6g，红花 6g，生白术 60g，当归尾 6g，僵蚕 12g，乌梢蛇 9g。14 剂，水煎服。

二诊（2014 年 11 月 13 日）　患者左侧肢体麻木、无力，言语含糊，便干较前好转，每日 1 次，舌淡有瘀斑，脉细涩。查血压 150/90mmHg，证属气虚痰瘀。治以益气活血通络为要。处方：人参 15g，石菖蒲 15g，益母草 9g，胆南星 50g，水蛭 6g，大黄 6g，生黄芪 120g，陈皮 9g，桃仁 6g，红花 6g，川芎 g，当归尾 6g，僵蚕 12g，生白术 60g，怀山药 15g，苍术 9g，乌梢蛇 9g。14 剂，水煎服。

三诊（2014 年 11 月 28 日）　查血压 140/95mmHg，患者左侧肢体乏力较前明显好转，可自行行走，但步态不稳，左侧肢体麻木较前好转，大便质软，色黄，每日 3 次，舌淡苔薄白，脉缓。证属气虚痰瘀。效不更法，仍以益气活血通络为要。处方：人参 15g，石菖蒲 15g，益母草 9g，胆南星 50g，水蛭 6g，大黄 6g，生黄芪 120g，陈皮 9g，桃仁 6g，红花 6g，当归尾 6g，僵蚕 12g，威灵仙 21g，乌梢蛇 9g。14 剂，水煎服。

按　本案患者左侧肢体乏力，舌暗淡，苔黄腻，脉涩无力，皆为气虚痰瘀的临床表现，故针对该患者的治疗主要从益气、活血、通络入手。此方中人参大补元气为君；胆南星、石菖蒲豁痰泻浊开窍；益母草、水蛭活血逐瘀；大黄泻热凉血以息风，还充分发挥了虫类药的作用，运用乌梢蛇祛风通络，僵蚕僵而不腐，可以息风定惊、水蛭通经活络、活血止血而不留瘀，瘀去而不加重出血，同时力专善走，周行全身。全方共奏益气、活血、通络之功。同时乌梢蛇、威灵仙等祛风化痰通络药物对患者的远期疗效有益，可改善患者肢体麻木，石菖蒲化痰开窍，恢复患者的语言功能。

该"复元醒脑"科研成果先后获得上海市科学技术进步奖、中华中医药科技进步奖。在国内外发表相关论文 60 余篇，相关技术方法纳入 2018 年《中国急性缺血性脑卒中急诊诊治专家共识》、《中国急性缺血性脑卒中中西医急诊诊治专家共识》和全国高等中医院校国家"十二五"、"十三五"本科生、规培生、研究生规划教材《中医急诊学》、《中西医结合急救医学》、"十三五"规划教材《中医急重症学》、《中西医结合急救医学》，成为中医药治疗脑梗死的创新思想，为中医药防治脑梗死提供了新的方法和思路。

（方邦江，彭　伟）

第十一章　从痰瘀互结理论探讨类风湿关节炎的治疗

【摘要】　类风湿关节炎是一种以慢性、侵蚀性关节炎为特征，且可累及全身各系统的自身免疫性疾病，其病理基础为滑膜炎。类风湿关节炎的病理机制十分复杂，病程长久，顽固难愈，病邪多深入骨骱，疼痛剧烈，缠绵日久，以至关节畸形、失用，一般认为本虚标实为本病的主要病机，多与素体虚弱、风寒湿热外袭、痰瘀互结等因素有关。类风湿关节炎整个病程中的诸多症状，比如关节肿胀、疼痛等，均为痰瘀同病的表现。从痰瘀论治类风湿关节炎可抑制关节炎症反应，改善关节晨僵、肿胀疼痛等临床表现，同时调节患者免疫功能，延缓骨质破坏。

【关键词】　类风湿关节炎；痰瘀互结

类风湿关节炎是一种以慢性、侵蚀性关节炎为特征，且可累及全身各系统的自身免疫性疾病，其病理基础为滑膜炎。可导致关节软骨的破坏，以及骨质的破坏。如不及时治疗，最终可发展为关节畸形、关节活动障碍。本病可发病于任何年龄段[1]。类风湿关节炎在世界范围内的发病率为 0.5%～1%，是成人最常见的慢性炎症疾病之一[2]。类风湿关节炎不仅导致患者身体功能和生活质量下降，而且给患者家庭和社会带来巨大的经济负担。因此，如何更有效地控制类风湿关节炎并延缓其发展成为医学研究的热点。中医药治疗类风湿关节炎有着悠久的历史和丰富的经验。国医大师朱良春教授认为，"痰瘀"贯穿于类风湿关节炎发病过程始终，在临床实践中从这一关键病机出发，在类风湿关节炎的早、中、晚期给予配合化痰祛瘀的治法，均取得了良效。现将国医大师朱良春教授从痰瘀互结论治类风湿关节炎的经验介绍如下。

1　痰瘀的历史源流

痰瘀互结证指痰浊与瘀血相互搏结，以局部肿块刺痛，或肢体麻木、痿废，胸闷多痰，或痰中带紫暗血块，舌紫暗或有斑点、苔腻，脉滑或弦涩等为常见证候[3]。目前痰瘀互结证已作为规范证候名使用[4]。近年来，痰瘀互结越来越受到关注，相关的临床研究、实验研究均取得了较大进展，痰瘀互结证可见于临床内、外、妇、儿各科，是临床疑难杂症发展过程的重要病机。在治疗方面，临床医者也认识到痰瘀互结证较单纯痰浊证或瘀血证更难治疗，单纯活血或化痰已达不到理想疗效，多需要痰瘀同治。

在中医临床研究中，痰瘀证常见于疑难杂症与怪病，所以很早就得到了历代中医学家的高度重视，逐渐形成的痰瘀理论起源于先秦时期，并且在随后的历史过程中经过诸多医家的努力积淀得到了传承与发展。东汉医圣张仲景首先提出了"痰饮"和"瘀血"的病名，《金匮要略·痰饮咳嗽病脉证并治》曰："病痰饮者，当以温药和之。"《伤寒论·辨阳明病脉证并治法》曰："阳明证，其人喜忘者，必有畜血。所以然者，本有久瘀血，故令喜忘。"《素问·举痛论》云："寒气入经而稽迟，泣而不行，客于脉外则血少，客于脉中则气不通。"《类证治裁》云："瘀血成块，坚而难移，名血。若腹中血瘀，则留滞不行，未至成块者也。"《医林改错》提及："元气既虚，必不能达于血管，血管无气，必停留而瘀。"隋代巢元方在《诸病源候论》中指出"诸痰者，此由血脉壅塞，饮水结聚而不消散，故能痰也"，阐释了瘀血化痰的病理过程：瘀血阻脉，脉络不通，气不布津，聚而为痰。朱丹溪在《丹溪心法》中首次提出"痰挟瘀血"——痰瘀互结的病理机制，痰瘀同病，需要痰瘀同治，对于痰瘀理论的形成与发展影响深远。目前"痰瘀互结证"已作为规范证候名用于临床，是临床各科疑难杂症的重要病机。

2 痰瘀互结现代理论研究

2.1 现代医家对痰瘀互结病因病机的认识

2.1.1 气虚致痰瘀

国医大师邓铁涛提出胸痹本虚、标实、痰瘀相关的病机。"痰瘀互结，痹阻心络，胸阳不通，发为胸痹"。临证重视气虚痰瘀在本病中的关键作用[5]。

2.1.2 气滞致痰瘀

气机不畅而致津液、血液运行不畅、成痰生瘀是诸多研究者关注的另一个角度。若气机郁滞不通，则津液水湿停聚，变而成痰；血脉流行不利，滞而生瘀，从而形成痰瘀互结[6]。

2.1.3 阳虚致痰瘀

素体阳虚或寒邪直中伤阳，推动、气化无力则痰瘀自成。很多现代医家遵从古说认为，阳虚尤其心阳虚是冠心病痰瘀互结证的根本原因。

2.1.4 阴虚致痰瘀

痰瘀互结证中，阴虚也可能与痰瘀并见。杨关林等认为，如患者久病体虚，脏腑虚衰，气血阴津不足，阴虚筋脉失于濡润，血流不畅，阳亢化火，灼津成痰，故阴液亏虚为本，痰浊瘀血是其标。痰瘀的形成乃气滞、湿阻、热灼津液、损耗津液的过程[7]，说明研究者在痰瘀互结病证结合的研究中注意到阴虚与痰瘀互结的关系。

2.2 现代医家关于痰瘀致病的治疗经验

朱良春老师认为怪病多由痰作祟，顽疾必兼痰和瘀，提出"治痰要治血，血活则痰化"

的观点。周仲瑛认为，在病变过程中痰、瘀常互为因果，致痰瘀互结，形成恶性循环。诸多疑难杂症、急危重症、缠绵久病常与"痰瘀互结"相关联，需特别重视痰瘀同治。王阶等通过大量临床观察也认为，痰瘀互结证病程进展缓慢且冗长，痰瘀胶结为顽痰死血，病情往往缠绵难愈，治疗上有一定的复杂性[8]。所以，病变迁延、变化多端、经久难愈也常为临床医家辨识痰瘀的重要线索。

3   类风湿关节炎与痰瘀证

娄多峰教授认为，类风湿关节炎的病因病机主要是正虚、外邪、痰瘀。近代医家、国医大师焦树德指出"机体正气亏损，风寒湿之邪侵入肾脏及肌肉关节致痹阻经脉"。朱良春老师认为风湿病多顽固难治，具有"久病多虚，久病多瘀，久痛入络，久病及肾"的特点。国医大师路志正认为气血衰少，外邪趁虚而入，流注筋骨，可致四肢疼痛沉重，不通则痛，发为痹证。由此可见，痰瘀证贯穿痹证始终。

秦克枫、张进川等的临床研究表明，活血化瘀药物瘀血痹胶囊治疗类风湿关节炎、强直性脊柱炎，改善关节疼痛、关节肿胀、关节压痛、关节功能障碍与对照组相比有显著疗效。现代药理研究认为，活血药物有较强的抗凝血、抗血栓形成作用；可降低血浆纤维蛋白原含量，并有明显的抗纤维化作用；部分药物还具有对细胞和体液的免疫抑制作用。有很多文献报告证实，风湿病患者的微循环及流变学显示有明显的高凝状态，所以活血化瘀通络是治疗风湿病的一个基本治则[9]。另一项关于活血化瘀药物通络开痹片的研究显示，可有效改善类风湿关节炎患者的临床症状、降低对关节组织有损害的蛋白质表达水平，安全可靠地提升临床疗效[10]。复方丹参可能通过对类风湿关节炎的血瘀病理状态的抑制，调节诸多致病细胞因子的表达，从而在各证型的类风湿关节炎治疗中发挥积极作用[11]。本课题组前期研究发现，红花注射液能有效改善活动期类风湿关节炎患者的临床症状及炎症指标，同时可降低患者 D-二聚体（DD）、纤维蛋白原（FIB）水平[12]。

4   活血化瘀方桃红四物汤治疗类风湿关节炎的生物学基础

桃红四物汤源于《医宗金鉴》，该方以强劲的破血之品桃仁、红花为主，力主活血化瘀，辅以四物汤养血活血。药理研究显示，桃红四物汤具有抗炎、免疫调节、促进骨折愈合等作用[13]。桃红四物汤以祛瘀为核心，辅以养血、行气。方中以强劲的破血之品桃仁、红花为主，力主活血化瘀；以甘温之熟地、当归滋阴补肝、养血调经；芍药养血和营，以增补血之力；川芎活血行气、调畅气血，以助活血之功。全方配伍得当，使瘀血祛、新血生、气机畅，化瘀生新是该方的显著特点。现代药理学研究表明，苦杏仁苷可使类风湿关节炎大鼠滑膜增生、炎性细胞浸润及血管生成明显减轻，外周血中 TNFslCAM-1 的表达水平降低，从而具有治疗类风湿关节炎的生物功效[14]。实验证实，羟基红花黄色素 A（HSYA）通过抑制 Notch 信号通路能够明显降低大鼠体内炎症因子含量从而减轻软骨损伤[15]。芍药苷能够抑制 NF-κB 的活化，减轻类风湿关节炎引起的滑膜增生和软骨损伤[16]。阿魏酸通过抑制类风湿关节炎成纤维细胞样滑膜细胞中白介素-17 表达，从而改善类风湿关节炎的症状[17]。网络药理学研究显示，桃红四物汤主要通过 AKT1、MAPK1、JAK2 等核心靶点调控类风湿关节炎[18]。

5　朱良春教授"痰、瘀、虚"理论的继承与发扬

朱老对疑难病的辨证，痰、瘀、虚三大病理因素几乎贯穿始终[19]。朱老强调，盖久病多瘀，亦多痰，痰瘀既是病理产物，又是病情缠绵的主要因素[20]。在类风湿关节炎的病程中，痰与瘀并存。《血证论·阴阳水火气血论》提到"瘀血即久，亦能化为痰水"，也说明，瘀血日久可化为痰，痰与瘀可以互相转化。肾气亏损，不能够保证水液在机体的正常运行，停留体内化生为痰[21]。类风湿关节炎为慢性进行性疾病，病情缠绵，最终导致脏腑功能失调，痰瘀是疾病发展过程中最主要的病理产物，痰瘀胶结于关节筋肉，缠绵难愈，加重筋骨关节的破坏，使关节出现肿痛、麻木等症状。而类风湿关节炎患者病情迁延日久，病邪内舍于其所合也，又可致正气不足，肝肾亏虚，如此形成恶性循环，使局部病理产物逐渐增多，因此可见局部关节肿大，病理产物侵蚀筋骨关节，造成局部骨质破坏。从其病机分析，痰瘀贯穿于类风湿关节炎发展的始终，"久病多虚，久病多瘀，久痛入络，久必及肾"。为此，在辨证施治时，必须抓住三个环节和三大主症。三个环节：治证与治病、扶正与逐邪、通闭与解结。三大主症：关节疼痛、肿胀、拘挛僵直。临床通过化痰行瘀，起到蠲痹通络的治疗作用[22]，从而取得治疗类风湿关节炎的良效。抓住痰瘀互结的病机，充分运用和领会三大环节和三大主症的辨治要点，是朱老治疗痹证的精髓。

总之，有关痰瘀互结的研究经历上千年，其理论日渐丰富，临床应用更加广泛，很多疾病从痰瘀同治都收到了较好疗效。类风湿关节炎的发生与痰瘀关系密切，无论是病因病机、症状表现，还是病理改变，均表明痰瘀贯穿类风湿关节炎发展的始终。因此，在治疗类风湿关节炎的过程中应注重活血化瘀、化痰通络法的应用。

（郑福增，范　围，马梦洋）

参 考 文 献

[1] 阿古达木，陈薇薇，耿利娜，等. 从瘀论治类风湿关节炎进展[J]. 中医学报，2021，36（3）：533-540.

[2] 朱丽芳，倖一然，许东云. 类风湿关节炎患者生存质量的研究进展[J]. 风湿病与关节炎，2018，7（4）：76-80.

[3] 李经纬，余瀛鳌，区永欣，等. 中医大辞典[M]. 北京：人民卫生出版社，2006：1866.

[4] 全国科学技术名词审定委员会. 中医药学名词（2004）[M]. 北京：科学出版社，2005：251.

[5] 李辉，邱仕君. 邓铁涛教授对"痰瘀相关"理论的阐释和发挥[J]. 湖北民族学院学报·医学版，2005，22（1）：45-47.

[6] 刘从明. 谈谈痰瘀互结的病机与证治[J]. 内蒙古中医药，1985，（3）：10-11.

[7] 裴宇鹏. 中西医结合干预缺血性中风病痰瘀互结兼阴虚证临床疗效评价研究[D]. 沈阳：辽宁中医药大学，2013.

[8] 邢雁伟，王阶，衷敬柏，等. 采用聚类分析和对应相关方法研究 1069 例冠心病心绞痛证候应证组合规律[J]. 中华中医药杂志，2007，22（11）：747-750.

[9] 秦克枫，张进川，朱太泳. 瘀血痹胶囊治疗瘀血痹阻型风湿病的临床观察[J]. 中医正骨，2002，（7）：10-12，63-64.

[10] 陈永辉，丁利伟，王迪. 通络开痹片辅助治疗类风湿关节炎疗效及对患者 ACPA、CRT、MyD88 蛋白表达水平的影响[J]. 陕西中医，2018，39（7）：931-934.

[11] 黄清春，储永良，何晓红，等. 复方丹参对类风湿关节炎滑膜环氧酶下游通路的调节作用[J]. 中国中西医结合杂志，2013，33（10）：1416-1419.

[12] 范围. 红花注射液对活动期类风湿关节炎 D-二聚体及纤维蛋白原影响的临床研究[D]. 郑州：河南中医药大学，2017.

[13] 蓝肇熙，李红果，张进陶，等. 桃红四物汤对大鼠损伤血淤证的影响[J]. 华西药学杂志，2008，（3）：286-287.

[14] 谢勇，范志平，施伽，等. 苦杏仁苷的分析及生物功能研究进展[J]. 北方园艺，2017，（6）：190-195.

[15] 姚弘毅，程凯，王琳，等. 羟基红花黄色素 A 对骨性关节炎模型大鼠炎症因子水平及 Notch 信号通路的影响[J]. 中国医药，2020，15（6）：927-931.

[16] 张贻强，祝星宇，王艳宏，等. 天然药物基于核转录因子 κB 信号通路抗类风湿性关节炎的机制研究[J]. 中国药房，2019，30（7）：1004-1008.

[17] Ganesan R，Rasool M. Ferulic acid inhibits interleukin 17-dependent expression of nodal pathogenic mediators in fibroblast-like synoviocytes of rheumatoid arthritis [J]. J Cell Biochem，2019，120（2）：1878-1893.

[18] 黄石，段贤春，潘凌宇，等. 基于网络药理学探究桃红四物汤治疗类风湿性关节炎作用机制[J]. 中国药理学通报，2021，37（3）：437-444.

[19] 孟庆良，周子朋，谷慧敏，等. 朱良春国医大师治疗经验临床运用体会[J]. 辽宁中医杂志，2012，39（5）：791-792.

[20] 李靖. 朱良春医案研读[J]. 中国实验方剂学杂志，2011，17（3）：238-239.

[21] 陈海，冯康虎，申建军，等. 基于"久病入络"理论探讨"虚"、"痰"、"瘀"与恶性骨肿瘤的关系[J]. 辽宁中医杂志，2013，10（5）：1-8.

[22] 周淑蓓，周子朋，王龙，等. 郑福增教授蠲痹通络法治疗类风湿关节炎经验撷萃[J]. 风湿病与关节炎，2020，9（6）：40-42.

第十二章 国医大师朱良春痰瘀同治法治疗颈动脉不稳定斑块的思路及实践

从《内经》时代，医家已经对痰饮和瘀血之间的内在联系有所认识。《灵枢·百病始生》曰："湿气不行，凝血蕴里而不散，津液涩渗，著而不去而积成矣。"痰和瘀分别是机体水液代谢障碍和血液运行障碍所形成的病理产物，虽然二者形成的机制不同，但是常同时出现。痰饮和瘀血致病往往互为因果，痰浊阻滞可使气行受阻，血运不畅致瘀；瘀血阻滞脉道，影响津液输布，也会导致痰湿积聚。因此，痰饮和瘀血在病理上联系密切，容易相互影响，共同出现，因此在治疗上需要兼顾祛痰和化瘀。

朱良春教授是我国当代著名的中医大师，以善治疑难病证享誉中外，他指出疑难病证的病机多以痰瘀互结为主，提出"痰瘀同治"的治疗思路，常使用搜风通络之力较强的虫类药物，经过多年的临床实践形成一批有效的经验方。本文选择用于治疗动脉粥样硬化性颈动脉不稳定斑块的祛痰通络稳斑方进行简单介绍。

1 颈动脉不稳定斑块的中医病机

颈动脉不稳定斑块是慢性进展性的血管内膜病变，其病位在血脉。《素问·脉要精微论》曰："夫脉者，血之府也。"运行血液，是脉络的主要作用。另外，脉络作为从脉中支横别出的重要组成部分，能够使运行的血液渗透到全身脏腑组织，从而发挥营养濡润作用，因此脉络具有运行气血、渗灌濡养等作用。以此类推，现代解剖学所认为的"动脉""血管""微动脉"等，都可以归纳为中医理论上"脉络"。那么由于这些动脉或者血管所造成的血管或动脉临床事件的发病机制与中医学所认为的病因病机是一致的，中医学将由于脉络造成的疾病统称为络病。动脉粥样硬化的发生发展与这些动脉或者血管相关，由此可见，动脉粥样硬化属于中医学"络病"范畴。

"痰"是人体脏腑气血功能异常、津液代谢障碍所形成的病理产物，颈动脉不稳定斑块与动脉粥样硬化密切相关。现代医家关于血中之"痰浊"的病理实质的研究认为，"痰浊"多反映现代医学的高脂血症和高凝状态。而高血脂和高凝状态正是动脉粥样硬化的最主要危险因素。如《丹溪心法·中风》所谓："头眩挟气并火，治痰为主，挟补气药及降火药。无痰则不作眩，痰因火动。"动脉粥样硬化是一个慢性进展性的疾患。中医学认为，"久病多瘀""怪病多瘀"。如《素问·痹论》指出："病久入深，营卫之行涩，经络失疏，故不通。"叶天士亦云："大凡经主气，络主血，久病血瘀。"随着病程进展，呈现痰瘀互阻的征象，则血脉艰涩，瘀滞日久终致动脉粥样硬化斑块的形成。

朱老则认为颈动脉不稳定斑块的中医病机为机体有虚，加之外邪入侵，袭踞经遂，气血为邪所阻，壅滞经脉，留滞于内所致。此病初期气血虽顺未畅，滞而不达，上下气化，神机不能流贯，久病则五脏气血衰少，气血周流不畅，湿停为痰，血凝为瘀，痰瘀交阻，凝涩不通，邪正混淆，如油入面，胶着难解，呈现虚中夹实，着于颈部血脉，日久胶结成块，最终可发为中风。

2   痰瘀同治的朱氏祛痰通络稳斑方

针对颈动脉不稳定斑块络气郁滞，痰瘀互结的病机，当以息风止痉、活血化瘀、通络稳斑为主要治法治则。络病刚开始的时候，主要表现为气机闭阻不通，因此用辛香草木类中药治疗效果显著，但是当发展到痰瘀互结入络阶段，辛香类中药就起不到显著的疗效了。此时，应借助具有强大搜风通络解痉功效的虫类药。正如清代叶天士所言："考仲景于劳伤血痹诸法，其通络方法，每取虫蚁迅速飞走诸灵，律飞者升，走者降，血无凝着，气可宣通，与攻积除坚，徒入脏腑者有间。"针对本病关键的病邪——痰和瘀，朱老自拟"祛痰通络稳斑方"，方中仅有莪术、鸡内金、水蛭和苍术四味中药，其中君药为苍术，兼具调理脾胃气机及祛湿化痰的功效；莪术为臣药，行气破血消瘀之力较强，《萃金裘本草述录》中言其："破气中之血，血涩于气中则气不通，此味能疏阳气以达于阴血，血达而气乃畅……"鸡内金为佐药，健脾消食，与君药相配加强健脾化痰之功；水蛭为虫类药，具有搜风通络、破血祛瘀的功效。四药合方，以达健脾祛痰、活血化瘀的治疗效果。

祛痰通络稳斑方自 2006 年被引入广东省中医院脑病中心应用，疗效肯定，并作为治疗颈动脉不稳定斑块和高脂血症的院内协定处方使用。随后进行了 103 例患者的观察性预实验[1]，结果提示该方在减少颈动脉内中膜厚度、斑块积分和斑块面积方面具有抗动脉粥样硬化的作用。其后我们开展了一项单中心随机双盲的安慰剂对照研究，纳入 120 例患有颈动脉斑块及确诊为高脂血症的患者，随机分为两组，在常规降脂治疗的基础上加服安慰剂或祛痰通络稳斑方治疗。治疗半年后复查颈动脉彩超及实验室生化指标。结果提示，祛痰通络稳斑方可减少颈动脉斑块 Crouse 积分（表 1）。此外，对是否服用降脂药进行亚组分析提示，服用降脂药的受试者中，两组治疗后总胆固醇、三酰甘油、低密度脂蛋白均较治疗前降低，其中使用朱氏祛痰通络稳斑方组的总胆固醇与低密度脂蛋白的差异有统计学意义（$P < 0.05$），三酰甘油的差异无统计学意义（$P > 0.05$）。对照组中总胆固醇、三酰甘油的差异有统计学意义（$P < 0.05$），低密度脂蛋白的差异无统计学意义（$P > 0.05$）（表 2）。而且朱氏祛痰通络稳斑方组血脂水平降低趋势较安慰剂组大[2, 3]。上述两项研究均未发现明显不良反应，证明该方是安全有效的，但仍有需要进行大样本多中心的临床研究进行验证。

表1　两组颈动脉彩超指标治疗前后组内比较（$\bar{x} \pm s$）

	朱氏祛痰通络稳斑方组（n=59）			安慰剂对照组（n=59）		
	治疗前	治疗后	P	治疗前	治疗后	P
左侧IMT（mm）	0.94±0.25	0.90±0.18	0.10	0.97±0.23	0.90±0.19	0.005
右侧IMT（mm）	0.93±0.24	0.88±0.21	0.08	0.93±0.23	0.87±0.18	0.021
Crouse积分（分）	4.77±3.06	3.96±2.60	0.046	3.96±2.60	3.80±2.91	0.417
斑块面积（mm²）	56.07±71.15	53.92±55.58	0.727	38.13±29.86	38.48±46.60	0.938
易损斑块数目（个）	2.12±1.22	2.19±1.27	0.375	1.80±0.92	1.93±1.11	0.088
稳定斑块数目（个）	0.33±0.54	0.31±0.56	0.655	0.25±0.60	0.24±0.50	0.705
总斑块数目（个）	2.46±1.30	2.49±1.36	0.581	2.05±1.11	2.17±1.25	0.088

表2　两组内治疗前后血脂变化比较（$\bar{x} \pm s$）

血脂（mmol/L）	朱氏祛痰通络稳斑方组（n=51）			安慰剂对照组（n=51）		
	治疗前	治疗后	P	治疗前	治疗后	P
三酰甘油	1.35±0.57	1.32±0.59	0.388	1.55±0.85	1.29±0.54	0.045
总胆固醇	5.00±0.95	4.65±1.02	0.000	5.02±0.84	4.71±0.83	0.033
低密度脂蛋白	3.09±0.80	2.85±0.77	0.005	3.13±0.81	3.00±0.72	0.354

3　祛痰通络稳斑方的疗效机制

目前关于颈动脉不稳定斑块形成的具体病理机制尚未明确。多数学者接受的损伤反应学说是1999年由Ross教授团队[4]提出的，动脉内膜损伤引起内皮功能异常，触发炎症反应，继而影响到脂质代谢及凝血反应。随着时间的推移，内膜中的脂质和平滑肌细胞逐渐积累，并且最终侵入动脉的内腔，形成动脉粥样硬化斑块，严重时引起血管狭窄。

从颈动脉不稳定的形成机制角度出发，结合现代药理学对祛痰通络稳斑方各成分进行研究，我们发现本复方具有一定抗动脉粥样硬化的作用。复方中苍术为君，苍术素是苍术的有效成分之一。现代药理研究表明，苍术素不仅能够降低血清中IL-6、IL-8、TNF-α含量，并且还能通过抑制丝裂原活化蛋白激酶（MAPK）磷酸化和核磷蛋白-间变性淋巴瘤激酶（NPM-ALK）信号通路，达到抗炎作用。此外苍术还可调节血糖，抑制血管紧张素抑制酶的活性[5]。

莪术的有效成分为姜黄素，具有保护血管内皮功能，促进血管内皮修复的作用。动物实验发现，姜黄素可增强小鼠血管NO活性、缓解心肌细胞线粒体损伤，具有调节内皮依赖性血管舒张功能障碍、保护内皮功能作用[6]。姜黄素还具有抑制血管平滑肌细胞增殖与迁移的作用。生长因子和氧化应激介导的平滑肌细胞增殖、迁移在动脉粥样硬化的发病机制中起到重要的作用。有学者[7]基于姜黄素具有抗炎、抗增生等药理活性，采用四唑蓝比色法测定大鼠血管平滑肌细胞姜黄素不同浓度的药物敏感性。实验结果表明，不同浓度姜黄素均能够显著抑制平滑肌细胞增殖。此外，莪术的有效成分还可抑制血小板聚集。有学者利用体内和体外不同的方法发现莪术二酮可明显抑制血小板聚集因子和凝血酶诱导的血小板聚集[8]。

鸡内金为家鸡的干燥砂囊内壁，具有消食健胃运脾、化坚消石的作用。有学者发现，鸡内金提取冻干粉可以明显降低全血黏度和血浆黏度，使得高脂饲料喂养的家兔的动脉粥样硬化程度减轻，提示鸡内金提取物对动脉粥样硬化的发生有一定程度的预防作用，其作用可能与抗凝及改善血液流变学作用有关[9]。此外，鸡内金还具有调节血脂、血糖的作用[10]，蒋长兴等[11]研究鸡内金多糖对高脂血症模型大鼠的影响，探究了血脂的变化，结果发现，给药组血脂、血液流变学指标趋于正常；氧化应激反应降低，可以有效改善其脂代谢紊乱，从而使代谢趋于正常水平。

水蛭为虫类药，具有破血逐瘀、稳斑通络的作用，《神农本草经》谓"水蛭味咸平，主逐恶血，瘀血，月闭，破血癥积聚。五子，利水道。"水蛭的主要活性成分为多肽类大分子及蛋白质。按药理作用可分为两种，一种直接作用于凝血系统，如水蛭素、吻蛭素、类肝素、组胺等；另一种是其他蛋白酶抑制剂组分。现代药理研究表明，水蛭抗动脉粥样硬化的可能机制为保护血管内皮细胞并逆转血管内皮功能障碍、抑制泡沫细胞形成、抑制血管平滑肌细胞（SMC）增殖等[12]。

此外，我们在进行临床研究时，经受试者同意同时留取了血浆样本，后期采用抗体芯片检测技术进行蛋白质组学检测。按痰瘀证与非痰瘀证进行分组分析，发现15个与痰瘀证相关的差异蛋白质（数据未公开）。这些蛋白质参与多个生物过程，包括葡萄糖稳态、脂质代谢的调节、炎症反应、内皮功能的调节及凝血系统调节等，提示痰瘀证的形成与上述生物过程的变化存在较为密切的关系。

由上可知，祛痰通络稳斑方虽只有四味中药，但已具有抗炎、调节内皮细胞功能、降脂调节代谢、改善血液循环等方面的作用，其参与调节与痰瘀证形成及动脉粥样硬化相关的生物过程，因此能够达到较好的临床疗效，侧面验证了痰瘀同治理论的可行性。

4　小结

颈动脉不稳定斑块归属于中医"络病"范畴，本虚标实为其基本病性，其中痰瘀互结为疾病后期的核心病机，治疗上应注重痰瘀同治。朱氏祛痰通络稳斑方兼具健脾祛痰、活血化瘀的功效，临床疗效肯定。结合现代药理学、蛋白质组学研究结果，提示该复方具有一定的抗动脉粥样硬化的作用，值得临床推广使用。

（郭建文，龚宝莹，陈秀艳）

参 考 文 献

[1] 林荣明. 虫类药复方干预颈动脉易损斑块的临床研究[D]. 广州：广州中医药大学，2016：68.

[2] 陈秀艳. "朱氏祛痰通络稳斑方"干预颈动脉易损斑块的临床研究[D]. 广州：广州中医药大学，2019.

[3] Gong Baoying, Chen Xiuyan, Lin Rongming, et al. Safety and Efficacy of the C-117 Formula for Vulnerable Carotid Artery Plaques（Spchim）: A Randomized Double-Blind Controlled Pilot Study [J]. Evid Based Complement Alternat Med, 2019, 2019：97.

[4] Ross R. Atherosclerosis--an inflammatory disease[J]. N Engl J Med, 1999, 340（2）：115-126.

[5] 邓爱平，李颖，吴志涛，等. 苍术化学成分和药理的研究进展[J]. 中国中药杂志，2016，41（21）：3904-3913.

[6] Xu P，Yao Y，Guo P，et al. Curcumin protects rat heart mitochondria against anoxia-reoxygenation induced oxidative injury[J]. Can J Physiol Pharmacol，2013，91（9）：715-723.

[7] 任玲，王进，唐家驹，等. 含姜黄素的（丙交酯-乙交酯）共聚物薄膜对血管平滑肌细胞增殖的影响[J]. 生物医学工程学杂志，2008，25（4）：874-878.

[8] Xia Q，Wang X，Xu D J，et al. Inhibition of platelet aggregation by curdione from Curcuma wenyujin essential Oil[J]. Thromb Res，2012，130（3）：409-414.

[9] 王楠，顾笑妍，吴怡，等. 鸡内金的临床应用及药理作用研究概况[J]. 江苏中医药，2021，53（1）：77-81.

[10] 王宝庆，郭宇莲，练有扬，等. 鸡内金化学成分及药理作用研究进展[J]. 安徽农业科学，2017，45（33）：137-139.

[11] 蒋长兴，蒋顶云，熊清平，等. 鸡内金多糖对糖尿病高脂血症大鼠血脂、血糖及细胞免疫功能的影响[J]. 中国实验方剂学杂志，2012，18（20）：255-258.

[12] 张娥，徐藜栩，赵统德，等. 水蛭对动脉粥样硬化发生的相关细胞作用研究进展[J]. 中国动脉硬化杂志，2017，25（11）：1184-1188.

第十三章　朱良春从痰瘀论治疑难病学术思想在心系疾病中运用心得

　　朱良春教授乃当今杰出之中医临床大家，笔者有信得到朱老垂青，多年来，无论当面请教，还是电话问疑，朱老无不倾囊相授。朱老对于疑难病的治疗，提出"怪病多由痰作祟，顽疾必兼痰和瘀"学术观点，认为痰浊、瘀血是人体受某种致病因素作用后在疾病过程中所形成的病理产物。这些病理产物形成之后，又能直接或间接作用于人体某一脏腑或组织，发生多种病症，故又属致病因素之一。强调在疑难病的治疗中，注重痰瘀为患的重要性，勿忘化痰祛瘀。

　　对于痰瘀互结，朱老提出以下辨证要点，可作临床借鉴：①眼神呆滞，面色晦暗，或眼眶周围青暗。②形体丰腴，手足作胀。③皮肤油垢异常，或面色光亮如涂油，其两颊色红者，多为痰火；而呈灰滞者，恒为痰湿。④神志恍惚或抑郁，或烦躁不宁。⑤舌体胖大，苔白腻如积粉，或灰腻而厚，脉沉或弦或滑或濡缓。⑥易惊悸，烦懊不眠，或昏厥、抽搐，或神志失常。可作为临床辨证之要点。

　　笔者主要从事心血管疾病的临床诊疗工作，在临床中受朱老治疗疑难病勿忘化痰祛瘀的学术思想影响，对于心系疾病的治疗屡用化痰祛瘀法获得显著疗效。如胸痹心痛，症见胸痛、心悸、气短、神疲乏力者，属宗气亏虚，心脉瘀阻，每以升陷汤合朱老之"双降汤"为底方加减；症见胸闷胸痛，多因恼怒而发，心烦不安，喜叹息者，证属气滞心胸，以柴胡疏肝散，加入朱老之经验，每伍以苏木、桃仁、杏仁、全瓜蒌宽胸理气，更加入九香虫理气止痛。而对于痰浊痹阻心脉，形体肥胖者，以瓜蒌薤白半夏汤为底方，根据朱老之经验，加山楂、泽泻、豨莶草泄浊降脂，更以鸡矢藤、苍术消积化瘀以泄浊，此二味具有极好的减肥作用。对于心脉瘀阻，症见心胸疼痛，发作频繁，痛势较剧，舌质紫暗者，每以血府逐瘀汤，伍入朱老之习惯用药三七、琥珀、丹参化心经之瘀血，另加水蛭化瘀止痛。

　　朱老很推崇水蛭在心血管病中的运用，《神农本草经》说水蛭"主逐恶血、瘀血、月闭，破血瘕积聚，无子，利水道"。《本草经百种录》说："凡人身瘀血方阻，尚有生气者易治，阻之久，则无生气而难治。盖血既离经，与正气全不相属，投之轻药，则拒而不纳，药过峻，又反能伤未败之血，故治之极难。水蛭最喜食人之血，而性又迟缓善入，迟缓则生血不伤，善入则坚积易破，借其力以攻积久之滞，自有利而无害也。"而现代研究证明，水蛭具有很好的抗凝血、抗血栓作用，胸痹之重症，每有瘀血阻于心脉，笔者在临床常在辨证方中加入水蛭，配合丹参、田七养血活血，治疗胸痹心痛频发且剧烈者，多能迅速取得缓解症状、减少发作次数之效。而对于形体肥胖频发心痛者每在辨证方中加入半夏、制南星、陈皮、郁金化痰，水蛭、地龙、九香虫行气活血止痛，痰瘀并治。而对于慢性心衰患者，凡形体肥胖者，无论属何证型，必在辨证的基础上，嘱其控制饮食，在辨证方中佐入陈皮、半夏、神曲、鸡矢藤、苍术消积化痰，泄浊减肥。肥胖者，心脏负担必重，当今为医者很少对此引起重视，笔者之经验，治心，若不减其体重，很难取得长久之稳定效果。同时，根据肥人多痰、痰阻血瘀，加入泽兰、益母草等活血利水之品，屡取佳效。

心主神志，临床上失眠、焦虑、抑郁者极为多见，对于痰火扰心或顽固性失眠，笔者每在辨证方中加入大量丹参凉血安神、刺猬皮活血安神、胆南星涤痰安神，每可提高临床疗效。现录临证二案与同道交流。

1　心胀

扩张型心肌病以心脏扩大、心律失常、心衰为临床特点。《灵枢·胀论》说："心胀者，烦心，短气，卧不安。"描述的症状与扩张型心肌病相似，西医学认为此病无特殊疗法，以对症治疗为主。然笔者应用朱老之痰瘀同治法治疗此病，对于体型肥胖者，屡取佳效，心脏恢复正常亦不鲜见。现举 1 例以资佐证。

楚某，男，33 岁。2017 年 1 月 3 日初诊。患者自诉于 3 年前感冒后出现反复胸闷气促，伴咳嗽，劳则喘息，在某医院诊断为"扩张型心肌病"，予以美托洛尔、曲美他嗪、螺内酯、托拉塞米、阿托伐他汀等治疗，疗效欠佳，后去北京就诊，某医院（2016 年 12 月 16 日）心脏彩超：LV 66mm，LA 45mm×55mm×61mm，RA 45mm×52mm，RV 33×34，EF 22%，FS 11%。结果显示：①左心增大，右室稍大；②室壁运动欠协调；③二尖瓣、三尖瓣轻度反流；④肺动脉稍宽，肺动脉轻度反流；⑤左心功能减退。冠脉 CTA 示：①右冠局限性软斑块形成；②左冠前降支中段心肌桥；③心脏增大。经该院规范治疗，病情仍无明显好转。有饮酒史 10 余年。查血压：98/62mmHg。刻诊症见：形体肥胖，体重 120kg，身高 170cm。BMI 41.52kg/m²。动则气短，二便可，高枕，口干喜饮，双下肢轻度水肿。舌质淡嫩，苔薄白，脉沉细无力。病机：宗气亏虚，痰浊阻滞，水湿内停。治法：升补宗气，化痰降浊，利水消肿。同时嘱其不得进食膏粱肥厚之品。方药：升陷汤加减。黄芪 30g，白参 5g，桔梗 10g，升麻 5g，柴胡 5g，茯苓 30g，薏苡仁 30g，生姜皮 10g，大腹皮 10g，鸡矢藤 20g，苍术 15g，炙甘草 10g。30 剂。

西药美托洛尔、依那普利、曲美他嗪、螺内酯、呋塞米、阿托伐他汀继服。

2017 年 3 月 15 日二诊：患者诉服上方后症状有明显改善，未复诊按原方自购中药继服。现可平卧，下肢不肿，可一口气走上 3 层楼，不咳，稍感腹胀，二便可，体重下降 10kg。舌质淡红，苔薄白，脉沉细，守前方加红景天 10g，30 剂。

2017 年 5 月 9 日三诊：患者诉效显，后又按方自购中药服用，现无腹胀，双下肢不肿，动甚则气短，高枕，体重由 120kg 减至 100kg。舌质淡红，苔薄黄，脉沉细。治以前方加丹参 10g，三七 5g 痰瘀同治。

守前方随证加减至 2017 年 7 月 4 日五诊：已无明显症状，心脏彩超：EF 40%，FS 20%。心功能明显改善。其后继以此方加减治疗。

2017 年 8 月 2 日北京某医院复查心脏超声：LVDD 65mm，LVSD 48mm，LA 39mm×44mm×59mm，RA 40mm×52mm，RV 24mm，EF 52%，FS 27% 。2017 年 11 月 23 日心脏彩超：RV 21mm，LVDD 59mm，LVSD 43mm，LA 36mm，RA 35mm，EF 52%，FS 27%。显示患者心脏进一步缩少，射血功能恢复正常。其后患者病情一直稳定，坚守上方，2018 年 10 月 16 日复查心脏超声：LVD 49mm，RV、LA、RA 均正常，EF 64%，FS 35%。结论：心脏结构、频谱及彩流分布均未见异常。

按 《素问·三部九候论》中记载："必先度其形之肥瘦，以调其气之虚实。"本案患者体型肥胖，体重达到 120kg，BMI 高达 41.52kg/m²，达到极重度肥胖的标准，心脏负担极重。其中医病机在于平素嗜食肥甘厚味，喜静少动，脾失健运，痰湿脂膏停聚，即"所谓肥人多痰湿"。体重过重，必增加心脏之负担，导致心胀发生。痰浊困脾，水谷精微不能正化，上输于肺，与清气合成宗气，宗气贯心脉，宗气亏虚而致心搏无力。其治疗首先在于减重，故方以鸡矢藤、苍术消积燥湿化痰浊，茯苓、薏苡仁健脾利水，生姜皮、大腹皮祛皮里膜外之水，同时嘱其戒肥腻之品以杜痰湿生化之源。痰阻则血瘀，伍以丹参、三七活血化瘀。另予升补宗气，推运心脉，方以升陷汤去知母，加人参。初诊取效，守方缓缓图之，历时 1 年 10 个月，终收全功。

2　胸痹

胸痹心痛，临床常见疾病，其病机为本虚标实，寒凝、血瘀、痰阻、气滞为其发病之关键。现代人由于饮食结构的改变，腹形肥胖者极为常见，此类患者若患胸痹心痛，在辨证施方的基础上，必须配伍化痰通络之品，所谓"肥人多痰湿""痰阻则血瘀"。

唐某，38 岁，形体肥胖，体重 90kg，身高 172cm。2019 年 4 月 22 日初诊。左侧肩周、上肢畏冷 5 年余，以外侧为主，受寒、天冷则疼痛加重，活动则肿痛，平时关节活动不受限。近 2 年除上症加重外，又出现胸闷胸痛反复发作。

既往病历显示：2015 年外院 OCTT 试验确诊为"2 型糖尿病"。2018 年 5 月 3~7 日外院住院记录示：因发现高血压 3 年入院，最高血压 260/115mmHg，规律服用厄贝沙坦，80mg，每日 1 次。血压控制可。超声：脂肪肝。CT：C_2~C_3、C_3~C_4、C_4~C_5、C_6~C_7 椎间盘突出。24 小时动态心电图：偶发性室性期前收缩，可见成对室性期前收缩，阵发性二度 Ⅱ 型传导阻滞，心室停搏，ST-T 改变，偶发交界性逸搏。冠脉造影：冠脉呈右优势型。左主干未见明显狭窄。前降支近段管状狭窄 70%，TIMI 0 级；前降支中段完全闭塞，TIMI 0 级；第一对角弥漫性狭窄 80%，TIMI 3 级；回旋支近段局限性狭窄 80%，TIMI 3 级；第一钝缘支管状狭窄 90%，TIMI 3 级；第二钝缘支、第三钝缘支管状狭窄均为 90%，TIMI 3 级；右冠中段管壁不规则，TIMI 3 级；右冠远段弥漫性狭窄 80%，TIMI 3 级；右冠-后侧支局限性狭窄 90%，TIMI 3 级。建议：行冠脉 PCI 或搭桥术，患者拒绝。口服常规西药，并多方求中医治疗，病历所示所用中药代表方有血府逐瘀汤、瓜蒌薤白半夏汤、补阳还五汤、温胆汤、当归四逆汤、柴胡疏肝散、四逆汤、乌头赤石脂丸等。病情不稳定，胸闷胸痛频发，每日 5~6 次，纳可，面颊部、环耳生疹成片，色暗红（图 1），二便可，舌质淡红，苔黄腻，脉沉细。

耳部生疹、胸痛、上肢外侧中部冷痛。主要病症集中在这几点，但从西医学来说是三个病：皮肤病、颈椎病、冠心病。但中医诊治疾病讲究整体，从中医理论来分析，三者之间是否有关系呢？从经脉循行思考"三焦手少阳之脉，起于小指次指之端，上出两指之间，循手表腕，出臂外两骨之间，上贯肘，循臑外上肩，……布膻中，散络心包，…系耳后，直上出耳上角，以屈下颊至……"

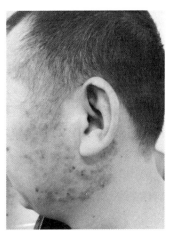

图1　面颊部、环耳生疹

很显然，胸痹心痛-肩部、上肢外侧疼痛-面部疮疹均集中在手少阳三焦经，可以断定手少阳经气不利。上臂冷痛、受寒加重提示阳气亏虚，那么心痛就应该是三焦经脉阳虚寒凝，导致的心脉瘀阻，不通则痛。《金匮要略》说："邪气中经则身痒而瘾疹"，三焦经循于耳部、颊部，经气不利，所以面部生疹。故其病机为三焦、心经寒凝血瘀。因此，治疗大法当为调和手少阳三焦经气，温阳通脉，散寒止痛。处方：柴胡10g，黄芩6g，附片10g，桂枝10g，细辛3g，水蛭3g，山楂30g，川芎10g，葛根30g，鸡矢藤20g，苍术20g，神曲10g，荷叶10g。

方以柴胡、黄芩调和少阳经气。寒凝三焦、心经，以附片、桂枝、细辛温通经脉，散寒止痛。患者形体肥胖，肥人多痰湿，必兼有痰浊痹阻心脉，故以鸡矢藤、苍术、神曲、荷叶化痰燥湿泻浊。痰阻则血瘀，故以水蛭、山楂、川芎、葛根活血化瘀。同时嘱其戒膏粱厚味之品（红肉、动物内脏、海鲜、腌制品）。

2019年5月6日二诊：诉服方5剂后，胸闷即不发作，体重下降4kg，视其面部疹子已完全消失，病情明显缓解，疗效出乎意料。效不更方，以前方加减治疗。

服药治疗1年又4个月，患者体重下降至75kg，随访病情稳定，未发作心痛。

（毛以林）

第十四章 益肾蠲痹法治疗中风的思路探讨及临证应用

【摘要】 梳理中风从肾虚立论的理论基础并比较中风与痹证病因病机，认为两者都具有肾虚的共同病机特点，提出采用朱良春教授益肾蠲痹法治疗中风的观点并介绍该法的具体临证应用，如分期治疗应分清标本缓急、益肾应辨明阴虚阳虚，以及常用虫类药祛邪通络等。应用益肾蠲痹法治疗中风，是对朱良春教授"益肾蠲痹治疗痹证"的学术思想的继承和发展，可丰富中风治疗学的内容，也是中医学"异病同治"的又一体现。

【关键词】 中风；益肾蠲痹；肾虚；虫类药；朱良春

益肾蠲痹法是国医大师朱良春教授（以下尊称朱老）治疗痹证的独特疗法。关于痹证，中医医籍论述如下：《灵枢·五变》"粗理而肉不坚者，善病痹"；《济生方·痹》"皆因体虚腠理空疏，受风寒湿气而成痹也"；张景岳曰："痹证大抵因虚者多"。朱老发皇古义，承前纳贤，认为病之所成，是先因体虚，主要是肾虚，复加病邪深入经隧骨骱使然，并总结出顽痹的特点是"久病多虚，久病多瘀，久痛入络，久必及肾"[1]，故朱老从肾虚立论，提出了益肾壮督以扶正、蠲痹通络以祛邪的治疗理念来治疗痹证。其代表方为益肾蠲痹丸，主要用于治疗类风湿关节炎。中风与痹证有类似的中医病理机制，以下试探讨益肾蠲痹法在中风中医治疗中的应用。

1 中风病机从肾虚立论的理论基础

1.1 中风从肾虚立论的学术渊源

中风从肾虚立论，最早可追溯至《内经》。《内经》认为，中风之发生，为正气不足，复中风邪所致。《素问·脉解》曰："内夺而厥则为瘖痱，此肾虚也。"《灵枢·刺节真邪》曰："虚邪偏客于身半，其入深，内居营卫，营卫稍衰，则真气去邪气独留，发为偏枯。"之后，诸家论治中风都考虑其病理基础为"正虚"，如汉代张仲景《金匮要略·中风历节病脉证并治》中首现"中风"之名，并提出了"正虚邪中"之论；隋朝巢元方《诸病源候论》曰："偏风者，风邪偏客于身一边也，人体有偏虚者，风邪乘虚而伤之"；金元大家李东垣强调中风病机为"正气自虚";明代张景岳倡导"内伤积损"论;清代名医沈金鳌在《杂病源流犀烛》中指出:"曰火曰痰,总由于虚,虚为中风之根也"等等。综合《内经》及各家之说,其所谓"正虚",应当以"肾虚"为主,正如清代名医叶天士在《临证指南医案·中风》所云:"……水不涵木,木少滋荣,内风时起。"清代名医王清任专从气虚立论,并强调"亏损元气是其本源";清代名医怀抱奇在《古今医彻》中更明确指出:"……,而究其根,则在于肾元不足所致"。可见,中风从肾虚论治,有其充分的理论依据。

1.2　中风病机与肾虚相关

一项流行病学调查资料表明,中风的发病率、死亡率随年龄增长而升高,50岁以上者上升明显[2]。另有资料发现,50岁以前,动脉硬化性脑梗死的发病率仅占8%[3]。可见,中风好发于老年人。

《灵枢·卫气失常》说:"人年五十已上为老",认为人在50岁以后即进入老年期。《素问·上古天真论》明确指出,老年期衰老的主要原因为肾衰。多发于老年人的中风之病,通常都有肾虚存在。

有研究表明,肾虚是老年缺血性中风的病机特点之一[4]。现代研究认为,肾虚与神经内分泌系统关系密切,可表现出儿茶酚胺类神经递质及其降解产物的异常释放,进而影响神经信息的传导[5]。实验研究表明,温肾阳类中药能增加脑内乙酰胆碱及单胺类神经递质的含量,增加神经递质受体的数量,从而促进神经功能的恢复[6]。可见,中风之发生多与肾虚相关。

1.3　肝肾不足为中风的病理机制

朱良春教授对中风病机的认识,在承古纳贤之时,力推明代张景岳之论:"凡病此者,多以素不能慎,或七情内伤,或酒色过度,先伤五脏之真阴,此致病之本也。"朱老在《章次公医案》中风案按语中进一步指出:"中风多由肝肾亏于下,气血并走于上,肝阳偏亢,内风时起""中风遗留偏废,多由肝肾阴血不足,不荣筋骨,内风袭络"。所以朱老认为,中风之发生源于肝肾阴血不足。

中医学认为,中风之本在于"虚",肝肾不足为其根本[7]。中风病机虽较复杂,但归纳起来,不外乎虚、火、风、痰、气、血六端。其中,"虚"即是肝肾不足,经络空虚,是致病之本。

经络是运行气血、联络脏腑肢节、沟通上下内外、调节人体功能的一种特殊网络。其生理功能的健全与否,决定于气血之盛衰。经络之血,源于肝藏之血的注入;血之运行依赖于肾之元气的促动,经络之气血的盛衰依赖于肝肾功能之强弱。所以,肝肾不足则脉络空虚,此时易致风、火、痰、瘀之邪闭阻经络,即成偏枯。治疗时,益肾养肝及滋水涵木即能充实脉络,有助于祛邪通络。

2　益肾蠲痹法在中风治疗中的应用

2.1　中风与痹证治则同而治法稍异

比较中风与痹证,在病机方面具有共同点。两者都有"虚"的一面,都与肾虚相关。

两者又都有实的一面，在"虚"之基础上，复加邪气闭阻经隧。病性均为本虚标实，虚实夹杂，肝肾不足为其本，邪闭经络为其标。共同的病机特点决定了两者的治疗应遵守相同的原则。因此，笔者认为朱老"益肾蠲痹"之学术思想可用来指导中风的治疗，此即异病同治。所不同的是，痹证之"益肾"，主要是指温肾阳，因痹证多寒湿也；而中风之"益肾"，主要是滋肾阴，滋水涵木，肝肾同补。所谓蠲痹，即剔除闭阻之邪，实属祛邪之法，有祛邪之力更加迅猛之寓意。朱老认为，由于肾根不坚，痹证与中风之邪均已深入经隧，伏藏难却，故主张用虫类药治疗，其祛邪之力猛悍效著。朱老对于中风的治疗，亦现蠲痹之法迹。

2.2 益肾蠲痹法治疗中风的具体应用

临床实践中，笔者在正确辨证施治的同时，充分运用朱老益肾蠲痹的理论，灵活化裁加减，对中风的整个诊治过程，始终坚守扶正祛邪的原则，疗效明显。具体方法如下。

2.2.1 分期治疗分清标本缓急

（1）急性期（2周以内）：多以标实为主，按照"急则治其标"的原则，侧重祛邪蠲痹，佐以益肾扶正以充实脉络。朱老认为，急性期主要有两种证型。一是肝阳上亢，内风肆扰；二是痰热壅盛，蒙窍阻络。所以，常用的治法应当是平肝潜阳、搜风化痰、泄热通腑、化瘀通络等。这些方法，无非是剔除闭阻经络之邪，即所谓蠲痹。常用药物有天麻、钩藤、全蝎、地龙、水蛭、炮穿山甲、羚羊角粉、生大黄、芒硝、陈胆南星、全瓜蒌、鲜竹沥、石菖蒲、桃仁、红花、丹参、黛蛤散、豨莶草、威灵仙等。

（2）恢复期（2周以上，6个月以内）：标实已去六七，此时应当益肾与蠲痹并举，两者不可偏废，才能互为作用，形成合力，促成康复。益肾常用生地黄、熟地黄、枸杞子、楮实子、桑椹子、龟甲、山药、紫河车等。蠲痹常用虫类药，如地龙、僵蚕、全蝎、蜈蚣、地鳖虫、水蛭、露蜂房等。

（3）后遗症期（半年以上）：本虚为主，余邪未尽。重点补益肝肾，益气养血，充实脉络。余邪缠绵难清，当以虫蚁搜风剔络。常用人参、黄芪、熟地黄、当归、白芍、枸杞子、楮实子、桑椹子、龟甲、山药、紫河车、鹿角胶等，蠲痹常用穿山龙、桂枝、桃仁、红花、赤芍、生三七、路路通、鸡血藤、牛膝及虫类药。

整个治疗过程，按照标本缓急的治疗原则，适时调整益肾扶正与蠲痹祛邪的药物权重。特别在中风恢复期、后遗症期可以酌情使用益肾蠲痹法调治。

2.2.2 益肾重在辨明阴虚阳虚

益肾蠲痹丸的组成药物有熟地黄、当归、淫羊藿、全蝎、蜈蚣、露蜂房、骨碎补、地龙、乌梢蛇、延胡索等。临床资料显示，本方对痹证属寒湿型、痰瘀型者疗效较显著，而对于阴虚或湿热型痹证疗效欠佳[8]。从其组方特点分析，不难看出，其中淫羊藿、露蜂房、骨碎补有温肾助阳之功，故益肾蠲痹丸是偏温性的，这是因为痹证多属寒湿，这里的益肾，仅指温肾助阳。对于阴虚型痹证或湿热型痹证，朱老常加用滋阴清热类药，如天冬、麦冬、生地黄、知母、玄参、石斛等，或清热化湿类药，如黄连、黄柏、苦参、龙胆草、泽泻、六一散等。

中风之虚，主要责之肝肾阴虚。肝肾同源，故笔者在采用益肾法治疗中风时，认为应当与朱老益肾蠲痹丸之"益肾"有所区别，不能完全照搬。这里的益肾，应当具有更广泛的外延，包括补益阴阳气血。当然滋养肝肾之阴为其根本，所谓滋水涵木，肝肾同补，并达滋阴息风之目的。常用药物：生地黄、熟地黄、楮实子、桑椹子、枸杞子、女贞子、山萸肉、白芍、何首乌、龟甲、鳖甲。

中风之虚，少部分责之肾阳虚。喻昌《医门法律》曰："偏枯不仁，要皆阳气虚馁，不能充灌所致。又如中风卒倒，其阳虚更甚。设非阳虚，其人必轻矫便捷，何得卒倒耶。"有学者认为，中风后期即后遗症期多见肾阳亏虚、气虚血瘀、脑络痹阻的病机特点[9]。也有学者认为，肾阳虚是中风后遗症的常见证型之一[10]。临证中遇见此类证型时，可用朱老的培补肾阳汤（淫羊藿、仙茅、怀山药、枸杞子、紫河车、甘草）加减，或直接另服益肾蠲痹丸每次 8g，每日 2 次。

综上，中风之益肾，主要指肾阴，涉及肝阴，即所谓肝肾不足，应当滋水涵木。当然，临证时还应当正确辨证，对于肾阳不足者，可按照朱老治痹证之益肾，主要指温肾助阳之本意施予汤药加减，或直接予益肾蠲痹丸。

2.2.3　常用虫类药祛邪通络

痹者，闭也，阻塞不通之意。蠲痹，即指祛邪通络。中风之病，实质亦为邪气闭阻经络，经气不利使然，故祛邪通络，实则亦为蠲痹，只是祛邪作用不如后者强烈而已。其方法包括祛风、化痰、降火、通腑、活血化瘀、行气通络。由于风邪存在于中风之病的全过程，无论病情轻重，均见风证之候[11]，并且朱老认为，中风之"风"，根起于肾，而荡于肝，又由于肾为五脏之根，故中风之风邪为虚邪贼风，根痼难祛，亦非一般草木之力所能达。因此朱老治疗中风，亦喜用虫类药以搜风剔络即所谓蠲痹，而非一般程度上的祛风通络。常用全蝎、蜈蚣、地龙、僵蚕、水蛭、乌梢蛇、龟甲、鳖甲。在常规辨证施治的基础上，尽量使用虫类药，常能明显提高疗效，这正体现了朱老创制益肾蠲痹丸时配伍虫类药的指导思想，"组方用药时，又根据虫类药'搜剔钻透祛邪'的特点，集中使用之，有协同加强之功"[8]。

唐宋之后，中风以内风学说为主流，目前依然。肝肾不足、经络空虚为其本，邪闭经络为其标。病性为本虚标实、虚实夹杂。治疗原则当急则治其标，缓则治其本，扶正祛邪，标本兼治。治本当从肾虚立论，补益肝肾，滋水涵木为主。治标当平肝潜阳、搜风化痰、泄热通腑、化瘀通络等。临证中，笔者分别针对风、痰、瘀、火、热、虚等，在正确辨证的同时，充分应用朱老益肾蠲痹的学术思想指导中风的治疗，并善用虫类药，取得了较为显著的疗效，这不仅是对朱老学术经验的继承，同时将之推广应用，亦是对朱老学术经验的进一步发展。

（田　华）

参 考 文 献

[1] 朱良春. 痹证研究回顾与展望[J]. 山东中医杂志，1994，（2）：55.

[2] 薛广波，于秉学，王笑中，等. 中国城乡脑血管病的流行病学研究[J]. 第二军医大学学报，1991，（3）：201.

[3] 贾文魁. 中风的发病年龄与病因病机[J]. 山西中医，2002，（3）：62.

[4] 周清安，李建生，王至婉，等. 肾虚血瘀在老年缺血性中风发病中的地位及意义[J]. 中国中医急症，2003，（1）：67.

[5] 陈忠良. 中医的肾虚与神经系统的关系及其临床意义[J]. 福建医药杂志，1989，（3）：21.

[6] 李承军，刘瑞华，陈玉英，等. 衰老大鼠的神经递质代谢特点及温肾阳中药对代谢的影响[J]. 中国中医基础医学杂志，1997，（6）：19.

[7] 田德禄. 中医内科学[M]. 北京：人民卫生出版社，2002：271.

[8] 朱良春. 医学微言[M]. 北京：人民卫生出版社，1996：74.

[9] 展文国. 裴正学辨证分型治疗中风[J]. 实用中医内科杂志，2014，（10）：13.

[10] 周文泉. 中风后遗症的病机与论治[J]. 中西医结合杂志，1990，（6）：328.

[11] 杨牧祥，于文涛，魏萱，等. 缺血性中风患者证型分布规律的研究[J]. 中医药学刊，2006，（9）：1593.

第十五章 朱婉华运用"扶正消癥法"治疗肺癌临床经验分析

【摘要】 朱婉华是我国首批国医大师朱良春先生的学术继承人。从医 40 余年，在朱老经验的基础上，在中医药治疗风湿病、肿瘤领域形成了自己独特的临床治疗体系。本文将以肺癌为例，总结其运用、发挥首届国医大师朱良春先生开创之"扶正消癥法"辨证施治、方药运用、饮食宜忌、身心同治等经验，分析其对肿瘤中医治疗的临证思路。

【关键词】 肺癌；扶正消癥法；饮食宜忌；身心同治；天人合一

朱婉华，是我国首批国医大师朱良春教授的学术继承人，江苏省名老中医药专家传承工作室建设项目专家及指导老师。其从医 40 余年，善于继承和创新，在中医药治疗风湿病、肿瘤领域已形成自己独特的临床治疗体系，参加过 14 本著作和 5 部大型工具书的编写。在各级各类杂志发表学术论文 50 余篇，其中 20 余篇获国际、国内优秀论文奖，主持和参与多项国家、省部级研究项目。朱师对于肿瘤中医治疗有独特的辨治思路和经验，临床疗效显著。本文以肺癌为例，对其中医肿瘤临床经验进行阐述。

1 扶正祛邪相结合——"扶正消癥法"大法

对于肿瘤的辨治，朱婉华继承朱老治癌的学术思想[1, 2]，认为肿瘤的治疗在于"扶正"和"祛邪"两个方面。早期以祛邪为主，中期应攻补兼施，晚期则以扶正为主，佐以祛邪，同时将草木药与虫类药相结合，疗效显著。由于肿瘤起病的隐匿性，临床上确诊时往往已是中晚期，所以对于肿瘤的中医治疗，必须注意攻不伤正，时刻注意气血之调燮，侧重补益脾肾，方可缓解症结，延长生存期。

朱良春先生创立了扶正消癥法，又创立了扶正消癥方，即是调益正气与攻坚逐邪相结合，攻邪不伤正，养正积自消。扶正消癥方中以仙鹤草、生黄芪益气固本以扶正[2,3]，守宫、僵蚕、莪术、白花蛇舌草等清热解毒以消癥，生甘草健脾补中，调和诸药。其中仙鹤草和生黄芪剂量应大，仙鹤草用到 80g 以上（煎汤代水），生黄芪用至 50g 以上，以增强扶正固本、补益气血之功[2]。莪术与黄芪为对，行气破血，消积止痛。守宫、僵蚕等虫类药化痰散结，攻补兼施。白花蛇舌草等草木药清热解毒，化瘀散结，与仙鹤草、生黄芪相伍，祛邪而不伤正。该方为朱师治疗肿瘤之基本法，此法应用于肺癌、肠癌、胃癌、肝癌、胰腺癌、脑瘤、恶性淋巴瘤等多种肿瘤疾病均有较好疗效。

此外，朱师继承先人经验，在注意固护正气的同时，重视辨治的持重和应机[4]。所谓持重，指辨证既明，用药宜专，在辨证明确的情况下，应该以专方专药对证论治，用方宜精炼，药物剂量应精准。应机则指病机已变，方药既变，即指用药要灵活应机，要抓住疾病变化的契机，随证变化，临证效若桴鼓。故在临证治疗时，尤其是对于住院治疗的患者，朱师常以3日为一期调整治疗方剂，及时辨证施治，往往药到病除，疗效显著。

2　扶正消癥法治疗肺癌经验

肺癌是最常见的恶性肿瘤之一，其发病率逐年上升，病死率居于恶性肿瘤之首位[5]。中医药治疗可贯穿肺癌治疗全程，不仅可以缓解不适症状，提高生活质量，减轻放疗、化疗、靶向、免疫治疗的毒副作用，还可以提高疗效[6]。国医大师朱良春先生认为对于肿瘤等疑难病的治疗应秉持"百病不治，求治于肾""百病多由痰作祟，顽疾必兼痰和瘀"，认为虚、痰、瘀等病理因素贯穿疾病始终，同时应以虫类药与草木药相合以攻补兼施[2,3]。朱师在肺癌的中医临床辨证治疗中，继承朱老"扶正消癥相结合"学术理念，应用八纲、脏腑、卫气营血、三焦辨证，着重调益脾肾，化痰逐瘀，虫草相合，持重应机[1-4]。故在扶正消癥方的基础上，常加用六君子汤以益气健脾，兼以化痰，加强扶正之功效。同时，对于长期服药的患者，应注意固护胃气。因六腑以通为用，故常用四君子汤加减，配合莪术、凤凰衣为对益气健脾，化瘀和胃。

中晚期肺癌患者临床上往往有身热不解，气急鼻扇，咳嗽喘逆，口渴，舌苔薄白或黄，脉浮数等症状，这正与张仲景《伤寒论》之表寒里热证相合，故若有如上症状时，常在主方前提下，加用麻杏甘石汤加减，以解表清里，止咳平喘，临床疗效显著。

同时，若患者有咳嗽痰多，痰黄白相兼者，常以鱼腥草、金荞麦、炒黄芩、炒牛蒡子等清热化痰，宣肺利咽。其中，金荞麦剂量多为60g，鱼腥草多为30g，以加强其清热化痰利肺之功。若咳嗽剧者，可用蒸百部、炙紫菀、款冬花理气止咳化痰。若痰多色白，质黏难咯，则宜用白苏子、莱菔子理气化痰，痰黏稠较重者可加用白芥子，取三子养亲汤之意，以加强化痰豁痰之功。

若有气阴两虚者，如神疲乏力，干咳不已，口舌干燥，舌红苔少，可加用南沙参、北沙参、川石斛、天冬、麦冬、生地黄、熟地黄等养阴益气。若肝肾阴虚，如腰酸胁痛，眩晕耳鸣，潮热盗汗，五心烦热等，则加用女贞子、墨旱莲、枸杞子、生地黄、熟地黄、山萸肉、龟板胶、鳖甲等滋补肝肾之品。若阳虚明显，如畏寒怕冷，腰背及手足发冷等，则宜用制川乌、川桂枝、肉桂、干姜、淫羊藿、巴戟天、淡苁蓉、鹿角片、鹿角胶等温阳之品。若血虚者，症见面色萎黄或苍白无华，乏力气弱等则加用鸡血藤、牛角腮、油松节2～3味祛风益肾，养血止血。以上证治，须根据患者体质、病势而生而动，非拘泥一药，当随证加减。

3　转移癌、胸腹腔积液等治疗经验

肺癌易出现肺门、纵隔、锁骨上等淋巴结转移，同时晚期肺癌较易转移侵犯的脏器有脑、骨、肾及肾上腺等，部分也会出现肝、消化道、皮肤、腹腔等转移，易出现渗出性胸腹腔积液等。故对于晚期肺癌患者的中医治疗应辨病与辨证相结合，方药应用灵活多变。

3.1　淋巴结转移

若患者有淋巴结肿大等痰核之症，在基本处方基础上，宜加用炮山甲片、荔枝核等软坚散结，阴虚者可加用鳖甲、龟甲以滋阴软坚。

3.2　脑转移

朱师常用我院协定方胶质瘤方，该方由制南星、石菖蒲等化痰开窍、清热散结之品组成。同时应配合利湿逐水药物以改善局部水肿，如茯苓、猪苓、泽泻、车前子、葶苈子、地龙等。

3.3　骨转移

朱师常以补骨脂、骨碎补、淫羊藿、鹿角片、鹿角胶、龟板胶、制南星、地龙、全蝎以补骨益肾，化瘀化痰。若有骨转移疼痛者，常以生南星（加生姜 3 片煎 1 小时）、生水蛭等化痰化瘀，延胡索、川楝子、徐长卿、六轴子等行气化痰，活血化瘀止痛。另外，也可采用中药熏蒸、针刺、艾灸、盐包热熨等方法改善局部疼痛，有起效较快、持续止痛效果稍短等特点，可在止痛治疗末期缓解疼痛症状，适当延长无痛期。

此外，对于有形之癌肿疼痛者，常用蜈蚣活血化瘀，若血瘀重者，可加全蝎、露蜂房、地鳖虫、水蛭或鼠妇等加强攻邪化瘀止痛之功[2]。

3.4　肝转移

对于此类患者，朱师在主方基础上，加柴胡、广郁金、制香附、枳实、枳壳、泽兰、泽泻、生白芍等疏肝理气，解郁消肿。若有肿瘤致黄疸者，加用绵茵陈、垂盆草、田基黄、虎杖、生山栀等清肝退黄。在扶正消癥基本法基础上，以上述草木药，配以全蝎、蜈蚣、地龙、地鳖虫等化瘀散结止痛，炙鳖甲、赤芍、白芍以养阴凉血，柔肝养肝，以及九香虫、蛴螬虫等虫类药物行气消胀，以行气血，逐痰瘀，消胀满，清肝疏肝，养肝柔肝，解郁消积，临床疗效卓越。

3.5　消化道转移

病在中上焦者，可以藿香梗、紫苏梗理气解郁，炙刺猬皮、鸡内金散结消瘀，蛴螬虫行气解毒，消肿通便，白芷、白及、血余炭等止血，必要时配合左金丸、煅瓦楞子、生牡蛎制酸和胃，既使中焦气机得畅，痰瘀得除，又能健脾和胃，使正气得复。病在中下焦者，若有下血时作，可予生地榆、红藤、败酱草清热凉血，活血化瘀。若便秘时作者，可予生白术、生薏苡仁或炒薏苡仁健脾利湿，兼以通腑，生白芍或炒白芍缓急止痛，制大黄、虎杖清热通腑化瘀。若排便艰难，肠道不完全梗阻或多日无便意者，可用中药保留灌肠以通便。若有腹痛时作者，可配以九香虫、蜣螂虫、徐长卿、生蒲黄等药物行气止痛。若中虚脏寒，腹痛绵绵者应以理中丸、补中益气汤、黄芪建中汤、芍药甘草汤等良方出入，亦可用中药熏蒸、艾灸、针刺、盐包热熨阿是穴，或经络相应穴位如合谷、足三里、阳陵泉、内关、中脘、神阙、关元、气海等应用外治法缓解疼痛。

3.6　胸腔积液、腹水

胸腔积液按病情寒热、病邪轻重，常应用五苓散、猪苓汤、济生汤、葶苈大枣泻肺汤、苓桂术甘汤、小青龙汤等方剂温阳健脾益肾，利水逐饮。腹水者可加用楮实子、庵茴子补肾清肝，化瘀利水。有水饮病者，也可加蝼蛄、蟋蟀（去头足）利水消肿[2]，以该二药擅于通利水道，引周身及胸腔积液、腹水于二便分消，水肿既除。以上配合青木香、枳实、厚朴、大腹皮等行气消胀之品，可缓解胸胁、脘腹胀闷等气机不畅症情。

4　注重饮食宜忌，改善饮食结构

常言道："病从口入"。目前认为饮食是肿瘤重要的致病因素[7]。如近年来国内外出现了吃红肉易致肿瘤转移的相关报道，而后在国际上引发争论[8, 9]。而在此前多年，朱师通过大量临床观察，即提出了改变患者饮食结构的倡导，良好的饮食结构有助于疾病的治疗。肿瘤患者的饮食应以素食和清淡饮食为主，即宜多食用新鲜的植物食材，饮食宜清淡，不宜吃红肉、细鳞鱼、烧烤油炸、生冷腥膻、腌渍腐败、高盐高糖高脂、熏烤加工等食物，忌烟酒，对于虾蟹、海物等中医认为的"发物"也应控制。不能妄补，过度的营养摄入只能加重症情，正所谓过犹不及。而过度或不当地摄入所谓"补品"对于肿瘤的治疗更是雪上加霜。同时，应注意饮食节律，切忌暴饮暴食、不应时，要做到饮食规律、合理。朱师对来诊患者都会耐心详尽地为其讲解饮食宜忌，指导患者自发地改变饮食习惯和结构，从而达到系统全面的治疗效果。

5　重视身心同治，力求天人合一

肿瘤的产生和发展，与患者情绪异常有重要的关联[3, 10]，内伤七情，百病从生。肿瘤患者往往在患病之前就存在着自己也未知的不同的不良情绪状态。在患病后常出现未知疾病前，情绪易出现心神无主，患得患失，得知症情后，其焦虑、恐惧等情绪会不同程度地更加突出，影响患者睡眠饮食，加重躯体症状，严重影响疾病治疗及预后。朱师谨遵朱老注重调节情志，重视"话疗"原则[3]，常言："医者多言一语，胜似良药一剂。"朱师每每诊见患者时，仔细判断其对疾病的认知，通过不同的沟通方式，改善其不良情绪。同时，鼓励其他患者现身说法，以自身为例讲述治疗过程，给予患者切身的鼓励。患者往往来诊时全身无力，面色灰败，愁容满面，结束时则自觉双腿有力，面色显见红润，心悦诚服，情绪稳定。可见心理调节对治愈顽疾意义重大。此外，朱师建议患者晨起及睡前半小时进行冥想，帮助患者排除杂念，安定心神。

改善生活状态，以"天人合一"为目标，是肿瘤患者重要的基础治疗。正如《素问·上古天真论》中所言："夫上古圣人之教下也，皆谓之虚邪贼风，避之有时，恬淡虚无，真气从之，精神内守，病安从来。"朱师常言："患者是患者自己最好的医生"，常劝解肿瘤患者摒除杂念，应四时而起居，即《素问·四气调神大论》中所言，春、夏季均宜"夜卧早起"，秋季宜"早卧早起"，冬季宜"早卧晚起"。对于睡眠的调节注重"子午觉"，即每日应在子时（23点至次日1点）之前入睡，在午时（11～13点）适当补眠，最大程度地保证睡眠质量，帮助人体自我修复。

同时，朱师认为，适当的运动对于机体有益无害，可以通过适度的日光下行八段锦、五禽戏、太极拳等中医养生健身功法，瑜伽、快步走等轻中度运动，补充阳气，改善患者气血运行。以上方法配合中医艾灸、针刺、穴位按摩，以及中药足浴、熏蒸等方法联合治疗疾病，往往事半功倍。

国医大师朱良春教授有言："没有不'治'之症，只有不'知'之症"[2]，朱师常以朱良春先生毕生的座右铭"发皇古义，融会新知"为目标，教导吾辈应以"经典是基础，传承是关键，实践是根本"，高尚医德，精研医术，造福大众。这是她从医以来一直遵循的医道，吾辈也将遵循先贤及恩师脚步，为肿瘤等疑难疾病的治疗、突破贡献力量。

（王鹤潼，蒋　恬，顾冬梅　指导老师：朱婉华）

参 考 文 献

[1] 吴坚，李靖，高想，等. 朱良春教授治疗肿瘤经验撷萃[J]. 四川中医，2012，30（7）：9-11.

[2] 朱良春，朱步先，何绍奇，等. 朱良春医集[M]. 长沙：中南大学出版社，2010.

[3] 刘西强，顾冬梅，沙滨，等. 朱良春治疗肿瘤扶正思想探析[J]. 中国中医基础医学杂志，2016，22（5）：612-613.

[4] 陈党红，朱良春. 朱良春治痹薪传实录[M]. 北京：人民卫生出版社，2017.

[5] 王丽萍. 肺癌免疫治疗现状及展望[J]. 中华实用诊断与治疗杂志，2017，31（2）：105-110.

[6] 刘见荣，可飞，谭佳妮，等. 论肺癌中西医结合治疗概况[J]. 辽宁中医药大学学报，2019，6（21）：79-83.

[7] 蒋红. 饮食与肿瘤[J]. 实用医技杂志，2007，14（7）：885-886.

[8] 夏丹乔，胡柯，张慧，等. 肉和肉制品致癌风险的研究进展[J]. 教育教学论坛，2018，12：114-116.

[9] Van den Brandt PA. Red meat, processed meat, and other dietary protein sources and risk of overall and cause-specific mortality in The Netherlands Cohort Study [J]. Eur J Epidemiol，2019，34（4）：351-369.

[10] 毛启文. 肺癌患者合并情绪障碍的临床观察分析[J]. 世界最新医学信息文摘，2018，18（59）：69-71.

第十六章　李艳传承国医大师李济仁论治脉痹之思路与方法

【摘要】　痹证是临床顽病，害人尤甚。脉痹为五体痹之一，西医学静脉炎、大动脉炎及雷诺病等疾患属"脉痹"范畴，中医药对此具有独特优势。李艳教授传承国医大师李济仁治痹思想，认为脉痹发病内有气血不足，外受风寒湿热之邪，基本病理改变为虚、痰、瘀。初期偏于祛邪，后期多予扶正。临证时予以温经散寒、活血化瘀治疗阳虚血瘀证，除湿化痰、活血通络治疗痰湿阻络证，益气养血、活血通络治疗气血两虚证，清热解毒、凉血化瘀通络治疗热毒血瘀证。

【关键词】　国医大师；李济仁；脉痹；传承

李艳为安徽省名中医，博士研究生导师，国医大师李济仁学术传承人，国家级非物质文化遗产"张一帖内科"代表性传承人，国家中医药管理局重点学科中医痹病学科带头人，第六批全国老中医药专家学术经验继承工作指导老师。笔者作为第六批全国老中医药专家学术经验继承人，有幸侍诊左右，偶有心得。

痹证是临床常见疾病，害人之甚也。中医诊治痹证疗效明确、优势明显，古今医家论述丰富。《黄帝内经》最早提出了痹之病名，并专辟"痹论"篇，对其病因病机、证候分类及转归预后均做了详细论述。后世医家论痹从风寒湿热者众之，从五体、五脏论述者寡之。自《金匮要略》倡三痹学说并奠定了治疗学基础后，后世多言三痹，五痹之说日趋淹没[1]。然临床上如能注重从五体、五脏论治，可在明确病证本质上掌握其发生发展变化规律，具有重要临床意义。李艳主任为国医大师李济仁先生主要学术传承人，幼承家学，多有创新，诊治痹证近 40 年，颇有心得。本文主要探讨李艳主任诊治五体痹之脉痹的思路与方法。

1　病名溯源

"脉痹"之名首见于《黄帝内经》，"风寒湿三气杂至，合而为痹也……以夏遇此者为脉痹"，并指出"痹在于脉则血凝而不流"。《素问·四时刺逆从论》曰："阳明有余，病脉痹。"《诸病源候论》指出："夏遇痹者为脉痹，则血凝不流，令人痿黄。"《痹证通论》曰："凡风、寒、湿、热、毒等邪侵入血脉，气血滞涩甚至瘀闭不通，或外邪久羁，耗气伤血，脉道空虚，出现脉搏减弱甚或消失，患肢麻木、酸胀、疼痛者谓之脉痹证"[2]。杨丽娜等[3]通过整理医籍论述，梳理脉痹源流，界定脉痹是因营卫失调，腠理空虚，风寒湿邪乘虚侵入血脉，脉道瘀阻所致，临床以肌肉着席而痛、身体不仁、四肢痹痛等肢体相关证候，伴见萎黄、面颜脱色、身时热、脉空虚等头面及全身证候为特征的疾病。

2　病证要点

本病病位在脉，日久可传心，损及脑、肾。病因为气血不足，脉道空虚。脉道乃气血运行之通道，若脾胃虚弱，化源不足，可致气血亏虚，脉道失充；又或先天不足，肾精亏虚，精不化血；又或肝气郁结，情志不遂，劳心耗神，伤及气血；亦或外伤失血，等等，皆可致脉道空虚。内有气血不足，外受风寒湿热之邪，邪入血脉，阻滞脉道，痰瘀互生，脉痹遂成。本病基本病理改变为虚、痰、瘀。本病的证候主要有"血凝而不流""令人萎黄""其脉左寸口脉结而不流行，或如断绝者是也"等。其发展趋势是："脉痹不已，复感于邪，内舍于心。"脉痹必有瘀，应注意有寒、热、痰、湿之不同，当分别予以温通、清热、化痰、除湿之法。初期多实，后期多虚。初期偏于祛邪，后期多予扶正，虚实并见者当扶正祛邪。

3　临证论治

脉痹是一种在临床中有着重要意义的风湿病，易出现病情缠绵难愈，乃至并发溃烂、昏厥、偏瘫，预后较差[4]，中医药治疗脉痹具有明显优势。有学者对脉痹诊治进行了论述，刘中勇[5]认为，诊治脉痹当重经典、抓主症、辨舌脉、审标本、调阴阳，同时注重饮食、起居保健。金实[6]提出，脉痹辨证需分寒热两端，治以"蠲痹和络"为大法，辨别痹痛与络滞的轻重，重视方药调遣。张伯礼[7]认为，治疗脉痹要把握好祛邪与扶正的关系，注重整体而治，顾护中焦，补疏相合，润燥兼顾，并强调合理调护。李艳主任认为本病致病原因比较复杂，外因多与久居湿地、步履冰雪、负重远行等，致风、寒、湿、热入侵有关。内因主要为正气亏虚、阴阳失调。与嗜食肥甘厚味、辛辣烟酒也密切相关。术后、外伤、久病等长期卧床是重要的诱发因素。病机为气血津液运行失常，导致血脉痹阻而发病，临证时多分为阳虚血瘀证、痰湿阻络证、气血两虚证、热毒血瘀证。

3.1　阳虚血瘀证

症见：脉搏减弱或消失，患处皮温减低，麻木冷痛，得温缓解，遇寒加重。神疲乏力倦怠，面白唇淡，小便清长，舌暗淡苔白，脉沉微。治以温经散寒、活血化瘀。予以温阳复脉汤加减，药用制川乌、制草乌、桂枝、当归、川芎、黄芪、活血藤、鸡血藤、土鳖虫、生薏苡仁、炒薏苡仁、青风藤、蜈蚣。

3.2　痰湿阻络证

症见：脉搏减弱或消失，患肢沉重酸痛，头重如裹，困倦怠惰，脘痞纳差，大便黏滞，舌胖或有齿痕，苔白腻，脉滑。治以除湿化痰、活血通络。予以指迷茯苓丸合三子养亲汤加减，药用茯苓、芒硝、枳壳、半夏、陈皮、瓜蒌、白芥子、莱菔子、生薏苡仁、炒薏苡仁、地龙。

3.3　气血两虚证

症见：脉搏减弱或消失，形体消瘦，神疲乏力，心悸气短，头晕目眩，患肢麻木不仁，舌淡苔薄，脉沉细。治以益气养血、活血通络。予以人参丸加减，药用炙黄芪、红参、当归、熟地黄、丹参、桂枝、鸡血藤、活血藤、茯苓、炙甘草。

3.4　热毒血瘀证

症见：脉搏减弱或消失，身热面赤，患处胀痛，可伴有关节红肿热痛或结节性红斑，口干咽燥，溲黄便结，舌红绛有瘀斑，苔薄黄，脉数。治以清热解毒、凉血化瘀通络。予以四妙通脉汤，药用金银花、蒲公英、野菊花、土茯苓、生石膏、知母、生地黄、牡丹皮、地龙、丝瓜络、玉竹、甘草。

4　典型病案

患者，女，62岁。

主诉　双手指端发胀色白伴知觉障碍2年余。

患者自2015年始，自觉双手手指发胀、色白，伴知觉障碍。遇冷、风吹则症状加重，手指小关节受压时有疼痛感。刻下神疲乏力，畏寒倦怠，面白唇淡。饮食、二便尚可，睡眠一般，多梦易醒。舌暗淡苔薄白，脉微。

中医诊断　脉痹（阳虚血瘀）。

治则　温经散寒，活血化瘀。

首诊处理　①温阳复脉汤加减。制附片9g，桂枝15g，当归15g，川芎12g，黄芪40g，活血藤25g，鸡血藤25g，土鳖虫10g，生薏苡仁20g，炒薏苡仁20g，青风藤10g，片姜黄10g，土茯苓30g，伸筋草10g，桑枝15g，路路通15g。15剂，水煎服，日1剂。②避风寒，忌寒凉之物。

二诊　服上药后无明显改善，现患者仍有双手十指发胀、色白，遇冷、风吹则加重，遇暖后指尖变紫。伴知觉障碍，手指小关节受压疼痛。诉平时疲劳易乏，时有夜间下肢水肿。饮食、睡眠一般，多梦易醒，二便尚可。舌暗淡苔薄白，脉微。处理：上方减制附片、生薏苡仁、炒薏苡仁，黄芪增至60g，加制川乌9g，制草乌9g，干姜12g，生甘草9g。7剂，每日1剂。

三诊　服上药后诸症较前好转，一般情况尚可，现仍有手指发胀、色白，双手关节浅表感觉减轻，右手中指指端关节尤甚，饮食尚可，睡眠较前明显好转，二便尚可。舌暗淡苔薄，脉微。处理：上方加生地黄 20g，蜈蚣 2g。7 剂，每日 1 剂。

四诊　服上药后诸症较前有所缓解，手指发胀好转，仍有肢冷色白。饮食尚可，睡眠一般，二便尚可。舌暗淡苔薄，脉微。处理：上方减青风藤、片姜黄，加雷公藤 10g，巴戟天 25g。7 剂，每日 1 剂。

五诊　服上药后诸症有缓解，现患者双手十指发胀稍有好转，手部温度有所上升。饮食可，睡眠一般，二便可。舌暗淡苔薄，脉微。处理：上方减桑枝、桂枝、制草乌、巴戟天，加制附片 12g，生白芍 25g，片姜黄 25g，青风藤 10g。10 剂，每日 1 剂。

六诊　服上药后症状缓解，现患者双手冷感好转，手部温度较前上升，饮食可，睡眠一般，二便可。舌暗淡苔薄，脉细弱。上方继服 10 剂。

七诊　患者服上药后，症状改善，舌暗苔薄，脉细弱。上方继服 10 剂。

八诊　患者刻下双手颜色几如常人，无明显胀痛，双手麻木基本消失，畏寒肢冷不显，食纳可，夜寐安，二便调。舌暗苔薄，脉细弱。处理：上方减青风藤、雷公藤，加桂枝 15g，巴戟天 20g。15 剂，每日 1 剂。

按　本案患者以双手指端发胀色白伴知觉障碍为主要表现，且遇风寒则加重，伴有神疲乏力，畏寒倦怠，面白唇淡，舌暗淡苔薄白，脉微。四诊合参辨病为脉痹，证属阳虚血瘀证。阳气亏虚，温煦之功失常则畏寒肢冷，推动之功失常则气血凝滞，手指失养可见发胀色白伴知觉障碍。面白唇淡为气血不能上荣所致。神疲乏力畏寒为阳虚之表现。舌脉之象则为阳虚血瘀之表现。针对阳虚血瘀治疗当予以温经散寒、活血化瘀。自拟温阳复脉汤加减治疗。药选制附片、桂枝温阳散寒，黄芪、当归、薏苡仁健脾益气养血，川芎、鸡血藤、活血藤、土鳖虫、片姜黄活血祛瘀，伸筋草、桑枝、路路通、青风藤、土茯苓通络止痛。本案治疗历经数月，予以温阳、健脾、益气、养血、祛瘀、通络诸法，终取得较好疗效，彰显中医药辨证用药之优势。

（王传博，李　艳，舒　春　指导老师：李济仁）

参 考 文 献

[1] 李艳. 国医大师李济仁[M]. 北京：中国医药科技出版社，2011：241.

[2] 李济仁，仝小林. 痹证通论[M]. 北京：人民军医出版社，2011：37.

[3] 杨丽娜，李明，董全伟，等. 脉痹考辨[J]. 中华中医药杂志，2019，34（1）：75-77.

[4] 李满意，娄玉钤. 脉痹的源流及相关历史文献复习[J]. 风湿病与关节炎，2014，3（10）：54-61.

[5] 徐驷，张腾云，邓鹏，等. 刘中勇教授治疗脉痹经验[J]. 中医药通报，2013，12（2）：25-27.

[6] 刘潋潋，汪悦，魏刚. 金实治疗脉痹经验探析[J]. 辽宁中医杂志，2016，43（9）：1842-1845.

[7] 李霄，马妍，崔远武，等. 张伯礼辨治脉痹经验[J]. 中医杂志，2018，59（14）：1189-1192，1197.

第十七章　杨志敏运用"气机升降相因"论治疗阳虚痰瘀鼾眠

【关键词】　鼾眠；气机升降相因；阳虚痰瘀

阻塞性睡眠呼吸暂停综合征（OSAHS）目前在全世界发病率很高[1]，而且容易对其他的疾病产生潜在的危害，可以说 OSAHS 也是心脑血管疾病的其中一个独立危险因素[2~4]，其患病率、病死率逐年上升，在中医方面以"鼾眠"为名，患者通常有白天嗜睡、睡眠时严重打鼾和反复的呼吸暂停现象。杨志敏教授，主任医师，博士生导师，中国中医科学院中青年名中医、广东省名中医。全国老中医药专家学术经验继承人，师承国医大师颜德馨教授、邓铁涛教授、张学文教授、樊正伦教授。杨志敏教授重视天人相应，因时、因地、因人地对患者进行针对性治疗。擅长运用圆运动的学术理论及扶阳法治疗阳虚型睡眠障碍。笔者师从杨志敏教授 12 年，目前致力于阳虚型睡眠障碍的中医药治疗及研究。杨志敏教授运用"气机升降相因"论治疗阳虚痰瘀轻中度睡眠呼吸暂停综合征，重视调畅气机的升、浮、降、沉，同时还关注患者的体质禀赋、心理性格特征，认为此病病机是脾肾阳虚为本，痰瘀互结为标，通过调节阳气在体内的运行化生，从而治疗阳虚痰瘀型鼾眠。

1　病因病机

根据既往研究，目前针对鼾眠有较为统一的观点，病机总属营卫不调、气机升降失常，气道壅塞不利，邪扰神机发为鼾眠[5]。病因不外乎外感和内伤，以内伤多见。包括情志失调，心脾受损，而致郁火内盛，气机枢机不利；或是邪毒化热内郁，导致肺气壅塞；或是肥胖体质，脾胃运化不足，痰湿内蕴，郁而化热；又或是肝胆之热上扰清窍，导致热气壅闭气道所致。可以说鼾眠为本虚标实之证，或虚实夹杂。本虚有气虚、阴虚、阳虚，标实有痰浊、湿热、瘀血、气滞。

2　阳虚痰瘀型鼾眠的病因病机

2.1　阳气虚耗，阴阳转化失司

近几十年来对鼾眠的临床研究，多是对以痰湿阻滞为核心病机的传统辨证论治思路的验证，验之于临床，尽管能取得一定疗效，但往往疗效不稳定，从长期疗效观察来说也欠佳。

《灵枢·寿夭刚柔》载："人之生也，有刚有柔，有弱有强，有短有长，有阴有阳"[6]，人的先天条件本来就不同，且这种体质的差异与阳虚体质的转化也是密切相关的。一方面，现代人目前的生活方式与古人发生了巨大的转变，现代人的工作压力骤然增大，长期过度疲劳及生活起居无常使现代人普遍表现出阳不入阴，元阳亏损虚耗之机，这对于日出而作日落而息的古人而言是前所未有的巨变，破坏了人体的阴阳平衡。另一方面，《素问·逆调论》曰："岐伯曰：不得卧而息有音者，是阳明之逆也，足三阳者下行，今逆而上行，故息有音也"[6]。可以看出，鼾眠的发生与阳明之气不降密切相关，本应使阳气潜降于阴水，且阳气降得越深则元气越充足，而阳气不得敛降，则易从热化，或从寒化而导致阳气的消耗。总的来说阳气虚耗，阴阳转化失司是目前鼾眠发生的重要因素。

2.2　阳虚为本，痰瘀互结为标

鼾眠是本虚标实之证，结合既往的常见病因病机分析可见，阳气的气机升降失调而导致湿邪、痰浊、瘀血的病理性产物不断累积，继而导致阳虚痰瘀型鼾眠的发生。现代医学研究也指出，OSAHS 患者多为本虚标实之证[7]，痰湿、血瘀是 OSAHS 患者最常见的标实证候，同时 OSAHS 患者以痰湿体质、阳虚体质者居多[8]。

3　从气机升降相因论阳虚痰瘀型鼾眠

根据彭子益《圆运动的古中医学》中所提到的"宇宙大气热的升降浮沉，即是人身热的升降浮沉"的理论，阳气在不断的圆运动之中运行，肾元阳为起点，中焦脾胃为枢转之轴，运转中焦气机，使气机升降相宜，阳气上养心火，心火浮于上，得肺金和胆木之气沉降于肾水中[9]。

从气机升降相因论来看，杨志敏认为，若人因过度疲劳、外感邪气、嗜食肥甘厚腻及酒水、情志失调内伤等，容易导致阳气虚耗，元气不足，从而中土脾胃气虚，气机运行升降失常。一方面，脾虚则运化失权，水湿内停不运，湿邪聚而为痰，阳气升降失司，导致痰浊上壅闭于气道而发为鼾证。湿邪性重浊，其性黏滞，痰湿互阻，影响气机运动，阳气更加无法运行，从而停而留滞，留于上焦，故患者可见白天思睡，头重昏蒙，疲倦乏力，还会有面色晦暗，唇甲青紫，舌质暗，甚至有瘀斑瘀点。另一方面，阳虚则脾气虚弱，正所谓"脾主肌肉"，脾虚则肌肉萎软无力，因此鼻咽部肌肉不能维持气道张力，导致气道狭窄受阻，以致鼾眠等症状，加之平素夜眠不定时，阳气无法入阴，更加加重了阳气的耗损，而出现乏力嗜卧的症状。除此之外，有部分患者，在治疗中会出现咽痛、口干、心烦、反复口腔溃疡等"上火"表现，用清热化痰等法却效果不佳，究其原因，考虑阳气耗竭，阳气不能沉潜，阳气上越，故见虚阳浮越之象。正如扶阳名家祝味菊先生所说："虚人而躁甚者，气怯于内，阳浮于上，甘凉之剂，可令小安，缓和之效也，频服之，则气俞怯则阳愈浮矣，此非亢阳有余，乃阳衰不能自秘也，温以壮其怯，引火归元，导龙入海，则可矣"[10]。因此说，对于此类患者，如果一直用甘凉之剂，非但不能解决患者的真正问题，更加容易导致阳气亏虚的情况出现。

杨志敏教授从气机升降相因论的角度阐释了 OSAHS 的病因除了实证之外，现在更多见的是脾肾阳虚，因而导致痰湿之邪内生，脾虚气行无力，停而留滞，痰瘀交阻，而影响气道壅塞，最终导致打鼾、呼吸暂停等症状的发生。

4 以扶阳为根，结合气机升降相因论治疗阳虚痰瘀型鼾眠

杨志敏教授重视调畅气机的升、浮、降、沉，同时还关注患者的体质禀赋、心理性格特征，认为此病病机是脾肾阳虚为本，痰瘀互结为标，根据杨志敏教授"一气周流"理论[11]，肾阳虚衰则阳气无法左升，心火无法滋养，肺金无法肃降，脾胃中焦则气机失调，停而留滞，无法阴阳转化。

4.1 固护元气，以中土为轴心

杨志敏教授强调元气为生命之源，《易经·象》曰："大哉乾元，万物资始，乃统天；至哉坤元，万物资生，乃顺承天。"《素问·保命全形论》曰："天覆地载，万物悉备，莫贵于人"[12]。结合李可老中医的宝贵经验"坎中一点真阳乃人身立命之本，因此，一首四逆汤可通治百病。此论先天肾气"。故治疗可运用和态六法[13]中"温其气"之法，以温阳固本为基础，杨师常用四逆汤升阳扶正，选熟附子、干姜、炙甘草为底方，同时多因患者难以入眠，在"温其气"的同时"降其逆"，于方中加用龙骨、牡蛎、磁石收涩、敛降阳气，使逆乱的阳气得以归位，从而恢复阳气升降出入有序。同时脾胃之土立中守位，土载万物，土生万物，中土一转则四维轮转启动。李可老中医认为："彭子益先生以易论医，创河图五行运行以土为中心论，中气为轴，十二经（五脏、六腑）经气为轮。轴运轮转，轴停轮止，生命终结。此论后天胃气。"中土作为轴心，把控四维，使升者升，降者降，调节外围轮转和缓有序[9, 11]。健脾多选用苓桂术甘汤、四君子汤和补中益气汤为主，健脾益气扶正，运转全身气机，升发阳气。

4.2 平衡气机，一气周流

针对标实，杨教授运用"通其滞"之法，消除气血运行的阻滞。"病痰饮者，当以温药和之"，选用瓜蒌薤白半夏汤合方降气顺导，以瓜蒌、薤白通阳气，化痰散结，下气行滞，半夏引阳入阴，相配顺应天时、调整阴阳；再加丹参、山楂活血。部分患者会出现口腔溃疡、便秘的"上火"症状，乃因阳气耗损，阴液无阳气化生，虚阳浮越而致，因此在方中会重用山药，取山药之性润，健脾和胃益肺，另外加用补肾强精益阴之品如山萸肉为佐，滋养萌芽达乙癸同源之效，顾护气液，兼治肝肾之体，防厥阴风木横逆，滋阴配阳，共奏益火之源、以消阴翳之效等调补阴阳，取善补阳者，必阴中求阳之意。因此，在治疗这一类患者的方中可以体现出"一气周流"的理论，使气机有升亦有降，东西方气机得以平衡，也使阴阳互补。

杨志敏教授认为，人体本来就是一个有机整体，脏腑经络之间相互协同，相互依赖，

都是依赖阳气在体内的运转以及气机协调的升降运动来维持的。一脏阳虚，阴阳互损，即便病机复杂，只要运用气机升降相因论的方法，从阳气运行整体的圆运动着手，升降枢转协调相因即可调整阴阳失衡。正如《内经》所指出："夫虚者，阳气出也，夫实者，阳气入也。阳升则出，阳降则入"[6]。因此，扶阳为本、为根，通过调节阳气在体内的运行化生，来治疗阳虚痰瘀型鼾眠。总的来说，随着疾病的发生发展，鼾眠患者的证型多以本虚标实证为主，在此基于气机升降相因理论，通过中医药的多靶点干预，使疾病得到控制，也为今后探讨温阳活血化痰法对OSAHS患者的大规模临床推广及应用奠定基础。

5　验案举隅

庄某，男，62岁，因"打鼾、失眠2年余"于2015年10月8日来诊。诊见：体胖颈短，BMI 29kg/m^2，家人诉其夜间入睡困难，入睡后打鼾，鼾声响亮，时有停止，甚至偶有憋醒；白天倦怠思睡，头昏头麻，易头部汗出，偶心悸，时心烦易怒，口干喜饮，喜喝冷饮，易发口腔溃疡，既往常使用抗生素及清热解毒类药品。腰膝酸软，畏寒，纳可，大便溏稀，每日2~3次，小便可，舌暗红有齿痕、苔白微腻、舌底脉络迂曲，脉沉细。多导睡眠检测提示：AHI 18.3，睡眠时最低血氧饱和度为70%，平均血氧饱和度为93%，睡眠效率下降，符合中度阻塞型睡眠呼吸暂停低通气综合征诊断。西医诊断：OSAHS。中医诊断：鼾眠，辨证为阳虚痰瘀互阻。予以四逆汤、瓜蒌薤白半夏汤加苓桂术甘汤合方加减，处方：熟附子（先煎）、生姜、桂枝各10g，党参、法半夏、薤白、泽泻、牛膝、乌梅、山萸肉各15g，炙甘草、白芍、茯苓、瓜蒌皮、丹参各30g，白术、怀山药各45g，龙骨、牡蛎、磁石（先煎）各30g。加水2000ml，同煎1.5小时，煮取200ml，分2次温服，日1剂。并嘱患者加强锻炼、调情志、节饮食，保持生活规律。

二诊（2015年10月21日）：上方服13剂，患者感白天精神好转，面色较前改善，头部昏麻情况较前改善，夜间憋醒次数较前减少，大便较前成形，但仍觉乏力，舌苔白腻较前变薄。药已对症，继守上方，加黄芪45g，煎服方法同上。后以上方加减续服2月余，上述诸症好转，复查多导睡眠检测示：AHI 4.5，睡眠时最低血氧饱和度为89%，平均血氧饱和度为96%。治疗效果佳。

按　本患者的治疗，遵循"气机升降相因"的基本原则，以四逆汤升阳扶正，选熟附子、干姜、炙甘草为底方，鼓动阳气，固护本源；以中土为轴心，选苓桂术甘汤健脾运湿，调理中土气运；加用补肾强精之品如龙骨、牡蛎、磁石、牛膝以滋阴配阳，共奏益火之源、以消阴翳之效。针对痰浊实邪，选用瓜蒌薤白半夏汤降气顺导，化痰散结，下气行滞，配合半夏引阳入阴，调整阴阳；再加丹参活血。在这类方证治疗过程中，可调整气机升降、互补阴阳，以达到阴阳平衡之效。

（麦润汝，周袁申　指导老师：杨志敏）

参 考 文 献

[1] Young T, Peppard PE, Gottlieb DJ. Epidemiology of obstructive sleep apnea: a population health perspective [J]. Am J Respir Crit

Care Med，2002，165（9）：1217-1239.

[2] Shahar E，Whitney CW，Redline S，et al. Sleep-disordered breathing and cardiovascular disease：cross-sectional results of the Sleep Heart Health Study[J]. Am J Respir Crit Care Med，2001，163（1）：19-25.

[3] Munoz R，Duran-Cantolla J，Martinez-Vila E，et al. Severe sleep apnea and risk of ischemic stroke in the elderly[J]. Stroke，2006，37（9）：2317-2321.

[4] Ryan S， Taylor CT， McNicholas WT. Systemic inflammation： a key factor in the pathogenesis of cardiovascular complications in obstructive sleep apnoea syndrome?[J]. Postgrad Med J，2009，85（1010）：693-698.

[5] 詹宇婷，汪美霞，陶长绣. 阻塞性睡眠呼吸暂停综合征发病机制研究[J]. 中医院临床杂志，2015，27（12）：1658-1660.

[6] 佚名. 黄帝内经影印本[M]. 北京：人民卫生出版社，2013.

[7] 刘志国，李磊，国钰妍，等. 睡眠呼吸暂停综合征中医证候要素分布与 AHI、BMI 指数相关性研究[J]. 世界中西医结合杂志，2013，8（11）：1133-1135，1161.

[8] 付桂玲. 睡眠呼吸暂停综合征患者中医体质特征的临床研究[D]. 北京：中国中医科学院，2008.

[9] 刘力红. 圆运动的古中医学[M]. 北京：中国中医药出版社，2017：8.

[10] 钞建峰，吴玲玲，贾慧. 扶阳概念与内涵的临床体悟[J]. 辽宁中医药大学学报，2011，13(4)：162-163.

[11] 罗翠文，徐福平. 杨志敏临床辨治运用"一气周流"理论经验探析[J]. 江苏中医药，2014，46(9)：16-17.

[12] 杨亚杰，何清平. 重阳思想初探[J]. 亚太传统医药，2015，11(3)：9-10.

[13] 杨志敏. 论《黄帝内经》"和态健康观"[J]. 中国中医基础医学杂志，2016，22(10)：1285-1287.

第十八章 从"天人合一"思考"痰瘀互结"成因诊治

【摘要】 痰瘀互结在正气亏虚的基础上产生,是重要的致病因素,又是复杂疑难病的关键病机,贯穿多数疑难病发病发展全过程。医界对于虚、痰、瘀的源流、证候规律及诊治等进行了多方位探讨,本文拟从"天人合一"角度,对虚、痰、瘀成因证治作一探讨。

【关键词】 天人合一,正气亏虚,痰瘀互结,气机不畅,复杂疑难病

复杂疑难病已成为公共卫生领域的重大课题,正气亏虚、痰浊瘀血互为阻结贯穿疾病发生、发展、变化全过程,成为影响生命健康的重要因素,成为辨治复杂疑难病的关键。"天人合一"是中国独有的认识宇宙万物内在联系的哲学,也是中医整体观的思辨基础与核心,在复杂疑难病成为公共卫生领域的重大课题当下,从"天人合一"的整体观思辨其成因诊治有现实和积极意义。

1 天人合一,道法自然

1.1 天人同构,万物同气

"天人合一"的思想贯穿于中国哲学的全部,也是中医经典理论整体观的核心。《素问·五营运大论》载:"夫变化之用……,地者所以载生成之形类也,虚者所以列应天之精气也,形精之动,犹根本之与枝叶也。"古圣仰观天象、俯查地理、近取诸身、远取诸物、中通万物之情,在实践中思考与体悟,不但发现了宇宙"其大无外,其小无内"的全息奥秘;而且发现了此全息奥秘是由能量的变化所导致的,也即万物生生化化的源头是能量,自然物种形态的多样性只是物质结构性差异,其本质皆由一气之化之变而来。

1.2 天人相应,万物融通

人身是由物质肉体与精神意识两套系统组成,拥有完美的系统结构、精准的感知和操作系统,能够全方位地感知宇宙自然的变化,与万物和谐共处,这就是天人合一、万物共通共融。宇宙万物运动变化规律的自然周期性有其同步性、共通性,体现在天地四时规律的一致性与气血流布的同步性。如人体 12 条正经对应一年 12 个月、24 节脊椎对应二十四

节气等，人身随着天地之气的循环会发生相应的感应。天地四时、阳升阴布而生万物，阳消阴长而成万物，顺阴阳消长规律则无病，逆之则病生。天地之气，盈虚胜复，太过不及，气运其中。人生于天地气交之中，病有上下阴阳、气血表里，面对繁复多变的临床情况，法天则地，综合判断某一阶段的病机、病性、病位，加以干预的过程就是中医临证诊治的过程。若偏离"天人合一"大框架，鲜有不出偏，正如《素问·阴阳应象大论》曰："治不法天之纪，不用地之理，则灾害至矣。"

1.3　一气周流，能量为本

天地交感相应，则万物成。"气"是组成宇宙万物的基本元素，也是推动万物生、长、壮、老、已的根本能量，气之生则物始，气之长则物成形，气之化则流布而繁育，气之终则物至极而收藏。物象变化的背后是气的推动，也即能量变化的过程。"生长"是能量释放，"收藏"是能量收敛，"化"是能量流布的关键。故虽气象万千，唯能量为其本。庄子言："通天下一气耳"，合一则万事毕。

2　正气存内，邪不可干

2.1　两本充足，脏腑盛壮

人之生命动静由先后天两本相辅而成。五脏盛的前提是脾胃功能健运、气血生化充足，能够充养五脏。脾属中土，脾胃功能正常，所纳水谷则可转化为精微物质，输布于脏腑四肢百骸、皮肤肌肉筋脉。五脏六腑精气充足则溢泻于肾，由肾归藏；肾精充足，又可为五脏六腑功能提供保障。再者，中气来源于元气，先后天两本相互滋生、相互为用，共同维护脏腑功能正常发挥。皮肤肌腠为元真之气通会之处；脾胃健运，营卫气血充足，充养、温煦有力，元真通畅，则脏腑气血流通，何病之有？

2.2　邪之所凑，其气必虚

当机体正气亏虚时，脏腑功能则不能完成，在表则卫外功能下降，六淫之邪乘袭，在表不解，脏腑相通，循序相传，则脏腑失常，气机输转不利；内外合邪，积渐日久，而气、血、痰等或独日为病，或相互聚结于"至虚"之处，形成有形之物。

2.3　将息失宜，七情失常

《素问·举痛论》有全面论述："百病生于气也"，惊则气乱、劳则气耗、恐则气下、怒则气上、喜则气缓、悲则气消、思则气结。当今社会，科技长足发展，物质极大丰富，人们在"人造小天地"中昼夜颠倒，饮食不节，焉能不病？加之当今社会的心理压力远超以往，由于情绪波动导致身体气机失畅也成为形成痰瘀的重要条件。七情既是气机紊乱的重要表现形式，又是引起气机紊乱的重要因素。长期、反复的情绪刺激，在身体里留下记忆，积渐已久则会影响气血运行和盈虚，进而出现痰、瘀等结果。现代医学研究也发现，癌症、高血压、消化性溃疡等，情绪因素占了发病因素的 65%～70%。

3 气血亏虚，痰瘀阻结

3.1 气虚血弱，津停血阻

气血和顺，责在主纳化、生成气血的后天之本脾胃。气为血之帅，血为气之母，气行则血行，气停则血瘀。脾胃虚弱，不但水谷精微不能转化为气血，抑且通过荣、卫气布散濡养完成对脏腑肢体筋脉的营养濡润的作用亦不能完成。其后果一则导致五脏气血亏虚，五脏气血不能溢泻于肾，日久则肾气渐耗；二则气虚血弱，痰湿内生，复又阻碍气血运行，终致津停血瘀。

3.2 病象万千，其本则一

如前所述，六淫、七情、食饮皆可致病。无论哪一种有形疾病形式，体现的都是五脏元真亏虚、气化能力下降，严重者则表现为痰饮、水浊、瘀毒停于身体某部，表现为各种病态：内则表现为高血压、冠心病、糖尿病、肿瘤、囊肿、结节、血脂斑块；外者表现为脂肪瘤、痛风、荨麻疹、湿疹、水肿等。

总之，痰瘀的形成是在机体正气亏虚的基础上，复因外邪、内伤等诸因素综合作用，机体细胞能量衰减，日久积渐而成。痰、瘀既是病理产物，又是阻碍气血运行、耗损能量的病理关键；虚、痰、瘀三者叠加，终成正虚痰瘀互结的局面。其治需遵"天人合一、道法自然"整体观，以扶助机体的正气为根本，以提高脏腑功能为关键，以恢复气血流通为手段，以着眼于修复患病机体自有的、强大的自我修复能力为最终目的。此过程基于天人合一之根本前提，通过药物、外治等身、心、灵共调，修复机体脏腑功能；此过程本质是能量唤醒的过程，引导患者调整生活方式、改变认知；此过程，不治痰而痰消、不祛瘀而瘀散。

4 临证感悟

笔者师从国医大师朱良春老先生，对朱老辨治复杂疑难病从扶正气、化痰瘀，持重应机灵活施用，感触颇深。平时临证时遵朱老教诲，在"天人合一、道法自然"的整体观下，以六经辨证为主，结合名老中医学术经验，针药灸并用、身心灵同调，辨治复杂疑难病，获肯定效果，下面从临床案例举例论述。

4.1 宫颈癌案

吴某，女，36 岁，就诊于 2015 年 1 月 9 日。因"确诊宫颈癌 2 月余"来诊。患者 2 个多月前确诊为"宫颈癌"，对手术及放化疗畏惧，来诊要求中医药治疗。既往有恙虫病史，小儿麻痹症，体质弱；经营海鲜酒楼，长期熬夜，平素畏寒明显。诊见右下腹牵掣痛，味觉无，畏寒，眠欠佳，凌晨 4：00 即醒，醒后难再入眠，二便调；舌淡暗边有瘀点，苔白微腻，三部脉沉细弦紧，双尺沉弱。中医诊断为癌（寒伏三阴）；西医诊断为宫颈恶性肿瘤。治以扶正消癥为大法，温少阴、运太阴、升厥阴、化痰浊。首诊处方以当归四逆汤合理中汤加减：当归、桂枝、干姜、赤芍、大枣、人参、生半夏、生姜、山萸肉、炮天雄等。煎煮法：加水 2000～2500ml，煎 2 小时，至 300～400ml，分 3 次温服。二诊时，患者即腹痛减，大小便增多，纳一般，眠转佳；舌淡暗，舌瘀点，苔白微腻，脉沉细弦，尺沉细。原方加吴茱萸 30g 以加强温通之力，再服 14 剂。患者药后出现困疲，头皮、口唇麻，小腹有牵掣感，大小便增多等，纳眠转佳。此后根据正邪情况以当归四逆汤、破格救心汤等加减扶正消癥、化寒祛湿。

治约 1 年，复查癌征消失。2016 年 7 月 28 日宫颈病理切片：（宫颈 3 点、6 点、9 点、12 点及宫颈管）黏膜慢性炎症，鳞状上皮增生，其中 3 点及 12 点见挖空样细胞。免疫组化结果：P16（－），HPV（－），Ki-67（基底细胞高表达）。诊断：（宫颈 3 点、6 点、9 点、12 点及宫颈管）黏膜慢性炎症，鳞状上皮轻度增生。随访完全正常生活、工作。

4.2　卵巢恶性肿瘤案

雷某，女，30 岁，就诊于 2017 年 4 月 1 日。因"卵巢癌术后复发 2 天"来诊。患者因"卵巢恶性肿瘤"于 2017 年 3 月 17 日行右侧附件切除+左卵巢囊肿剥除术+盆腔淋巴清扫术+直肠表面活检术，2017 年 3 月 29 日直肠表面肿物行病理检查考虑为卵巢低级别浆液性癌的非浸润性种植，行相关切除术后再次复发，故寻求中医治疗。患者长期熬夜、久处空调环境；有乙肝病史。月经周期短，有痛经，有血块。刻下：面暗形瘦，纳可，眠一般，梦多，大便日行 3 次，稀烂，进食则便，夜尿无；舌淡胖裂纹明显，苔白浊；左脉细滑数，重取弦而无力，右脉细滑。辅助检查：2017 年 3 月 9 日 MR：①左侧附件区较大囊性为主占位性病变，考虑为交界性卵巢囊腺瘤或囊腺癌；左侧附件区较小囊性病灶，考虑囊肿；②右侧附件区实性肿块，考虑恶性肿瘤。中医诊断为癌（寒伏三阴），西医诊断为卵巢癌（术后复发）。治法以"扶正消癥，泄化瘀浊"为大法，初以温肾健脾，化湿浊；后以温经散寒，透邪外出。患者就诊时为春分节气，丁酉年的五运六气情况是二之气主气是少阴君火，客气为少阳相火，考虑患者形瘦面暗，梦多的原因为中土虚、相火不降扰动君火所致，故首诊处方以理中汤合温氏奔豚汤加减：熟附子、沉香、春砂仁、怀牛膝、党参、白术、生半夏、炒赤芍、炒薏苡仁、桃仁、红花等。7 剂。煎煮法：加水 1500～1800ml，大火烧开后改小火再煮 1 小时，至 300～400ml，分 3 次微温服。药后大便次数减少，舌苔由白浊转为白腻，脉细、沉取无力减轻，滑象减轻，提示痰湿初化。其后根据患者四诊情况，结合五运六气的主客气变化，先后以当归四逆汤、理中汤加减。并嘱患者调整生活方式：早睡早起，素食为主，配合艾灸。治疗过程中出现多种排病反应：腰酸、腹痛、蚁行感、蚁咬感、大便增多等。均以扶正消癥为法，持重应机而治。治疗后多次复查癌标全部恢复正常，复发占位性病变消失，盆腔积液吸收。已恢复正常生活与工作。

4.3　鼻咽癌突发高热案

徐某，男，65 岁，就诊于 2017 年 7 月 10 日。因"鼻咽癌 3 月余"来诊，患者 3 个多月前在北京某医院确诊为"鼻咽癌",已无手术和放化疗机会,来诊要求中医药治疗。患者长期迟睡,久处空调环境中,脾气急躁,易怒。诊见左侧鼻咽部肿物疼痛明显、左侧淋巴结肿大,分泌物清稀、臭秽,眠欠佳,二便调。舌淡暗边有瘀点,苔白微腻,三部脉沉细弦,双尺沉弱。中医考虑"癌"(两本亏虚,浊瘀内阻),西医考虑"鼻咽癌"。立"扶正消癥"为大法,温运两本,化寒湿,患者病情一直平稳。

2018 年 2 月 28 日患者病情突变,家属来电诉其突发高热,神志不清,烦躁,尿失禁,舌红绛、苔黄燥。当地医院连续 3 天静脉滴注抗生素、退热药,热可暂退,旋即再升高,最高达 39.8℃。笔者考虑病情突变的原因与 2018 年五运六气有关,初之气的主气是厥阴风木,客气为少阳相火,此阶段风火叠加,风从火化,天气干燥,易出现肝木升发太过,如《素问·六元正纪大论》曰:"民乃厉,温病乃作,身热,头疼,呕吐,肌腠疮疡。"结合舌脉(舌苔照片和当地医生给出的脉象)考虑病因病机为"水不涵木,木动生风化火",乃以"滋水涵木,潜敛浮阳"为法,处以生地黄、熟地黄、五味子、山药、乌梅、太子参、甘草、牛膝、黑附片、炮姜、山萸肉、龙齿、龙骨、牡蛎、寒水石、沉香、白术、茯神,加水 1800ml,武火急煮 1 小时,至 300~400ml,分 3 次冷服。药服 1 剂,患者即热退,神志转清,夜间不再烦躁,唯间中说胡话,饮食可进。次日反弹至 37.5℃,继续服药,后未再发热。

4.4　临床体会

以上三个案例皆为复杂疑难病之代表病:肿瘤。回顾病史,不难发现他们有共同的病因病机:①生活方式改变:起居失常、昼夜颠倒、迟睡熬夜、长期处于空调环境。②七情失调:工作压力大,脾气急躁,易怒。③正气亏虚,痰瘀互结,复因"乘年之衰,逢月之空,失时之和",则病作。笔者在临床施治过程中,遵从"天人合一"的原则,以阴阳五行六经为思辨框架,以"扶正消癥、化痰消瘀"治之,临证获得不错效果,有如下体会:①临证须遵"人法地,地法天,天法道,道法自然"的整体框架,抓住"虚、痰、瘀"三者形成的根本要素与内在关联性。②道术并用,辨象求本。司天、司人、司病机,综合气象、物象、病象、脉象、舌象,以辨"象"求"本",分析其内在根本病机。③扶正消癥,持重应机。此类患者多为长期久病,虚、痰、瘀共存。故以扶正消癥为基本大法,着眼于整体情况,区别根本病机和当下关键病机,圆机活法,分阶段施治,或运脾化湿,或温肾以祛寒,以复生生之机。④攻坚破积,搜剔通络,非虫类药不为功。虫类药具有涤痰化瘀、蠲痹通络、补气活血等功,具有草木药所不能比拟的攻通之力,部分虫类药功兼补益培本之用,辨证使用时遵"邪去而不伤正,效捷而不猛悍",值得临床深入挖掘。⑤配合调整生活方式,规律作息,合理饮食,适当引导调畅情志,从外物的过度牵绊中引导回归内在。

5　延伸思考

综观,从上古到现今,疾病谱确实发生了明显变化;但天地四时阴阳、一气升降浮沉没有变化；天之五邪、地之湿气、水谷之寒热这些基本致病要素并未发生变化；人身脏腑组织结构、气机运行模式、生理功能也未发生变化。所不同的只是哪种致病方式为主导因素：在衣不蔽体、食不果腹的物质匮乏年代，外界六淫太过与不及是影响生命与健康的主要因素；在物质文明高度发达的社会，生活方式、饮食、七情压力对生命和健康的影响占据主导。但不论如何变化，发病的机制并没有改变！

5.1　重视疾病的本质

疾病的实质是先有正气亏虚于内，感受外邪，邪气性质随着人的体质而变化。若人体质偏寒，则邪从寒化；体质偏热，则邪从热化；若素体湿邪蕴盛、浊瘀内阻，邪则从湿、痰而化。设若正气充盛，阴阳和合一气，邪气从何而来？既然自然万物同步骤、同节律，当然也会同气相感；此必先有家贼，而后招外邪也，此为"同气相求"的本质！因此，在某种意义上，疾病并不是我们应该厌恶、避之不及的；相反，疾病提供了一个让人们反观、思考的契机：疾病是身体所发出的求救信号，是机体能量下降的表现，提醒我们对生活、工作、意识与作为当否进行反思、及时加以纠正。在复杂疑难病已成为公共卫生领域重大课题的今天，大量临床资料显示：此类患者多有生活方式、饮食偏嗜、情志不畅等问题的长期反复。我们享受着科技发展所带来的福利时，离"道法自然"也就越来越远。

5.2　身心灵多元同治

人是由物质肉体与精神意识两套系统高度精密结合而成的。医学所面对的不仅仅是"病"，更是身、心、灵受困的"人"。相比物质肉体，心、灵的疾病更为深层，更不易被发现和认知出来。中医理论认为"心"为五脏六腑之大主、"主明则下安，主不明则十二官危"，在纷繁万象面前，只有心静而后才能定，定而后才能安，安而后才能虑，才能透过层层"象"看到问题的实质，而不被"象"所左右。这已经不是单纯的医疗问题，而是需要上升到哲学层面，医学与哲学联合才能解决身、心、灵问题，才是终极解决之道。中医本身就涵盖了天文、地理、人文，蕴含着丰富的自然与人文的内容。当今是"整合医学"的时代，西方一些大的医学院形成了包括哲学、历史、伦理、宗教等在内的综合科，就是一个积极信号。中医自古以来，就有五音治病、五色治病、五味治病、五声治病等方法。其本质都是利用宇宙万物能量为本、同频共振的基本规律，通过调整偏颇之气（调频率，进而调整能量分布），重新恢复人与万物整体性、恢复人身阴阳动态平衡的状态。中医基础理论认为："心为五脏六腑之大主"，调心尤不可忽视。通过调整身、心、灵，提升正能量，护持正知正念，减少对物欲的过度追求，心平气和，则气机调畅，百病不生。中医是在"天人合一"的整体观下，揭示生命的系统规律、涵容宇宙万象的科学，是植根于最本真的实践、通达顶极生命的科学，这是中医最具优势、最精华部分，也是突破局限的根本！

（陈党红）

第十九章　从"去菀陈莝"谈新型冠状病毒肺炎的治疗

【摘要】　《黄帝内经》中所言"去菀陈莝","菀陈"当指郁积体内的水湿、痰饮、瘀血等病理产物。新型冠状病毒肺炎（简称新冠肺炎）以湿、热、痰、瘀、毒、虚为主，病程中出现湿郁肺卫、痰湿阻肺、湿毒弥漫、痰瘀互结、内闭外脱等病理变化。治疗当遵《黄帝内经》"去菀陈莝"之法，分别予化湿通阳、宣肺健脾、肃肺化痰祛湿、疏利三焦气机、祛痰逐瘀利水、开肺气固脱等治疗。贯穿"开鬼门，洁净府"之法，以祛除湿、痰、瘀等体内的"菀陈"，达到"平治于权衡"的效果，促使本病的痊愈。

【关键词】　去菀陈莝；化痰；祛湿；逐瘀

1　"去菀陈莝"的含义

《素问·汤液醪醴论》曰："平治于权衡，去菀陈莝，微动四极，温衣，缪刺其处，以复其形。开鬼门，洁净府，精以时服，五阳已布，疏涤五脏，故精自生，形自盛，骨肉相保，巨气乃平。"文中"去菀陈莝"，多数医家认为"菀陈"为郁积的陈腐之物，或指郁积日久的水液废物，"去菀莝陈"与"开鬼门，洁净府"并称为治水三法[1]；也有人认为"去菀莝陈"指郁积日久的恶血。莝通剉，有逐渐消除的意思。笔者认为，"菀陈"既为郁积日久的陈腐之物。从广义上讲，"菀陈"应指郁积体内的水湿、痰饮、瘀血等病理产物，将其逐渐消除，可达到"精自生，形自盛，骨肉相保，巨气乃平""以复其形"的平衡状态，故曰"平治于权衡"。

2　新冠肺炎的病因病机

2019 年 12 月末发生新冠肺炎疫情，大部分医家支持"寒湿疫""湿毒疫"的说法。其发病从口鼻而入，首发症状为两大类，一是以发热、干咳、乏力、肌肉酸痛、胸闷，逐渐出现的呼吸困难为主；二是以恶心、胃脘不适、腹胀、便溏等为主。随着病情的变化，逐步出现如下病理变化。

2.1　湿郁肺卫

清代雷丰在《时病论》中曰[2]："瘟疫之气，秽浊之气，乃论三焦可也。以其气从口鼻而入，先扰于上，次传中下。"本次新冠肺炎病因为湿，其发病途径即源于上焦，故表现为湿郁于肌表肺卫的症状，出现发热、身热不扬、干咳、肌肉酸痛、胸闷等，乃湿郁肌表，阳气被遏，肺宣发肃降失常的表现。同时湿伤脾胃，伴见胃脘不适、腹胀、便溏等症。此见于新冠肺炎早期，湿邪侵犯脾肺及肌表，出现以肺卫为主的病理变化。

2.2　痰湿阻肺

新冠肺炎早期以肺脾病变为中心，脾主运化水湿，主升清；肺通过宣发、肃降，使水湿向外、向下排泄。湿犯脾肺，脾失升清之职，肺失于宣发肃降，出现脾肺同病，痰湿内生的病理变化。《证治汇补·痰证》曰[3]："脾肺二家，往往病则俱病者，因脾为生痰之源，肺为贮痰之器，脏气恒相通也。故外症既现咳嗽痰稠，喉干鼻燥之肺病，又现心嘈倒饱，食少泻多之脾虚。"因此脾所生痰上阻于肺，形成痰湿壅肺的病症。此时影像学也表现为肺的大片阴影或大面积实变。根据体质和气候的不同，痰湿可以化热、化寒、化燥。出现寒痰阻肺的症状，症见痰稀量多或成块，喉间痰鸣，气短而喘，夜不能卧，怕冷，舌苔白滑，脉濡滑等。或痰热壅肺，症见痰黄而黏，发热，胸闷发憋，大便干燥，舌红苔黄腻，脉滑数等。燥痰内结则见干咳，少痰而粘连成丝，难以咳出或痰中带血的表现。痰湿不去，则肺之阴影难以消退，痰阻胸闷气喘等症状亦逐渐加重。

2.3　湿毒弥漫

本病湿毒为患，湿邪阻滞气机，弥漫三焦，可造成上、中、下焦各脏器的损害。如湿邪郁肺，肺宣降失常，宗气受损，则见气短乏力，咳嗽痰喘不已；宗气不能"贯心脉而行呼吸"，心主血脉功能失调，气血运行受阻，则见胸闷、心痛；湿犯脾胃，中焦湿阻，则见纳呆、腹胀、肠道功能失常；湿邪内存，肝经受损，则见两胁胀满、腹胀、肝区痛；湿伤肾，一则造成水湿泛滥，二是气不归根，则出现水肿、呼吸困难。总之湿邪弥漫三焦，不但升清降浊功能紊乱，更会造成痰湿、瘀血阻滞，五脏功能失调，从而出现水电解质代谢失衡、酸碱平衡紊乱、呼吸困难、意识障碍等。

2.4　痰瘀互结

本病中晚期，痰湿阻肺，湿毒化热，痰热伤阴耗气，损伤肺络，喘憋气促加重，伴有发热、咳痰、咯血、口渴、大便不通等。进一步出现痰热壅肺，肺络瘀阻，痰瘀互结的病机变化，表现为胸闷难忍、脓毒血症、出凝血功能障碍，甚者休克等，病情危笃。痰瘀互结在肾脏，肾络闭阻，元气受损，开合失司，则出现气短难以接续，水肿等。

2.5　内闭外脱

本病患者素体阳虚、体质衰弱，或元气亏虚，在疾病后期，毒邪闭肺，宗气匮乏，不能"贯心脉而行呼吸"，毒热内陷，入于心营而内闭心包，则可出现胸憋喘促，灼热烦躁，夜寐不安，时有谵语或昏聩不语，舌謇肢厥，舌红绛，脉细数等症。素体阳虚之人，疫毒内陷，邪陷正衰，阳气不得外达则热深厥深，在外表现为休克的手足逆冷；在内表现为邪热迫肺或肾不纳气的呼吸喘促，内闭外脱，命悬一线。

3 从"去菀陈莝"治疗新冠肺炎

3.1 化湿通阳，宣肺健脾

早期湿蕴脾胃，同时上犯于肺及肌表，有的仅表现为乏力及胃肠道症状，随后出现发热，身热不扬，周身酸楚，食欲不振，咳痰，胸闷憋气，舌苔白腻或厚腻，脉濡等。是湿伤脾肺，外泛肌表，肌表阳气被郁遏的表现，治疗当化湿解表，宣通卫阳，健脾宣肺化痰为主，推荐处方以麻杏石甘汤合藿香正气散加减。药用麻黄、生石膏、苦杏仁、苍术、陈皮、藿香、草果、羌活、生姜、茯苓、地龙、白术、焦三仙等。祛除脾肺之湿，宣通肌表阳气来透达湿邪，微汗而解肌表之热，也就是"开鬼门"之法。

3.2 肃肺化痰祛湿

随着病情进展，显现靶器官受损的症状，湿化为痰，内阻于肺，出现咳嗽、咳痰、胸闷、腹胀等症状。治当祛除"菀陈"，以肃肺化痰祛湿为法。推荐处方以麻杏石甘汤、涤痰汤合五苓散加减。根据体质的不同，痰湿可以化热、化寒、化燥，从而出现不同的肺咳症状。如痰热壅肺，见咳吐黄痰伴高热、心烦口苦、胸闷喘憋、大便干、舌苔黄腻或垢腻、脉滑数等症。可加入宣白承气汤、小陷胸汤、栀子豉汤（瓜蒌、大黄、法半夏、黄连、苦杏仁、生石膏、炒栀子、淡豆豉）等；如脾虚湿重及阳虚体质，痰湿寒化，寒痰郁肺，见痰清稀量多，或痰厚成块、喉间痰鸣、气短而喘、夜不能卧，伴食欲不振、怕冷、舌苔白滑、脉濡滑等。治疗可酌选苓甘五味姜辛汤、射干麻黄汤、小青龙汤、麻黄附子细辛汤（茯苓、干姜、细辛、紫菀、半夏、款冬花、射干、大枣、麻黄、桂枝、制附子、白芍）加减。如燥气内伏，肺燥津伤，或肝胃之火上灼肺阴，痰湿可转化为燥痰。见咳嗽频繁、干咳而呛、痰少而黏、痰中带有血丝，伴咽干痛、口渴欲饮、口唇鼻干燥、尿少便干、舌红苔薄而干或薄黄、脉浮数等，当加入润燥止咳化痰之品，如贝母瓜蒌散（贝母、瓜蒌、天花粉、茯苓、橘红、桔梗）；《症因脉治》之清肺饮（桔梗、黄芩、山栀子、连翘、天花粉、玄参、薄荷、甘草）亦可酌情加减，以润肺清热，养阴化痰。

3.3 疏利三焦气机

本病湿毒为患，先伤中焦，既则伤肺卫，继而伤肝肾，呈现湿邪弥漫三焦，上、中、下各脏器均受损害。湿伤肺卫则气短、咳嗽、胸闷、身热不扬；湿伤脾胃则纳呆、腹胀、肠道功能失常；湿伤肝胆则两胁胀满、躁扰不宁、肝区痛；湿伤肾则水肿、呼吸困难。总之，湿邪弥漫三焦，升降紊乱，痰湿、瘀血阻滞，五脏功能失调，从而出现水电解质代谢失衡、酸碱平衡紊乱、呼吸困难、肾功能异常、意识障碍等。湿毒犯三焦，治疗当遵国医大师路志正先生"上下交损治其中"的原则[4]。推荐处方为甘露消毒丹（滑石、黄芩、茵陈、石菖蒲、川贝母、通草、藿香、连翘、白蔻仁、薄荷、射干），利湿化浊，清热解毒。肝在三焦的代谢中，起着重要的作用，肝气条达，则影响肺的宣降和脾胃的升降，致使咳痰、胸满喘憋等加重，故应合用柴胡疏肝散、茵陈五苓散、黛蛤散等，疏肝利胆、肃肺调脾。湿毒弥漫三焦，必伤及肾，故患者多伴有肌酐、尿素等的异常，应结合补肾利水法，方选济生肾气丸、五苓散、猪苓汤等，取"洁净府"之意。

3.4　祛痰逐瘀利水

本病中晚期，痰热阻肺，肺络瘀阻，形成痰瘀互结的病机变化，导致喘憋加重，出现脓毒血症、出凝血障碍，甚至休克。若痰瘀互结在肾脏，肾络闭阻，元气受损，开合失司，则表现为气短难以接续，水肿。治当祛痰逐瘀，活血利水。方选清气化痰丸合《医学衷中参西录》活络效灵丹、王清任五个逐瘀汤灵活加减，药用陈皮、苦杏仁、枳实、黄芩、瓜蒌仁、茯苓、胆南星、制半夏、白芥子、泽泻、猪苓、通草、桃仁、牡丹皮、土鳖虫、附子、当归、丹参、乳香、没药、川芎、赤芍、麝香、乌药、地龙等，此亦即《黄帝内经》中祛"菀陈"之法。

3.5　开肺气固脱

本病晚期，毒邪闭肺，元气大伤，正衰邪陷，内闭心包，出现胸憋喘促，昏聩谵语，肢厥，舌红绛，脉细数等。在外表现为休克的手足逆冷，在内表现为邪热迫肺、元气衰败的呼吸喘促，内闭外脱。治当以《伤寒论》茯苓四逆汤（附子、茯苓、干姜、人参、甘草）加减，送服苏合香丸或安宫牛黄丸。同时给予独参汤大补元气。对于毒热"横冲心包络，以致神昏，四肢不暖者"，叶天士[5]给予犀角、连翘心、玄参、石菖蒲、金银花、赤小豆汤剂加至宝丹送服治疗，可供临床参考。治疗内闭外脱重症，还要考虑肺闭问题，使用化痰开肺气之剂。如三子养亲汤（白芥子、炒莱菔子、苏子）化痰降气，冬瓜子祛湿化痰、升脾降肺气，亦可酌用。

4　结语

新冠肺炎以湿、热、痰、瘀、毒、虚为主，病程中首先湿伤中焦，继则湿毒弥漫三焦，生痰生瘀，痰瘀互结，导致内闭外脱。治疗当遵《黄帝内经》"去菀陈莝"之法，以祛湿、化痰、疏利气机、活血化瘀法去除"菀陈"；以补脾祛湿、肃肺化痰、疏肝调气、清心开窍、补肾固元来扶助正气，从而达到"平治于权衡"的效果，促使本病痊愈。

（苏凤哲，李　敏，王　培，路喜善）

参 考 文 献

[1] 高一萍. 再析"去菀陈莝" [J]. 国医论坛，2007，22（5）：48.

[2] 雷丰. 时病论[M]. 陶西凯，陈仁寿点校. 北京：中国中医药出版社，2011：18.

[3] 李用粹. 证治汇补[M]. 吴唯校注. 北京：中国中医药出版社，2008：58.

[4] 苏凤哲，张华东，路志正. 上下交损治其中[J]. 世界中西医结合杂志，2009，4（10）：685-687.

[5] 叶天士. 临证指南医案[M]. 北京：中国中医药出版社，2008：259.

第二十章 "毒涎"说——朱步先新型冠状病毒肺炎治验一则

朱步先，著名中医学者和中医临床家。始承家学，20世纪60年代拜朱良春教授等为师，从医50余载。1985年奉调中国中医研究院(现中国中医科学院)，1992年出国，致力于海外中医药传播事业，专注临床及学术研究，现居英国牛津。与儿子朱苓共同创办"中医灵仙网"(www.wikitcm.com)，网站提供中医古籍大全和中医古籍影印本，为中医人士学习古医籍、查找资料打开了方便之门。曾任江苏省泰兴县(现泰州市)中医院副院长、《中医杂志》社副社长兼编辑部主任。

治病必察其主证，审明主因，知其癥结所在，辨证用药方能中的。由新型冠状病毒肺炎亡故者尸检报告获知，患者肺中充满黏液，或称之为透明状液体，亦即中医所称之痰涎。痰、饮、涎、沫既相关联，也有明确的界定。清人汪必昌《医阶辨证》中有"痰饮涎沫辨"，云："稠浊为痰，津液凝聚；清稀为饮，水饮留积；绵缠为涎，风热津所结；清沫为沫，气虚液不行。"简洁明了。汉代张仲景将饮证分为四种：痰饮、悬饮、溢饮、支饮，为后学所宗。至于涎证，则以宋代《史载之方·涎论》最为精详。史氏认为："世之疾病，其所以残伤性命之急者，无甚于痰涎""痰涎一生，千变万化"；并将痰涎分为风涎、热涎、冷涎、病涎、虚涎、毒涎六种，说"毒涎"："若今之人患阳毒伤寒，肝心脾肺受其疫毒之气，因其毒涎相积聚在中，候其证即使人大府秘热，小便黄涩，面色黯赤，浑身发热，昏昏如醉，狂言妄语，不知人事，如此之候，悉皆是涎。"明确指出其是因感受疫毒之气所致，识见独超。饮分为四而涎分为六，史氏发仲景所未发，为中医学术开辟了新的领域，逾越前人。

新型冠状病毒自口鼻而入，直犯肺系，致使肺之宣发、肃降功能失职，酿生痰涎，涎因毒生，毒因涎聚，狼狈为奸。尽管其见证与史氏所述不尽相同，然同为感受疫毒之气，同为痰涎盈溢心胸，故笔者亦将其称为"毒涎"。明确此种痰涎之属性，有助于寻求对策。其非饮，渗之、逐之不宜；尚未成痰，化之、涤之不及。史氏治毒涎："急以疏转之药，取其毒气，荡下其涎。"然而新型冠状病毒肺炎毒涎深伏肺系，"取其毒气"势在必行，"荡下"之法殊堪斟酌，因藏匿之毒涎非下之可去。笔者以为宣通肺气，化解疫毒，引出痰涎，以复气化，是法之巧者，可供参酌。

一英国华裔男子，二十多岁，2020年4月初染疾，始则头痛、发热、疲乏，去当地新型冠状病毒肺炎专门门诊就诊，医生认为他感染了新型冠状病毒，给予抗生素（患者未服），嘱其居家隔离观察。嗣后持续发热，或恶寒发热，热度不高，为37.6～38℃，胸闷，不咳嗽，但疲乏渐增，周身酸痛。至第9日，体温增至38.5℃，胸口发紧，呼吸不利，稍做深呼吸即胸痛，行走则气短，尤觉乏力。家人焦虑，电话求诊，从视频察其舌象，舌质紫暗，苔根微腻。疫毒犯肺，窒阻气机，毒涎内伏，未得泄化。亟当宣肺泄卫，以化疫毒，鼓舞胃气，引涎外出。先予葱粥食疗法：取小葱6根（约80g），连须带叶洗净切碎，上等大米50g，加水煮粥约两碗，俟粥将成加入切碎的小葱再煮15分钟左右即成，分2次（间隔4小时左右）服下。患者服葱粥2～3小时后，通体出汗，随即吐出大量黏液，连绵不断，当夜体温降至37.5℃，胸闷略减。嘱其仍服葱粥，唯葱减至5根，余同前。食后复作汗，又吐出大量黏液，呈泡泡状，当夜体温37.3～37.5℃，至清晨为36.7℃，并觉咽痛不适，口干，舌质由紫暗转淡。毒热虽杀，尚未清解，为防入夜身热复来，当疏解中兼彻里热。从就诊第3日起，加服青龙白虎汤、绿豆汤；葱粥中小葱按日递减至60g、50g，至40g，大米用量不变。青龙白虎汤由生白萝卜、橄榄组成，系清代医家王孟英创制。笔者嘱其取生白萝卜200g，切片，加入橄榄40g，同煎0.5小时，喝汤，不拘时候频饮。绿豆汤以绿豆50g，加水煮至豆烂，连汤带豆食之。患者用上法5日后，吐出的痰涎不断减少，胸闷大减，胸痛甚微，体温正常，二便自调，舌质紫暗全退，精神渐复。至第11日，午夜又觉轻度发热（37.1℃），约3小时后自退，胸口微闷，自述可能因不慎着凉所致。嘱其酌增葱粥中小葱用量，频饮青龙白虎汤，间服绿豆汤。是日夜间身热未作，至清晨咯出黏涎、兼夹黄稠之痰。往后诸症平稳，舌色近于正常，体力逐渐恢复。据有关报道，新型冠状病毒肺炎染疾后，于7～10天病情往往加重，此例发生在第9日，与之吻合。

毒涎蕴肺，是以呼吸不利，胸闷作痛，肺受邪而不咳，殆因其失却自然的抗病反应，无力排泄痰涎，故不咳危害尤甚。疫毒深伏肺系，其转归不外内传、外发两途。内传则由气入血，由肺入心，由涎阻至血瘀，乃至涎瘀交阻，患者舌质紫暗即是明证。肺主气，心主血，心肺功能减弱，诸脏受殃，是以疲劳特甚。外发邪热着落于肌表，则见发热或恶寒发热之表证。

古人治瘟疫表证亦用汗法，但决不强责其汗，而是疏通郁闭，和其气血，给邪以出路。考《松峰说疫》有葱头粳米汤取汗之法，葱头连须用，疏通之力胜，易于作汗。笔者用的是全葱，取其宣肺解表，通利二便，利气滑痰，活血通脉。其中利气滑痰是因其味辛而质滑，辛能开闭，能通气，气通则血活；滑能养窍，可将留着之毒涎滑而去之，乃"引涎"之法。葱固能解毒，而发汗、通便、利尿，无一不是败毒；煮粥食，是养胃生津以资汗源，益体以抗病。此证正邪交混，若蛮补徒张邪焰，未可妄施。米为五谷之一，稼穑作甘为胃所喜，寓药疗于食疗之中。《松峰说疫》还记载了"瘟疫初觉，葱白数根生捣，能饮者用黄酒，不饮者用滚水冲服"。特录出以供参用。

葱粥食后果然作汗，此阴阳渐和之佳兆。表里相应，一气贯通，表解则里和，里气通则表气不郁，此证得汗后吐出大量黏液，相似于汪氏所说的"绵缠"之涎，病情始获缓解。但毕竟疫毒深伏，热势得汗后虽减并未全衰；且肺经邪热熏灼，咽痛不适，故配合青龙白虎汤清肺化痰，利咽解毒，以彻里热。此方善疗多种喉证，王孟英称其"消经络留滞之痰，解膏粱鱼面之毒，用以代茶……藏府清和，岂但喉病可免耶！"勿以平淡忽之。至于用绿豆汤，则取解毒护心之意。此证平静数日后略有波动，当系伏邪化而未尽所致，食疗之法略加调整，遂趋平复。

病毒或从阳化热，或从阴化寒，或面赤身热似阳，舌暗爪青似阴，变异不可捉摸，要找到抗病毒的特效药殊非易事，然而顺势激发自身的抗病能力，未尝不是清除病毒之一途。新型冠状病毒肺炎毒涎蕴肺，与心肺功能的恢复互为消长，毒增则涎增，涎减则毒化；毒涎阻塞肺窍则气机出入受阻，甚则化机告息，反之则生机来复，心肺功能复常，疫毒自解。对付毒涎，或引，或清，或化，乃至搜剔，全在医者顺势用之，故拈出"毒涎"以备一说。

因疫情所限，人们禁足在家，未能面诊，脉象阙如，不便疏方用药，以示审慎。采用食疗乃变通之策，且食材易取易得，有利无弊。所思所论未必足凭，聊供参考而已。

（朱步先）

第五篇

大师经验参学

第二十一章　国医大师邓铁涛益气除痰活血法
治疗冠心病经验

　　【摘要】　总结了邓铁涛教授益气除痰活血法在冠心病中的应用。该治法理论源流来自《金匮要略》"阳微阴弦"说。理论基础在于冠心病心气虚（阳虚）兼痰浊者多见，特别是早中期患者，其后则兼瘀或痰瘀为多，故治疗以益气除痰化瘀为主。代表方药为温胆加参汤。并总结了现代临床研究应用。

　　【关键词】　冠心病；邓铁涛；学术思想

　　在中医古籍中没有冠心病病名。一般认为其属于"胸痹""心痛""心悸"等范畴，从病机而言多属于虚实夹杂。正虚多为气血阴阳不足，实邪多为气滞、寒凝、痰浊、瘀血。在现代中医研究中，也多从虚实夹杂来探讨，只是医家各有侧重。张伯臾[1]认为，冠心病为本虚标实之病。本虚者，可阴虚、阳虚，以阳虚为多见；标实者，可为气滞、血瘀、痰浊壅塞、寒邪凝滞等。颜德馨[2]认为冠心病主要病机是气虚血瘀，主要病理基础是瘀血，可兼有痰浊、寒凝、气滞、阴虚、阳虚等不同兼证。周文泉[3]对 20 世纪 80 年代之前冠心病的现代中医治疗方法进行了较为全面的总结，提到了治标为主、治本为主、标本结合等多种治则，列举了很多活血、祛痰、补虚的方剂，包括瓜蒌薤白汤加减、温胆汤加减等。当代中医研究中，也多从正虚（阳虚/气虚）、痰瘀互结立论。高杉等[4]Meta 分析认为，痰瘀共同为冠心病的病因病机，纳入 36 篇文献，36 个随机对照试验（RCT）包括 3336 例痰瘀互结型冠心病患者，治疗组和对照组分别为 1701 例和 1635 例。在心绞痛症状疗效、心电图疗效、中医证候疗效、临床疗效、气短症状疗效、心悸症状疗效改善总有效率方面，治疗组优于对照组。研究所用到的方药包括温胆汤、丹蒌方加减等。肖蕾等[5]调查了急性心肌梗死（AMI）患者的中医体质，病例组与对照组各 91 例，结果显示 AMI 的发生与中医体质联系紧密，尤以脾虚质、痰湿质、阳虚质、阴虚质更为显著。陈莹等[6]从发病因素痰湿入手，结合胸痹心痛的临床特点及病机演变，充分阐释了痰湿致病的关键环节，以及痰湿在胸痹心痛的病因病机中的关键地位；提示了在临证时应充分发挥中医整体观念与辨证论治的核心思想，并在合适的契机选择从脾运化水湿角度论治胸痹心痛，为临床上应用此法治疗胸痹心痛提供了理论依据。

　　国医大师邓铁涛教授在冠心病辨治方面也有独到见解，将益气除痰活血法广泛用于冠心病治疗中。本文就邓老益气除痰活血法治疗冠心病作进一步阐释。

1 理论源流

《金匮要略·胸痹心痛短气病脉证治》曰："夫脉当取太过不及，阳微阴弦，即胸痹而痛，所以然者，责其极虚也。今阳虚知在上焦，所以胸痹心痛者，以其阴弦故也。"此即是后世医家广泛应用的"阳微阴弦"理论，指出胸中阳气不足，下焦阴盛（痰浊、瘀血等）是胸痹的基本病机。《类证治裁·胸痹论治》也有类似描述："胸痹，胸中阳微不运，久则阴乘阳位而为痹结也。其症胸满喘息，短气不利，痛引心背，由胸中阳气不舒，浊阴得以上逆，而阻其升降，甚则气结咳唾，胸痛彻背。"《金匮要略》还给出了治法方药："胸痹之病，喘息咳唾，胸背痛，短气，寸口脉沉而迟，关上小紧数，栝蒌薤白白酒汤主之""胸痹不得卧，心痛彻背者，栝蒌薤白半夏汤主之""胸痹心中痞，留气结在胸，胸满，胁下逆抢心，枳实薤白桂枝汤主之，人参汤亦主之"。邓老[7]也强调了这一点，引用《金匮要略》"阳微阴弦"之说，作为古说参证，指出冠心病系阳虚或痰涎水饮为病，治则以除痰通阳为主；指出自瓜蒌薤白白酒汤至桂枝枣实生姜汤等 8 方，均可用于冠心病的治疗。

邓老从 20 世纪 60 年代开始研究中医"痰证"及"痰瘀相关"与心血管疾病防治的相关性，认为痰湿、痰浊、痰瘀相关是岭南地区多种内科杂病尤其是心血管疾病的主要病因病机。邓老认为冠心病为本虚标实之证。本虚虽指全身之虚，但心虚是突出的矛盾。心虚必累及阴阳气血，因气属阳，血属阴，故可概括为阴阳。气血是阴阳派生的，因此，轻则气虚血瘀，重则阴虚阳虚。实主要是"痰"和"血瘀"，气虚生痰，血滞成瘀。经分析，大部分方剂是以祛瘀为主的；通常所见心肌梗死，亦以瘀证为多。从广东的病例来看，心气虚（阳）兼痰浊者多见，特别是早中期患者，其后则以兼瘀或兼痰瘀者为多。

邓老以益气除痰佐以化瘀的方药治疗冠心病患者 100 例，总有效率达 95%[8]。20 世纪 70 年代[9]，邓老较为系统地阐述了冠心病的病因病机、治法方药；提出病因病机主要为劳逸不当、七情内伤、膏粱厚味等导致正气内虚；继而导致心阳亏虚、心阴受损，气血失畅，继之为痰浊内阻、血瘀内闭，闭阻心络，从而导致冠心病发生。在证型上主要分为心阳虚、心阴虚、阴阳两虚、痰瘀闭阻等。治疗上除了辨证论治，还比较着重于补气除痰，常用温胆加参汤（竹茹 9g，枳壳 4.5g，橘红 4g，法半夏 9g，云茯苓 12g，党参 15g，甘草 4.5g）来治疗，这也是后来邓氏温胆汤的基本用药。瘀证为主时，一般用失笑散加冰片；痰证为主时，温胆汤分量加倍，并根据阴虚、阳虚加减化裁。这里虽然没有把补气除痰活血连在一起提出，但是整篇文章均提到了补气、重视"痰"与"瘀"等。因此，这也可以作为邓老益气除痰活血的源头。

随后邓老弟子赵立诚教授在 1978 年《邓铁涛老师治疗冠心病经验》[10]一文中明确提出邓老观点，认为冠心病病机为气虚与痰瘀闭阻，气虚是本，痰瘀为标。在治法上，结合岭南地域及人群体质特点，提出补气活血除痰这一治法。并从古方研究中，为这一治法提供了理论依据：指出《金匮要略》中用瓜蒌、薤白、枳实、法半夏等组成的几个宣痹化痰的方剂，以及用人参汤（人参、甘草、干姜、白术）治疗阳虚胸痹，正是前人运用补法与通法治疗胸痹心痛的先导，成为后世中医治疗冠心病的常用方剂。补气、化痰、通瘀法适用于治疗气虚、痰瘀闭阻型冠心病患者。这类患者临床主要表现为胸闷、心痛、心悸、气短、肢麻、眩晕、舌苔腻或舌有瘀点瘀斑、脉细涩或促、结、代。基本方是法半夏三钱，云茯苓四钱，橘红钱半，枳壳钱半，甘草钱半，竹茹三钱，党参五钱，丹参四钱。这个基本方在之后的文献中也被称为邓氏温胆汤。五爪龙（广东草药）、鸡血藤两药一入气分一入血分，也是邓铁涛治疗冠心病常用药[11]。

至此邓老的益气除痰活血法及该治法的代表方邓氏温胆汤正式走进历史舞台。赵立诚教授随后于 1986 年在《中医学家邓铁涛》[12]一文中进一步阐述了邓老益气除痰活血的理论基础及治疗用药。之后邓中光教授[13]、刘小斌教授[14]也对这一治法及代表药物进行了阐述。具体阐述将在下文列出。吴伟康教授[15]也引述邓老"心阳心阴内虚是本病的内因为本；痰与瘀是构成冠心病的继续发展为标"的观点，认为邓老上述对冠心病痰瘀相关病机的论述，使学术界耳目一新；"痰瘀相关"理论的提出在中医药防治冠心病方面是一次知识创新的过程。

除了理论探讨和病案报道，从 20 世纪 80 年代末期开始，益气除痰活血法开始用于临床病例研究。方显明[16]以益气除痰方药邓氏温胆汤对 52 例冠心病患者进行临床疗效观察，血瘀者加丹参、三七。以胸闷、心悸、气短三项主症加心电图作为疗效判定标准。52 例冠心病患者分为痰浊型、痰瘀型和非痰浊型三型，均以益气除痰方治疗。结果表明，一般症状和心绞痛总有效率分别为 86.5% 和 79%，心电图统计 34 例，总有效率为 44.1%，三型各有效率之间差别无显著性，表明该方对冠心病各型患者均有一定的疗效。此外，该方有降低全血黏度的作用，提示其疗效机制与促进血液循环、改善心肌缺血有关。

2　益气除痰活血的理论基础

邓老认为，从广东的病例来看，心气虚（阳虚）兼痰浊者多见，特别是早、中期患者，其后则兼瘀或痰瘀为多，故治疗原则以益气除痰或益气养阴，除痰化瘀为主。他拟定"益气除痰"的治疗方法，何谓"益气"而不言"补气"？因该病本虚标实，多虚不受补，故曰"益气"，而不言"补气"。该治法理论基础在于以下几点。

2.1　气虚痰浊

冠心病为本虚标实之证。邓老从 1976 年起参加冠心病专科门诊，对数百例冠心病患者作临床调查与治疗，认为[10]岭南土卑地薄，气候潮湿，而广东人身体素质与北方人比较也略有不同，故冠心病患者，以气虚痰浊型多见。气虚的表现是心悸气短，胸闷，善太息，精神差，舌质胖嫩，舌边有齿印，脉细或虚大。痰浊的表现是肢体困倦，胸翳痛或有压迫感，舌苔浊（尤以舌根部苔浊），脉滑或弦。而气虚又不仅仅限于心气虚，更要注意心脾相关。气虚则水液停聚为痰，痰湿内阻；且气虚则行血无力，瘀血内闭，痰浊瘀血痹阻心脉，发为冠心病。这也反映出岭南地区的冠心病证候特点[17]。另据报道，岭南地区痰湿质、湿热质及血瘀质的人更容易患冠心病[18]，而冠心病证素居前三位的分别为血瘀证、气虚证和痰浊证[19]。这些研究也为邓老的理论提供了佐证。治疗上，邓老于20 世纪 80 年代初就明确指出[14]：冠心病的论治，决不能仅限于心，而应着眼于五脏相关，尤其是心脾相关。脾胃为后天之本、气血生化之源。脾胃健运，水谷精微得以运化输布，上奉于心，变化而赤，则为血。气属阳、血属阴，脾胃健旺，则心之气血阴阳充足，心脾不病。若因劳逸不当、七情内伤、膏粱厚味等导致损伤脾胃，脾失健运，则气血亏虚，心阳心阴不足，心失所养，形成正虚。痰浊瘀血阻于脉络，脉道不利，不通则痛，发生本病，症见胸闷、胸痛、心悸等。故邓老临床用药，以党参、黄芪、甘草等益气，以法半夏、橘红、竹茹化痰。

2.2　痰瘀相关

邓老认为痰是瘀的初期阶段，瘀是痰浊的进一步发展。脾胃损伤，失于健运，水液停聚为痰，致病多端。《内经》云"津血同源"，津液与血液的运行输布有赖于气的正常。气虚或气滞，亦可导致津液、血液运行不畅：津液运行不畅，停聚为痰；血液运行不畅，瘀滞则成瘀血。因而从痰与瘀血产生的物质来源来说，二者也有一定相关性。痰之为病，可致多端。正如《杂病源流犀烛》云："故其为害，上至巅顶，下至涌泉，随气升降，周身内外皆到，五脏六腑俱有。"痰浊上蒙，胸阳不展，心脉痹阻，不通则痛而发病。瘀血阻络，脏腑功能亦受影响，脾失健运，也可致痰浊停聚，而成痰瘀互结之证。

2.3　五诊十纲新思维

邓老在谈到痰瘀相关时，也从现代微观机制角度作了说明，指出"联系到胆固醇在血管壁内膜下的沉积，似可相等于痰的病证，这有待于我们进一步去研究。血管内的粥样硬化斑块进一步发展，便会影响血液的流通，产生中医所谓的瘀"。这里初步提到了结合现代理化检查，探讨痰瘀微观机制。之后邓老又倡导"五诊十纲"新思维。五诊即在传统四诊基础上加"查"；十纲即在八纲基础上加"已未"（已病、未病）。吴伟教授对邓老"五诊十纲"中医诊治心血管疾病的临床新思维进行诠释，认为四诊八纲仍然是中医辨病辨证的基本方法，而"五诊"是现代中医心血管辨病辨证方法的拓展与延伸，"查"诊技术可以为抽象资料实现量化提供依据[20]。因而临证用药，祛瘀可考虑除痰，除痰宜结合化瘀，或痰瘀同治，其诊断与疗效评定的指标可以参考实验室"查"的结果。丁有钦[21]进行"心血管病痰证患者血液流变性的初步研究"，发现心血管疾病痰证患者的血浆黏度比、三酰甘油、β脂蛋白和血沉方程 K 值异常增高，出现血液流变学的改变，这可能是中医所说的"痰"的物质基础之一。杜少辉[22]采用邓氏温胆汤治疗冠心病患者 58 例，结果表明在明显缓解心绞痛、改善临床症状的同时，对患者的心电图改善和精氨酸升压素（AVP）减低也有较为明显的影响；并认为 AVP 功能平衡失调，则易产生中医所指的气滞痰阻病证。这些研究为五诊之"查"提供了注释。

2.4　益气除痰法解析

邓老[7]认为，虽然冠心病常见证型有心阳虚、心阴虚、阴阳两虚、痰瘀闭阻之分，但是益气除痰是基本治法。他依据《金匮要略》所言"胸痹"，阳气虚于上，痰湿等阴邪乘虚干扰而成病，治疗强调温阳除痰，以恢复胸中阳气。《金匮要略》中治胸痹诸方从瓜蒌薤白白酒汤到薏苡附子散，都是针对阳虚的。邓老选用温胆加参汤正是根据《金匮要略》这一观点。从临床实践来看，心有阴阳两方面，即使是心阴虚，往往也要加补气之药。故心阴虚证常用生脉散加味就是这个道理。对邓老辨证分型之冠心病心阳虚证，邓老选用温胆汤加参（竹茹、枳壳、橘红、法半夏、云茯苓、党参、甘草）治疗；从这个组方来看，也以益气除痰为基础。

3　代表方药

3.1　组成及方解

温胆加参汤加减是该治法的重要代表，也被称为邓氏温胆汤。化瘀常用丹参、鸡血藤，或合失笑散。"温胆汤"源自唐代孙思邈《备急千金要方·胆虚寒篇》。清代屈大均《广东新语》曰："岭南濒海之郡，土薄地卑，阳燠之气常泄，阴湿之气常蒸……人民多中瘴湿"[23]，可见湿热气虚或炎热汗多致气阴不足是岭南人群体质特点之一。邓老认为痰湿、痰浊、痰瘀相关是岭南地区多种内科杂病尤其是心血管疾病的主要病因病机，而温胆汤在实践中是治疗心血管病痰证患者的主方之一，故邓老拟定邓氏温胆汤应用于临床。邓氏温胆汤药物组成：竹茹、枳壳、橘红、法半夏或胆南星、茯苓、甘草、党参（或太子参，或人参，或丹参）。邓氏温胆汤必加参（或党参，或太子参，或人参另炖，或丹参），故又名"温胆加参汤"。功效益气除痰，主治气虚痰浊证。

方中用党参补气扶正，用橘红理气化痰，竹茹清化热痰，半夏温化寒痰，茯苓利水渗湿、健脾、宁心，丹参活血通络，共奏除痰利气、条达气机之效。方中不用枳实而用枳壳，是取其宽中下气，枳壳力缓而避免枳实之过分耗气破结。以橘红代陈皮可加强开胸之力。轻用竹茹，不在清热，意在除烦宁心，降逆消痞。此外，益气邓老喜用广东草药五爪龙（五指毛桃根），又名南芪，益气而不伤阴，为首选佳品。加减法[24]：气虚明显者加用北芪、五爪龙，或吉林参二钱另炖，或嚼服人参五分，效果亦好。气阴不足者再合生脉散。但党参不宜重用，一般不超过五六钱，因本病虚实夹杂，多用反致补滞，不利于豁痰通瘀。心痛甚者，可加三七末冲服或合失笑散。失笑散出自《太平惠民和剂局方》，方中仅有蒲黄、五灵脂两味药，为活血祛瘀止痛之基本方。邓老在此方基础上加用冰片，冰片味辛，芳香走窜，增强蒲黄、五灵脂活血化瘀之力。

邓老这一治法方药从"少火生气"的角度也可得到解释[25]。补气用邓氏温胆汤加减。黄芪为该方之要药，但部分患者虚不受补，为避免久用黄芪而致"壮火食气"，邓老善用五爪龙配合桂枝代替黄芪，认为二者相配益气补虚功同黄芪却不温不燥、补而不峻，正合"少火生气"之意；并佐以白芍柔肝养肝，助木升火。全方温土以助营卫，益气以充君火。

此外，从邓老医案用药分析研究来看，也暗合邓氏温胆汤之用。饶媛等[26]整理 185例有明确用药记录的邓铁涛医案，采用聚类分析方法对邓老临床常用中药进行统计分析，发现邓老最常用的药物依次为甘草、人参、白术、茯苓、黄芪、柴胡、当归、五爪龙等。

常用药物可聚成六类，分别为活血养血类、四君子汤、补中益气汤、补益肾精类、茯苓、化痰类。从以上结果可以看出，邓老十分重视脾胃功能，同时注重对气血痰瘀的调治。吴广平等[27]整理邓老113例医案，其中符合收录标准的有80例。采用统计软件包SPSS软件13.0进行数据管理和统计分析。先对所有药物的使用频次进行统计，再对药物进行系统聚类分析。总共使用了药物96种。从中可以得出邓老治疗冠心病的核心用药为党参、白术、茯苓、甘草、法半夏、丹参、竹茹、枳壳、橘红、五爪龙、三七末。亦即是四君子汤（党参、白术、茯苓、甘草）和温胆汤（法半夏、橘红、茯苓、枳壳、甘草、竹茹）加上补气的五爪龙及活血化瘀的丹参、三七末组成。有学者以邓老于广州中医药大学第一附属医院在1975年7月至1977年4月治疗冠心病医案为主要来源进行筛选，共纳入冠心病处方192首。结果显示，补气药物数量及总频次最多，提示以补气药为主体，体现顾护正气，扶正以祛邪的特点；同时辅以化痰、祛瘀、理气和其他辨证加减药物，且使用频次前10位药物可认为是四君子汤合温胆汤加川芎、丹参活血化瘀，提示治法以益气健脾为主，辅以除痰化瘀。

从以上结果可以看出，邓铁涛教授临证治疗冠心病时，认为最基本的原因是"气虚痰瘀"，气虚是冠心病发生的基础，在气虚的基础上进一步导致心血虚、心阴虚、心阳虚；痰瘀是在气虚的基础上形成的病理产物。因此在制定治法时以"益气健脾，活血除痰"为主。

3.2　相关中成药

根据上述方药，还研制出了中成药邓氏冠心胶囊[28]，组成为党参15g，五爪龙15～30g，白术9g，法半夏9g，云茯苓12g，橘红5g，竹茹9g，枳壳9g，甘草5g，三七5g，川芎9g。是以四君子汤和温胆汤为主，加入五指毛桃益气，三七和川芎活血。具体方解前文已述，此处不再赘述。临床治疗劳力性心绞痛患者60例[29]，显示邓氏冠心胶囊治疗组硝酸甘油停减率及中医综合证候疗效显著，在改善患者生活质量上更优。

丁有钦等[30]应用邓老治疗胸痹的经验方胸痹心泰胶囊（由党参、白术、茯苓、麦冬、五味子、法半夏、橘红、竹茹、枳壳、丹参、甘草等组成）治疗45例胸痹（冠心病心绞痛）患者，结果显示：临床症状（证候疗效）总有效率为86.7%，其中显效率为42.2%；心绞痛有效率为86%，其中显效率为44.2%；心电图总有效率为51%，其中显效率为17.8%。并通过证型分析，发现该药对气（阳）虚型疗效稍优于阴虚型。且未发现明显不良反应。从而认为该药具有益气补虚、除痰活血、标本同治、通补兼施的功效，符合胸痹的发病机制和治疗原则，临床疗效显著，是治疗胸痹的有效药物。

陈俊林等[31]研究邓氏通冠胶囊（主要由黄芪、丹参、水蛭、冰片等组成）的作用机制。采用垂体后叶素复制小鼠心肌缺血模型，提示邓氏通冠胶囊可能是通过促进eNOS mRNA表达，升高eNOS活性而增加NO的生成，从而起到抗心肌缺血的作用。

方显明等[32]根据邓老益气除痰活血理论，研制益心脉颗粒（人参、桂枝、瓜蒌皮、水蛭、茯苓），治疗60例冠心病稳定型心绞痛患者，结果显示两组心绞痛缓解总有效率分别为93.3%和73.3%，胸闷、气短、乏力等症状缓解总有效率分别为90.0%和66.7%，心电图改善有效率分别为56.7%和40.0%。

4   现代临床发挥

进入 21 世纪以后，邓老团队将益气活血除痰法除了应用于传统的冠心病心绞痛临床治疗之外，还拓展应用于冠脉介入术后辨治[33]、冠心病冠状动脉搭桥围术期辨治[34]、心脏手术围术期并发症辨治[35]等，取得疗效。齐春霞[36]以症状指标加危险因素指标，证实了邓老对于冠心病气虚痰阻证的诊断标准。

5   结语

邓铁涛教授益气除痰活血法及其代表方"温胆加参汤"（又名邓氏温胆汤）广泛应用于冠心病防治中。其理论思想源头在于《金匮要略》"阳微阴弦"理论。邓老结合现代中医实践及岭南地区人群特点，认为冠心病心气虚（阳虚）兼痰浊者多见，特别是早中期患者，其后则兼瘀或痰瘀为多，故治疗原则以益气除痰或益气养阴，除痰化瘀为主。方中五指毛桃、化橘红等应用还体现了岭南特色。从 20 世纪 70 年代开始，该治法方药用于临床至今40 余年，获得较好疗效，值得进一步挖掘整理及推广。

（王　嵩，刘嘉芬，何小莲，车　戬，庞蕾蕾，皮建彬，王士超，吴　辉，李　荣，

刘小斌，吴　伟）

参 考 文 献

[1] 陈锐. 张伯臾心痹、真心痛治验[J]. 中国社区医师, 2011, 27（4）: 20, 28.

[2] 颜德馨. 祖国医学对冠心病的证治[J]. 前进论坛, 1995,（2）: 19-20.

[3] 周文泉. 冠心病心绞痛辨证论治研究进展（二）（1949—1979）[J]. 新中医, 1980,（6）: 40-44.

[4] 高杉, 杨澍, 朱彦. 中药联合西药治疗痰瘀互结型冠心病疗效及安全性 Meta 分析[J]. 中华中医药学刊, 2018, 36（3）: 623-629.

[5] 肖蕾, 欧洋, 王建华, 等. 急性心肌梗死与中医体质类型及不良生活方式的相关性研究[J]. 中华中医药学刊, 2018, 36（6）: 1368-1371.

[6] 陈莹, 刘悦, 刘彤, 等. 从脾主运化水湿角度论胸痹心痛的发病[J]. 中华中医药学刊, 2017, 35（10）: 2541-2543.

[7] 邓铁涛. 邓铁涛医学文集[M]. 北京: 人民卫生出版社, 2001.

[8] 刘小斌, 黄子天. 邓氏温胆汤治疗气虚痰浊证的学术传承及临床应用[J]. 广州中医药大学学报, 2015, 32（4）: 755-758.

[9] 邓铁涛. 冠心病的辨证论治[J]. 中华内科杂志, 1977, 2（1）: 40.

[10] 赵立诚, 李贵芬. 邓铁涛老师治疗冠心病经验[J]. 新中医, 1978,（6）: 12-14.

[11] 刘小斌, 邱仕君, 邓中光, 等. 邓铁涛中医诊疗经验及学术思想整理研究[J]. 医学研究通讯, 1999,（3）: 10-11.

[12] 赵立诚, 邓中炎, 刘小斌. 中医学家邓铁涛[J]. 新中医, 1986,（8）: 11-16.

[13] 邓中光, 邱仕君. 邓铁涛学术思想简介[J]. 中医药研究, 1991,（6）: 5-8.

[14] 刘小斌. 邓铁涛教授诊疗经验整理研究[J]. 新中医, 1998,（3）: 7-9.

[15] 吴伟康, 邓铁涛. 邓老"痰瘀相关"理论与冠心病防治[J]. 深圳中西医结合杂志, 2006,（1）: 13-16, 20.

[16] 方显明, 邓铁涛. 益气除痰方治疗冠心病 52 例疗效观察[J]. 广西中医药, 1988,（6）: 1-3.

[17] 吴广平, 吴晓新. 邓铁涛治疗冠心病临证经验[J]. 中国中医急症, 2009, 18（7）: 1112.

[18] 黎立明, 李思宁, 魏丹蕾. 岭南地区冠心病心绞痛患者中医体质分布规律[J]. 中医杂志, 2012, 53（15）: 1305.

[19] 洪永敦, 杨庆邦. 岭南地区近 20 年冠心病文献的中医证候规律分析[J]. 广州中医药大学学报, 2011, 28（6）: 579.

[20] 吴伟, 王创畅, 邓铁涛. "五诊十纲"中医临床新思维探讨[J]. 中医杂志, 2014, 55（6）: 455.

[21] 丁有钦. 心血管病痰证患者血液流变性的初步研究[D]. 广州：广州中医学院，1982.

[22] 杜少辉. 邓铁涛教授运用温胆汤治疗冠心病 58 例分析[J]. 中医药学刊，2003，（6）：842-857.

[23] 屈大均. 广东新语[M]. 北京：中华书局，1985：8-9.

[24] 刘嘉芬. 邓铁涛诊治冠心病学术思想及临床经验整理研究[D]. 广州：广州中医药大学，2012.

[25] 金政，吴伟，邓铁涛. 邓铁涛运用"少火生气"理论治疗心血管疾病经验[J]. 中医杂志，2018，59（5）：374-376.

[26] 饶媛，邱仕君. 基于聚类分析的邓铁涛教授临床用药规律探讨[J]. 辽宁中医药大学学报，2009，11（7）：5-7.

[27] 吴广平，祁建勇. 邓铁涛教授治疗冠心病药物统计分析[J]. 辽宁中医药大学学报，2013，15（1）：120-122.

[28] 徐江雁，王亮. 国家级名老中医冠心病验案良方[M]. 郑州：中原农民出版社，2010.

[29] 李新梅，吴焕林，罗文杰，等. 邓氏冠心胶囊治疗气虚痰瘀型胸痹的临床研究[J]. 中西医结合心脑血管病杂志，2005，（4）：300-303.

[30] 丁有钦，冼绍祥，吴伟，等. 胸痹心泰胶囊治疗胸痹的临床研究[J]. 新中医，1997，（3）：14-16.

[31] 陈俊林，吴伟康，韩玉莲，等. 邓氏通冠胶囊改善缺血心肌供血的时效量效关系及 NO 机制[J]. 广州中医药大学学报，2007，24（4）：301.

[32] 方显明，肖柳华，杨建设. 益心脉颗粒治疗冠心病稳定型心绞痛 30 例[J]. 陕西中医，2002，（12）：1092-1093.

[33] 张敏坤，王磊. 邓铁涛对冠心病介入术后患者的辨证论治[J]. 中医杂志，2006，（7）：486-487.

[34] 吴焕林，邹旭，刘泽银，等. 心脾相关论与心血管疾病[M]. 北京：人民卫生出版社，2004：128-154.

[35] 吴焕林，严夏，赵益业，等. 邓铁涛教授调脾法治疗心脏手术围手术期[J]. 新中医，2001，（5）：8-9.

[36] 齐春霞. 国医大师邓铁涛论治冠心病气虚痰阻诊断标准研究[D]. 广州：广州中医药大学，2017.

第二十二章　国医大师路志正化浊通络畅气机方对痰瘀阻络型脑梗死恢复期患者血脂的影响

【摘要】　目的：观察化浊通络畅气机方对痰瘀阻络型脑梗死恢复期患者血脂的影响。方法：将60例痰瘀阻络型脑梗死恢复期伴有高脂血症的患者随机分为治疗组与对照组，两组均给予瑞舒伐他汀治疗，治疗组在此基础上给予路志正化浊通络畅气机方。观察两组连续治疗8周后，血脂四项指标变化、临床症状改善情况、神经功能缺损评分 Berg 初末次评分及不良反应。结果：治疗组总有效率明显优于对照组，两组比较差异有统计学意义（$P < 0.05$）。治疗组治疗后总胆固醇（CHOL）、低密度脂蛋白胆固醇（LDL-C）均较治疗前明显改善，两组比较差异有统计学意义（$P < 0.05$）。结论：路志正化浊通络畅气机方可以影响痰瘀阻络型脑梗死恢复期伴有高脂血症患者的血脂改变，能够降低血脂，有效改善临床症状。

【关键词】　化浊通络畅气机方；总胆固醇；低密度脂蛋白；三酰甘油；Berg 初末次评分

脑梗死（cerebralinfararction，CI）又称缺血性卒中，是指由于脑部供血障碍，缺血、缺氧引起的局限性脑组织的缺血性坏死或脑软化，约占全部脑卒中的 80%[1]，是一种严重危害人类健康的疾病，其发病急骤，变化迅速，具有高发病率、高复发率、高致残率的特点。近年来，我国特别是在北方地区其发病有"年轻化"的趋势，及时有效的中西医结合治疗脑梗死日益受到人们的重视。脑梗死恢复期的有效治疗能明显降低不良反应，故对脑梗死恢复期的治疗意义重大。动脉硬化性脑梗死是脑梗死最常见的原因，约占所有脑梗死的 70%，常见的诱因有高血压、高血脂、糖尿病等[2]。高脂血症及血液流变学异常是脑梗死的重要危险因素，两者是可以干预的，在临床实践过程中采用中西医结合方法治疗脑梗死患者具有重要的意义[3, 4]。2016 年 10 月至 2018 年 3 月，我们应用化浊通络畅气机方联合瑞舒伐他汀治疗痰瘀阻络型脑梗死恢复期伴有高脂血症患者 30 例，并给予瑞舒伐他汀常规治疗 30 例作对照观察，现报道如下。

1　资料与方法

1.1　临床资料

1.1.1　一般资料

选取 2016 年 10 月至 2018 年 3 月收治的痰瘀阻络型脑梗死恢复期伴有高脂血症患者 60 例，随机分为治疗组与对照组，两组均给予瑞舒伐他汀治疗，治疗组在此基础上给予路志正化浊通络畅气机方。对照组男 17 例，女 13 例，平均年龄（65.07±11.24）岁，平均体重（63.03±13.32）kg，平均病程（155.36±21.23）天；治疗组男 16 例，女 14 例，平均年龄（63.38±11.06）岁，平均体重（65.16±10.58）kg，平均病程（153.82±19.18）天。两组一般资料比较差异无统计学意义（$P>0.05$），具有可比性。

1.1.2　病例选择

（1）脑梗死诊断标准：参照 2010 年中华医学会神经病学分会脑血管病学组制订的《中国急性缺血性脑卒中治治指南》[5]；中医诊断标准及中医证候诊断标准参照国家中医药管理局脑病急症协作组起草制订的《中风病中医诊断疗效评定标准（试行）》[6]。

（2）高脂血症诊断标准：参照《内科学》确诊，总胆固醇（CHOL）≥5.18mmol/L，三酰甘油（TG）≥1.7 mmol/L，高密度脂蛋白胆固醇（HDL-L）≥2.0mmol/L，低密度脂蛋白胆固醇（LDL-L）≥3.37mmol/L[7]。

（3）纳入标准：符合中医中风的诊断标准，疾病分期为恢复期，即发病时间 2 周至 6 个月，痰瘀阻络型根据《中医内科学·中风》辨证分型。临床表现：半身不遂，口舌㖞斜，语言謇涩或不语，心悸，气短乏力，口角流涎，舌质紫暗，舌苔白腻或黄腻，脉弦滑。并且符合脑梗死、高脂血症的诊断标准，且患者对治疗方案知情同意。

（4）排除标准：中风辨证为痰瘀阻络证型以外的证型；发病时间小于 2 周及大于 6 个月者；合并严重系统疾病、妊娠期与哺乳期女性；对他汀类药有禁忌者；随访期间无法联系者；参加其他临床试验研究者。

1.2　治疗方法

对照组给予瑞舒伐他汀治疗。治疗组在对照组治疗基础上加用化浊通络畅气机方（方药组成：天麻 12g，威灵仙 12g，胆南星 6g，石菖蒲 10g，荷叶 12g，地龙 6g，炒枳实 12g）。疗程：两组均治疗 8 周后进行疗效评价。

1.3　观察指标

观察两组治疗前后 CHOL、TG、HDL-L、LDL-L、临床症状改善情况及 Berg 变化。

1.4　疗效判定标准

临床症状改变情况：采用脑卒中患者临床神经功能缺损评分[8]（加拿大神经功能量表）初次评分和末次评分相比。显效：临床症状明显改善，初次评分和末次评分下降 3～5 分，

8 周后血脂指标正常；有效：临床症状有所改善，初次评分和末次评分下降 1～3 分，8 周后血脂指标下降＜50%；无效：临床症状改善不明显，初次评分和末次评分下降＜1 分，8 周后血脂指标无明显变化。

1.5　统计学方法

计数资料以例数或百分率表示，对于计量资料，首先进行正态分布检验，符合正态分布的资料，以均数±标准差（$\bar{x} \pm s$）表示，非正态分布资料以中位数和四分位间距表示。统计学方法：采用卡方检验筛选有效率；治疗前后血脂四项的变化及 Berg 初次评分和末次评分，采用 t 检验，统计分析使用 SPSS 19.0 统计学软件。以 $P < 0.05$ 为差异有统计学意义。

2　结果

2.1　两组患者临床疗效比较

两组患者临床疗效比较结果见表 3。

表 3　两组患者临床疗效比较

组别	例数（n）	显效率（%）	有效率（%）	无效率（%）	总有效率（%）
对照组	30	32.1	50.0	17.9	82.1
治疗组	30	57.0	36.4	6.6	93.4[a]

注：与对照组比较，[a]$P < 0.05$。

2.2　两组患者治疗前后比较

两组患者治疗前后 CHOL、TG、LDL-L 及 Berg 比较结果见表 4。

表 4　两组患者治疗前后 CHOL、TG、LDL-L 及 Berg 比较（$\bar{x} \pm s$）

组别	例数（n）	时间	CHOL（mmol/L）	TG（mmol/L）	LDL-C（mmol/L）	Berg（分）
对照组	30	治疗前	3.96±0.23	1.65±0.16	2.30±0.15	33.50±4.17
		治疗后	3.82±0.20[a]	1.49±0.13	2.58±0.15[a]	41.00±3.44
治疗组	30	治疗前	4.60±0.22	1.63±0.14	2.77±0.15	36.80±2.61
		治疗后	3.50±0.18[ab]	1.42±0.13	2.23±0.15[ab]	42.83±2.06

注：与本组治疗前比较，[a]$P < 0.05$；与对照组治疗后比较 [b]$P < 0.05$。

3　讨论

众所周知，心脑血管疾病是对我国居民健康危害最大的常见慢性非传染性疾病，其中脑梗死是致残的主要因素，发病率的上升给个人、家庭和社会带来长期沉重的经济负担，随着医学模式向生物-心理-社会模式转变，不仅要提高脑梗死患者的生存率，更要提高他们的生存质量，使其达到最佳的健康状态[9]。脑梗死主要由于动脉粥样硬化引起，血脂的因素不容忽视。动脉粥样硬化是一种慢性、进行性、多发性的血管内膜疾病，可侵犯全身大、中、小动脉，在临床工作中血脂异常可表现为高 TG、高 CHOL、高 LDL、低 HDL，其中 TG、CHOL、LDL 可在血管壁沉积侵入内皮细胞导致动脉粥样硬化。有学者对此进行大量流行病学调查显示：血脂水平升高增加脑卒中的发病危险，尤其是对缺血性脑卒中的发病影响更大[10]。欧美国家已将 TG 升高作为缺血性脑血管病的重要危险因素之一[11]。TG水平异常，往往伴有 LDL-C 及 HDL-C 的水平异常，有学者提出脑血栓形成的病理学基础是颈内动脉粥样硬化，认为 LDL-C 及 HDL-C 的水平能够预示粥样硬化的程度，所以高脂血症在脑梗死的发生中具有重要作用。也有人提出，高浓度的 LDL-C 和低浓度的 HDL-C及心肌缺血是老年人脑血栓形成的危险因素[12]。

脑梗死属中医学"中风"范畴。其病因多由膏粱厚味、血生脂浊、痰瘀互结、痹阻脑络；或阴阳失调，气血逆乱，夹风、夹火，气与血并走于上，以致血溢脑络而成。临床以肢体废用、半身不遂、口眼㖞斜、言语謇涩或失语、偏身麻木为主要表现。本病病因具有多样性：酒食无度、甘肥油脂摄取过多；不知持满、房事不节、积劳虚损；将息失宜、阴亏于下、阳浮于上；情志郁滞、复气化风，致使阴损于前、阳损于后、阴阳离决、阳亢风动、夹痰夹火、窜升巅顶、上扰神明、病发中风。其中痰脂浊血，黏稠凝滞，极易壅滞经脉，阻碍脑络。这一病理变化波及周身血脉，终损脑络，异乎贯穿这一疾病的始终。它既是一种病理产物，同时其膏脂的堆积又成为新的致病因素。随着时代的进步，它的危害越来越引起高度的重视。此研究不仅具有现实的临床治疗意义，同时也具有治未病的预防医学意义。

国医大师路志正擅长治疗痰湿、瘀血，认为痰瘀阻络型脑梗死恢复期的病机主要为痰瘀互结，阻滞经络[13]。根据多年临床经验总结出轻清升阳、畅达气机、化浊通络的治疗原则，自拟化浊通络畅气机方。方药分析：本方的特点不同于现有的单味化浊祛脂药物的简单堆积，而是在全面考虑中风病发生的病机及后遗症的病理特点的基础之上，统筹组方而成。其中天麻，味辛，性平、微温，无毒，镇肝息风，为治肝定风要药，明代医家罗天益总结谓：眼黑头眩，风虚内作，非天麻不能治。天麻乃定风草，故为治风之神药。现代药理研究证实，天麻有镇静、降压作用，使扩张的脑血管收缩，调整脑血管功能，改善神经障碍引起的肢体麻木不仁。威灵仙，气味偏温、性善通行走，宣通五脏，疏风行血，善行十二经脉。天麻善通脑络，威灵仙重在通肢体脉络，二者合用镇肝疏风、行血通络，意在镇肝降压、祛风宣痹，改变肢体废用、麻木。胆南星，味苦、微辛，性凉，归肝、胆、肺经，功在清化痰浊，息风定惊，为治风痰要药。《药性切用》谓之："专化风痰，以益肝胆。"清血脉化血浊，主治中风，惊风，癫痫，头痛，眩晕，喘嗽。菖蒲，味辛、苦，性微温，归心、肝、脾经，辛散温通，芳香化浊气，善于化湿开胃，开窍豁痰，醒神益智；与胆南星相伍，菖蒲主开心孔、利九窍，胆南星主清心肺，镇心气，利窍豁痰，二药合用作用于上焦，清血脉、化浊瘀、祛痰瘀秽浊之气。荷叶，味辛、香，性平，气馨芳香，畅达三焦气机，和胃祛湿。升清化浊，重在中焦。枳实，味苦、酸，性微寒。其质重实而善沉降。通府气，下宿便，祛体内浊秽积聚。其用有四：消胸中虚痞，逐心下停水，化日久稠痰，削陈年坚积。可贯通上下三焦，降逆气，宽胸膈，通腑降浊。与荷叶共行上下，除停痰积浊、腐积浊气，促进机体代谢。地龙，形如血管，故善行血脉、活血化瘀、祛血中污滞。现代药理研究证实，地龙有降压作用，有抗凝、抗血栓作用，地龙配伍天麻、威灵仙则加强通行血络、活血祛瘀、逐痰化浊清血之效。上述七味配伍，共奏通络活血，祛血污浊、畅利三焦之功，使秽浊除，血络通，脂浊降，机体功能得以恢复。

根据实验结果，治疗组治疗后显效率为57%，有效率为36.4%，无效率为6.6%。对照组分别为32.1%、50.0%和17.9%（$P<0.05$）。治疗组治疗后除HDL-C外，CHOL、LDL-C均较治疗前明显改善［分别为（3.50±0.18）mmol/L、（2.23±0.15）mmol/L，$P<0.05$］，并低于对照组［分别为（3.82±0.20）mmol/L、（2.58±0.15）mmol/L，$P<0.05$］。治疗组治疗后TG较治疗前有所改善［（1.42±0.13）mmol/L］，并低于对照组［（1.49±0.13）mmol/L］，但差异无统计学意义。治疗组Berg初末次评分为（42.83±2.06）分，对照组为（41.00±3.44）分，有上升趋势，差异无统计学意义。临床症状有所改善，治疗组Berg初末次评分优于对照组。治疗组临床症状改善明显优于对照组。说明联合治疗可以有效地降低血脂，改善临床症状。

综上所述，化浊通络畅气机方可以影响痰瘀阻络型脑梗死恢复期伴有高脂血症患者的血脂改变，能够降低血脂，有效改善临床症状。此方思路新颖，见解独特，突出了中医整体观念、治病求本、辨证论治的特色，结合临床实际，效果显著。此方值得临床推广采用，结合目前国内临床实践可以得出一个结论，中医治疗本病具有较好的前景。运用化浊通络畅气机方治疗本病有其独特的优势和较大的潜力。

（杨惠卿，房　玲，侯　震，刘　晔，乔　艳，陈　欢，杨　泳，梅　琼，宋　巍，路志正）

参 考 文 献

[1] 王维治，罗祖明. 神经病学[M]. 北京：人民卫生出版社，2001：35.

[2] 王笑中. 酗酒是卒中的重要危险因素[J]. 脑血管疾病译丛，1998，2（1）：15-17.

[3] 潘晓明，李伟周，胡爱娥，等. 中西医结合疗法对急性脑梗塞痰瘀证患者hs-CRP的影响[J]. 中国中医药现代远程教育，2013，11（8）：49-50.

[4] 于庆霞，杨学峰. 化痰降浊汤联合西药治疗颈动脉斑块42例[J]. 中医研究，2016，29（4）：15-17.

[5] 中华医学会神经病学分会脑血管病学组急性缺血性脑卒中诊治指南撰写组. 中国急性缺血性脑卒中诊治指南 2010[J]. 中华神经科杂志，2010，43（2）：146-153.

[6] 国家中医药管理局脑病急症协作组. 中风病中医诊断疗效评定标准（试行）[J]. 北京中医药大学学报，1996，19（1）：55-56.

[7] 陆再英，钟南山. 内科学[M]. 7版. 北京：人民卫生出版社，2009：803.

[8] 中华神经科学会，中华神经外科学会. 脑卒中患者临床神经功能缺损程度评分标准及临床疗效评定标准[J]. 中华神经科杂志，1996，29（6）：381-382.

[9] 顾晓芳. 生物-心理-社会医学模式与创伤性脊髓损伤研究进展[J]. 社区医学杂志，2010，8（11）：45-26.

[10] 武阳丰，周北凡，李莹，等. 缺血性心血管病：一个反映血脂异常潜在危险的新指标[J]. 中华心血管病杂志，2004，32（2）：175-176.

[11] 韩仲岩，唐盛孟，石秉霞. 实用脑血管病学[M]. 上海：上海科学技术出版社，1994：59-60.

[12] 吴琳，杨蕊敏. 老年脑梗死高脂血症关系探讨[J]. 中国老年学杂志，2002，22（4）：253-254.

[13] 隋歌川，冯玲，史丽伟，等. 基于临床医案数据挖掘路志正教授治疗高脂血症的临证经验[J]. 中国全科医学，2016，19（16）：1976-1980.

第二十三章　国医大师颜德馨"脑病宜清"治疗脑梗死恢复期临床探索

【摘要】　"脑病宜清"是由国医大师颜德馨提出，颜乾麟、颜新等颜氏传人继承并发扬的重要学术思想，在脑梗死恢复早期实证未除、虚实夹杂时期有重要临床指导价值。以"脑病宜清"为指导，根据临床辨证，施以清热通腑、清化痰瘀、清心开窍、清肝息风、清热滋阴等不同治法，并在治疗中充分发挥"轻可去实""顾护脾胃"等特色，为中医治疗脑梗死恢复期提供了有效诊疗思路。

【关键词】　脑梗死恢复期；脑病宜清；颜氏内科海派中医

颜氏内科起源于孟河，由颜亦鲁先生创派，经国医大师颜德馨及第三代传承人颜乾麟、颜新等颜氏传人辛苦耕耘，对中医理论与临床实践进行了长期研究和探索，成为海派中医内科主要流派之一。笔者通过研读《颜乾麟医话医论医案集》[1]，并结合临床实践心得，现将颜氏"脑病宜清"在治疗脑梗死恢复期的临床特色总结如下。

1　"脑病宜清"学术思想

脑是人体生命活动的重要器官，具有产生思维、调节感情、迸发智慧、控制行为、统帅全身的综合作用。《奇效良方》有"脑者，地气之所生，故藏阴于目，为瞳子系肾水，至阴所主，二者喜静谧而恶动扰，静谧则清明内持，动扰则掉摇散乱"。在生理状态下，静谧内持则头脑敏捷、清明聪达，如脏腑失调，气机逆乱，常上扰于脑神，发为精神意识方面的病变。据此，国医大师颜德馨教授总结出"脑喜静谧"的生理特点，即脑藏于阴而象于地，清静内持，则头脑敏捷，清明聪达，指出脑为清阳之总会，然阳气易亢，一旦阴阳失调，或外邪入里，阳亢为火，火灼脑络，则头晕、目眩、耳鸣、神昏之象立见，脑病以阳亢为火甚者居多，如肝火、痰火、风火、瘀热、虚火均能灼伤脑络而致病。故脑当以清静为要，才能主神志之清。

颜德馨教授根据《灵枢·海论》"脑为髓之海，其输上在于其盖，下在风府"，结合"脑喜静谧"生理属性，总结出"脑为髓海，纯者灵，杂者钝"的学术思想；认为脑属阴而聚阳，藏精髓，而髓为水谷精微化生，属液属阴，至清至纯，以清灵为其性，以清静和谐为贵。只有脑髓充足，人体才能轻灵有力，矫健敏捷。倘若瘀血痰火随经脉流入于脑，与精髓错杂，致清窍受蒙、灵机呆钝，则见头痛、头晕、半身不遂、痴呆神昏、癫狂时作。中风日久，气血无法上注于脑，脑失所养，精髓枯萎，可致脑病逐渐加重。鉴于上述认识，颜教授提出"脑病宜清"的学术思想，旨在恢复脑清静纯灵之性。通过研究脑梗死恢复期分期分型与中医证候的相关性发现，脑梗死恢复期证候因素主要以风证、热证、痰证、瘀证和阴虚阳亢证为主，其中在恢复期早期，风证、热证、痰瘀等证型仍占主要地位[2-4]，故适宜先以清脑法祛除风、热、痰、瘀等实证致病因素。

脑梗死恢复期阶段多见本虚标实、虚实夹杂证候，若实证未清即滥用补益之品，非但达不到补虚扶正目的，反而使滋腻药物沉积中焦，阻碍脾胃气机，加重湿热壅滞，致脾胃更虚而"虚不受补"[5]；若过早滥用补气活血之品，则可引动肝风复起之虞而加重病情。因此，急性期或恢复期阶段，即使合并虚证表现，亦需先以清脑息风、开窍、通腑等，先清后补，清补并施，方能扶正不留邪，免除"闭门留寇"之弊端。

2 "脑病宜清"在脑梗死中的运用

2.1 清热通腑法

中风病位在脑，但与脾胃关系密切。中风患者多因脏腑功能失调，痰热煎灼津液，下焦气机传输乏力，出现便干、便秘等腑实之证；若长期腑气不通，热结壅塞，浊邪上逆，蒙闭清窍，可加重神识昏蒙，使病情恶化[6]。故颜乾麟主任十分重视运用通腑法清除阳明热结，最终达到清腑开窍目的。腑气一通，风火得降，大便通利，秽污得排，升降有序，气血调畅，诸病理因素得解。颜乾麟主任临床常用大黄、厚朴、芒硝、决明子等，以釜底抽薪，急下存阴。但因大黄等峻泻之品久服易伤正气，可致结肠黑变病，致大便秘结，故应中病即止。若兼痰火炽盛者，方选温胆汤加大黄；兼气虚者，选补中益气汤加白术至 30g，使脾气得补，运肠有力，便自通畅；若肝阳上扰、肝郁化火，则加栀子、决明子、牛蒡子等清热凉血通便。

2.2 清肝息风法

中医认为"诸风掉眩，皆属于肝"。肝阴不足，水不涵木，肝阳上亢、肝风内动是导致中风的重要机制，故平肝、镇肝、清肝等尤为重要。颜德馨教授常在方中配石决明、决明子、钩藤、黄连清肝息风[7]。石决明味咸，性寒，入肝经，善入血分，清肝热、解郁火、散瘀滞、养肝血，为凉肝镇肝要药；决明子味甘、苦、咸，性微寒，入肝、大肠经，疏外泄里，清肝火、祛瘀滞、益肾水、开目窍、通肠腑；钩藤味微甘，性微寒，入肝经，其性捷利，善泻火而定风、消痰以安神，能平肝风、泻心火，清肝经之热以除烦躁，有清而不伤正、寒凉不伤胃特点；黄连味苦，性寒，入心、肝经，苦以降火，寒以胜热，能清肝火、泻心火，清火以息风。如此相伍，则肝阴得补、肝阳得制、肝火得清、诸风得止而病自愈。颜乾麟主任同样注重清热疏肝，常用柴胡、薄荷、防风、蔓荆子、蒺藜、升麻等清肝息风。对肝热风阳上逆所致中风伴烦躁易怒，甚则神昏、手足抽搐频繁有力、痉厥等，方选羚角钩藤汤化裁，若病势急骤，可配合安宫牛黄丸。对情志不遂、肝气郁结、神机失调所致脑病，则以丹栀逍遥散加黄连、竹叶、莲子心、连翘心等，或越鞠丸加桑叶、牡丹皮等[8]。

2.3　清化痰瘀法

2.3.1　清热涤痰法

"久病痰作祟"，脑病患者多有痰湿浊邪，痰之为患，随气上下，无处不至，痰浊或直冲犯脑，蒙蔽清窍，或内蕴化火，上扰清阳，气血逆乱而发病。颜乾麟主任临床应用辛开苦降法，辛温与苦寒并用，辛散以化痰浊，苦降以清泄郁热，药如苍术、白术配三黄（黄芩、黄连、黄柏）。其中苍术、白术性温味辛，理气健脾、燥湿化痰；黄芩、黄连、黄柏味苦性寒，清泄心肝之火，伍以化痰之品，可清化痰热，痰热得化则脑脉得清。

2.3.2　清化瘀热法

颜德馨教授认为，中风恢复期有明显瘀血征，瘀血之邪阻滞脑络，使轻灵之气不能与脏气相接，气血乖违，瘀滞清窍，郁而化热。故治宜疏通脉道，推陈出新，通窍醒脑。《素问·调经论》有"血气不和，百病乃变化而生"，气为血帅，气血互根，故治血的同时须重视气的作用，用药注重气血药配伍。如石菖蒲有怡心情、舒肝气、化脾浊、宁脑神之功，与活血化瘀之蒲黄合用则能祛瘀以通脑络，醒心脑以复神明，共奏开窍安神、醒脑复智之功。水蛭活血化瘀，专入血分而药力迟缓，通天草轻清上逸，引药入脑，二者相伍，可直达脑室以祛沉痼瘀积。总之，蒲黄合石菖蒲、水蛭合通天草，皆气血同求之义[9]。又痰瘀同源而互衍，俱为阴邪，易交结凝固，致顽病痼疾。临证当化浊消痰与活血化瘀同用，以期痰瘀同治，痰浊得清，瘀滞得除，清窍得利，诸症自愈。

2.4　清心开窍法

中医学认为，心藏神、主神明，而脑又为"元神之府"。神明之心主宰脑之功能，心脑共同主宰人之思维意识。对中风所致神识昏蒙等，清心即清脑，清心则开窍，故可选芳香开窍之品，以清脑开窍而复神明。颜乾麟主任临床上常用黄连解毒汤清泻心火，酌以苦参退热泄火，以助清心之力，对精神行为障碍属心火内炽、蒙蔽清窍者，上述药物疗效颇验。若见窍闭神昏重症者，可用安宫牛黄丸、紫雪丹、至宝丹等醒脑开窍。

2.5　清热滋阴法

脑梗死恢复期因气血运行不畅，各种病理产物化为热毒乘虚而入，邪热熏蒸脏腑，伤及阴津，肾阴亏虚，阳无以依附而上越扰乱清窍，可见昼日神萎、入暮烦躁、身热夜甚、口干不欲饮、心烦不寐、时有谵语、舌红绛、脉细数等。研究表明，缺血性中风恢复期阴虚阳亢证的患者复发风险远高于非阴虚阳亢型患者[4]。可见清热滋阴法在脑梗死恢复早期的应用甚为重要，可通过滋养肾阴，使肾中水火既济，龙雷之火无上窜之机。颜乾麟主任常以生地黄、阿胶配黄连清热滋阴息风。若邪热伤阴，上冲犯脑，灼伤脑髓，见身热夜甚、口干不欲饮、心烦不寐、时有谵语、舌质红绛、脉细数者，当以清热滋阴为法，配以凉血之品，方选犀角地黄汤、黄连解毒汤、黄连阿胶鸡子黄汤加减治疗，颇具疗效[8]。

3　颜氏清脑法特点

3.1　清淡求醇，轻可去实

颜氏内科秉承孟河医派用药轻灵平淡、药性缓和、药味醇正的特色[10]。颜德馨教授特别指出，"轻可去实"绝非避重就轻，而是以轻苦微辛流动之品，清灵平淡之药，拨动气机，透泄实邪。

如颜乾麟主任在应用清热通腑法时，多使用柴胡、白术、栀子、枳实等，通过调治气血、通便导滞，用黄连、黄芩、黄柏替代大黄清热泄浊，以免峻下伤阴[11]。颜德馨教授尤善运用气味轻灵的引经药，如葛根气味俱薄，轻而上升，与化痰药相配伍，能引药入脑，增加脑血流量，软化脑血管；通天草其气轻清上逸，与活血药相伍，能引药入脑，剔除脑络瘀血，瘀去络通，脑窍开复。如此以轻灵平淡之品，起到"四两拨千斤"奇效，即为"轻可去实"要义。

3.2　顾护脾胃，清补兼施

脑梗死恢复期阶段，机体呈现本虚标实、虚实夹杂之象，脾胃虚弱日久，运化失常，湿热内生，盘踞中焦。若一味给予补益滋腻之品，久虚之脾胃无法有效摄纳，阻碍脾胃气机升降，加重湿热壅滞，脾胃益虚，进而闭门留寇，病程缠绵难愈。对此当清运脾胃，恢复其运化功能，以后天补先天，使气血生化有源，促进脾胃功能恢复。

颜德馨教授临证素来重视脾升胃降，善调脾胃气机，常用火麻仁、砂仁、豆蔻降气通胃腑，枳壳、桔梗调节脾胃升降气机，使脾气得升、胃气得降。针对脑梗死恢复期虚实夹杂特性，习用枳术丸调理脾胃，方中白术健运脾胃固本，枳实驱除胃肠实邪，全方健运脾胃、降气祛浊，使邪去正存，达到虚实兼顾、清补兼施之效[12]。

4　典型病例

患者，女，61岁，有高血压病史20余年、糖尿病病史20余年、便秘病史数十年，2019年8月20日因"左侧肢体乏力伴言语含糊"就诊。头颅MRI提示"右侧半卵圆区急性脑梗死"，西医予常规抗血小板聚集、清除自由基、促进侧支血液循环等治疗后，仍遗留左上肢抬举乏力、言语含糊等。刻下：体型肥胖，言语含糊，左上肢肌力减退，肌力Ⅳ级，纳谷不馨，大便干结，舌质红，苔薄黄，脉弦滑。诊断：中风-中经络（肝阳上亢、痰热腑实证）。治以清肝化痰，通腑泻浊。处方：柴胡10g，黄芩10g，枳实15g，当归10g，桃仁10g，厚朴10g，葛根10g，苦杏仁10g，川牛膝15g，鸡血藤30g，鸡内金10g，木香6g，大腹皮30g，佛手10g，苍术15g，白术15g，制大黄9g，地锦草30g。7剂，每日1剂，水煎，分 2 次温服，并加针灸及康复理疗等中医综合适宜技术联合西药规范化治疗（拜阿司匹林、氯吡格雷抗血小板聚集，匹伐他汀稳定斑块，硝苯地平缓释片控制血压及阿卡波糖控制血糖等基础治疗）2 周后，患者胃纳渐馨，大便通调、每日 1~2 次，言语略利，左上肢肌力恢复至Ⅴ⁻级。

　　按　本案患者乃肝阳上亢、痰热腑实证，故治以清肝化痰、通腑泻浊之法。方中柴胡、黄芩疏肝散热、清化痰热，制大黄、枳实、厚朴组成小承气汤通腑泄浊，配合桃仁、苦杏仁润肠通便，共奏清腑开窍之功；苍术、白术燥湿运脾，合枳实降气祛浊，恢复脾胃运化；又久病入络，瘀血阻滞，故用当归、桃仁、鸡血藤活血通络化瘀；川牛膝活血祛瘀，引火下行；葛根气味皆薄，性辛升阳，配合活血药物可奏升阳活血之效；木香、佛手疏肝理气和胃；大腹皮下气宽中，消除胃肠积滞；鸡内金健胃消食；地锦草清热利湿。全方以清肝化痰、通腑泄浊为主，兼顾活血化瘀、清肝息风、健脾和胃，使脑室恢复静谧之性，如此诸症得愈。

5　小结

　　"脑病宜清"是颜氏内科治疗脑病的重要学术思想，其核心是恢复脑清静纯灵之性。在脑梗死恢复早期阶段，气阴本虚，但风、痰、瘀等实邪多伏于体内，形成虚实夹杂之态，此时如妄投补益之剂，易致虚不受补、闭门留寇等弊端。为此，颜氏内科倡导以"清法"为主，结合临床具体辨证，灵活运用滋阴清热、清心开窍、通腑泄浊等多种治法，力求恢复脑髓清灵之性。颜氏内科在治疗脑病时用药细腻，主张"轻可去实"，习用平淡药以"四两拨千斤"，同时注重顾护脾胃，以后天补先天，促进机体自行恢复。总之，颜氏内科"脑病宜清"指导下的诸清之法可使邪去正安，对改善脑梗死恢复早期的言语肢体功能障碍、提高生活质量等具有满意的疗效。

（邵竞祎，陈　霞，韩天雄，周　璇，陈　忆，林亦鑫，陈英群　指导老师：颜乾麟）

参 考 文 献

[1] 胡琪祥，曹振东. 颜乾麟医话医论医案集（第一辑）[M]. 上海：上海科学技术出版社，2015.

[2] 杨红萍. 脑梗死恢复阶段分期分型与中医证候的相关性分析[J]. 深圳中西医结合杂志，2015，25（21）：44-45.

[3] 薛丽莉，薛金. 脑梗死恢复期分期分型与中医证候的相关研究[J]. 中医临床研究，2016，8（31）：11-13.

[4] 吴凡，田丽茹，刘桐伊，等. 缺血性中风中医证候演变与中风复发关系研究[J]. 现代中西医结合杂志，2019,28(16):1715-1718.

[5] 熊乙霓，郭旭，陈明明. 虚不受补刍议[J]. 江苏中医药，2018，50（2）：68-69.

[6] 王玉民. 中风病神昏的病机探讨[J]. 中医杂志，1999，40（9）：521.

[7] 高尚社. 国医大师颜德馨教授辨治脑梗死验案赏析[J]. 中国中医药现代远程教育，2012，10（6）：5-7.

[8] 黄书慧. 颜乾麟教授运用清法治疗脑血管疾病经验[J]. 中国中医急症，2007，16（12）：1497-1498.

[9] 吕立言. 颜德馨教授从血辨证治疗中风经验介绍[J]. 新中医，2008，40（1）：7-9.

[10] 张淇，曹震. 孟河医派学术思想特色探讨[J]. 江苏中医药，2007，39（4）：16-18.

[11] 韩天雄，潘新，刘小雨，等. 颜乾麟辨治心脑血管病合并便秘经验[J]. 河北中医，2010，32（10）：1447，1455.

[12] 李颖，李桃桃，颜新. 颜德馨教授脾胃学说思想探析[J].浙江中医药大学学报，2015，39（8）：598-601.

第二十四章　国医大师何任学术思想浅析——基于不同主症的胰腺癌辨治经验

【摘要】　目的：探讨首届国医大师何任教授基于不同主症辨治胰腺癌的学术经验，为中医临床辨治疑难杂症提供一种新模式。方法：整理跟随何老临诊的胰腺癌医案，熟读何老的相关论文、论著，结合笔者对中医经典及中医学术的思考，在确定胰腺癌的基本病机、基本治法、基本用方基础上，以胰腺癌不同主症的因机证治为线索，探究何老基于不同主症辨治胰腺癌的学术经验，并举一案例予以佐证。结果：何老认为，胰腺癌的基本病机为"脏腑阴阳气血失调，气阴两虚，气滞湿聚，痰凝血瘀，癌毒弥漫，最终形成肿块"，其确定的胰腺癌基本治法为"益气养阴，祛湿化痰，活血解毒，软坚散结"，基本用方为自拟"三参二苓汤"。胰腺癌的主症，主要有脘腹疼痛或胀滞、黄疸、呕吐、腹泻、劳倦、臌胀等。不同主症，有不同因机证治。至于发展至以臌胀为主症的阶段，则属病情危殆，几不可治。所举医案，患者因胰头癌伴胰管扩张、肝有可疑转移灶前来就诊，经四诊合参，确认其主症为脘腹疼痛，突出病机为气滞血瘀，故治法在益气阴、祛邪浊基础上强化活血止痛之法。痛止后辨证属胰腺癌基本病机范畴，故治疗亦以基本用方加减，药治稳好。结论：何老创立的在基本病机、基本用方基础上以主症为纲、以因机证治为目的的胰腺癌脉证并治新体例，具有开创性的学术意义与临床价值，值得进一步总结提炼，推广运用。

【关键词】　胰腺癌；主症；何任；国医大师；辨证论治新体例；医案；脉证并治；学术经验

何任（1921～2012年），生前为浙江中医药大学终身教授、主任中医师、博士生导师、中华中医药学会顾问、终身理事，浙江省中医药学会名誉会长，浙江省名中医研究院名誉院长、专家学术委员会主任委员，浙江省中医院首席学术顾问，曾任原浙江中医学院院长。当代著名中医教育家、理论家、临床家，全国首届国医大师，首批全国中医药专家学术经验继承工作指导老师，首届国务院政府特殊津贴获得者，"中国百年百名临床家"之一，被日本学者誉为"中国研究《金匮要略》的第一人"。

何任先生临床70余年，经验丰赡，疗效卓著。遇重病大证，常以经方取效；遇杂病、疑难症，则经方、历代各家方选而用之。治疗肿瘤采用扶正祛邪法，并探索出"不断扶正，适时祛邪，随证治之"治疗原则。妇科宗陈素庵、傅山，以健理法治经、带，以益调奇经法治崩漏，以运利经脉法治癥瘕。对时病则善用江南温病学派法则，轻清渗解。

何任先生学术造诣深厚，著作等身。自 1958 年始，先后出版《金匮要略通俗讲话》等专著 20 余部，发表学术论文 300 余篇，内容涉及中医理论、临床、传承、教学等。主编的《金匮要略校注》，获部级科技成果奖二等奖。

何老创"不断扶正，适时祛邪，随证治之"的肿瘤十二字治疗法则[1]，临证运用，颇具成效。笔者跟随何老临诊多年，见何老辨治胰腺癌机圆法活，症变方改，而取效甚佳。今整理先前侍诊医案，谨对何老基于不同主症辨治胰腺癌的学术经验做一浅略探究。

胰腺癌起病隐匿而发展速度快，恶性程度高，预后较差，被国际外科界列为"二十一世纪的顽固堡垒"[2]。据国家癌症中心[3]2019 年最新统计数据显示，胰腺癌位列中国城市肿瘤发病率的第 8 位、死亡率的第 6 位。美国癌症协会[4]2018 年发布的统计数据显示，美国胰腺癌新发病例数在男性列第 11 位，在女性列第 8 位，死亡率居恶性肿瘤第 4 位。因此，精心总结名老中医辨治胰腺癌的学术经验，充分交流名老中医辨治胰腺癌的理法方药，对降低胰腺癌的病死率、展示中医药优势具有特殊意义。

胰腺癌的主症主要有脘腹疼痛、脘腹胀滞、黄疸、呕吐、腹泻、劳倦、臌胀等，何老认为，针对胰腺癌这一西医病名，中医虽有基本的病因病机及治法方药，但不同主症，其病因病机各有偏重，其治法方药亦当有所不同。

1　病因病机

综合分析胰腺癌的各种临床表现、体征、检查结果及发展演变规律，并结合个人临床实践，何老认为，胰腺癌总属本虚标实之病证，其基本病机为在机体气阴两虚基础上，六淫邪毒久袭，或七情怫郁，或饮食失节，或久患宿疾，或年老体衰，或先天禀赋异常，致机体脏腑阴阳气血失调，气阴两虚，气滞湿聚，痰凝血瘀，癌毒弥漫，最终形成肿块，产生各种变证。《灵枢·百病始生》云："卒然外中于寒，若内伤于忧怒，则气上逆，气上逆则六俞不通，温气不行，凝血蕴里而不散，津液涩渗，着而不去，而积皆成矣。"巢元方《诸病源候论·癥瘕病诸候》则云："癥者，由寒温失节，致腑脏之气虚弱，而食饮不消，聚结在内，渐染生长。块瘕盘牢不移动者，是癥也，言其形状，可征验也。若积引岁月，人即柴瘦，腹转大，遂致死"[5]。

1.1　脘腹疼痛

何老认为，以脘腹疼痛为主症的胰腺癌，其基本病机为气阴两虚，气滞血瘀毒聚。气阴两虚，不荣则痛；气滞血瘀毒聚，不通则痛。沈金鳌[6]《杂病源流犀烛·胃病》云："胃痛，邪干胃脘病也。胃禀冲和之气，多气多血，壮者邪不能干，虚则着而为病。偏寒偏热，水停食积，皆与真气相搏而痛。惟肝气相乘为尤甚，以木性暴，且正克也。"

1.2　脘腹胀滞

何老认为，以脘腹胀滞为主症的胰腺癌，其基本病机为气阴两虚，气郁毒聚，升降失常。脾胃同居中焦，脾主升清，胃主降浊，清升浊降则气机调畅。气阴不足，则中焦运化失健，胃失濡养，脾胃升降无力，而脘腹胀满；气郁湿阻毒聚，则清阳不升，浊阴不降，中焦气机阻滞，升降失常，而脘腹胀满。《素问·六元正纪大论》曰："太阴所至，积饮痞膈，为中满霍乱吐下。寒气至则坚痞腹满，痛急下痢之病生矣。水郁之发，善厥逆，痞坚腹满。"

1.3 黄疸

何老认为，以黄疸为主症的胰腺癌，其基本病机为气阴两虚，湿壅毒蒸，胆汁外溢。阳黄，偏于湿壅化热，湿热熏蒸；阴黄，则偏于脾阳虚衰，湿从寒化，寒湿瘀阻。叶天士[7]《临证指南医案·疸》曰："黄胆，身黄、目黄、溺黄之谓也，病以湿得之，有阴有阳，在腑在脏。阳黄之作，湿从火化，瘀热在里，胆热液泄，与胃之浊气共并，上不得越，下不得泄，熏蒸遏郁，侵于肺则身目俱黄，热流膀胱，溺色为之变赤，黄如橘子色……阴黄之作，湿从寒水，脾阳不能化热，胆液为湿所阻，渍于脾，浸淫肌肉，溢于皮肤，色如熏黄。"

1.4 呕吐

何老认为，以呕吐为主症的胰腺癌，其基本病机为气阴两虚，食滞癌积，胃失和降。脾气亏虚，失于健运，胃阴不足，失于濡养，均可致食停不化，痰饮内生，癌毒积滞，胃失和降，气逆而呕。巢元方《诸病源候论·呕吐候》云："呕吐者，皆由脾胃虚弱，受于风邪所为也。若风邪在胃，则呕；膈间有停饮，胃内有久寒，则呕而吐"[5]。

1.5 腹泻

何老认为，以腹泻为主症的胰腺癌，其基本病机为气阴两虚，癌毒积滞，食湿互结。脾胃虚弱，癌毒侵蚀，受纳失职，运化失健，遂致食滞湿阻，而成腹泻。宋代太医院[8]编写的《圣济总录·泄痢门》云："脾胃怯弱，水谷不分，湿饮留滞，水走肠间，禁固不能，故令人腹胀下利，有如注水之状，谓之注泄，世名水泻。"又云："夫脾为五脏之至阴，其性恶寒湿，今寒湿之气，内客于脾，则不能埤助胃气，腐熟水谷。致清浊不分，水入肠间，虚莫能制，故洞泄如水，随气而下，谓之濡泻……夫脾胃土也，其气冲和，以化为事，今清浊交错，风邪之气，得以干胃，故冲气不能化而食物完出，夕食谓之飧，以食之难化者，尤在于夕，故食不化而泄出，则谓之飧泄，此俗所谓水谷痢也。"

1.6 劳倦

何老认为，以劳倦为主症的胰腺癌，其基本病机为气阴两虚，癌毒耗损，正气衰败。胰腺癌本已气阴两虚，再加癌毒长久耗损，正气日衰，而成五劳七伤六极之症。吴谦[9]《医宗金鉴·虚劳总括》有云："虚者，阴阳、气血、荣卫、精神、骨髓、津液不足是也。损者，外而皮、脉、肉、筋、骨，内而肺、心、脾、肝、肾消损也。成劳者，谓虚损日久，留连不愈，而成五劳、七伤、六极也。"

1.7　臌胀

何老认为，以臌胀为主症的胰腺癌，属胰腺癌的终末阶段，其基本病机为阴阳衰极，水裹血瘀毒结。喻昌[10]《医门法律》有云："凡有癥瘕、积块、痞块，即是胀病之根。日积月累，腹大如箕，腹大如瓮。"

2　治法方药

所谓"因证立法，因法施方"，在确立胰腺癌的基本病机后，依据"不断扶正，适时祛邪，随证治之"的肿瘤十二字治疗法则，何老确立了胰腺癌"益气养阴，祛湿化痰，活血解毒，软坚散结"的基本治法，并拟定了治疗胰腺癌的基本用方"三参二苓汤"。同时，在基本治法和基本用方的基础上，根据上述所论胰腺癌脘腹疼痛、脘腹胀滞、黄疸、呕吐、腹泻、劳倦的不同主症，何老又依症调整，法随症变，方随法改，灵活进行药物加减，以期方证相应，药证相应。至于发展至以臌胀为主症的阶段，则属病情危殆，几不可治。

三参二苓汤由生晒参、玄参、猫人参、茯苓、猪苓、黄芪、枸杞子、延胡索、白芍、白花蛇舌草、生甘草等药物组成，方中生晒参、黄芪、白芍、枸杞益气养阴，玄参、猫人参、白花蛇舌草清热解毒散结，茯苓、猪苓健脾化痰祛湿，延胡索活血止痛散结，生甘草健脾益气、调和诸药。

2.1　脘腹疼痛

何老认为，以脘腹疼痛为主症的胰腺癌，其突出病机是血瘀气滞、气机不通，故而在治法中强化行气活血止痛之法，处方则在基本用方基础上合用自拟脘腹蠲痛汤加减。脘腹蠲痛汤由延胡索、白芍、甘草、制香附、川楝子、乌药、沉香曲、蒲公英、海螵蛸等药物组成，功能行气活血、缓急止痛。

2.2　脘腹胀滞

何老认为，以脘腹胀满为主症的胰腺癌，其突出病机是气滞食积、升降失常，故而在治法中强化健脾和胃、行气消胀之法，处方则在基本用方基础上合用枳实消痞丸加减。枳实消痞丸出自李杲[11]的《兰室秘藏》，由干姜、炙甘草、麦芽、白茯苓、白术、半夏曲、人参、厚朴、枳实、黄连等药物组成，功能行气消胀、健脾和胃除积。

2.3　黄疸

何老认为，以黄疸为主症的胰腺癌，其突出病机是湿壅毒蒸、胆汁外溢，故而在治法中强化祛湿利胆之法。阳黄者，为湿热癌毒熏蒸，处方在基本用方基础上合用自拟方五金利胆汤加减；阴黄者，为脾阳虚衰、寒湿瘀阻，处方则在基本用方基础上合用茵陈术附汤加减。五金利胆汤由金钱草、海金沙、炙鸡金、郁金、金铃子组成，功能清热利湿、疏肝利胆；茵陈术附汤出自程国彭[12]的《医学心悟》，由茵陈、白术、附子、干姜、炙甘草、肉桂组成，功能温阳利湿退黄。

2.4 呕吐

何老认为，以呕吐为主症的胰腺癌，其突出病机是胃失和降，故而在治法中强化和胃降逆之法。脾气虚者，处方在基本用方基础上合用香砂六君子汤加减；胃阴虚者，处方在基本用方基础上合用麦门冬汤加减。香砂六君子汤出自罗美[13]《古今名医方论》卷一引柯韵伯方，由人参、白术、茯苓、甘草、陈皮、半夏、木香、砂仁组成，功能健脾理气、和胃降逆；麦门冬汤出自《金匮要略》，由麦冬、半夏、人参、甘草、粳米、大枣组成，功能益肺养胃、降逆下气。

2.5 腹泻

何老认为，以腹泻为主症的胰腺癌，其突出病机是食湿互结，故而在治法中强化健脾利湿消食之法，处方则在基本用方基础上合用参苓白术散加减。参苓白术散出自宋代太平惠民和剂局[14]编写的《太平惠民和剂局方》，由白扁豆、白术、茯苓、甘草、桔梗、莲子、人参、砂仁、山药、薏苡仁组成，功能健脾消食、渗湿止泻。

2.6 劳倦

何老认为，以劳倦为主症的胰腺癌，其突出病机是正气虚衰，故而在治法中强化大补元气之法，处方则在基本用方基础上合用大补元煎加减。大补元煎出自张介宾[15]的《景岳全书》，由人参、山药、熟地、杜仲、当归、山茱萸、枸杞子、炙甘草组成，功能救本培元、大补气血。

3   医案举隅

患者，女，52 岁。因胰头癌伴胰管扩张、肝有可疑转移灶而于 2009 年 2 月 2 日前来就诊。刻诊：脘腹疼痛，恶呕泛，大便日三行，偏稀，纳尚常，舌苔微黄，脉弦。辨证属气阴不足，邪浊侵扰，气滞血瘀。治拟益气阴，祛邪浊，活血止痛。处方：莪术 10g，延胡索 20g，白芍 20g，生甘草 10g，川楝子 10g，蒲公英 30g，沉香曲 10g，乌药 10g，制香附 10g，黄芪 30g，女贞子 30g，猫人参 30g，白花蛇舌草 30g，广木香 10g，佛手片 10g。14 剂，每次水煎 200ml，一日 2 次，上下午各服 1 次。

2009 年 2 月 16 日二诊：上药服后痛减，呕泛亦平，大便日下，偶感脘中有声，纳展，进食常，舌苔微腻，脉弦。辨证属气阴亏虚，邪浊侵扰。治拟益气阴，祛邪浊。处方：莪术 10g，延胡索 20g，白芍 20g，生甘草 10g，川楝子 10g，蒲公英 30g，沉香曲 10g，乌药 10g，制香附 10g，黄芪 30g，女贞子 30g，猫人参 30g，白花蛇舌草 30g，三叶青 30g，陈皮 10g。14 剂，每次水煎 200ml，一日 2 次，上下午各服 1 次。

2009 年 4 月 20 日三诊：上药服后自感舒适，脘腹疼痛偶尔复见，然症状轻微，大便调，纳展，眠安。刻诊：自我无明显不适，舌苔白，脉弦细。辨证属气阴不足，邪浊困滞。治拟益气阴，祛邪浊。处方：党参 20g，黄芪 30g，女贞子 30g，延胡索 20g，白芍 20g，生甘草 10g，川楝子 10g，乌药 10g，制香附 10g，猫人参 30g，白花蛇舌草 30g，三叶青

30g，煅瓦楞子 15g，海螵蛸 10g。14 剂，每次水煎 200ml，一日 2 次，上下午各服 1 次。

上药加减服用 2 年有余，直至 2011 年 11 月最后一次门诊，患者依旧健在，且无明显不适。

按　患者因胰头癌伴胰管扩张、肝有可疑转移灶前来就诊，经四诊合参，确认其主症为脘腹疼痛，辨证属气阴不足，邪浊侵扰，气滞血瘀，突出病机为气滞血瘀，故治法在益气阴，祛邪浊基础上强化活血止痛之法。脘腹蠲痛汤为何老创制的常用方，功擅行气活血、缓急止痛，可用于所有脘腹疼痛病证的加减治疗。方中延胡索、白芍、甘草活血缓急止痛，制香附、川楝子、乌药、沉香曲行气止痛，蒲公英清热解毒、利湿消肿散结，海螵蛸制酸止痛。本案首诊、二诊再加莪术破血祛瘀、行气止痛，收效明显。患者 2009 年 4 月 20 日复诊时自我感觉无明显不适，舌苔白，脉弦细，辨证为气阴不足、邪浊困滞，属胰腺癌基本病机范畴，故治疗亦以基本用方加减，病情稳定数年。

4　结语

直至目前，胰腺癌的诊治现状不容乐观[16]，中西医协同治疗仍然任重而道远。名老中医学术经验是值得不断挖掘的丰富宝藏，作为首届国医大师的何老，依凭自己丰赡的临床经验及对中医经典著作尤其是《伤寒论》《金匮要略》的深刻领悟，在确定胰腺癌"脏腑阴阳气血失调，气阴两虚，气滞湿聚，痰凝血瘀，癌毒弥漫，最终形成肿块"这一基本病机的基础上，针对胰腺癌脘腹疼痛或胀滞、黄疸、呕吐、腹泻、劳倦、臌胀等主症进行细致辨析，以主症为纲，以因机证治为目，形成了以不同主症为核心的胰腺癌脉证并治新体例，具有开创性的学术意义与临床价值，值得进一步总结提炼，化而裁之，推而行之。

当然，本文只是以不同主症为纲对胰腺癌的常见因机证治进行论述，至于如何结合次症、兼夹症进行综合辨析，或因不同体质、不同地域、不同时气而出现的不同病机表现，本文并未做详细探讨，临证时务必四诊合参，分清主次兼夹、轻重缓急，临机活法，辨证施治。

（徐光星，何若苹）

参 考 文 献

[1] 何任. 肿瘤病临床随记[J]. 浙江中医学院学报，1995，19（5）：11-12.

[2] 赵玉沛. 重视早期诊断是攻克胰腺癌的关键[J]. 中华外科杂志，2001，39（4）：261-262.

[3] 国家癌症中心. 2019 年全国癌症报告[EB/OL]. （2019-06-23）

[4] Siegel RL，Miller KD，Jemal A. Cancerstatistics，2018[J]. CA Cancer J Clin，2018，68（1）：7-30.

[5] 丁光迪. 诸病源候论校注：中医古籍整理丛书重刊[M]. 北京：人民卫生出版社，2013.

[6] 沈金鳌. 杂病源流犀烛[M]. 李占永，李晓林校注. 北京：中国中医药出版社，1996：46.

[7] 叶天士. 临证指南医案[M]. 苏礼，焦振廉，张琳叶，等整理. 北京：人民卫生出版社，2006：201.

[8] 赵佶. 圣济总录[M]. 郑金生，汪惟刚，犬卷太一校点. 北京：人民卫生出版社，2013：894.

[9] 吴谦. 医宗金鉴[M]. 同志安，何源校注. 北京：中国中医药出版社，1994：488.

[10] 喻昌. 医门法律[M]. 史欣德整理. 北京：人民卫生出版社，2006：359.

[11] 李杲. 兰室秘藏[M]. 文魁，丁国华整理. 北京：人民卫生出版社，2017：22.

[12] 程国彭. 医学心悟[M]. 田代华整理. 北京：人民卫生出版社，2006：108.

[13] 罗美. 古今名医方论[M]. 曹瑛，张晓伟校注. 北京：中国医药科技出版社，2012：7.

[14] 太平惠民和剂局. 太平惠民和剂局方[M]. 刘景源整理. 北京：人民卫生出版社，2017：95.

[15] 张景岳. 景岳全书[M]. 李玉清主校. 北京：中国医药科技出版社，2011：653.

[16] 中国抗癌协会胰腺癌专业委员会. 胰腺癌综合诊治指南（2018版）[J]. 临床肝胆病杂志，2018，34（10）：2109-2120.

第二十五章　国医大师张琪治疗冠心病稳定型心绞痛经验

【摘要】　总结国医大师张琪治疗稳定型心绞痛的临床经验，为临床治疗此病提供借鉴。笔者通过跟随张琪教授临证学习，收集、整理病例、处方，总结其病因病机、药物作用、治则治法及配伍规律，并举典型医案 1 则，系统介绍张琪教授治疗稳定型心绞痛的经验和方法。张琪教授认为稳定型心绞痛病机主要是"痰浊阻滞、心血瘀阻、气机不畅、胸阳不振、心气不足"，主要治法为"豁痰宁心、活血化瘀、益气通阳、理气活血"，临床治疗应治病求本，祛邪扶正，分清主次，随证应变，所举验案根据辨证施治、扶正祛邪的原则，运用通阳祛瘀化痰的治疗方法，疗效显著。张琪教授治疗稳定型心绞痛的临床经验有一定的指导意义，值得推广学习。

【关键词】　稳定型心绞痛；痰瘀互阻；胸阳不振；心气不足；张琪；名医经验

张琪教授从医 70 多年，在患者中声望极高，是我国首届国医大师，在心血管病方面临床经验深厚，造诣颇丰，疗效显著。张老熟知经典并且灵活运用，提出治疗稳定型心绞痛也应遵循李东垣"治病不宜损脾胃，克伐元气"，灵活、巧妙地运用升降、温清、燥润、补泻治疗方法。笔者有幸跟师门诊，现将其治疗稳定型心绞痛的经验总结如下。

1　病因病机

稳定型心绞痛也称劳力性心绞痛，主要由于冠状动脉供血与心肌需血失调，冠状动脉血流量不能满足心肌需要，而出现胸闷胸痛的症状[1]。其发病率呈逐年上升趋势，严重危害人类的健康[2]。冠状动脉粥样硬化引起血管狭窄甚至闭塞，导致心肌急剧缺血缺氧，甚至危及患者生命。现代医学常以扩张血管、改善心肌供血为主要治疗原则[3]。稳定型心绞痛属于中医学"胸痹""心痛"范畴，病机总属本虚标实，临证当首先辨明标实之寒邪、痰浊、气滞、血瘀等不同，本虚之气、血、阴、阳亏虚等不同[4]。张老根据临床经验，认为本病病机多为本虚标实，实则多为气滞、血瘀、痰浊导致，三者均可导致血行不畅，使心血瘀阻，不通则痛；虚则多是心气不足、胸阳不振所致，二者无力鼓动血液运行，心脉缺乏濡养，不荣则痛。虚实常兼杂为患，随着病情发展变化，最终导致心脉痹阻不通。心为五脏之主，《黄帝内经》云"心主血脉"。《医学入门》云"血肉之心"，与西医循环系统的功能不谋而合，张老认为本病病位虽在心，但与肺、肾、肝、脾诸脏关系密切。肺司呼吸，对宗气生成至关重要，宗气助心行血，肺气失宣则血行不畅；肾阳虚衰，不能制水，水湿内停，上凌于心，导致心脉痹阻，同时下元虚冷，君火无所温煦则心阳不振[5]；肝主疏泄，喜条达而恶抑郁，肝气郁滞则气滞血行不畅，血脉瘀阻；脾喜燥而恶湿，脾为心之子，子病及母，脾虚失健累及于心，同时脾为气血生化之源、贮痰之器，脾虚则生痰湿，气血生化乏源。

2   治则治法

本病起病急，发病快，《诸病源候论》早已提出"为诸脏主，其正经不可伤，伤之而痛者，则朝发夕死，夕发朝死，不暇展治"[6]的说法。张老根据本病本虚标实病机，急性期主要以标实为主，故用行气、活血、化痰的治法，尤其重视化痰祛瘀；缓解期则主要以本虚为主，故用培补心气、温通心阳的治法，尤注重温通心阳。张老临床治疗中无论血瘀或痰浊均重视补气[7]，其往往在豁痰祛瘀的基础上加入补气之品，兼以补他脏之不足，主张治病不伤脾胃，调整脏腑阴阳虚衰。张老临床经验丰富，治病求本，祛邪扶正，分清主次，随证应变，提出"豁痰宁心、活血化瘀、益气通阳、理气活血"的治则，用药平中见奇，颇具疗效。

2.1   针对本虚标实病机，益气与活血并用

《灵枢·刺节真邪》记载"宗气不下，脉中之血，凝而留止"[8]。气血相辅相成，相互依附，气行则血行，气滞则血凝，所以长期气虚，一定会影响血行，导致血行不畅，最终气虚血瘀。张老多年临床经验也证实，单纯用活血之品治疗稳定型心绞痛初服有效，但后期疗效不显且兼显著的气虚乏力，所以治疗时益气与活血并用，疗效显著。稳定型心绞痛常以气虚为主，气又有阳虚证和阴虚证的不同。《金匮要略》云"阳微阴弦，即胸痹而痛"，本病常阳气不足，阴邪乘袭。"邪气所凑，其气必虚"。张老临床观察，胸痹心痛以气阴两虚，血液无力运行导致血瘀者多见。运用益气活血之法要辨明气阳虚阴虚之别，心气虚阴虚血瘀常与肺肾相关，肺主呼吸之气，肾纳气，心肾相交，心气阴不足，久病必波及肾，导致心肾不交，阳气浮越于上，则兼见心动过速，表现为胸痛、气短、乏力、头晕、耳鸣、腰痛、五心烦热、心悸怔忡等，气阴虚而血瘀者，常益肺气与化瘀药并用，尤兼以补肾阴之品，滋阴常用女贞子、枸杞子、龟板、生脉饮、生地黄、玉竹、麦冬、阿胶、五味子；益肺气常用黄芪、党参，重用桃仁、红花、丹参、赤芍活血祛瘀，善用川芎行血中之气，柴胡、枳壳条达肝气，正如"气为血之帅，血随之而运行"所说，气行则血自健[9]。心气虚阳虚而血瘀也同样与肺肾相关，肺之宗气助心行血，肺气与心气相辅相成，肾之元气衰惫则心之气血无以化生，常表现为胸痛、胸闷、气短、动辄尤甚、神倦懒言、腰痛、耳鸣等症状，气虚阳虚而血瘀者则益气温肾阳祛瘀，常用附子、肉桂、人参、桂枝及益肺气活血之品。

2.2　化痰散结，兼顾脾胃

随着人们生活、饮食习惯的变化，大气污染的加重，张老认为痰瘀交阻为患成为现代稳定型心绞痛的又一特点。脾胃是气血生化之源，为后天之本，同时脾统血，与血液生成密不可分，正如《黄帝内经》所言"中焦受气取汁，变化而赤为血"。故健脾在治疗稳定型心绞痛中至关重要，心之母病及子或嗜食肥甘厚味导致脾胃损伤，脾之运化功能失调，心气血无以化生，则脉道不畅，同时脾为贮痰之器，痰浊阻滞气血运行导致血瘀，瘀血阻滞气机影响津液输布导致痰液停聚，二者互为因果，形成痰瘀交阻，阻遏脾胃之气机，痹阻胸阳，影响络脉通畅。临床表现多为心绞痛症状兼恶心、舌体胖大、苔白腻、多痰、头晕等症，所以张老临床常以温胆汤、橘枳姜汤合血府逐瘀汤进行加减，涤痰散瘀，同时又兼顾脾胃，常用白术、茯苓健脾；陈皮、半夏行气以助脾胃运化，脾胃为一身之气的枢纽，升清而降浊，脾胃得健，气顺则痰湿得化，中焦气机运行正常，则胸阳得振。同时单用祛瘀化痰之药易损伤脾胃，在祛邪的同时顾护脾胃，取祛邪而不伤正之功，有一举多工之妙。

2.3　行气宁心，散敛兼施

《仁斋直指方论》中云"心之正经，果为风冷邪气所干，果为气、血、痰、水所犯，则其痛掣背"[10]。气滞可以导致血液瘀阻心脉，张老认为随着生活压力的加大，越来越多的人由于情志不畅而患病。《读医随笔》说"凡脏腑十二经之气化，皆必藉肝胆之气化以鼓舞之，始能调畅而无病"[11]，肝主疏泄，情志不畅而成瘀血，郁怒而伤肝，或肝郁化火，炼液成痰，气上冲心，都可导致心脉痹阻。临床表现为心烦易怒、失眠多梦、心悸、胸闷、气短、胸痛等症，张老称之为肝实兼夹痰瘀，肝火过盛、肝气郁结、肝阳上亢与痰瘀交结扰心，在治疗上常用桂枝甘草龙骨牡蛎汤作为基础方进行加减，柴胡、白芍疏肝气，大黄、黄芩降肝火；五味子、麦冬滋阴宁心，张老认为无论患者有无便秘均应用大黄，不取其泄之功，与他药并煎取其疏肝清热之效；桂枝、茯苓、甘草温通心阳，其中桂枝为此方温心阳之要药；人参、龙骨、牡蛎益气敛神，以行气宁心，散敛兼施之法，疗效甚佳。

2.4　培补元气，水火互济

稳定型心绞痛患者多为中老年人，《景岳全书》中云"命门为元气之根，五脏阴阳均赖以资助，五脏之伤穷必及肾"[12]。肾藏精，中老年人肾常不足，元气亏虚，元气无以推动气血运行，导致血脉痹阻。同时肾主水，肾气亏虚则水液运行失畅，炼液为痰导致痰瘀互阻。心为君主之官，为君火，肾为作强之官，为相火，君相二火虽各司其职，又上下交通，相互感应[13]。君火为阳中之阴，相火为阴中之阳，同时对中焦之土意义重大[14]，心肾功能正常，二者便能各司其职，水火济济，若君火独燃于上，则相火不与之感应，火雍上焦，反之，君火不足，相火内动，导致水饮凌心，中焦虚弱，气血生化乏源，从而血脉瘀阻。蒲正国[15]阐明了"肾虚必血瘀"的病理变化。张老认为此病本在心，根在肾，所以应以培补肾元为治则，使水火共济。临床常表现为胸闷、胸痛、心悸、气短、腰膝酸软、下肢肿、脚跟痛、便溏、尿少等症，常用真武汤、温阳益心饮加减，与附子合用温肾壮阳，与淫羊藿、补骨脂、杜仲及仙茅合用增强补肾阳之功，肾阳充足则土健水有所归，肾阳不足则血行瘀滞，常予以丹参、桃仁、红花等活血祛瘀；予何首乌、女贞子、枸杞子、左归合用滋肾阴；小便短少者可加泽泻、猪苓、萹蓄、瞿麦以利水；常兼以当归补血，以求气血并补，使得阴平阳秘，诸症自除。

3　验案举隅

患者，男，43 岁，2017 年 5 月 13 日初诊。患者近日心前区压榨性疼痛，活动后明显，伴后背痛、头痛，头重如裹，腹部疼痛伴腹泻，夜间多梦，舌有齿痕，舌苔白厚腻，脉数。心电图示：Ⅱ、aVF、V$_5$、ST 段下移，曾服用中西药，治疗效果不佳。张老诊断为胸痹，证属痰浊阻滞，胸阳不振，治疗宜通阳宣痹化痰。拟温胆汤化裁，组方：法半夏 15g，陈皮 15g，茯苓 20g，甘草 15g，竹茹 15g，枳实 10g，赭石 30g，珍珠母 30g，柏子仁 20g，远志 15g，酸枣仁 20g，石菖蒲 15g，丹参 20g，川芎 15g，赤芍 15g，柴胡 15g，桃仁 15g，郁金 10g，山药 20g，薏苡仁 20g，白术 25g，莲子 15g，黄芪 30g，太子参 20g。水煎取汁，温服，14 剂，每日 1 剂。

2017 年 5 月 27 日二诊：心前区疼痛减轻，偶有头痛，腹部疼痛好转，腹泻好转，肠鸣加重，夜间多梦，舌有齿痕，舌苔白腻，脉数。予上方加地龙 15g，红花 15g，14 剂，煎服法同前。

2017 年 6 月 10 日三诊：头晕头痛，胸痛好转，睡眠多梦好转，大便每日 1 次，偶乏力。舌体胖大，苔薄。予上方继续服用 14 剂。

继服二诊方 1 个月，门诊随诊病情稳定。

按　稳定型心绞痛病情缠绵，病机复杂，结合患者症状及舌脉，诊断为痰浊阻滞、胸阳不振之胸痹。张老认为此患者心阳不振，嗜食肥甘厚味，脾胃运化失常，升降失司，痰湿盛，阳虚不得化津液，故而结聚成痰，治疗应分 3 个阶段，首先应化痰，其次潜阳安神养心，最后温脾。一诊方以温胆汤化裁，心与脾胃同治，温胆汤中法半夏、茯苓、陈皮、枳实、竹茹开胃化痰，温凉并用，不寒不燥，降逆和中；赭石、珍珠母潜阳安神；柏子仁、远志、酸枣仁、石菖蒲养心安神；丹参、川芎、赤芍、桃仁活血化瘀；郁金、柴胡理气解郁，张老认为理气尤为重要，气顺则痰自消；山药、薏苡仁、白术、莲子健脾止泻；黄芪、太子参补气滋阴，益气以防伤正，同时阴中求阳。全方通补兼施，共奏通阳宣痹化痰之功。二诊患者症状减轻，加用地龙、红花增强活血之功，旨在达到气血通畅之目的。

4　结语

张老认为稳定型心绞痛的病机复杂，不应只从血管和心脏的生理方面分析症状，临床治疗还应治病求本，祛邪扶正，分清主次，随证应变，攻补兼施、升清并用、散敛并举，灵活运用豁痰宁心、活血化瘀、益气通阳、理气活血的治则，同时兼顾脾胃，重视培补元气，所举验案根据辨证施治、扶正祛邪的原则，运用通阳祛瘀化痰的治疗方法，疗效显著。

（陈晶晶，周亚滨，孙　静，杨建飞，王淑荣　指导老师：张　琪）

参 考 文 献

[1] 葛均波，徐永健. 内科学[M]. 北京：人民卫生出版社，2013：228-230.

[2] 石贵江，黄修平，邱承毅，等. 曲美他嗪对老年冠心病心力衰竭患者左室功能的影响[J]. 中国老年学杂志，2011，（16）：3155-3156.

[3] 李艳波. 脉血康胶囊治疗中老年冠心病心绞痛疗效观察[J]. 中西医结合心脑血管病杂志，2014，12（3）：302.

[4] DEecologne N, Wetstein G, Kolb M, et a1. Bleomyein induces pleural and sub pleural fibrosis in the presence of carbon partides[J]. Ear Respire J, 2010, 35（1）：176-185.

[5] 赵永法，马丽娜，皇甫海全，等. 周亚滨教授治疗稳定型心绞痛经验[J]. 浙江中医药大学学报，2017，41（41）：580.

[6] 巢元方. 诸病源候论[M]. 北京：中国医药科技出版社，2011：97-98.

[7] 徐惠梅. 国医大师张琪教授诊疗冠心病遣方用药思路及验案举例[C]. 中华中医药学会心病分会第 11 届学术年会论文集，2009：204.

[8] 佚石. 灵枢经[M]. 北京：人民卫生出版社，1993.

[9] 唐宗海. 血证论[M]. 北京：人民卫生出版社，2005：42-49.

[10] 杨士瀛. 仁斋直指方论[M]. 福州：福建科学技术出版社，1989：188.

[11] 周学海. 读医随笔[M]. 北京：中国中医药出版社，1997：181.

[12] 张景岳. 景岳全书[M]. 北京：人民卫生出版社，2007：142-145.

[13] 吴小明. 肝肾同寄相火的发生学考察[J]. 福建中医药，2004，35（6）：42-44.

[14] 崔姗姗，刘雪宁. 君火、相火与"君相互感"学说[J]. 中医学报，2018，33（243）：1461.

[15] 薄正国. 试论肾虚血必瘀[J]. 浙江中医杂志，1993，28（10）：471.

第二十六章　国医大师王绵之治疗脑病用药特点

【摘要】　在介绍老师王绵之教授对脑的结构、生理、病理认识的基础上，重点介绍其对难治性脑病的遣药组方思想，突出其独特的治疗脑病的用药特点。结构上脑为髓海，居清虚之地；生理上脑赖于脏腑精气特别是肾精、气血的充养，心脑同主神明；病理上脑易虚易实、易寒易热，虚为脏腑精、气、血不足，实乃痰、湿、瘀内阻。治疗强调病证结合，注重补肾精、养气血、化痰瘀等法的综合使用。

【关键词】　脑病；中医；辨证论治

王绵之教授是我国著名的中医学家、中医教育家，是我国方剂学科的主要创始人之一，国医大师。老师精研经旨，注重实践，在 70 年的临床生涯中始终在"悟"字上下功夫，虽自称杂家，但其深厚的学养、圆机活法的功力体现在每一张处方上，从老师治疗脑病的经验中也可见一斑。本文所述的脑病不是一般的功能性脑病，如头痛、头晕，而是指西医诊断明确、目前尚没有好的治疗方法的疾病，如脑梗死、脑出血后遗症、多发性硬化、视神经脊髓炎、脑肿瘤、帕金森病、癫痫、运动神经元病、橄榄桥小脑萎缩、脑外伤后遗症、病毒性脑炎后遗症等，老师对这些疾病的辨证论治有独到之处，本人侍诊学习体会总结如下。

1　对脑结构、生理、病理的认识

老师认为，在结构上脑为髓海。《灵枢·经脉》指出："人始生，先成精，精成而脑髓生。"肾主骨生髓，髓汇于脑为髓海。《素问·五脏生成》云："诸髓者，皆属于脑。"所以，脑由肾所生之髓汇聚而成。同时，脑靠五脏六腑精气上注充养才能完成生理功能，如《灵枢·大惑论》云："五脏六腑之精气皆上注于目而为之精"，将视觉的生成、变化与脑紧密联系起来，脑之精源于五脏六腑。故脑为元神之府，需要气、血的滋养。气血充足，神清目明；脑也离不开髓之充养，《灵枢·海论》云："髓海有余，则轻劲多力，自过其度。"老师认为，虽然在《黄帝内经》时代没有明确提出脑为元神之府，直至明代李时珍、清代王清任才提出脑是灵性、记性所在，但是在《素问·脉要精微论》中记载"头者，精明之府"，"精明"二字指出元神的功能，所以在中医学中，心脑同主神明。病理上，由于髓海不足、气血不荣使元神失养而出现各种症状，如《灵枢·口问》中"故上气不足，脑为之不满，耳为之苦鸣，头为之苦倾，目为之眩"；《灵枢·海论》中"髓海不足，则脑转耳鸣，胫痠眩冒，目无所见，懈怠安卧"等，指出脑失所养而出现的各种症状。

2　脑病的病机特点

脑藏元神，为清虚之地，元神依靠精、气、血充养，怕寒怕热，寒则伤髓易头痛，热则扰神便神昏；寒从何来，《素问·奇病论》指出："有所犯大寒，内至骨髓"，热从内生，或大怒血瘀，心肝火炎，或阳明腑实，邪热内干神明；后世温病学中浊邪害清，清窍被蒙，多见于痰湿、痰热、湿热、瘀血阻于脑络，气血失养，易致头痛头晕。肝之疏泄助脾之升清以荣脑，然疏泄太过则肝阳上亢，每可夹痰化风，内乱起矣。所以，老师认为，脑病的病机特点易虚易实，虚证多系精、气、血不足，实证多表现为痰、火、血瘀、阳亢；从脏腑关系而言，虚多与肾脾有关，实则与心、肝、胃关系密切。

3　脑病的治法用药特色

老师治疗脑病常用补肾、益气、养血活血、理气化痰等治法。其用药特色如下：补肾常用生地黄、熟地黄、怀牛膝、肉苁蓉、炒杜仲、桑寄生、天冬、麦冬、枸杞子、鹿角霜、鹿角胶等，平补温补，补而不燥，盖肾是水火之脏，两水涵一火，虽曰水火之宅，实偏阴，所以即是补肾阴药物也偏温，旨在燮理阴阳水火之关系，但温药补肾易挑动命门相火，故常配牡丹皮防止相火上炎，用砂仁防止熟地黄等补肾碍胃，影响脾胃运化。

补气用四君，四君健脾益气，老师尤其喜用生黄芪，盖生黄芪补而升，补脾肺之气，有升清荣脑之意，常配川芎，川芎为血中气药，"上行巅顶，下达血海"，此处取其上行的特点，两药相合有补气行气活血的作用，使脑气之虚得补，脑络之郁能达，气血运行通畅，脑之元神得养；然升清切忌过度，过度每致化火助阳生风，血压高者、阳热体质者不宜，如欲使用，可配合怀牛膝补益肝肾，活血化瘀，引血引火下行，磁石重镇补肾益精，两药既补肝肾治脑髓之虚，又利用其下行特性防止生黄芪、川芎升发太过。四药结合，气血精兼补，气行血活，脑之元神自然恢复正常功能，这是老师治疗脑病的深邃思想所在，是老师组方配伍的神来之笔。

活血养血用桃红四物汤，补活兼顾，或结合丹参，内寓四物之功、心脑并调之意。当然，生地黄-熟地黄、赤芍-白芍、桃仁-红花是老师临证喜用的配伍药对。

至于重镇之品，针对肝阳而设，如生石决明、生龙骨、生牡蛎、生龙齿、珍珠母、磁石、代赭石、炙龟甲，虽然均有潜阳作用，使用时也有讲究，生石决明兼清肝明目通便，生龙骨、生牡蛎、珍珠母兼安神宁心，磁石兼补肾填精。赭石、龟甲、龙齿也是重镇之药。老师指出："赭石是阳明经的药，是冲脉的药。冲为血海，所以凡是气血上涌者，用赭石治是个好药，比磁石好些，但它是阳明经的药、肝经的药，是镇而不补。"实际临床上，"龙骨、牡蛎作用太缓，如果作为镇肝息风来用，头胀痛得厉害，有中风先兆的时候，用龙齿和生石决明更好"[1]。这是老师几十年临床经验的结晶。

关于清肝息风药如天麻、钩藤等，老师的处方用量比较小，一般天麻3g，钩藤6g，老师认为，如大量使用，这些息风药性外散，有助风之嫌疑。对于如川芎、羌活等辛温香燥的升散药物，即祛外风药物，使用时一定要量小，同时要配性凉沉降之品来牵制，达到升降有制，以免升散助阳，伤津动风。

在辨证论治的基础上，不同脑病老师处方用药不尽相同。脑瘤在活血的同时注重化痰，盖痰瘀是瘤之本。化痰喜用二陈汤、涤痰汤，石菖蒲配生蒲黄是老师治疗脑瘤的经典药对，石菖蒲豁痰开窍，生蒲黄活血化瘀，两药合用，痰瘀并治；痰瘀胶结还常配虫类药通络，如全蝎、僵蚕、地龙，利用虫类药走窜，剔络透邪外出。

对于多发性硬化、炎性脱髓鞘病老师注重补肾，盖肾主骨生髓，髓灌于脊柱为脊髓、上汇于脑为髓海。补肾切忌蛮补，主张少火生气，阴中求阳，阳中求阴，切忌蛮补而动命门相火。如熟地黄、山萸肉、制首乌、天麦冬、五味子等。多发性硬化反复发作后，髓鞘不断损伤，无法修复，运动功能受限而无力行走，老师将之归入"痿证"范畴，在补肾的同时，也兼顾调治阳明气血。

老年帕金森病、小脑共济失调者补益肝肾之阴为要，如常用生地黄、熟地黄、天冬、麦冬、玄参、生龙骨、生牡蛎、炙龟甲等，有滋阴息风之意。

运动神经元病，肢体肌肉、舌体痿软萎缩，精血大亏，在补元气基础上，每用鹿角霜、鹿角胶等血肉有情之品，补益精血。补气以健脾为主，因脾为气血生化之源、后天之本，主四肢肌肉，四肢肌肉无力，健脾为要。

对于癫痫病，多责之肝、责之痰，"诸风掉眩，皆属于肝""无痰不作眩"，儿童癫痫脾虚痰湿为多，以半夏白术天麻汤之意出入；阴血不足，肝体失养，肝阳化风者，用生地黄、白芍、当归、石斛、白菊花养肝，以生石决明、磁石、夏枯草清肝平肝，以天麻、地龙通络息风。

脑血管病包括脑梗死、脑出血，急性期后血瘀是其共同的病理特点，在辨证的前提下，加强活血化瘀，甚至用破血逐瘀药，如土鳖虫、水蛭等，老师认为，离经之血即是瘀血，所以脑出血治疗也要活血化瘀，而且要早，但血液的运行必须靠气之推动，气足则血行，所以往往补气活血并用。这一治法对脑外伤也适用。老师指出："偏瘫在左侧比右侧容易好，下边（下半身）的症状比上边（上半身）恢复得快，如果是手屈而不伸，更不好治"[1]。诚是经验之谈，今天验之临床仍然适用。

脑炎后遗症常有肢体痿废不用、痴呆、癫痫等表现，病机责之髓海受损，痰瘀内阻，故宜益肾填精，化痰活血，痴呆者结合开窍益智。有癫痫者可依照癫痫辨证用药。

对于如头痛、头晕、麻木、颤抖、抽搐等神经系统疾病常见的症状，予辨证治疗。如头痛、头晕，早晨起床时明显，稍活动后减轻，但继之又加重，老师认为，此系气虚所致，因为方醒之时清气未升，清窍失荣，头痛头晕表现明显，活动后清气上升荣脑，故头晕头痛减轻，但劳则气耗，继续活动气虚愈明显，头痛头晕又加重，所以常用补中益气汤加减[1]。麻木乃营卫之行失常，肌肤失养所致，老师常用桂枝汤出入调和营卫，桂枝用量较小，或者用黄芪桂枝五物汤加减补气活血通痹。颤抖、抽搐常责之阴虚血少，筋脉失养，肝风内动，取吴鞠通的三甲复脉汤或大定风珠加减治疗，临床有较好疗效。

4　病案举隅

患者，男，35 岁，初诊时间：1994 年 9 月 30 日。主诉：走路不稳伴语言不利半年。患者半年前无明显诱因出现走路不稳，伴见语謇，症状逐渐加重。在外院查头颅 MRI 示橄榄-脑桥-小脑萎缩，给予对症治疗无明显好转。近 1 个月来走路日益困难，已经无法行走，语言謇涩难懂，且小便频数，夜尿益甚。刻诊：走路困难，自己勉强能站立，缓慢挪动 2～3 步，且摇晃不稳，下肢微肿，语言謇涩，小便急，夜尿多，时有失禁，舌质淡红，边有瘀点，舌苔薄白，中有黄腻苔，脉细。西医诊断：橄榄-脑桥-小脑萎缩。中医辨证：喑痱证。肾亏血少、气虚痰瘀、虚风内动。治疗方法：补肾益气，养血活血，化痰息风。生黄芪 30g，怀牛膝 10g，川芎 3g，磁石 25g（先煎），僵蚕 6g，炙远志 6g，茯苓 18g，全蝎 3g，石菖蒲 12g，红花 9g，桃仁 9g，当归 18g，肉苁蓉 12g，炒枳实 9g，天麻 3g。10 剂。

二诊（1994 年 10 月 11 日）：上方服 10 剂，药后下肢力量增加，药前走 2～3 步，药后能走 20～30 步，脚肿消，走路轻，尿频减。上方取效，加丹参 12g，继进 30 剂。

以后连续治疗 4 个月，症状继续好转，能连续行走 50m，在室内慢走较以前稳，能自行上厕所，脚不肿，语言较前清晰，小便急改善，每夜小便从 5～6 次减为 2～3 次。

按　橄榄-脑桥-小脑萎缩是遗传性共济失调疾病之一，以慢性共济失调为特征，目前临床无有效的治疗办法。中医病名为喑痱，以语言不利，走路不稳为特征。肝肾主下焦，筋骨痿弱则不能行走。《素问·脉解》曰："太阳所谓……入中为瘖者，阳盛已衰，故为瘖也。内夺而厥，则为瘖俳，此肾虚也。少阴不至者，厥也。"说明本病肾虚是本。水亏于下，则风摇于上，所以走路不稳。肾开窍于二阴，主膀胱之气化开合，肾虚则膀胱气化失司，故小便急，夜尿频。当然，肢体痿废、语言不利也与气血不足有关，气血不足，肢体与舌体皆为之不用。气虚血行无力则生瘀，气虚津液运行无力则停聚成痰、水饮，舌边瘀点、舌苔中黄表示有痰、有瘀。下肢肿有水饮内停。治疗宜补肾益气，养血活血，化痰息风。用大量生黄芪补气，补而能升，川芎辛温，乃血中气药，走窜力强，上行下达，无处不到，配黄芪补气活血，上达至脑，配当归补气养血活血，使脑中气血得养得行。怀牛膝补益肝肾，活血化瘀，磁石补肾益精，两药既能补肾以治本，又可因其下行特性防止生黄芪、川芎升举过度，助火生风。肉苁蓉补肾润肠，石菖蒲、炙远志、茯苓化痰、开窍、宁心、安神，僵蚕、天麻、全蝎虫类药，善入络，入络别邪，化痰息风。炒枳实行气，化痰消痞，有助于活血消痞。诸药合用，药证对应，补泻兼顾，服10 剂即见效，以后适当调整服药 4 个月症状不断改善，能在室内慢走，二便自理。

综上可见，王老师主张脑心同主神明学说，脑病有易虚易实、易寒易热的特点，虚以脾肾虚、气血虚为主；实以痰、瘀、湿为患。治疗病证兼顾，补脾肾，益气血，化痰瘀，取得了满意的临床疗效，其余症状均减轻。

（樊永平）

参 考 文 献

[1] 王绵之. 王绵之方剂学讲稿[M]. 北京：人民卫生出版社，2005.

第二十七章　国医大师任继学从伏邪论治出血性中风经验

【摘要】　根据伏邪的致病特点及发展变化规律，总结任继学教授从伏邪论治出血性中风的学术观点、用药特点。内伤伏邪之伏热（火）、伏痰、伏瘀在出血性中风的发生、发展过程中均占有重要地位，痰、热、瘀三种伏藏邪气隐匿于脑髓，遇其他诱因导致出血性中风的发生或反复发作。任继学教授认为，邪之去路必当通过二便而逐，在出血性中风的治疗上不仅重视给伏热（火）、伏痰以出路，而且重视伏瘀的祛除，针对祛除脑髓伏瘀的方药，提出以破血化瘀、泻热醒神、化痰开窍为法，以三化汤或抵当汤为基础方加减治疗。

【关键词】　出血性中风；伏邪；伏热；伏痰；伏瘀；名医经验；任继学

任继学（1926～2010 年），男，国医大师，国家白求恩奖章获得者，首批全国老中医药专家学术经验继承工作指导老师，中华中医药学会终身理事。主要从事中医脑病、心病、肾病的研究，提出脑病的治疗要重视脑髓，以破血化瘀、泻热醒神、化痰开窍为法治疗出血性中风。

脑出血为原发性脑实质内出血，年发病率为 60～80/10 万人，急性期病死率为 30%～40%，在急性脑血管病中病死率最高[1]。脑出血属中医学出血性中风范畴，该病容易复发的临床特点与伏邪致病的特点相似。任继学教授认为，伏热（火）、伏痰、伏瘀在出血性中风的发病中占有重要地位，现将任老师从伏邪论治出血性中风的经验介绍如下。

1　伏邪学说的渊源

"伏"者，匿藏之意，伏邪即为匿藏之邪。关于伏邪的记载最早见于《素问·生气通天论》，曰"冬伤于寒，春必病温"，即是对邪气潜伏而后发病的论述。虽然其中未明确提及"伏邪"之名，但其所论述的内容是伏邪表现，为后世伏邪学说的形成与发展奠定了理论基础。《五十二病方》认为，婴儿索痉源于生产之时，为外在环境的湿气所中而导致，曰"索痉者，如产时居湿地久，……筋挛难以信（伸）"[2]，这是首次对伏邪致病的过程及证候的描述。明代吴有性《温疫论》云："凡邪所客，有行邪，有伏邪……"，此为伏邪名称的首次提出。

伏邪有广义和狭义之分。广义者指所有潜伏于人体之内，隔时而发的邪气；狭义者则指伏邪温病。伏邪又有外感和内伤之异。医家对于外感伏邪的论述较多，如伏寒、伏暑、伏温等，而对于内伤伏邪的记录较少，直至清代王燕昌《王氏医存》[3]言："伏匿诸病，六淫、诸郁、饮食、瘀血、结痰、积气、蓄水、诸虫皆有之"。伏邪又分为有形伏邪和无形伏邪，如痰、瘀等为有形伏邪，寒、热则为无形伏邪。关于伏邪所藏匿的部位，各家说法不一，有潜伏肌骨、足少阴肾、膜原、少阴血分之别[4-6]。

关于伏邪致病特点，杨霖等[7]总结为六大特性：即虚处受邪，伏邪伤正；伏邪日久化热；易致痰浊、血瘀；夹湿化饮；其性善行、易于流散；伤阳耗阴、噬气血，致体枯极。关于伏邪疾病的治疗，江顺奎等[8]指出应"专药向导，直捣募原"。

2　出血性中风

2.1　出血性中风的发病机制

出血性中风的发病与伏邪是密不可分的，特别是伏热（火）、伏痰、伏瘀在整个发病过程中占据着主导地位。任老师指出，出血性中风的病因有二，一是情志失调，气血逆乱于脑则瘀热丛生；二是饮食不节，过食膏粱肥腻之品，致使腠理致密，气之出入失去平衡，阳气内郁化热化火，血得热而壅滞为瘀；饮酒后，酒入肝胆，其热凝聚于肝胆，不能彻底外达而致瘀热[9]。出血性中风的病机则主要有以下两个方面：一是脑之气街受阻，气血逆乱生风动热，伤及脑髓之大经、小络；二是脑中血海失于正常输布，血凝为瘀，热结、痰浊亦由此而生，髓窍之内的瘀热不断蓄积，病情进一步发展，脑之脉络受火热郁滞之邪外鼓，从而使血溢于脑脉之外。

2.2　出血性中风复发的机制

初次出血性中风之后，间隔一段时间后再次出现者即是复中。任老师认为，复发的根本原因是由于首次患病后，虽经治疗，但是邪气未完全清除而伏匿，滞于脑髓，随后因诱因而再次发病[10]。其中所伏之邪多为伏热（或伏火）、伏痰、伏瘀，三者留滞于脑髓，致使脑髓脉络郁阻，积久络破血溢，同时因其丧失生散细微动觉之气的功能，气血失和，其他脏腑功能平而未复，气血通而未全，阴阳未至既济。总之，出血性中风之所以再次复中，乃因伏邪久积或未能彻底清除，待时而发，伺机而作，因此，要重视对生活起居失度、酗酒及药物的滥用等诱因的控制。

任老师认为，出血性中风无论是发病还是复中，伏热（火）、伏痰、伏瘀在其中均占有重要地位。出血性中风虽然表现的是血溢于脑脉之外，但究其根本原因则是由于热（火）、痰、瘀潜伏于脑髓，稽留不去，从而导致出血性中风的发生及复发，同时热（火）、痰、瘀作为病理产物影响着病情轻重及疾病预后。基于以上认识，对于出血性中风的治疗，祛除以上三种伏邪势在必行。任老师提出，病在急性期，治则以通为主，应用破血化瘀、泻热醒神、化痰开窍法治疗即是祛除藏匿伏邪的具体体现[9]。

3　祛除伏邪治疗出血性中风

任老师认为，出血性中风伏邪潜伏部位在脑髓。为何伏邪容易隐匿于脑髓而致出血性中风呢？这是因为五脏精华之血，六腑清阳之气，皆上奉于脑，温养诸窍。脑为诸阳之会，五脏六腑之邪气也易随其经络气血而上至于脑，脑髓中血络屈曲，邪气因此而潜藏，表现为气机郁滞而化热化火，水行郁滞而为痰（饮），血行滞涩而为瘀。由于脑髓外有颅骨所护，内在之伏邪很难通过骨性屏障从肌肤（汗出）而解，邪伏部位不在于肺胃，故亦不能通过口鼻而出，从而导致热（火）、痰、瘀久伏脑髓脉络，待时络破血溢而病作。邪之出路不外以下五个方面：或从汗（皮肤）而解，或从大便而排，或从小便而泄，或从口鼻而出，女性多一从月事而下的途径。现邪伏于脑髓，且非单独存在，而是胶着黏附在一起，无法从汗而解，亦无法从口鼻而出，因此必当通过二便而逐。热、瘀虽可经月事而下，但痰邪却无法经月事而去；热（火）邪虽可经小便而利，但是痰、瘀却无法排出，而且能引瘀血由小便而出之药物较少，可见选择由大便祛除伏邪较为合理。任老师认为，出血性中风急性期应以通为用，发病3～7天，伏邪较盛，只有猛峻之药方能急祛之[9]。对于发病3天内的患者，以刘完素《素问病机气宜保命集》三化汤（大黄10g，枳实15g，厚朴15g，羌活10g）加生蒲黄15g、桃仁10g、煨皂角5g，水煎口服，取大便利，目的是导热（火）、痰、瘀邪由大便而出，见利停用后以抵当汤接续治疗15天，继续用补阳还五汤减黄芪加生蒲黄等化瘀之品，服用2周。兼烦躁不安、神昏等，同样注重化瘀、泻热、化痰以祛邪的思路。现代实验研究亦证实，抵当汤及其成分对脑出血大鼠脑组织有保护作用[11-13]。

4　典型病例

患者，男，56岁，2005年9月16日初诊。主诉：突发剧烈头痛，右侧肢体活动不利18小时。现病史：发病前与人争吵后出现上述症状，头部CT示：右侧基底节区出血，出血量约30ml。现症：神志模糊，头痛，右侧肢体活动不利，言语不能，躁动不安，鼻饲饮食，小便失禁，色黄，大便秘结。既往高血压病史3年，烟酒史20年，血压220/150mmHg。神经系统阳性体征：意识模糊，对答不能，右侧肢体肌力1级、肌张力减低，右侧腱反射减弱。舌质暗红、有瘀斑、苔黄厚腻，脉弦滑。中医诊断：出血性中风-中脏腑，血瘀痰热腑实证。治以破血化瘀，泻热醒神，通腑泻浊。方以三化汤加减：大黄10g，枳实15g，厚朴15g，羌活10g，生蒲黄15g，桃仁10g，煨皂角5g。1剂，每2小时1剂，水煎鼻饲。3.5小时后，患者大便1次。更换处方：烫水蛭5g，虻虫5g，桃仁10g，大黄3g。2剂，水煎每6小时鼻饲1次。醒脑静注射液20ml加入0.9%氯化钠注射液250ml中静脉滴注，每日1次。

2005年9月18日二诊：神志渐清，头痛明显减轻，右侧肢体活动不利，可进行言语交流，躁动明显减轻，鼻饲饮食，眠可，小便色黄，大便偏干，每日1行。血压180/140mmHg，意识清楚，构音障碍，右侧肢体肌力2级，余查体同前。舌体瘀斑，苔黄厚而干，脉弦滑有力。治以破血化瘀，泻热醒神，化痰开窍。处方：烫水蛭 5g，虻虫 5g，桃仁 10g，酒大黄 3g，玳瑁 3g，豨莶草 20g，酒川芎 10g，胆南星 3g，炒莱菔子 20g，瓜蒌 30g，黄芩 15g。5 剂，水煎服，每日 3 次。继续配合醒脑静注射液静脉滴注。服药后诸症明显减轻，血压维持在 145～150/90～100mmHg。

按　火热之邪伤人最速，气郁化热（火），气血逆乱，邪气积聚导致炼津为痰，或气机不顺而为风，夹痰上犯，或阻滞气机，血行不畅而为瘀。《素问·至真要大论》曰："怒则气上"，本案患者大怒之后，导致气血上攻，肝火暴亢，夹痰上蒙清窍，故神志模糊、头痛、躁动不安；气血逆乱，血瘀凝滞脑脉，故肢体活动不利，言语不能。膀胱失于元神固摄，故小便失禁；小便色黄、大便秘结均为火热亢盛之象。《素问·五脏别论》曰："魄门亦为五脏使，水谷不得久藏。"初诊之时，痰、热、瘀邪犯乱于内，魄门失职，故给予破血化瘀、泻热醒神、通腑泻浊之法，投以三化汤加减。三化汤可轻下热结、除满消痞，方中生蒲黄、桃仁主以化瘀，兼以通腑；煨皂角开窍祛痰，散结通便。服药 3.5 小时后，腑气见通，但伏邪难以速去，故每 6 小时鼻饲 1 次抵当汤，以破血化瘀、泻热醒神。至二诊则魄门开合趋于正常，腑气以通，但仍见小便色黄、大便偏干、舌体瘀斑、苔黄厚而干等痰热瘀邪胶着之象，故以抵当汤破血化瘀、泻热醒神，玳瑁咸寒，助抵当汤清热平肝；川芎理气活血，酒制则助其上行头面；胆南星、瓜蒌、炒莱菔子合用，起理气清热、息风化痰之效；黄芩苦寒，清胃肠湿热，以助清热化痰之力；豨莶草苦寒，清利湿热，通经活络。诸药合用，使气机条达，瘀血得祛，热邪得散，痰浊无源而收效。

（兰天野，李巧莹，张冬梅，黄清霞，卢　靖，王　健）

参 考 文 献

[1] 吴江，贾建平. 神经病学[M]. 北京：人民卫生出版社，2015：191.

[2] 张鑫，张俊龙. 伏邪概念发生学研究[J]. 中华中医药学刊，2007，25（7）：1433.

[3] 马超，柴可夫. 中医从伏邪论治糖尿病微血管病变探析[J]. 中华中医药杂志，2015，30（10）：3499.

[4] 魏文浩. 伏邪之毒探[N]. 中国中医药报，2012-02-03（5）.

[5] 曹洪欣. 温病大成[M]. 福州：福建科学技术出版社，2007：1309-1310.

[6] 俞根初. 三订通俗伤寒论[M]. 连建伟订校. 北京：中医古籍出版社，2005：229.

[7] 杨霖，王笑民，杨国旺. 基于"伏邪"理论探讨恶性肿瘤发生发展的规律[J]. 中华中医药杂志，2018，3（32）：527-529.

[8] 江顺奎，李雷，侯敏. 试论伏邪疾病的治疗规律[J]. 中医杂志，2012，53（13）：1160-1162.

[9] 任继学. 任继学经验集[M]. 北京：人民卫生出版社，2009：50-51.

[10] 任继学，任玺尧. 论脑髓[J]. 吉林中医药，1988，（5）：1-3.

[11] 刘宾，王付，黄明宜. 抵当汤临床及实验研究进展[J]. 中国实验方剂学杂志，2011，17（13）：281-283.

[12] 袁梦果，李健香，顾恒，等. 大黄治疗脑出血的脑保护作用及其机制研究进展[J]. 中华中医药学刊，2017，35（7）：1766-1768.

[13] 汤尔峰，吴颖昕，姜惟. 抵当汤对高血压脑出血模型大鼠低氧诱导因子-1α的影响[J]. 中国实验方剂学杂志，2013，19（2）：230-234.

第二十八章 国医大师周仲瑛从痰瘀郁毒辨治肺癌癌性疼痛

【摘要】 周仲瑛教授辨治肺癌癌性疼痛，倡导"审证求机、辨机论治"，以病机辨证为核心，主抓肺癌痰、瘀、郁、毒等病机要素，治以化痰软坚、行气活血、散结止痛、益气养阴等法，同时擅用片姜黄、鸡血藤、制南星、冬凌草等中药，临床疗效显著。

【关键词】 周仲瑛；肺癌；癌性疼痛；中医理论

我国首届国医大师周仲瑛教授，家世业医，幼承庭训，悬壶桑梓 70 余载，善治疑难杂病。在长期的临床实践中，医术精湛，屡起沉疴，尤其是对肿瘤的诊治，匠心独运，疗效显著。辨证善抓病机要素，从痰、瘀、郁、毒论治肺癌颇有效验。笔者有幸跟随周教授侍诊多年，深得教益，现将周仲瑛从痰、瘀、郁、毒辨治肺癌癌性疼痛的经验详述如下，以飨同道。

1 癌痛的概念

癌痛在古代医籍中即有精辟论述，《黄帝内经》曰："大骨枯槁，大肉陷下，胸中气满，喘息不便，内痛引肩项"，与晚期肺癌的癌痛证候极为相似。现代医学认为癌性疼痛是指由肿瘤直接引起的疼痛，如肿瘤侵犯或压迫神经根、神经干、神经丛或神经；侵犯骨膜或骨骼；侵犯实质性脏器及空腔性脏器；侵犯或堵塞脉管系统；局部坏死，溃疡，炎症等。临床表现如骨转移、骨肿瘤压迫的骨痛，肺癌侵犯胸膜的胸痛，肺尖肿瘤侵及臂丛的肩痛等。据统计，全球数千万癌症患者中 30%～50% 有不同程度的癌痛，晚期癌症患者中有 75% 存在癌痛症状，严重影响了患者的生存质量[1]。西医学对其发生机制尚未完全明了，治疗方法有限，效果不理想。吗啡类药物的使用也有很大的不良反应和成瘾性。而中医学运用整体观念，辨证论治，处方用药，治疗癌痛具有一定的优势。

2 肺癌癌痛的病机

周仲瑛教授强调"审证求机"，"机"就是病机，把握病机是提高中医临床疗效的关键[2]。肺癌病机复杂，其复合病机可拆分成多个病机要素，即痰、瘀、郁、毒，正虚为其病理基础[3]。周教授对肺癌的辨证有独到的经验，首次提出"癌毒致病"的概念[4]，认为癌邪为患，易夹毒伤人。所谓"正气存内，邪不可干"，癌毒是在脏腑功能失调、气血阴阳紊乱，或者痰、瘀、湿、热等病邪蓄积到一定程度产生的，癌毒与痰、瘀、湿、热是相互化生的并列关系[5]。正气内虚，酿生癌毒，癌毒阻肺，脏腑气血阴阳失调，是罹患肺癌的主要病理基础。外邪袭肺，肺气郁闭，肺失宣肃，津液输布失司，凝津为痰，气机不畅，血停为瘀，痰瘀郁毒互结，形成肺部肿块，痰瘀是形成有形肿块的物质基础，日久伤阴耗气。气郁与癌肿、癌痛的发生密切相关[6]，它体现肿瘤有从无形到有形的过程，涉及气滞、痰凝、血瘀多种病理因素，不可忽视，以宣通为主。

3　证候与治法

肺癌的疼痛，常不定时，早期为较轻微的闷痛或钝痛，以气滞为主，逐渐增剧，晚期疼痛，为癌毒浸渍、瘀血不行所致。疼痛入夜尤甚，固定不移，痛如锥刺，甚至终日不休，痛不可耐，甚则破骨坏肉，痛不可按，不能转侧[7]。《医学正脉全书·医学发明》中云："通则不痛，痛则不通，痛随利减，当通其经络则疼痛去矣。"癌毒阻肺，痰瘀互结，肺气郁滞，不通则痛，发为胸痛。治遵"行气活血"的原则[8]。方可取桃红四物汤合失笑散加减化裁。药用旋覆花、青皮、柴胡、制香附、广郁金、炒延胡索疏理气机；生蒲黄、桃仁、丹参、片姜黄、九香虫、土鳖虫、炮山甲、三棱、莪术活血化瘀；痛甚者，加制南星、炙蜈蚣、炙全蝎、炙僵蚕、露蜂房、山慈菇、炙鳖甲化痰软坚、散结止痛等。其中虫类药既能止痛，又能抗癌消癌，不可或缺。

4　典型病例

杨某，男，60岁。2008年5月21日初诊。

代主诉　右侧胸肺疼痛，从乳房外周连及肩臂下部，痛及胁肋4个月。

目前痛移左背、胁肋、前胸，痛时气窜不定，体位变动加重，近来卧床难起，近周服中药7剂，挂水消炎后疼痛可以忍受，起床略事活动。仍苦背胀，大椎脊柱胀痛，痛时咳嗽，咯痰不多，无血，食量正常，二便亦调，口稍干，右肩臂抬举受限。胸部CT示：右上肺癌，大小约49mm×63mm，周围肋骨及椎体骨质破坏改变，右下肺纤维化，左下肺炎症，纵隔内及右肺门淋巴结肿大，部分融合（5月13日）。姑从痰瘀郁毒，肺络不和，气阴两伤治疗。

处方　醋柴胡5g，赤芍10g，制香附10g，片姜黄10g，旋覆花（包）5g，茜草根10g，九香虫5g，八月札12g，制南星12g，炙僵蚕10g，露蜂房10g，山慈菇15g，猫爪草20g，桃仁10g，土鳖虫5g，泽漆15g，炙蜈蚣3条，白花蛇舌草20g，半枝莲20g，肿节风20g，白毛夏枯草10g，太子参12g，天冬、麦冬各10g，生薏苡仁15g，仙鹤草15g。28剂，每日1剂，水煎服。

二诊（2008年6月18日）　代诉：右侧胸背疼痛减轻，但颈椎、肩背后酸疼，精神好转，可以下床活动，食纳增加，夜晚稍有咳嗽，痰不多，色白，早晨腋下疼痛，时间不长，便下色黑，不成形，口干不显，夜寐4～5小时。处方：上方改制南星为15g，加生蒲黄（包）10g，骨碎补10g，鸡血藤15g。14剂，每日1剂，水煎服。

三诊（2008年7月2日）　代诉：胸背疼痛基本缓解，但颈下、两肩尚有疼痛，食纳知味，大便成形。处方：5月21日方改制南星为15g，加葛根15g，生蒲黄（包）10g，骨碎补10g，鸡血藤15g。14剂，每日1剂，水煎服。

四诊（2008年7月16日）　今日患者亲自来诊，最近大椎穴以下5～6寸疼痛减轻，两侧胁肋胀痛不适，胸有胀感，稍有咳嗽，有痰，色白，量不多，食纳正常，大便偏烂，日2次，小便正常，有汗不多，苔黄腻质暗紫，舌中部大块剥脱，脉细滑。处方：5月21日方改制南星为15g，加冬凌草15g，鱼腥草20g，生蒲黄（包）10g，炙鳖甲（先煎）12g，天花粉10g，鸡血藤15g。14剂，每日1剂，水煎服。

按　本案患者胸部CT示右上肺癌，周围肋骨及椎体骨质破坏，癌痛明显，多因痰瘀郁毒胶结为患，气阴耗伤，络气不和，气为血帅，气行则血行，气滞则血瘀，不通则痛。周教授辨证为痰瘀郁毒，肺络不和，气阴两伤。患者突出"胸肺疼痛"为主症，治疗以"通"字立法，行气散结，活血止痛。药用醋柴胡、旋覆花、制香附、九香虫疏理气机；制南星、炙僵蚕、露蜂房、山慈菇、泽漆、炙蜈蚣、炙鳖甲化痰软坚、散结止痛；赤芍、茜草根、八月札、桃仁、土鳖虫、生蒲黄活血化瘀止痛；太子参、生薏苡仁、天冬、麦冬、天花粉益气养阴。再辅以其他清热解毒抗癌之药，复法制方，药证合拍，故胸痛、背痛得以较快缓解。

5　结语

纵观周仲瑛教授辨治肺癌癌性疼痛，以本案为例，患者初诊卧床难起、由儿代诉，四诊生活自理、亲自来诊，历时2个月，周教授采用妙法制方值得深思精研。其中笔者体悟有三：一是中医药要发挥其优势与特色，即要运用整体观念、辨证论治。对于某些疑难杂病，只要辨证精准，药证相符，症状的改善也是很快的，绝不止于"慢郎中"。二是周教授倡导"审证求机、辨机论治"是灵活应用辨证论治的重要思辨方法[9]。本案患者以病机辨证为核心，主抓肺癌痰、瘀、郁、毒、虚等病机要素，治以化痰软坚、行气活血、散结止痛、益气养阴，复法合方，病机与治法、方药丝丝相扣，执简驭繁，辨治肺癌癌痛患者取得显效，便于临床掌握运用。三是特殊用药：①周教授擅用片姜黄、鸡血藤治疗肩臂痛，效佳。片姜黄味辛、苦，性温，归肝、脾经。本品辛温相合，能外散风寒，内行气血；苦温相合，能外胜寒湿，内破瘀血。故有破血行气、通络止痛、祛风疗痹之效，凡气滞血瘀而致的肢体窜痛、时痛时止及瘀肿等均可应用，关节不利、肩臂酸痛尤为常用。唯因活血行气之力较强，虚证应慎用。鸡血藤，味苦、微甘，性温，归肝、肾经，功善活血补血，调经止痛，舒筋活络[10]。②制南星，炮制的天南星，味苦、辛，性温，归肺、肝、脾经，有小毒，常规量 3～9g，功能燥湿化痰、祛风定惊、消痞散结、消肿镇痛。周教授指出，天南星可用于治疗肺癌，尤其适用于咳嗽、咯痰白黏、胸膈胀闷，以及肺癌脑转移，头昏、恶心呕吐、肢体偏瘫者。用量 10～15g，宜制用，若生用，须久煎，并防止毒性反应，从小剂量开始用起。本案患者逐量递增，用到15g 非常规剂量，也需辨证运用[11]。③冬凌草，味苦、甘，性微寒，有良好的清热解毒、活血止痛、抑菌、抗肿瘤作用，主治咽喉肿痛、扁桃体炎、感冒头痛、气管炎、慢性肝炎、关节风湿痛、蛇虫咬伤。冬凌草与化疗及其他抗癌药物配合治疗癌症有明显的增效作用，这是一般抗癌药物所不及的。周教授常用之，亦是兼顾止咳化痰、抗癌解毒双重功效，一药多用。

（金　路，王志英　指导老师：周仲瑛）

参 考 文 献

[1] Christo PJ，Mazloomdoost D. Cancer pain and analgesia[J]. Ann N Y Acad Sci，2008，1138：278-298.

[2] 周学平，叶放，周仲瑛. 中医理论传承与创新研究的思路和方法[J]. 中医杂志，2009，50（2）：101-103.

[3] 祝世讷. 中医系统论与系统工程学[M]. 北京：中国中医药科技出版社，2002：45-111.

[4] 赵智强，李嘉. 略论周仲瑛教授的"癌毒"学说及其临床运用[J]. 新中医，1998，30（10）：6-8.

[5] 程海波，吴勉华. 周仲瑛教授"癌毒"学术思想探析[J]. 中华中医药杂志，2010，25（6）：866-869.

[6] 李英英，贾晓玮，郭立中. 肺癌病理因素探讨[J]. 辽宁中医药大学学报，2012，14（2）：92-93.

[7] 陈四清，周仲瑛. 原发性支气管肺癌辨证分型探讨[J]. 新中医，2002，34（11）：7.

[8] 金路. 周仲瑛教授临证验案两则[J]. 新中医，2007，16（11）：1368.

[9] 陈四清. 周仲瑛教授治疗支气管肺癌学术经验研究[D]. 南京：南京中医药大学，2003：32.

[10] 周仲瑛，周学平. 中医病机辨证学[M]. 北京：中国中医药出版社，2015：1-3.

[11] 金路. 周仲瑛教授治疗肺癌临证经验及学术思想传承研究[D]. 南京：南京中医药大学，2008：43.

第二十九章　国医大师张学文治疗疑难病用药特点探微

【摘要】　疑难病的概念在中医领域多用，比较笼统，范围较广，临床各科均有不少疑难病。国医大师张学文教授将疑难病的发病特点概括为病因交错，病情多变，病机相反，数病相合。故疑难病诊断不易，治疗更难。张教授根据自己多年临床经验，总结大多数疑难病的主要病机常为肝郁气滞，痰瘀交结，故在治疗用药时具有善用化瘀药、喜用祛痰药、巧用虫类药、妙用理气药等特点。常能达到药到病除、事半功倍的效果。

【关键词】　张学文；疑难病；用药特点；化瘀药；祛痰药；虫类药；理气药；国医大师

张学文教授是我国首届国医大师，陕西中医药大学附属医院内科主任医师、教授、博士研究生导师。张教授从医 60 余载，德艺双馨，在中医急症、中医脑病、温病、疑难病等诸多领域均有所研究，在疑难病防治方面有自己独到的经验，现将其治疗疑难病用药特点总结如下，以飨同道。

1　疑难病发病特点总结

疑难病目前没有统一的概念，主要在中医领域多用，比较笼统，范围较广，临床各科均有不少疑难病。张教授从诊断和治疗两方面认为，"疑"主要是症状病机错综复杂，因而疑惑不解，认识不清，诊断和辨证上难以定论；"难"主要是治疗难，久治无效或缺少有效的治疗方法。张教授经过多年临床实践，认为疑难病的发生主要有以下 4 个特点：①病因交错：疑难病属于单一病因者较少，大多是由综合因素作用而成的。如六淫中数淫同侵，痰饮、瘀血、水湿并见，或兼正虚，或夹情志所伤，或有饮食劳倦因素，或误辨误治，或新病引发宿疾，不一而足。②病情多变：疑难病中的不少疾病由于病因交错，医者辨证不清，用药不当或病程漫长，故而病情多变化。寒化为热，热证变寒，先实而后虚，瘀久夹痰，热盛成毒，医者当循蛛丝而细审，方不致误。③病机相反：有的疑难病，虽为同一患者，却表现出相反的病机，如上热下寒、上寒下热、表寒里热、表热里寒，虚实并见、表虚里实、上实下虚、阴阳两虚等，给辨证带来困难。④数病相合：有些老年患者，一身同患多种病，如高血压与冠心病同患，糖尿病与风湿病相兼，肝炎、胆囊炎、胆石症并存，若再加之素体阴阳、气血、痰湿、瘀血偏盛偏衰及相互并见，不仅在错综复杂的病因病机中难以理出头绪，而且治疗时易造成顾此失彼，或过于想兼顾全面而处方杂乱无章，面面俱到，反而影响疗效[1]。

2　疑难病用药经验

疑难病诊断不易，治疗更难。张教授根据古今医家的经验和自己多年的临床体会，认为要提高对疑难病的整体诊疗水平，除要有扎实深厚的中医基础理论知识外，更要辨证思路与方法正确，才能做到药到病除，达到事半功倍的效果。他总结临床用药可以从以下几方面考虑。

2.1　善用化瘀药

中医学早就有"久病多瘀"之说。《素问·调经论》中说："病久入深，营卫为之行涩，经络时疏，故不通"，在治疗中提出"疏其血气，令其条达""血实者宜决之，气虚者应掣引之"。张仲景在《伤寒论》中不但提出了"蓄血""瘀血""干血"等概念，而且创制了桃核承气汤、大黄䗪虫丸、抵当汤（丸）等，古今一直是治疗疑难杂病的常用良方。清代名医叶天士也明确指出："初气结在经，久则血伤入络。"张教授在治疗疑难病临床实践中认识到"久病顽疾，多有瘀血阻滞之势"，凡疑难病久治不愈者，应考虑应用活血化瘀之法。

在疑难病的治疗中，有瘀血表现者，应用活血化瘀法当属无疑。但也有部分久病顽疾，用他法久治不愈，瘀血形征不明显者，活血化瘀法也可适当考虑。但在应用时，要分清主次，注意兼夹，掌握好化瘀药的用量，由小到大，慎重用药，密切观察。活血化瘀药种类较多，可分为性质平和的养血化瘀药，如丹参、山楂、当归、川牛膝、三七、牡丹皮、赤芍、益母草、泽兰等；活血祛瘀之力较强的化瘀药，如桃仁、红花、三棱、莪术、乳香、没药等；药力峻猛的破血消癥药，如水蛭、虻虫等[2]，临床应用时应根据其药力强弱峻缓择优选择。

张教授在临床中善用丹参、生山楂、川牛膝、三七等药物，认为其活血化瘀之力可靠，药力平和，常服久服而不伤正气，可广泛应用于各种瘀血之证，用量也可稍大些。张教授善用化瘀药治疗的常见疑难病有各种顽固性头痛、积聚、癥瘕、肿胀、胁痛、厥证、痹证、痉证、顽固性失眠、癫痫、狂证、喘证、胸痹、中风、消渴、久热不退、夜游症、脱发、黄褐斑等。以上病证并非皆属瘀血证，而是在其病程中可按瘀血辨治[3]。

2.2　喜用祛痰药

中医所说的痰，有广义、狭义之分。狭义的痰，咯吐而出，或黄或白，有形质可见，一般称之为有形之痰。广义的痰，是指机体气机郁滞，气不化液，津液凝聚，或阳气衰微，无力蒸化敷布津液，或由于火热煎熬，瘀血阻滞、湿浊壅塞而生，或秽浊之气积聚，从而阻滞清窍、脉络，由于其乃病理变化而生，外无形征可察，故其"变幻百端"，得病后无一定规律，症状表现离奇古怪，临床辨证疑惑难定，用药也颇感棘手。元代王履、朱震亨都说过痰之为病，有如无端弄鬼，"病似邪鬼，导去滞痰，病乃可安"。故有"百病兼痰"之说。由于无形之痰常随气而行，内而脏腑，外而肌肤，无处不到，难以觉察，因而临床许多疑病、奇病、怪病多责之于痰[4]。

痰与饮同为病理性产物，又都是致病因素。由于气滞血瘀，可致津液为痰，痰瘀胶结，深入隧络，终成痼疾，治疗颇为棘手，故有"痰瘀同源"说法。张教授认为痰瘀同治是治疗疑难病的一个重要方法，所以在运用活血化瘀药的同时，结合辨证常加入祛痰药，如橘红、半夏、茯苓、鲜竹沥、天竺黄、竹茹、胆南星等。许多疑难病症，在诊察辨证时如有痰证特点者，可从痰证中寻求应治之法。常用祛痰药治疗的疑难病有哮喘、眩晕、呕吐、胸痹、积聚、梅核气、痰饮、阴疽、癫狂、痫证、原因不明之发热、瘰疬、痰核、疣癣、乳癖、骨痨及一部分不孕症、皮肤病、疮疡等，从痰着手，常有效验。

2.3　巧用虫类药

叶天士言："病久则邪风混处期间，草木不能见其效，当以虫蚁疏络逐邪。"应用虫类药治疗疑难痼疾，已成为古今医家较多运用的一种方法。张教授认为疑难病中凡久治无效、百方无功、医者乏术之时，利用虫类药之药性猛烈入络搜邪的特点，往往可起沉疴痼疾，得到较好的疗效。虫类药常用者有全蝎、蜈蚣、僵蚕、地龙、水蛭、虻虫、蝉蜕、白花蛇、乌梢蛇、穿山甲等。

虫类药的共同特点是，药性猛烈，大多性燥而有毒。对一些疑难痼疾，正是利用虫类药的这一特点而达到通络剔邪、化瘀止痛的目的。张教授认为应用虫类药治疗疑难病症虽然每获良效，但也不能盲目乱用。而应根据患者的病情、证候、体形等情况，在辨证后酌情使用。用量上应严格掌握，一般先从小量开始，逐渐加大剂量，不要图速图快而孟浪从事。由于虫类药多性燥而力猛，不少药有毒，祛邪虽有力，而伤正亦不容忽视，故必须适当配合扶正养阴之品，如补气之党参、白术，养阴补血之当归、生地黄、麦冬之类，以纠其偏性和烈性。只要辨证正确，选药精当，用量准确，虫类药往往是治疗疑难病症的一个有力武器。如中风后遗症、顽固性头痛、痹证、癌症等在治疗中加入虫类药，往往疗效显著。

2.4　妙用理气药

情志致病的机制主要是影响人体内环境的稳定，如气机运行障碍、脏腑功能失常，以及损伤机体阴阳、精血等。情志因素既可导致疾病的发生，又可在疾病过程中影响疾病的发展和转归。《灵枢·口门》说："心者，五脏六腑之主也……故悲哀忧愁则心动，心动则五脏六腑皆摇。"又有"怒伤肝""喜伤心""思伤脾""忧伤肺""恐伤肾"等论述，强调了五志在疾病发病与治疗中的作用。

张教授认为疑难病证病程较长，治疗欠佳，患者往往气馁、烦躁、心情不好，大多与情志关系密切，情志对其影响极其显著，如癫狂、肝病、胃病、高血压、冠心病、癌症等。在治疗中妙用理气药如菖蒲、郁金、瓜蒌、青皮、陈皮、川芎等理气解郁。在药物治疗的同时，临床上需详细观察和了解患者的精神状况，可以通过语言、表情、姿势、态度和行为等的影响，改变患者的感受、认识、情绪、态度和行为，以减轻或消除患者痛苦的各种情志和行为，以及由此而引发的病证。

3　验案举隅

患者，某，女，55 岁，2018 年 6 月 16 日初诊。家人代诉患者精神淡漠 10 余年，加重半个月。患者 10 年前因家庭变故出现精神淡漠，情绪不佳，于某医院诊断为"精神分裂症"（具体不详）。现症：神志不清，表情淡漠，沉默不语，行走不稳，头晕、偶有脑鸣。自觉咽中有痰，量少色白清稀。纳食一般，夜眠差，睡后易醒。小便失禁，大便稍干，2～3 日一行。舌质暗尖红，苔白，舌下脉络迂曲，脉沉细略数。西医诊断：精神分裂症；中医诊断：癫证（肝郁气滞，痰瘀交夹）。治以疏肝解郁，涤痰化瘀为法。予礞石滚痰丸合菖蒲郁金汤加减：青礞石（先煎）30g，黄芩 10g，大黄（后下）6g，菖蒲 10g，郁金 12g，天麻 12g，菊花 12g，钩藤（后下）12g，生龙骨（先煎）、生牡蛎（先煎）各 30g，丹参 15g，磁石（先煎）30g，天竺黄 10g，胆南星 10g，川牛膝 30g，三七末（冲服）3g，僵蚕 10g，地龙 10g。30 剂，每日 1 剂，水煎服。

2018 年 7 月 18 日二诊：患者家人代诉患者神志不清缓解，现可以和家人简单对话，精神仍淡漠，小便失禁改善，大便不成形。舌质暗尖红，苔薄白，脉沉细。上方去大黄，加益智仁 12g，白芍 15g。30 剂，每日 1 剂，水煎服。

2018 年 8 月 20 日三诊：患者神志清楚，可以回答所问问题，精神较淡漠，小便失禁基本痊愈，大便正常，有痰色白。舌质暗，苔薄白，脉沉细。上方去青礞石、益智仁，加浙贝母 12g。30 剂，每日 1 剂，水煎服。

后复诊时患者精神基本正常，继服前方 20 剂以巩固疗效。

按　《证治要诀》云："癫狂由七情所郁。"《素问·至真要大论》载："诸躁狂越，皆属于火。"此证除以上两因外，舌质暗尖红，舌下脉络迂曲，热瘀内阻之症显然。分析实因素体阳气偏亢，加以情志不遂，怒则气上，血随气逆，升而不降，聚而为瘀。且气郁不疏，郁火内生，炼津为痰，痰火、瘀血交结不解，阻于心脑，故癫证乃作。治以疏肝解郁，清热涤痰，活血化瘀，且予精神诱导。药投病机，法顺病情，故癫证告愈。

4　小结

综上所述，疑难病病因交错，病机复杂，临床治疗存在很大难度。在治疗时，首先应明确病因，找准病位，抓住主要矛盾，分析各种症状的内在联系，准确辨证，优选方药，坚持守方徐图，切不可动辄改弦易辙，或大方重剂以图良效。即使在治疗过程中又有新病，只要病机无大的变化，仍然要守法守方，坚持治疗。

（白海侠，严亚锋，张学文）

参 考 文 献

[1] 张学文. 疑难病证治[M]. 北京：人民卫生出版社，2005：47.

[2] 白海侠，周海哲. 李军教授治疗脑病痰瘀交结证用药特点探微[J]. 陕西中医，2008，29（6）：703.

[3] 周海哲，严亚锋，李军. 基于国医大师张学文脑病医案的热瘀病机分析[J]. 中华中医药杂志，2019，34（9）：4353-4357.

[4] 孙永宁. 张学文教授治疗疑难病证经验简介[J]. 陕西中医，1996，17（5）：214.

第三十章　国医大师陈可冀中西医结合治疗高血压的经验撷英

　　【摘要】　国医大师陈可冀院士勤求古训，创制新方，针对高血压肝肾阴虚、肝阳上亢证，创制清眩降压汤以益肝肾、平肝阳、清肝热；针对高血压肝阳上亢，心火上炎证创制清达颗粒以清肝热、平肝阳、泻心火。陈可冀院士临床推崇中西医结合治疗高血压，中医治疗以补益肝肾、平肝息风法为基础，辨证论治结合清肝泻火、清心安神及化痰活血法，临床常用桑寄生、怀牛膝、鲜地黄、杜仲等以补益肝肾；天麻、钩藤、珍珠母等以平肝息风；酸枣仁、首乌藤、白芍等以养血安神；苦丁茶、黄芩、夏枯草、桑叶、菊花等以清肝泻火；莲子心以清心安神；瓜蒌、半夏、白术等以化痰散结；川牛膝、延胡索、郁金等以活血化瘀，取得了较好的临床疗效。

　　【关键词】　高血压；陈可冀；中西医结合；清眩降压汤；清达颗粒；经验

　　高血压是我国重大的慢性非感染性疾病，最新研究显示，我国成人高血压患病人数达2.45亿人，另外还有4.35亿成人血压已达到正常高值血压范围，现代医学在高血压的防治方面取得了一定进展，然而，目前我国高血压的患病率仍处于上升趋势，控制率仍居于较低水平[1-3]。此外，单独西药降压可出现干咳、水肿、胃肠不适、皮疹等不良反应[2]。中医药强调整体观念，可通过多靶点、多途径防治高血压，中西医结合治疗高血压能进一步增强降压疗效，改善症状，减少西医降压药的用量，减少不良反应，并能提高患者生活质量，延缓靶器官损害[4-6]。国医大师陈可冀院士从医70余载，是我国中西医结合医学的开拓者，擅长中西医结合治疗高血压、冠心病等心血管疾病，临床疗效显著。笔者有幸跟随陈可冀院士学习，兹将陈可冀院士治疗高血压的经验总结如下。

1　中医学对高血压的认识

　　高血压为现代医学的病名，临床以眩晕、头痛为主症，常伴有失眠多梦、急躁易怒、心悸、耳鸣、夜尿频、腰酸等症状[7]，中医古籍中并无高血压的记载，根据其临床症状多将其归属于"眩晕""头痛"等范畴，亦有学者提出将"脉胀"作为高血压的中医病名。禀赋不足、情志不畅、饮食失节、劳倦内伤、年老久病均可引起高血压，高血压病位在肝、肾，涉及心、脾，病性属虚实夹杂。

1.1 阴阳失调是高血压的基本病机

阴阳失调是高血压发生发展的基本病机，《素问》云："阴阳者，万物之能始也"，阴阳是构成万物之根本，《素问·生气通天论》云："阴平阳秘，精神乃治，阴阳离决，精气乃绝"，故阴阳对立制约维持相对平衡则血压正常。反之，正如《素问》所载："阳胜则阴病，阴胜则阳病"，阴阳失调则会引起血压升高，陈可冀院士认为高血压的证型演变规律为阳亢→阴虚阳亢→阴阳两虚→阳虚[8]，高血压初期以肝阳上亢证为主，常见于年轻人，多由情志不畅、饮食不节、劳倦内伤所引起，情志不畅可致肝失疏泄、肝阳上亢。正如《脾胃论》所载："若饮食失节，寒温不适，则脾胃乃伤"，《素问·调经论》曰："有所劳倦，形气衰少，谷气不盛，上焦不行，下脘不通"，饮食不节、劳倦内伤均易损伤脾胃导致脾胃气机升降失常，土壅木郁，引起肝郁化火，肝阳上亢。肝为刚脏，体阴用阳，肝阳上亢，肝火上炎损伤阴液，肝失濡养可致阴虚阳亢。此外，先天禀赋不足，年老久病可引起肾阴不足，水不涵木致阴虚阳亢。阴阳互根互用，阴虚日久可出现"阴损及阳"导致阴阳两虚、阳虚证，多见于高血压后期患者及老年患者。

1.2 风、火、痰、瘀、虚是高血压之关键病理因素

《医灯续焰》记载："高巅而见动象，风性为然，故眩晕者多属诸风，又不独一风也，有因于火者，有因于痰者，有因于死血者，有因于虚者"，风、火、痰、瘀、虚是高血压关键的病理因素，贯穿于高血压的不同阶段。《素问》云："诸风掉眩，皆属于肝"，《临证指南医案》云："内风乃身中阳气之变动"，肝为风木之脏，肝阳亢盛或阴虚阳亢，水不涵木，阴不制阳，肝之阳气升而无制便亢而为风，肝风上扰清窍易致血压升高出现眩晕。肝阳亢而化火，母病及子，肝火扰心，心肝火旺，上扰清窍可致血压升高出现眩晕，临床多伴烦躁易怒、失眠多梦、心悸等症状。《丹溪心法·头眩》曰："无痰则不作眩，痰因火动，又有湿痰，有火痰"，嗜食肥甘厚味易聚湿为痰，心肝火旺亦可炼津为痰，痰蒙清窍可致眩晕。《素问·宣明五气》曰："咸走血，血病无多食咸"，《素问·五脏生成》曰："是故多食咸，则脉凝泣而变色"，咸味摄入过多易致血行不畅，久病多瘀，旧血不去则新血不生，清窍失养可出现眩晕。先天禀赋不足可致肝肾亏虚，年老久病可致肾虚，肾主藏精，内含肾阴、肾阳，肾阴不足，水不涵木可致肝阳上亢，肾阳不足，气化失司，血行不畅则滞而为瘀，津液不化则聚而为痰，痰瘀互结于脉可致血压升高，日久可引起心、脑、肾等并发症。

2 陈可冀院士治疗高血压经验方

2.1 清眩降压汤

清眩降压汤是陈可冀院士根据天麻钩藤饮并结合自己多年的临床经验化裁而来的中药复方，临床常用于治疗高血压肝肾阴虚、肝阳上亢证，由苦丁茶 30g，天麻 30g，钩藤 30g，

黄芩 10g，川牛膝 10g，杜仲 10g，夜交藤 30g，生地 30g，桑叶 15g，菊花 15g 组成，苦丁茶疏风热、清头目、活血脉；天麻、钩藤平肝潜阳、息风止眩；夜交藤搜风通络、养心安神，杜仲补益肝肾，鲜生地养阴清热以滋肾水；桑叶、菊花、黄芩清肝热、平肝阳；佐以牛膝活血通络，引血下行以折其阳亢。诸药合用，共奏益肝肾、平肝阳、清肝热之功。临床研究显示，清眩降压汤联合西药降压较单用西药降压对肝肾阴虚、肝阳上亢型高血压患者有更好的降压疗效，且可改善临床症状，提高患者生活质量，改善左室舒张功能[9]，实验研究显示清眩降压汤可舒张血管，控制血压的进一步升高，抑制血管重构，改善高血压引起的心、肾等靶器官损害[10, 11]。

2.2　清达颗粒

清达颗粒是陈可冀院士根据清眩降压汤进一步化裁而来的中药复方，临床常用于治疗早期高血压肝阳上扰、心肝火旺证，由天麻、钩藤、黄芩、莲子心四味药物组成，其中天麻，味甘，性平，长于息风平肝以治晕痛，李时珍称其为"乃定风草，故为治风之神药"；钩藤，味甘，性寒，长于清热平肝以治晕痛，两者相须为用以增强平肝息风、泻火止眩之力。辅以黄芩清肝泻火，莲子心清心除烦。诸药合用，共奏清肝热、平肝阳、泻心火之功。实验研究显示，清达颗粒具有降压、扩张血管、抑制血管重构和改善心脏重构的作用[12, 13]。

3　陈可冀院士治疗高血压用药经验

3.1　补益肝肾，平肝息风

陈可冀院士认为，肝肾阴虚、肝阳上亢是高血压临床最常见证型，临证多用天麻钩藤饮、清眩降压汤加减，在临床用药方面，肝阳上亢证多用天麻、钩藤平肝潜阳、息风止眩，眩晕较重者则加珍珠母以增强平肝潜阳之功，此外，珍珠母亦重镇安神，可改善惊悸、失眠等症状。肝肾亏虚证多以桑寄生、怀牛膝以平补肝肾，偏肝肾阴虚则多用鲜生地以甘寒养阴，滋水涵木，生津止渴；肝肾阴虚日久，"阴损及阳"所致阴阳两虚和阳虚者多用杜仲以温补肝肾，《本草汇言》曰："凡下焦之虚，非杜仲不补。"药理研究显示，杜仲可以通过保护血管内皮细胞、拮抗钙离子通道、抑制肾素-血管紧张素-醛固酮系统等机制以降低血压[14]。若肝血不足，心神失养而出现失眠多梦者则多用酸枣仁、首乌藤、白芍以养血宁心安神，酸枣仁养心阴、益肝血，首乌藤补阴血、养心神，白芍养血柔肝，亦可平抑肝阳以止眩晕。

3.2　清肝泻火，清心安神

陈可冀院士认为，高血压初期多为肝阳上亢、心肝火旺证，常出现眩晕、头痛、烦躁易怒和失眠多梦等症状，治疗上强调在平肝息风的同时，注重清肝泻火和清心安神，多予清眩降压汤、清达颗粒加减，临床多用苦丁茶、黄芩、夏枯草、桑叶、菊花以清肝泻火，莲子心以清心安神，若心肝火旺，耗伤阴液出现口干、多汗等气阴两虚症状时，多用生脉散、葛根清热生津、益气养阴。苦丁茶是我国南方民间传统的中草药，性寒，味甘、苦，具有疏风清热、清利头目、活血醒脑的功效。黄芩清泻肝火、燥湿解毒。夏枯草清肝明目。桑叶、菊花清肝明目，亦可平抑肝阳以止眩晕。现代研究显示，苦丁茶冬青皂苷类物质有扩血管和降压作用，可对抗去甲肾上腺素所致的血管收缩[15]；黄芩有降压和改善肾损害的作用[16]；夏枯草可能通过降低内皮素、血管紧张素Ⅱ含量和升高一氧化氮含量发挥降压作用[17]；怀菊花总黄酮能够降低血压，机制可能与改善内皮功能和抑制肾素-血管紧张素-醛固酮系统活性有关[18]；莲子心具有扩张血管、抑制血压升高、抑制血管重构的作用[19]。

3.3　化痰活血，血行风灭

陈可冀院士认为，高血压多夹痰夹瘀，痰瘀互结可引起胸痹、中风等继发疾病，痰、瘀是高血压后期靶器官损害的主要危险因素，故治疗高血压多联合化痰活血中药，针对高血压痰浊阻窍所致眩晕者多用半夏白术天麻汤加减以化痰息风，痰浊日久痹阻心脉可导致胸闷气短，若寒痰痹阻者则多联合瓜蒌薤白半夏汤以宽胸化痰、通阳散结；若痰热痹阻者则多联合小陷胸汤以清热化痰、宽胸散结。针对高血压血瘀证常联合川牛膝、延胡索、郁金以活血祛风，川牛膝活血利水，引血下行，直折亢阳，药理研究显示川牛膝醇提物具有降压作用，机制与降低肾脏血管紧张素转化酶和促进血浆前列腺素合成有关[20, 21]。延胡索活血行气止痛，《本草纲目》曰："延胡索，能行血中气滞，气中血滞，故专治一身上下诸痛"。郁金，性寒，味辛、苦，活血行气止痛，亦清心凉血。针对高血压伴心脉瘀阻而出现胸痛者则多予冠心Ⅱ号，方中丹参、赤芍、川芎、红花活血通脉。

4　小结

陈可冀院士坚持病证结合的治疗理念，对高血压患者采用中西医结合疗法，西药辨病论治，通过扩张血管，抑制心肌收缩力，减慢心率，降低交感神经兴奋性，利尿等机制以降低血压，具有降压迅速的特点，但是对头晕、头痛等症状改善不明显。针对高血压阴虚阳亢、肝阳化风、肝火上炎证，通过中医辨证论治，以恢复人体阴阳平衡，既可降压亦可改善患者头晕、头痛、失眠等症状。因此，中西医结合防治高血压具有更大的优势。

（黄明艳，陈可冀，付长庚）

参 考 文 献

[1] Wang Z，Chen Z，Z Hang L，et al. Status of hypertension in China：results from the China hypertension survey 2012-2015[J]. Circulation，2018，137（22）：2344-2356.

[2] 高血压联盟（中国），中华医学会心血管病分会，中国医师协会高血压专业委员会，等. 中国高血压防治指南（2018 年修订版）[J]. 中国心血管杂志，2019，2019，24（1）：24-56.

[3] 胡盛寿，高润霖，刘力生，等.《中国心血管病报告 2018》概要[J]. 中国循环杂志，2019，34（3）：209-220.

[4] 赵君，杜金行，汪国梁，等. 中药治疗原发性高血压随机对照试验的 Meta 分析[J]. 中华中医药杂志，2018，33（3）：922-926.

[5] 陈可冀. 关于高血压病的中西医结合研究[J]. 中国中西医结合杂志，2010，30（5）：453.

[6] 陈可冀，雷燕. 中国传统疗法对高血压病的防治[J]. 心血管病防治知识，2009，（9）：14-17.

[7] 刘丹，方锐，段吾磊，等. 中老年高血压证候分布规律及其相关因素分析[J]. 中国中医基础医学杂志，2018，24（3）：351-354.

[8] 徐浩，陈可冀. 中西医结合防治高血压病的进展、难点与对策[J]. 世界中医药，2007，2（1）：3-5.

[9] 余军，徐凤芹. 清眩降压汤治疗肝肾阴虚肝阳上亢型高血压病的观察[J]. 中西医结合心脑血管病杂志，2010，8（1）：1-3.

[10] 林珊，张铃，蔡巧燕，等. 清眩降压汤对离体大鼠胸主动脉的舒张作用及黄芩苷成分分析[J]. 福建中医药，2018，49（1）：34-36.

[11] 陈宏伟，包丽亚，黄月，等. 清眩降压汤控制自发性高血压大鼠血压升高与抑制心肾大血管损害的药效学研究[J]. 康复学报，2017，27（2）：28-32.

[12] Yu N，Shena L，Chu J F，et al. Qingda granule in hibits an-giotensin Ⅱ in duced VSMCS proliferation through MAPK and Pi3k/Akt pathways[J]. Journal of Ethnopharmaco logy，2020，258：112767.

[13] Wu X Y，Aling Shen A L，Bao L Y，et al. Qingda granules atten-uatehypertensive cardiacremodeling and in flammation in spontaneously hypertensive rats [J]. Biomedicine & Pharmacotherapy，2020，129：110367.

[14] 姜凌宇，姜月华，郭金昊，等. 杜仲治疗高血压研究进展[J]. 山东中医杂志，2017，36（3）：249-252.

[15] 韦晓洁，银慧慧，孟菲，等. 苦丁茶有效成分及药理活性的研究进展[J]. 中国医药导报，2017，14（24）：62-65.

[16] 李亚芹，王乾一，徐占稳，等. 黄芩对高血压大鼠肾损害的治疗作用及其机制[J]. 山东医药，2018，58（17）：30-32.

[17] 梁健钦，熊万娜，罗远，等. 夏枯草提取物对大鼠自发性高血压降血压作用研究[J]. 中药材，2011，34（1）：99-100.

[18] 张留记，张海波，屠万倩，等. 怀菊花总黄酮对自发性高血压大鼠的降压作用及机制研究[J]. 天然产物研究与开发，2015，27（4）：592-597.

[19] 李琼瑜. 基于 RhoA/ROCK 通路探讨莲心总碱抗高血压及抑制主动脉重构的机制研究[D]. 福州：福建中医药大学，2019.

[20] 王艳. 川牛膝醇提物对自发性高血压大鼠血压及血管紧张素转换酶表达的影响[J]. 内蒙古中医药，2012，31（19）：83-84.

[21] 张仲起，张国侠，曲智勇. 川牛膝醇提物对 SHR 大鼠血浆 PGI2 浓度影响[J]. 中国社区医师（医学专业半月刊），2008，10（13）：6.

第三十一章　国医大师晁恩祥治疗肺纤维化经验总结

【摘要】　随着社会逐渐进入老龄化，肺间质纤维化的患者逐年增加，其高病死率及难治性让现代医学陷入困境，目前临床上没有特效疗法和药物，不但治疗方法匮乏，而且伴随着诸多不良反应及毒副作用。国医大师晁恩祥在治疗肺系病症方面有丰富的经验，本文总结了其对于肺间质纤维化的中医理论认识及治疗经验。晁教授在继承前人经典经验的基础上，结合现代医学对于肺间质纤维化的认识，在临床中重视观察患者症状，善于总结发病特点，对肺间质纤维化的病名提出属中医学"肺痿"的范畴，认为该疾病证属本虚标实，提出"肺热叶焦"为基本病机，总结了肺间质纤维化的主要病机为"肺肾两虚、气阴不足、痰瘀阻络"，在疾病进展时期，重视风、痰、瘀等加重因素，治疗时应遵守急则治其标，缓则治其本的基本原则，主张中病即止，切勿过犹不及，注重从整体出发，个体化治疗，并且强调调补肺肾的治法贯穿病程始终。

【关键词】　晁恩祥；肺间质纤维化；特发性肺间质纤维化；肺痿；治疗经验

弥漫性间质性疾病（diffuse parenchymal lung disease，DPL）是一组非肿瘤、非感染性疾病群。多以气短、胸闷、干咳、活动耐量下降为主症。随着步入老龄化社会，肺间质纤维化患者日益增多，诸多原因不明的病理类型对激素治疗差强人意，中医药对此病的研究提示有很好的防治效果。

晁恩祥教授是中日友好医院中医肺病科（呼吸）首席专家，第二届国医大师。晁老推崇学习经典结合现代西医学，重视临床观察，善于总结经验，认为肺间质纤维化属疑难病，提出肺间质纤维化与中医肺痿密切相关，在临床诊疗过程中，晁老在基础西医治疗基础上运用中医辨病辨证相结合的方法治疗肺纤维化，显著改善了患者的临床症状和生活质量。现将晁老治疗本病的临床经验简述如下。

1　病名渊源

"肺痿"这一病名虽《内经》并无提及，但在《素问·至真要大论》记载："诸痿喘呕，皆属于上。"肺为华盖之脏，提出诸"痿"病位归于肺；还有《素问·痿论》记载"肺热叶焦……著则生痿躄足也。"将肺与痿相联系。汉代张仲景在继承前人论述的基础上创立"肺痿"病名，《金匮要略》中记载"息张口短气者，肺痿唾沫。"其中详细描述了肺痿的定义、症状、病因病机、证治分型、治疗及鉴别诊断，在此不再赘述。后世医家对肺痿多有论述，对肺痿病因病机补充有肺虚邪侵、饮食失宜、情志不畅、疾病转归、药物等因素，如张从正《儒门事亲》中记载："慎勿服峻热有毒之药。若服之，变成肺痿"，而且还补充了定义、临床症状、预后转归、鉴别及治疗。晁恩祥教授在研读经典的基础上结合现代医学，认为肺痿的病因复杂，主要为毒损、邪伤、正虚、痹阻，这与肺纤维化的病因繁多相似；认为肺热叶焦为肺痿的基本病机。正如尤在泾解释道："痿者，萎也，如草木之枯萎而不荣，为津枯而肺焦也"，形象地解释了肺痿的定义。又如清代唐容川描述到："肺叶枯燥，不能覆下，则翘举而气亦上逆……肺叶痿而不下垂，乃肺痿之重证也。"认识到肺痿后期肺脏萎缩，横膈抬高，十分接近现代医学肺纤维化的病理形态；唐代王焘《外台秘要》"肺气嗽者……遂成肺痿，若此将成，多不救矣"认为肺痿属不治之症。又如金人张从正"则变成肺痿……虽遇良医，亦成不救，呜呼！人之死者，岂为命耶？"等论述肺痿属疑难病迁延不愈，与肺纤维化的高死亡率及短预计生存期相符，综上所述，肺纤维化与中医肺痿多有相似之处，故认为肺纤维化属中医学"肺痿"范畴。

2　病因病机

目前现代医学对于肺间质纤维化的病因及诊疗并没有完全明确，主要以进展性劳力性呼吸困难伴咳嗽为临床表现，体征主要有肺底爆裂音和杵状指，临床诊断有赖于血气分析、肺功能及高分辨率胸部 CT，其金标准为肺组织活检病理学检查，由于该检查为有创性并且其风险可能会超过确诊肺纤维化的益处，因此临床诊治中大部分患者拒绝该项检查，治疗主要给予长期氧疗、激素、免疫抑制剂、干扰素及晚期手术肺移植，对于西医治疗出现的副作用、不良反应及患者依从性差，其治疗效果并不理想。晁恩祥教授在多年临床观察及诊治过程中，在改善患者生存质量、临床症状及缩短预计自然病程等方面疗效显著。在继承发展经典的基础上结合现代医学，注重整体观念、辨病辨证、个体化治疗，提出肺纤维化按中医学"肺痿"论治的观点。肺痿主以咳嗽、喘息气短、唾涎沫为主要临床表现。查体可有杵状指，口唇发绀，舌质暗、舌下静脉迂曲或双肺底爆裂音等。其基本病因病机为本虚标实，常由肺虚邪侵，气阴亏损，日久及肾，临床多见肺肾两虚、气阴不足之虚证，或失治误治，或缠绵难愈而致久病入络，或毒邪损络而致毒痰瘀互结，脉络痹阻之实证。本虚多位于肺、肾，标实则多为风、毒、痰、瘀。临证中根据望、闻、问、切灵活运用八纲辨证，特别值得一提的是，注意问清楚患者职业环境，吸烟史，药物、放射线接触史，肺系疾病病史及激素疗效等，对于鉴别分型十分重要。虽然肺纤维化病因复杂、类型繁多，也要尽可能的探究以便早期发现其临床特点，并给予防治。

3　治法治则

晁恩祥教授认为中医药治疗肺间质纤维化有很大的优势，需潜心研究。虽然肺间质纤维化病因病机复杂，病情进展过程多样化，但晁老在沿袭前人经验的基础上认为肺纤维化主要病机为本虚标实，以急则治其标，缓则治其本为治疗原则，注重从整体出发，个体化治疗，并且强调调补肺肾的治法贯穿整个病程。总结晁老多年临床治疗肺间质纤维化的经验，强调根据寒热虚实、标本轻重给予治疗，急性发作当以疏风、化痰、祛瘀、解毒治标为本。疾病缓解期当治以益气养阴、调补肺肾、纳气化瘀。慢性迁延期当标本兼顾，重视扶正祛邪。在整个疾病发展过程中重视辨证论治、个体化治疗。

4　处方用药

　　晁老治疗本病遵循益气养阴、调补肺肾、纳气平喘、活血化瘀之大法，随证加减。处方常用药有太子参、麦冬、五味子、杏仁、紫菀、紫苏叶、枇杷叶、地龙、黄精、山茱萸、枸杞子、淫羊藿、黄芪等。其中太子参、麦冬、五味子、黄精益气养阴。太子参，味甘、苦，性微温，补益脾肺，益气生津，配麦冬，补肺并润肺养阴，用治肺阴虚之肺虚咳嗽最宜；麦冬，《本草汇言》中说："麦门冬，清心润肺之药也……或肺热肺燥，咳声连发，肺痿叶焦，短气虚喘，火伏肺中，咯血咳血；……然而味甘气平，能益肺金"；五味子入肺、肾二经，上敛肺气以定喘，下滋肾阴以纳气，现代药理研究发现其有镇咳、祛痰的作用；黄精药味甘如饴，性平质润，既能养阴润肺，又能补气健脾，益肾，气阴双补，为平补肺、脾、肾三经之良药，善治肺肾阴虚之劳嗽久咳。紫菀、杏仁、紫苏叶、地龙降气平喘。《太平圣惠方》中记载紫菀散治疗伤寒后肺痿劳嗽，紫菀温润不燥，长于润肺下气止咳，对于咳嗽，无论新久、外感内伤、寒热虚实，均可配伍使用，尤宜于肺虚久咳，阴虚劳嗽；杏仁苦降，性微温，肃降肺气之中，兼有宣发肺气之功，为止咳平喘之要药；紫苏叶，《本草备要》谓其"味辛入肺经气分，利肺定喘下气止嗽"。散寒解表，宣肺止咳。橘红、黄芩、鱼腥草化痰清热。淫羊藿、菟丝子、山茱萸、枸杞子、女贞子等补肾纳气。山茱萸补肾益精，且具有收敛作用；肾阴和肾阳是肾中精气生理效应的两个方面，不论肾阴虚还是肾阳虚，实质上均是肾中精气不足的表现形式，故善补阳者，必于阴中求阳，则阳得阴助而生化无穷；善补阴者，必于阳中求阴，则阴得阳升而泉源不竭；枸杞子，润而滋补，兼能退热，而专于补肾、润肺、生津、益气，为肝肾真阴不足、劳乏内热补益之要药。以枸杞子、女贞子滋阴润燥，配淫羊藿益肾壮阳，并且现代药理研究证实其有镇咳、化痰和平喘的作用；菟丝子为养阴通络上品，其味微辛，则阴中有阳，守而能走，有续绝伤、补不足、益健人之功。枇杷叶，《本草再新》中曰："清肺气，降肺火，止咳化痰，止吐血呛血，治痈痿热毒。"黄芪味甘，气微温，气薄而味浓，可升可降，阳中之阳也，乃补气之圣药，现代药理研究证实其有增强免疫的作用，与太子参配伍补益之效大增；风邪犯肺、肺气失宣者加麻黄、紫苏子、蝉蜕等；麻黄疏风散寒、宣肺平喘、宣中有降，为止咳平喘的主要药物，与五味子一散一收、相反相成，促进肺气的宣通；紫苏子辛温入肺，善于消气消痰；蝉蜕味甘，性寒，体轻性浮，能入肺、肝二经，宣肺、平肝、定痉，与麻黄配伍增强其解痉之力。

　　加减：①有痰者，加橘红、瓜蒌、鱼腥草、金荞麦等。橘红在《本经逢原》中记载专主肺寒咳嗽多痰，虚损方多用之。橘红辛能横行散结，苦能直行下降，为利气要药，盖治痰须理气，气利痰自愈，故用入肺、脾，主一切痰病，功居诸痰药之上；鱼腥草清热解毒、排脓消痈、利尿通淋，现代药理实验表明其具有抗菌、抗病毒、提高机体免疫力、利尿等作用，与太子参和麦冬相配伍具有清热解毒、滋阴润肺之效；金荞麦清金化痰、健脾消食，增强方中培土生金之效。②肺热者，加浙贝、黄芩、白茅根、侧柏叶等。浙贝在史书中记载：大治肺痈肺痿，咳喘、吐血、衄血，最降痰气，善开郁结，其苦寒较甚，"开泄力大"，清热化痰，降气止咳；《本草正》中说黄芩枯者清上焦之火，消痰利气，定喘嗽……清咽，疗肺痿肺痈；白茅根，《神农本草经》中曰："主劳伤虚羸，补中益气，除瘀血、血闭寒热，利小便。"其寒凉而味甚甘，能清血分之热，又不黏腻，故凉血而不虑其积瘀；侧柏叶，《本草衍义补遗》中曰："柏叶，补阴之要药，其性多燥，久得之，大益脾土，以滋其肺"，泄肺逆，清血分之热并能化痰止咳。③瘀血痰饮者，加丹参、川芎、茯苓等。丹参，善治血分，祛滞生新，调经顺脉之药，《明理论》以丹参一物，而有四物之功，现代药理研究表明其可抑制胶原的合成及促进分解，清除氧自由基和增进一氧化氮活性；川芎其性善散，又走肝经，气中之血药也，活血祛瘀，治疗痰瘀阻络之证，并且现代药理学研究证明其具有解痉作用；肺气虚馁，不能将脾所转输的津液和水谷精微布散到全身，外达于皮毛，反而聚成痰湿，故以茯苓化痰利水祛浊，主方中皆补中有泻，寓泻于补。④腑气不通、大便秘结者，加大黄、火麻仁等。大黄可泻热通肠，凉血解毒，逐瘀通经，减轻内毒素性低血压，消除氧自由基，降低再灌注期血浆、肺、小肠等内源性一氧化氮的水平；火麻仁性平，质润通降，益脾补虚，养阴润燥，通便等。

5　典型病例

患者，男，73岁。2013年9月10日初诊。主诉：喘憋1月余。于2013年7月18日至2013年8月6日于某医院肺病科住院治疗，出院诊断为"间质性肺病，2型糖尿病"，经治疗后症状好转出院。应用泼尼松，35mg，每日1次。现患者乏力，头晕沉闷，气短，夜间时有咳嗽，无痰，无胸闷，双下肢无力，纳食可，睡眠欠佳，口干，动则汗出，大便尚可，尿频，夜尿多，舌暗淡，苔黄，少津，脉沉弦。2013年7月8日外院胸部CT示：双下肺为网格磨玻璃密度影，肺功能示：限制性通气障碍，弥散功能减低。

诊断　肺肾两虚，气阴亏损之肺痿。此患者年老体衰，肾精不足，相火上炎致肺失濡润而致痿废不用，宣降失调则咳嗽；肺气不足不能固护津液，则动则汗出、乏力；肾阴亏损，约束无权，则尿频；肾不纳气则气短，活动明显；气虚则清阳不升，故头晕沉闷；阴亏液损，津不上承则口干，结合患者舌脉均为肺肾阴虚之象。

治以　调理肺肾，养阴益气。

处方　枸杞子12g，山萸肉10g，五味子10g，玫瑰花10g，太子参15g，麦冬15g，枇杷叶15g，牛蒡子10g，地龙10g，蝉蜕8g，浙贝10g，黄精10g，知母10g，天麻10g，菊花10g，生甘草10g。14剂，水煎服。

2013年9月24日二诊喘憋、汗出好转，疲乏，双下肢无力，口干，睡眠尚可，晨起头晕，大便尚可、不成形，尿频，夜尿多，舌质淡，苔黑厚，脉弦。现服泼尼松，30mg，每日 1 次。

治以：调理肺肾，养阴益气。

处方：枸杞子 12g，山萸肉 20g，五味子 20g，女贞子 15g，紫菀 10g，杏仁 10g，枇杷叶 15g，牛蒡子 10g，地龙 10g，白果 10g，太子参 15g，黄芪 25g，黄精 10g，麦冬 15g，生甘草 10g。14 剂，水煎服。

2013 年 10 月 18 日三诊：晨起仍咳嗽、咳少量黏痰，气短较前好转，双下肢无力好转，咽干，纳食可，大便正常，尿频，舌质淡，苔黄厚，脉弦。

治以：调理肺肾，养阴益气。

处方：麦冬 15g，五味子 10g，牛蒡子 10g，地龙 10g，枇杷叶 15g，蝉蜕 8g，葛根 25g，杏仁 10g，白果 10g，浙贝 10g，枸杞子 10g，山萸肉 10g，川断 10g，狗脊 10g，生甘草 10g。14 剂，水煎服。

2013 年 11 月 9 日四诊：口服泼尼松，20mg，每日 1 次，病情较平稳，偶有膝关节疼痛，无咳嗽，走路多时稍有气短，口干、咽干，纳食可，大便正常，夜尿多，舌质淡，有瘀斑，苔白，脉弦。

治以：调理肺肾，益气活血。

处方：枸杞子 10g，山萸肉 10g，白果 10g，五味子 10g，地龙 10g，麦冬 15g，太子参 15g，黄芪 15g，石斛 15g，紫菀 10g，黄精 10g，羌活 10g，独活 10g，女贞子 15g，苏子 10g，苏叶 10g，生甘草 10g。14 剂，水煎服。

2013 年 12 月 13 日五诊：目前口服泼尼松，15mg，每日 1 次，病情平稳，劳累后气短，平路行走尚可，乏力较前好转，无咳嗽、咳痰，胃脘疼痛，偶有反酸，排气多，纳食可，大便正常，夜尿次数减少，舌质淡，苔黄厚，脉弦。

治以：调理肺肾，养阴益气。

处方：太子参 15g，五味子 10g，麦冬 15g，黄精 10g，枇杷叶 15g，地龙 10g，苏子 10g，白果 10g，杏仁 10g，浙贝 10g，瓦楞子 15g，乌贼骨 15g，砂仁 10g，姜半夏 10g，山萸肉 10g，生甘草 10g。14 剂，水煎服。

时至今日，患者坚持复诊，根据上方随症加减，目前患者病情平稳，一般状况良好。

按语 该患者起病隐匿，急性发病，主要表现为气短、干咳、活动耐量下降，根据肺功能和胸部 CT 可以明确诊断为间质性肺炎；接受西医治疗后，仍生活质量不佳，仍有气短、乏力、活动后加重等症状，患者年老体衰，肾精不足，本身患糖尿病多年，久病致气阴不足，加致外邪侵犯而致，故证属肺肾两虚，气阴亏损，以本虚为主。本病例治疗始终不离调理肺肾治法，乃治本之意，正气得复，乃可主呼吸，司纳气，气可降，喘可缓。临证加减取得良好的效果。经中药调治其生活质量明显提高，复查胸部 CT 较前无明显进展。

6 小结

结合临证观察和西医学相关知识，晁恩祥教授提出肺纤维化属于中医学"肺痿"范畴，认为肺痿包括了毒损、邪伤、正虚、痹阻等不同原因的病症，将肺痿定义、肺热叶焦的基本病机、肺叶痿废不用的临床表现、晚期呈蜂窝或破损肺、预后不佳等特点相链接。阐释肺纤维化是以咳喘唾涎为主要临床表现的慢性虚损性难治病；以虚证为主，病机转化由气及血、由肺及肾，最终导致肺叶痿弱不用，预后不佳。临床以气阴两虚、肺肾亏虚之证多见。因难治不愈，病程长久，久病入络，导致络脉瘀阻，又可见气滞血瘀之实证。根据晁恩祥教授的临证经验，取得了较好的临床疗效。

（鞠铮嵘）

第三十二章　国医大师李士懋从痰瘀论治现代疑难杂病

【摘要】　现代疑难杂病多符合中医痰邪黏滞胶结、缠绵难愈的特点。国医大师李士懋提出，治痰不可拘泥于肺、脾、肾三脏，而当从五脏全面考虑，辨证治疗，并贵在加减。现代疑难杂病亦多符合中医瘀血特点，李士懋在临床上治疗瘀血证推崇仲景和王清任逐瘀诸方，并强调应用活血化瘀法必须辨证论治，切不可一味活血。现代疑难杂病临床最为多见的是痰瘀互结证，较单纯的痰证或瘀证更加缠绵难愈，故治当缓图，应善于守方，既攻逐邪气，又不损伤正气，方为王道之法。

【关键词】　现代疑难杂病，痰瘀论治，国医大师，李士懋

近年来，因自然环境的污染、饮食结构的改变、生活节奏的加快、精神情志的变化、现代制冷设备的广泛使用、现代医学的不当治疗及误用、过用保健食品等因素的影响，高血压、糖尿病、中风、冠心病、肿瘤等已成为当今社会的常见病，其病因越来越复杂、种类越来越繁多、表现越来越多样、治疗越来越棘手、康复越来越缓慢。国医大师李士懋将这些疾病统称为"现代疑难杂病"，他认为，这些病证多属中医痰证、瘀血证或痰瘀互结证，临证可依此分类进行辨治，兹述如下。

1　从痰论治

李士懋认为，现代疑难杂病的病因符合中医痰邪的形成特点，如朱丹溪所说："或因忧郁，或因厚味，或因无汗，或因补剂，气腾血沸，清化为浊，老痰宿饮，胶固杂糅。"现代疑难杂病种类的多样性符合中医"百病皆由痰作祟"之说，如沈金鳌云："痰饮其为物，流动不测，上至巅顶，下至涌泉，随气升降，周身内外皆到，五脏六腑俱有。"现代疑难杂病症状的多样性符合中医"怪病多痰"之说，如朱丹溪所说："凡痰之为患，为喘为咳，为呕为利，为眩为晕，为嘈杂惊悸，为寒热痛肿，为痞膈，为壅塞，或胸胁间漉漉有声，或背心一片常为冰冷，或四肢麻痹不仁，皆痰饮所致。"现代疑难杂病治疗的棘手性和康复的缓慢性符合中医痰邪重浊黏滞胶结、治疗困难、病程较长、病情反复发作及缠绵难愈的特点。

1.1　辨证思路

痰证诊断以脉为重。李士懋从"脉诊辨证大纲说""虚实脉诊大纲说""气血脉理大纲说"之"脉诊三纲鼎立说"入手，统领痰证的诊断。

李士懋认为，痰证的典型脉象是滑脉。脉何以滑？因为痰邪阻遏，气血欲行而与邪搏击，则激扬气血，故脉滑。犹如河中有石，水流经过时，则与石搏击，激起波澜。正如其在《脉学心悟》中说："或问既为邪阻，脉何不沉、迟、细、涩、结而反滑？盖邪阻重者，气机阻滞亦重，气血通行艰难，故脉见沉迟细涩结之类，甚至脉闭伏而厥。若虽有邪阻，但邪阻不甚，气血与邪搏击而波澜涌起，则脉可滑。"

在滑脉的基础上，滑而有力为实证，滑而无力为虚证。若脉滑实坚搏弹指，乏和缓之象，乃胃气败，此为真脏脉，乃大虚之象，不得误认为实脉。在滑脉主痰证、痰证分虚实的基础上，结合形体肥胖、素胖今瘦、素瘦今肥、头面肿胀、颜面黄胖、眼睑肿胀、目胞肿胀、皮下可见颗粒或绵软包块、头昏沉重、眩晕耳鸣、咳喘痰多、失眠惊悸、恶心呕吐、胃脘痞满、口不知味、肠鸣腹泻、身体某一部分突然疼痛不已、手足麻木、舌肿胀麻木、局部冰冷或灼热、阳强不到、阳痿不举、癫痫、狂躁、抑郁、舌苔浊腻等症状，即可考虑为痰证。

1.2　治疗原则

古代医家治痰多从肺、脾、肾三脏入手，如明代医学家王纶在《名医杂著》中说："痰之本水也，源于肾；痰之动湿也，主于脾；痰之末在肺也，贮于肺。" 但李士懋提出，治痰不可拘泥于脾、肺、肾三脏，而当从五脏全面考虑，辨证治疗。在脾者，虚证多为脾气亏虚证，方用四君子汤、六君子汤、补中益气汤等加减；实证多为痰湿蕴阻，方用二陈汤、越鞠丸、保和丸、六郁汤、温胆汤、礞石滚痰丸等加减。在肝者，虚证多见肝血虚、肝阴虚证，方用四物汤、一贯煎等加减；实证多为肝气郁结、肝火上炎、肝胆湿热所致，方用逍遥散、柴胡疏肝散、茵陈蒿汤、龙胆泻肝汤等加减。在心者，虚证有心血虚、心阴虚、心气虚、心阳虚证，方用生脉饮、当归补血汤、归脾汤、天王补心丹、炙甘草汤、桂枝加龙骨牡蛎汤、真武汤等加减；实证多见心火亢盛证，方用栀子豉汤、黄连解毒汤、凉膈散、清营汤、清宫汤等加减。在肺者，虚证多见肺气虚和肺阴虚证，方用生脉饮、养阴清肺汤、百合固金汤等加减；实证多见痰湿阻肺、痰热蕴肺证，方用止嗽散、泻白散、千金苇茎汤、清气化痰丸、小陷胸汤等加减。在肾者，可见肾阴虚、肾阳虚证，方用六味地黄丸、金匮肾气丸、真武汤、左归丸、右归丸等加减。

李士懋治疗痰证反对不加辨证，便用二陈汤统治诸痰，特别是对于阴血津液亏虚、虚火上逆、炼液为痰者，更是主张不能妄用。他认为，痰证治疗贵在加减，应根据痰的不同性质，给予灵活的加减变化，正如《医林绳墨》所言："热痰则清之，湿痰则燥之，风痰则散之，郁痰则开之，顽痰则软之，食痰则消之，在上者吐之，在中者下肢，在下者提之。"

其中，湿痰者，可加苍术、白术、木瓜、生薏苡仁、晚蚕沙、厚朴、枳实等；风痰者，可加天南星、白附子、天麻、天竺黄、僵蚕、地龙、蜈蚣、全蝎、白矾、皂荚等；寒痰者，可加半夏、白芥子、苏子、天南星、白附子、白矾、皂荚、杏仁、旋覆花、紫菀、款冬花、白前、桂枝、细辛、干姜、生姜、川乌、川椒、麻黄、火硝等；热痰者，可加瓜蒌、竹沥、荆沥、竹茹、天竺黄、浙贝母、川贝母、郁金、桔梗、射干、前胡、天花粉、生石膏、知母、黄芩、黄连、黄柏、连翘、栀子、青黛、朱砂、牛黄、雄黄等；郁痰者，可加川芎、香附、郁金、玫瑰花、代代花、川楝子、延胡索、柴胡等；食积痰者，可加山楂、神曲、麦芽、鸡内金、焦槟榔、木香、砂仁、枳实、青礞石、皂荚、牵牛子等；痰核者，可加海浮石、海蛤壳、生牡蛎、昆布、海藻、夏枯草、黄药子、瓦楞子、五倍子、皂荚等；皮里膜外痰者，可加竹沥、竹茹、天竺黄、浙贝母、白芥子等；气虚者，可加生黄芪、党参、人参、红参等；血虚者，可加生地、熟地、当归、白芍、何首乌、黄精、玉竹、枸杞子等；阴虚或津液亏虚者，可加生地、元参、麦冬、女贞子、天冬、龟板、鳖甲等；可阳虚者，加炮附子、桂枝、干姜、补骨脂、吴茱萸等。

此外，李士懋治疗痰证反对过用攻利，因过用攻利，或伤脾胃，或伤肝肾，或伤气血，或伤阴津，反致正气伤残而痰愈多。正如《丹溪心法·痰》中所说："大凡治痰用利药过多，致脾气虚，则痰易生而多。"张景岳亦说："善治痰，惟能使其不生，方是补天之手。"

2　从瘀论治

李士懋认为，现代疑难杂病不仅符合中医痰邪的特点，亦符合瘀血的特点。瘀血的产生，既可以因气虚、血虚、阴虚、阳虚而致，也可因寒邪凝滞、热邪伤阴、气滞血停、外伤瘀阻等邪气阻滞而致，正如王清任所说："元气既虚，必不能达于血管，血管无气，必停留而瘀""血受寒，则凝结成块；血受热，则煎熬成块""瘟毒在内烧炼其血，血受烧炼，其血必凝"。现代疑难杂病的病程符合中医"久病入络"的特点，其迁延日久，病情较重，病邪深入，由气及血，伤及血络。正如叶天士所说："其初在经在气，其久入络入血""初病湿热在经，久则瘀热入络"。现代疑难杂病种类的多样性符合中医"络脉分布广泛"之特点。络脉是经脉的分支，包括十五别络、浮络、孙络，遍布全身，无处不有。正如张景岳《类经·经络类》所说："络脉所行，乃不经大节，而于经脉不到之处，出入联络，以为流通之用。"现代疑难杂病症状的繁杂性和多样性符合中医瘀血特点。瘀血的临床表现亦纷纭繁杂，仅王清任就总结了50余种血瘀病证，其中不乏紫黑印脸、交节病作、胸不任物、胸任重物、食自胸后下、心里热（灯笼热）等奇病和怪病者。

2.1　辨证思路

李士懋认为，瘀血证无定脉。他说："典型的瘀血脉象为涩脉。因瘀血阻塞，故脉涩，但又不可以未见涩脉而否认瘀血的存在——随瘀血阻塞的程度不同，脉亦异。如《金匮要略·水气病脉证并治》云：'沉滑相搏，血结胞门'。血结何以脉滑？这是因为瘀血阻痹的程度不同。如石阻水道，轻者，水流经时，与石搏击，激起浪花，则脉滑；阻痹重者，水道畅通，则脉涩。"无论瘀血证表现为涩脉，还是弦脉、细脉、滑脉或迟脉，都是瘀血闭阻气机的表现。在这些脉象的基础上，有力为实证，无力为虚证。结合痛处不移、刺痛夜剧、癥瘕痞块、肢体疼痛、麻木、拘挛、萎废、水肿、如狂发狂、失眠、健忘、痴呆、但欲漱水不欲咽、口唇干燥、暮则发热、手掌发热、骨蒸劳热、面色黧暗、肌肤甲错、两目暗黑、毛发焦枯脱落、唇甲色暗、小腹硬满急结、大便干色黑反易、妇女经水不调、崩漏或闭经甚至不孕、舌暗瘀斑瘀点、舌下络脉紫暗等症状，即可考虑为瘀血所致。

2.2　治疗原则

治疗瘀血当活血化瘀，正如王清任所说："能使周身之气通而不滞，血活而不瘀，气通血活，何患疾病不除。"李士懋在临床上治疗瘀血证，推崇仲景和王清任逐瘀诸方，如抵当汤、抵当丸、下瘀血汤、鳖甲煎丸、通窍活血汤、血府逐瘀汤、膈下逐瘀汤、少腹逐瘀汤、身痛逐瘀汤、补阳还五汤等。同时，他还强调，应用活血化瘀法必须辨证论治，或清热活血，或通络活血，或化痰活血，或温经活血，或温阳活血，或逐水活血，切不可一味活血。

此外，瘀血证治疗亦贵在加减。李士懋在临床上常用的活血化瘀药物有桃仁、红花、生地、当归、川芎、赤芍、丹皮、三棱、莪术、乳香、没药、五灵脂、丹参、郁金、益母草、泽兰、蒲黄、延胡索、姜黄、三七、干漆、地龙、土元、水蛭、虻虫、蜣螂、蛴螬、穿山甲等。火热内蕴者，配伍连翘、栀子、玄参、柴胡、升麻、葛根、蒲公英、夏枯草、皂角刺、桔梗等；经络不通疼痛者，配伍辛香走窜、通络透窍的冰片、老葱、生姜、黄酒、羌活、白芷、藁本、蔓荆子、海风藤、威灵仙、桑枝等；肝郁气滞者，配伍柴胡、枳壳、桔梗、牛膝、香附等药物；寒凝气滞者，配伍小茴香、肉桂、吴茱萸、桂枝等；气虚者，配伍党参、白术、炙甘草、生黄芪等；阳虚者，配伍炮附子、干姜、肉桂、淫羊藿、巴戟天等；血虚者，配伍当归、白芍、何首乌、黄精、玉竹等；津液亏虚者，配伍麦冬、玄参、天花粉、葛根、知母、天冬等；肾精亏虚者，配伍菟丝子、杜仲、桑寄生、狗脊、骨碎补等。

3　从痰瘀互结论治

李士懋认为，现代疑难杂病有痰邪为患者，有瘀血为患者，但临床最为多见的，却是痰瘀互结为患者——痰证日久，阻滞经络，导致瘀血；反过来，瘀血日久，阻滞经络，也可导致痰湿阻滞，最终形成痰瘀互结之证。

3.1　辨证思路

痰瘀互结证诊断以脉为重。李士懋从"脉诊三纲鼎立说"入手，统领痰瘀互结证的诊断。首先，他将痰瘀互结证分为两种类型：偏重于痰的痰瘀互结证和偏重于瘀血的痰瘀互结证，其中以前证为多见。偏重于痰的痰瘀互结证，脉象以滑脉为主，滑而有力为实证，滑而无力为虚证，结合形体肥胖、头晕昏沉、胸闷黏痰、胃脘痞满、肢体麻木、癥瘕痞块、带下白稠或黄稠、舌胖大舌苔浊腻等痰证症状加以判断，再兼有面色晦暗、肌肤甲错、两目暗黑、唇甲色暗、舌暗等其中一两个症状，即可诊断。偏重于瘀血的痰瘀互结证，无论是涩脉还是弦脉、细脉、滑脉、迟脉，均有力为实证，无力为虚证。结合局部疼痛、癥瘕痞块、面色黧暗、两目暗黑、唇甲色暗、经色紫暗有血块、舌暗等瘀血证症状加以判断，再兼有形体肥胖、口黏有痰、头晕昏沉、苔浊腻等其中一两个症状，即可诊断。

痰瘀互结者多病情深重，可造成全身气血津液代谢紊乱，多脏腑功能失调，甚至危及生命。如痰瘀阻滞心胸的胸痹心痛，可导致真心痛甚至致死；痰瘀阻滞心窍的中风证，可导致神识昏迷、语言謇涩甚至骤然死亡；痰瘀毒阻滞脏腑经络，可导致癌肿难消、胸腹水内生、肌肉瘦削、神识昏迷甚至死亡等。痰瘀互结为患，胶结难解，阻滞气机，阻塞脉道，病情深重，病位广泛，因而治疗起来非常棘手，导致病情缠绵，迁延不愈。如肺胀患者，由于痰瘀互结于肺，肺气不利，日久导致肺脾肾虚损，表现为胸中满胀、痰涎壅盛、面色晦暗、唇舌发绀、四肢浮肿、动则气喘等，致使病程漫长，迁延难愈。

3.2　治疗原则

李士懋提出，偏重于痰的痰瘀互结证和偏重于瘀血的痰瘀互结证，治疗方法有所侧重：前者以化痰为主，后者以活血为主。方剂常选导痰汤合桃红四物汤加减，药物有陈皮、清半夏、茯苓、瓜蒌、薤白、浙贝母、石菖蒲、胆南星、天竺黄、郁金、竹沥、桃仁、红花、当归、生地、赤芍、川芎、丹参、降香、苏木、刘寄奴、泽兰、僵蚕、地龙、土元、水蛭、蜈蚣、全蝎、蛴螂、虻虫、露蜂房、乌梢蛇等。

李士懋指出，上述两种证型的虚证多兼气虚和阳虚，因气虚无力推动和阳虚失却温煦，都容易导致痰瘀的产生和停滞。痰为阴邪，血属阴类，痰瘀互结形成后反过来更会损伤元气和阳气，从而加重元气和阳气的耗伤，当在化痰祛瘀的基础上配伍补气药和温阳药，如生黄芪、党参、炮附子、干姜、桂枝等。上述两种证型的实证多兼火热，因火热易炼液为痰和热入营血烧炼成瘀，此时，可在化痰祛瘀的基础上配伍清热泻火和养阴生津的药物，如黄连、黄芩、黄柏、金银花、连翘、生栀子、蒲公英、生地、玄参、麦冬、沙参、石斛、葛根、知母、天花粉、白茅根、芦根等。

李士懋认为，痰瘀互结证较之单纯的痰证或瘀证，更加顽固难化和缠绵难愈，难求速效，故治当缓图，应善于守方，既攻逐邪气，又不伤损正气，方为王道之法。同时，叮嘱患者注意饮食起居，一切辛辣厚味及助湿生痰、碍气留瘀之品均当慎服，方能取得佳效。

（张再康）

第三十三章　国医大师洪广祥"治痰治瘀以治气为先"学术思想

【摘要】　国医大师洪广祥教授提出"治痰治瘀以治气为先"，其中包含三层含义：痰瘀伏肺是哮证发作的"夙根"；"壅塞之气"是哮证发作期的主要矛盾；"治气为先"既开塞平哮，又消痰散瘀。国医大师洪广祥"治痰治瘀以治气为先"的经验代表方是蠲哮汤，有泻肺除壅、利气平喘、涤痰祛瘀的功效，从"异病同治"而言，此方适用于以肺气壅塞为主要表现的慢性肺系病证急性发作。此外，若与"治肺不远温"学术思想融合，能从整体角度指导慢性肺系病证的治疗。

【关键词】　洪广祥；治痰治瘀以治气为先；蠲哮汤；慢性肺系疾病；治肺不远温；国医大师

国医大师洪广祥教授从医数十载，德高望重，医术精湛，一生致力于中医内科尤其是中医肺病方向的研究，创造性地提出了一系列学术主张[1-3]。其中，"治肺不远温"学术思想被后生们广为传承，且有发展、有创新，温法被广泛应用于各种肺系疾病，如温肺煎治疗咳嗽[4, 5]、温肺化纤汤治疗肺纤维化[6]等，疗效令人满意。然而，洪老为中医界留下的宝贵财富远不止此，还有"治痰治瘀以治气为先""补虚泻实是慢性阻塞性肺疾病的全程治则"等诸多经验观点未能详尽。刘良徛教授作为洪广祥传承工作室负责人，唯恐恩师多年心血未能尽数传承、付诸东流，现将洪老代表性学术观点之一"治痰治瘀以治气为先"的理论脉络及临床应用作一系统性梳理，以期对此学术观点进行更加深入的探究与思考。

1　"治痰治瘀以治气为先"谓之何

洪老于 1988 年在《哮证治疗之我见》[7]中提及："哮证发作时……仍以肺实为主要矛盾，因此主张发作期重在治痰治瘀以平哮……治痰治瘀要以治气为先，因为气顺痰易消，气行血亦活，从而达到痰消瘀散的目的。"由此可见，"治痰治瘀以治气为先"是洪老针对哮证发作期的治疗主张，其中"治痰治瘀"当理解为治疗哮证的"夙根"，而"气"可理解为肺中壅塞之气，即哮证的治疗当围绕"夙根"与"气"的关系而展开。这精辟的 9 个字中涵盖了三层含义：第一，痰瘀伏肺是哮证发作的"夙根"；第二，肺中"壅塞之气"是哮证发作期的主要矛盾；第三，"治气为先"不仅有开塞平哮之功，还有消痰散瘀之意。

1.1　痰瘀伏肺是哮证发作的"夙根"

古往今来，哮证的"夙根"学说得到了广大医家的认可，如《景岳全书》中："喘有夙根，遇寒则发，或遇劳即发者，亦名哮喘"。所谓"夙根"，后世多推崇元代朱丹溪"哮喘……专主于痰"之说，如《症因脉治》中言："哮病之因，痰饮留伏郁结而成，潜伏于内"，故治法多提倡以"去痰为先"。但哮证极为顽固，常反复发作，迁延难愈，多数最终发展为肺胀、喘证等证，单以"伏痰"较难涵盖其主要内因。就中医病因病机而言，宿痰伏肺，痰阻气机，血行不畅，瘀血乃生；而血瘀气滞，亦生痰水，如此因果循环，痰瘀互结；临证观察不难发现，哮证患者大多有血行不畅，甚至血瘀等表现，如哮证发作期可见口唇暗淡、爪甲青紫，久病者可兼有舌下脉络紫暗等；董峰等[8]研究表明，哮证大鼠血浆及全血凝血黏度增高、纤维蛋白原水平升高，即无论从中医病机、临床还是实验角度，都能发现哮证与血瘀的密切联系。故洪老认为，痰与瘀多兼夹、互结，共成窠臼，潜伏于肺，遂成哮证之"夙根"。

1.2　肺中"壅塞之气"是哮证发作期的主要矛盾

《证治汇补》有言："因内有壅塞之气，外有非时之感，膈有胶固之痰，三者相合，闭拒气道，搏击有声，发为哮病。"上文可知，哮证由壅塞之气、非时之感、胶固之痰（瘀）等因素造成，在治疗中三者皆不可忽视，但任何一种疾病都有最主要矛盾，即需要优先解决的问题。哮证以发作性痰鸣气喘、呼吸困难为主要特征，在哮证发作期，一般多表现为肺实证，此时疾病的主要矛盾是肺中壅塞之气。现代医学认为哮证多与气道高反应相关，在各种刺激因子的激发下，气道出现过早、过强的收缩反应，以及神经调节失衡、气道上皮细胞和平滑肌功能失常，最终引起气道痉挛、狭窄，严重影响通气功能，亦符合中医"壅塞"之说。此外，虽说哮证发作期有寒哮、热哮、寒包火证等区分，临床症状也有寒热之差异，但从处方用药来看，寒哮代表方是射干麻黄汤，热哮代表方是定喘汤，在温肺或清热的同时，都少不了宣肺降气的药物，如麻黄、款冬花等。由此可见，"壅塞之气"是哮证发作期不可忽视的矛盾，"治气"是当优先的重要治疗手段。

1.3　"治气为先"不仅有开塞平哮之功，还有消痰散瘀之意

单从字面意思理解，"治痰治瘀以治气为先"指的是"治气"比"治痰治瘀"更为关键，当优先进行，这并不是没有道理，因为疾病发作期的主要矛盾是肺中"壅塞之气"，故当以"治气为先"。但其中深意远不止此，若是只想到壅塞所以开塞，却忽视了伏留在内的痰瘀，这并不符合中医的整体治疗观。所以，"治气为先"并不意味着忽视了痰瘀的治疗，反而是从另外一个角度治疗痰瘀，因为痰瘀皆为阴邪，阴与静止同气相求，此时肺中壅塞，气滞不行，痰滞血瘀只会愈发严重，若只顾化痰、祛瘀，忽视宣肺降气、开塞平哮，只会使得治疗更为棘手，因为痰瘀绝非一日而成，壅塞之气不除，新生痰瘀必将源源不绝。倘若优先"治气"，一是能解决患者最痛苦、最首要的呼吸困难之症状，二是气顺则痰消，气行则

瘀除，唯有先恢复气机之升降，才能为化痰、祛瘀创造良好的条件。

2 "治痰治瘀以治气为先"何以用

在哮证发作期，洪老主张"治气为先"，但哮证病程缠绵、病因病机众多，常推荐分期分证而治，临床上绝不是仅以治气便可，洪老治疗哮证还有"疏散外邪""温阳护卫"等基本治法，前者是根据哮证的发作常与感邪有关而设立的，后者是针对哮证缓解期预防和减少哮证发作的重要治法。由此可知，当患者不以上述两种情况为主要矛盾，或者说患者正处于哮证急性发作或持续状态时，当以"治气为先"。

2.1 洪老"治气为先"的处方经验

洪老据《黄帝内经》"肺苦气上逆，急食苦以泻之"的理论，自创蠲哮汤，组成：牡荆子、鬼箭羽各15g，青皮、陈皮、葶苈子、槟榔、大黄、生姜各10g。上述药物每日1剂，煎3次分别于上、下午及临睡前服用，一般疗程为7日，幼儿、重症及体质尚好者可酌情增减剂量。如兼证明显，可酌情加药，如寒痰哮证，可加用温化寒痰之细辛、干姜；热痰哮证，加用清热燥湿之黄芩、鱼腥草；兼见表寒证，加生麻黄、苏叶以解表散寒；兼见过敏症状者，可加用蝉衣、辛夷或地肤子、白鲜皮等；大便不畅者，选择生大黄且后下；大便稀溏者，选择熟大黄且同煎，剂量不变。此外，应注意患者服药后的大便情况，若服药1～3日解痰涎状黏液便，此为疗效最佳的标志。

蠲哮汤全方重在疏利壅塞之气机，方中葶苈子泻肺降气，青皮、槟榔破气化滞，陈皮、牡荆子理气化痰，上述五药合用，泻肺中壅塞之气，气顺则痰消，气行则瘀除；此外，肺与大肠相表里，哮证发作，多因肺气壅塞而腑气不通，腑中浊气上逆又会加重肺气壅塞，故加大黄通肠腑之浊气，此乃"腑气通则肺气降"之意；另加鬼箭羽，一是取其活血祛瘀之效，协助增强全方行瘀之力，二是取其抗过敏之功，因哮证多因气道高反应、过敏应激而发；配伍生姜其意有三，一是考虑到哮证常因外感风寒而发，予生姜可解表散寒，二是生姜可内散水饮，增强全方化痰饮的功效，三是可防大黄、葶苈子苦寒败胃之弊端。如此全方，共奏泻肺除壅、利气平喘、涤痰祛瘀之功。

2.2 案例举隅

患者，女，71岁，2018年7月22日就诊。患者反复咳喘10余年，再发加重5天来院治疗。临床表现：受凉后出现胸闷气喘，活动后加重，夜间不能平卧，稍有咳嗽咳痰，痰微黄质黏，量少，不易咯出，伴口干，夜尿频。舌质红，苔白腻，脉弦滑。查体：端坐呼吸，口唇紫绀，语音断续，两肺可闻及哮鸣音和少量湿啰音。西医诊断：支气管哮喘；中医诊断：哮证；中医辨证：痰瘀伏肺，复感风寒，肺气壅塞，肃降失常。治法：散寒解表，利气平喘，涤痰祛瘀。方拟小青龙汤合蠲哮汤：麻黄10g，桂枝10g，干姜10g，细辛3g，法半夏10g，炙甘草6g，白芍10g，五味子6g，青皮10g，陈皮10g，葶苈子10g，槟榔10g，大黄10g，生姜10g，牡荆子15g，鬼箭羽15g。3剂，每日1剂，水煎分2次服用。服药后患者胸闷、气喘、咳嗽等症状改善，继拟原方巩固治疗，病情逐渐稳定。

按　患者反复咳喘10余年，此次因受凉而再发、加重，自诉胸闷气喘，活动后加重，夜间不能平卧，两肺可闻及明显哮鸣音，舌苔白腻，结合病程、诱因和查体，可得知此为外寒里饮之哮证，方选小青龙汤，取其解表散寒、温肺化饮之功。患者就诊时端坐呼吸，口唇紫绀，语音断续，胸闷气喘明显，故肺气壅塞是目前最主要的矛盾，且患者病程较长，痰瘀伏肺为病之"夙根"，应治以泻肺除壅、利气平喘、涤痰祛瘀，根据"治痰治瘀以治气为先"学术观点，在小青龙汤的基础上合用蠲哮汤，共奏散寒解表、利气平喘、涤痰祛瘀之效。此外，患者稍有咳嗽咳痰，痰微黄质黏，量少，不易咯出，伴口干，虽然存在些许热象，但考虑到气郁、痰瘀极易化热，且患者舌苔尚白腻，考虑热象并不严重，不必兼顾清热，以免伤及肺阳，待气顺痰消瘀除，热象自会消退，此属"治肺不远温"范畴。

3　"治痰治瘀以治气为先"之思考

每次拜读恩师遗留下来的临床经验、学术观点，总能引发不少深思，"治痰治瘀以治气为先"本是洪老治疗哮证发作期的经验观点，但深究之，此观点的指导性并非只局限于哮证发作期，在其他肺系疾病中也有通用之处。此外，单从"治痰治瘀以治气为先"角度看待哮证，并未能涵盖哮证的治疗全过程，若与"治肺不远温"学术思想融合，将能更加全面地指导哮证的治疗。

3.1　"治痰治瘀以治气为先"的广义探索

洪老认为，痰瘀伏肺是慢性肺系病证最主要的病理产物[9]，即痰瘀内伏于肺，形成"夙根"，这并不是哮证所独有，而广泛见于多种慢性肺系病证，如慢性阻塞性肺疾病、支气管扩张、肺源性心脏病等。痰瘀互结，外邪每借有形之邪为依附，内外相引，以致慢性肺系病证急性发作。虽说并不是所有痰瘀伏肺的慢性肺系病证皆当以"治气为先"，但如果肺中"壅塞之气"为疾病主要矛盾，患者以哮喘痰鸣、喘咳胸满、痰多不利等肺气壅塞为主要表现，均为蠲哮汤的适用病证。临床上只要紧扣"内伏痰瘀、肺气壅塞"为首要病机，无论其基础病证为何，便可以"治痰治瘀以治气为先"作为指导治疗思想，此属"异病同治"范畴。

3.2　"治痰治瘀以治气为先"与"治肺不远温"的融合

就哮证治疗而言，"治气为先"适用于哮证发作期、肺气壅塞者，但临床哮证证型复杂，除寒热之别、虚实之分，还涉及肺、脾、肾、心等多个脏腑，若想把握哮证全病程的治疗，单以"治气为先"显得略有片面。洪老就"治肺不远温"学术思想，提出"全程温法治疗哮病"，温法的全程使用能为哮证患者带来更好的防治效果[3]，而"治气为先"能首当其冲地解决哮证患者肺中"壅塞之气"的主要矛盾。因此，在临证上，推荐将"治痰治瘀以治气为先"与"治肺不远温"融合，可将"治肺不远温"作为治疗慢性肺系病证的主要指导思想，将"治痰治瘀以治气为先"作为治疗慢性肺系病证急性发作的有效治疗手段，既包揽全局，又有的放矢。

（柯诗文，曾丽珍，李少峰，张元兵，兰智慧，刘良徛）

参 考 文 献

[1] 张元兵，章程，胡志平，等. 国医大师洪广祥教授应用气机升降理论辨治肺系病症思想探讨[J]. 中华中医药杂志，2018，
33（11）：4964-4967.

[2] 龚年金，兰智慧，朱伟，等. 国医大师洪广祥辨治慢性阻塞性肺疾病稳定期经验探析[J]. 中华中医药杂志，2018，33（3）：
951-954.

[3] 柯诗文，朱伟，刘良徛. 国医大师洪广祥教授温清并用治疗慢性阻塞性肺疾病浅析[J]. 中华中医药杂志，2018，33（5）：
1965-1967.

[4] 李少峰，孙传强，兰智慧，等. 国医大师洪广祥辨治肺系疾病常用温肺药对浅析[J]. 中华中医药杂志，2019，34（2）：521-523.

[5] 杨燕，王丽华. 温肺煎治疗风寒型感染后咳嗽的临床运用[J]. 江西中医药，2018，49（4）：30-31.

[6] 兰智慧，张元兵，李少峰，等. 刘良徛教授运用温肺化纤汤治疗肺间质纤维化经验[J]. 中华中医药杂志，2014，29（10）：
3141-3143.

[7] 洪广祥. 哮证治疗之我见[J]. 中医杂志，1988，（3）：7-9.

[8] 董峰，徐菡，毕鑫星，等. 哮喘大鼠模型血液系统指标的改变[J]. 解放军医学院学报，2013，34（7）：760-778.

[9] 余建玮，薛汉荣，张元兵，等. 国医大师洪广祥教授诊疗肺系疾病学术思想荟萃[J]. 中华中医药杂志，2015，30（11）：3824-3829.

第三十四章　由国医大师邹燕勤教授治肾思想所发之糖尿病肾病的思考

【摘要】　目的：本文通过学习和总结国医大师邹燕勤教授治肾思想，对糖尿病肾病的辨治加以思考。方法：通过跟师学习，研读相关古籍，从病因病机、理论依据、辨证分期论治及临证加减等方面，对国医大师邹燕勤教授治肾思想进行总结、分析与思考。结果：糖尿病肾病以脾肾亏虚为本，湿、痰、瘀、毒阻络为标，内外合邪为其本质，治疗以早期——清利滋阴，平调阴阳；中期——益气养阴，脾肾同补；晚期——健脾温肾，不忘祛瘀。临证时根据脾肾等脏腑之气、血、阴、阳的虚损不同及各有侧重，而分别选用滋阴、益气、化湿、理气、温阳、祛瘀等法，方可取得良效。结论：由国医大师邹燕勤教授"治肾"思想及临床所见所思，针对糖尿病肾病病因病机及临床特点，在审证求因、辨病与辨证相结合的原则下，对其进行分期治疗，不仅凸显了中医特色，并做到虚实兼顾、标本同求，值得推广。

【关键词】　治肾思想；糖尿病肾病；国医大师邹燕勤

国医大师邹燕勤教授擅治肾病，其从事中医临床、科研及教学已 50 余载，并由此总结了理论成熟、治疗有效的治肾思想。在学习邹教授治疗肾病的方法及相关经验的同时，不禁引发所学内分泌专业之糖尿病肾病的些许思考。所思如下：糖尿病肾病（DKD）是糖尿病最常见的微血管并发症之一，其初期多表现为尿中出现微量白蛋白，临床蛋白尿（包括隐性蛋白尿、显性蛋白尿），最终亦会引起慢性肾功能不全等。因此，在 DKD 的整个发病及发展过程中均与肾系疾病相关。

1　糖尿病肾病的中医病名认识

糖尿病肾病在中医学中并无确切定义，但结合历代医家医书对其的相关描述，一般可将其归为"消瘅""消肾""肾消""尿浊""水肿""关格"等范畴。王焘《外台秘要》曰："消渴，病有三……但腿肿，脚先瘦小，数小便者，此肾消病也"，明确提出"肾消"病名，此为中医学对糖尿病肾病最早的、相关性最大的论述。亦可从中看出诸如水肿、尿频等肾病特征性表现。陈无择在《三因极一病证方论》中关于"消肾"的描述与 DKD 的临床表现有相似之处，为现代医家所常用，"消肾属肾……唇口干焦，精溢自泄，不饮而利"，其关于"消肾"的描述，更是明确提出"消肾"属"肾"的概论。

2　消渴肾病的病因病机思考

2.1　因机复杂，脾肾亏虚为本

消渴肾病病因复杂，先天禀赋不足，后天饮食不节、嗜食肥甘，外邪浸淫，情志失调，药石劳损等均与此病的发病相关。《灵枢·五变》提出："五脏皆柔弱者，善病消瘅"，指出了五脏先天不足者易患本病。DKD 作为慢性病，其病理性质主要在于脏腑虚弱，消肾者病必在肾，嗜食肥甘者脾气必伤，邹教授认为五脏之伤，穷必伤肾，脾肾亏虚是糖尿病肾病发病的先决条件，其中以脾肾亏虚为要，故脾肾亏虚是消渴肾病之根本[1]。

早期 DKD 者虽多有消渴之阴虚燥热而肾气亦虚，肾气虚弱其蒸腾气化不利，或水液内聚，或水液蒸腾失司下输膀胱，膀胱输布不及，泛溢肌肤，故可见尿少、水肿等。脾为后天之本，正如《杂病会心录》载："脾元健运，则散精于肺，而肌腠坚固，外湿无由而入"，脾能输化水湿、布散水精，倘若脾的运化功能异常，水谷精微无法正常散布周身，气机或气化失常，升降失调，津液代谢及输布障碍，亦可形成水肿。邹教授[2]认为脾为中焦枢纽，乃气血生化之源，脾胃强健，则谷安精生，化源不竭，脾化生水谷精微滋养他脏，使气血充盈，则已衰之肾气，得后天精微的充分滋养，达到补后天以充养先天的目的，若脾失健运则痰湿内生，痰瘀交阻而发病。蛋白质属水谷之精微，DKD 中后期，若脾失健运，不能升清，肾之封藏失职，脾肾两虚，则精微失固，谷气下泄，随小便排出，故见尿浊（即蛋白尿）。

2.2　内外合邪，湿、痰、瘀、毒阻络为标

邹老[3]认为，在脾肾虚损的基础上，卫表不固，常易感受风邪，又可影响肝之疏泄，土壅木郁，气机升降失司，气血运行失常，精微变生湿浊痰瘀，阻滞脏腑脉络，从而变生水湿、湿热、湿浊、瘀血等种种病理产物，形成大多数慢性肾脏病病程长久、病势缠绵难愈的特点。

消肾者多初见阴虚燥热，然阴虚则血少，燥热则血黏，日久化瘀成癥，阻于肾络，损伤肾体[4]。病糖尿病肾病者，脾肾失调，水津布散受阻，上清不升，下浊无以降，无以宣清导浊，湿浊困遏，不得他泄，邪积日久，凝滞经络则发为本病。消渴日久者肾元不足，正气虚衰，气血运行及水液输布失常，聚于经络脏腑，日久化热成痰成瘀[5]。DKD 后期，患者普遍出现脾肾亏虚严重，水湿运化障碍的情况，湿浊痰饮留滞，痰瘀互结，浊瘀蕴结肾络则发为水肿、虚劳等。若内生之邪久居体内，则生毒邪，病情更重。久病入络，气血皆伤，久必成瘀，瘀痰凝聚而成邪，二者和合为病，损伤脏腑经络，病久而难愈。可见湿痰瘀常相兼为病，湿、痰、瘀、毒阻络贯穿病程始终，影响疾病向愈。

3 从治肾思想论糖尿病肾病的治疗

3.1 消肾早期，清利滋阴，平调阴阳

《医灯续焰》中关于消渴的治疗之法提出，消渴病在病机方面可见肾阴亏虚、心火上炎、肠胃燥热等，故在治疗方面当虚实兼顾，既滋肾阴，又清心火，既除燥热，又生津液。邹老认为，肾病的发生以肾虚为本，其病理实质是肾之阴阳失调，从而引起肾关开合失度，并影响其他脏腑的功能[6]。糖尿病肾病早期以阴虚燥热为主，多表现为口干口渴，多饮多尿，消谷善饥，心烦，寐差，尿中有泡沫，便秘，舌质偏红或形瘦，苔薄黄或少苔，脉细数或弦细，此时治应清利滋阴，多以消渴方合玉女煎，常用药物有天花粉、黄连、生地黄、熟地黄、生石膏、知母、天冬、麦冬、山萸肉、牛膝等[7]；但也不能排除肾气与肾阳的虚损，此期可见患者兼有口干不欲饮，神疲乏力等，亦有尿频不显，尿中未见泡沫，诸多临床症状均不明显等，可知临证辨治非一成不变，需做到调整肾之阴阳于动态平衡之中。正如《素问·至真要大论》所云："谨察阴阳之所在，以平为期"，"平"之一字乃为精髓，因而此期的治疗重点在于清利滋阴，平调肾之阴阳。

3.2 消肾中期，益气养阴，脾肾同补

邹老认为[8]，脾气散精，藏精于肾，肾为气化运动的根本，脾乃气化运动之枢纽。DKD中期，辨证多以气阴两虚为主，脾肾气虚则气化无权，转输失职，水液潴留，患者多见水肿、临床白蛋白尿，临床表现可见口干多饮，乏力，心悸气短，自汗盗汗，头晕眼花，视物模糊，舌淡红，苔少或剥苔，脉细或细数。治应益气养阴，补益脾肾，多用生脉散合六味地黄丸，常用药物为生地黄、麦冬、太子参、黄芪、山药、茯苓、泽泻、玄参、赤芍、山萸肉等。糖尿病肾病中期患者先天不足、后天失运、肾虚及脾，脾失健运、胃失和降，而升清降浊失司，水谷精微不能化生为湿浊，湿浊外溢、精微下泄，加重疾病的发生发展。《罗氏会约医镜》在论述肾消治法时提出："肾消……治宜脾肾两补，或中时用归脾汤加升麻，早夜服六味、八味之类。"强调了补益脾肾在治疗消肾时的重要性。邹教授常云："补肾必健脾"，且 DKD 初期多重滋阴，然补肾养阴之品大多滋腻碍胃，亦可助湿，"得胃气则生，无胃气则死"，若脾胃之气虚弱，则虚不受补反增其害，故健脾是治疗肾病不容忽视的重要环节，固护中气与维护肾气一样重要[1]。临床治疗过程中可适当加用人参、白术、茯苓等健脾益气，以及陈皮、佛手、香橼、绿萼梅、枳壳等调畅气机之品。

3.3 消肾晚期，健脾温肾，不忘祛瘀

无论是先天禀赋不足抑或邪毒壅盛，皆可使脏腑功能失调，水湿不布，纳化失司，水谷精微、气血津液失调而生成水湿、痰饮、血瘀等病理产物，湿浊痰瘀等滞留经络、损伤肾体，又可进一步损害脏腑功能。如此恶性循环，糖尿病肾病后期往往造成脏腑功能失调，疏泄、输布、纳化失职，多系脏腑功能及实质受损，尤以脾肾亏虚为主的局面。但因脾肾亏虚、湿浊瘀毒互结贯穿于 DKD 的整个过程之中，疾病后期则以虚实夹杂为其本质。DKD

久延不愈，阴虚内热、气阴两虚日久则阴伤及阳，消肾后期多出现火不暖土、水湿泛滥等脾肾阳虚之证，患者常表现为大量蛋白尿，颜面浮肿，胸腹胀满，一身尽肿，尤以下半身水肿明显，下肢按之凹陷，伴面色㿠白或黧黑，腰膝酸软，神疲乏力，畏寒怕冷，小便清长或尿如膏脂，大便溏稀等。脾能输化水湿、布散水精，肾能蒸腾水液、通调水道，此期脾肾亏虚至极，一方面水谷精微无法正常散布周身，当升不升，当降不降，水湿不运，泛溢肌肤则生水肿，水谷下泻则生"膏浊"；另一方面，气机或气化失常，升降失调，津液代谢及输布障碍，可化湿、化痰、化瘀，进一步阻滞气血运行。清代叶天士云"病久气血推行不利，血络之中，必有瘀凝，故致病气缠绵不去。"瘀血阻络，使脉道不通，血不循经，溢于脉外，乃生水病之源也，瘀不祛则湿无以化[9]。刘河间在《素问病机气宜保命集》中亦提出关于肾消的治疗原则，"治法宜养血以肃清，分其清浊而自愈也"。因此，糖尿病肾病晚期要注意标本兼顾，在健脾化湿、温肾通阳的同时不忘活血化瘀通络。常用活血化瘀和络药物如桃仁、红花、赤芍、当归、川芎、丹参、三七、牛膝、鸡血藤、续断、木瓜、桑枝、丝瓜络、制僵蚕、全蝎、地龙、水蛭等[10]。

4　小结

糖尿病肾病病因复杂，由邹燕勤教授"治肾"思想及临床所见所思，其因机虽繁，但脾肾亏虚，湿、痰、瘀、毒阻络，内外合邪方为其本质。但由于疾病的发生发展始终处于一个动态变化的同时，需辨证分期论治，在调补脾肾的同时，标本兼顾，不忘活血化瘀通络。且医海之渊，非此一隅，临证时需根据脾肾等脏腑之气、血、阴、阳的虚损不同及各有侧重，而分别选用滋阴、益气、化湿、理气、温阳、祛瘀等法，如有兼夹当合并用药。

（朱雯丽，汪　悦）

参 考 文 献

[1] 严倩华，邹燕勤. 国医大师邹燕勤教授从脾肾论治糖尿病肾病[J]. 南京中医药大学学报，2018，34（2）：109-111.

[2] 仲昱. 邹燕勤教授治疗肾癌临床经验探析[J]. 南京中医药大学学报，2019，35（6）：728-731.

[3] 易岚，周恩超，仲昱，等. 国医大师邹燕勤教授治疗肾病综合征经验摘要[J]. 四川中医，2018，36（12）：11-14.

[4] 史孟瑄. 益肾健骨方治疗早期2型糖尿病肾病合并骨质疏松症肾虚血瘀证的临床疗效观察[D]. 南京：南京中医药大学，2018.

[5] 赵贤俊，崔海月，李性周，等. 红参虫草胶囊防治早期糖尿病肾病临床观察[J]. 辽宁中医杂志，2005（7）：667-668.

[6] 盛梅笑. 邹燕勤擅用补肾法治疗肾病的经验[J]. 陕西中医，2011，32（3）：313-315.

[7] 孙心怡，余江毅. 余江毅治疗糖尿病肾病经验举隅[J]. 江苏中医药，2014，46（5）：20-21.

[8] 易岚，周恩超，李华伟，等. 邹燕勤运用健脾益肾淡渗法治疗肾病水肿经验[J]. 辽宁中医杂志，2012，39（1）：38-39.

[9] 任志英，王世荣，冯清清. 从"血不利则为水"论治难治性肾病综合征[J]. 光明中医，2016，31（11）：1515-1517.

[10] 白牧鑫，曾安平，易岚，等. 邹燕勤教授应用和络法治疗慢性肾脏病经验[J]. 长春中医药大学学报，2013，29（1）：70-71.

第三十五章　国医大师雷忠义基于"痰瘀毒风"治疑难杂症

【摘要】　国医大师雷忠义教授根据自己几十年经验总结的胸痹痰瘀毒风辨证理论体系，和中医"风性善行而数变"的特点，用中医祛痰宣痹、活血化瘀、息风定悸的方法，治愈了很多例心血管疑难杂症，下面举三例典型病例，供大家交流探讨。

【关键词】　国医大师；雷忠义；痰瘀毒风互结理论

国医大师雷忠义教授半个世纪的临床经验结晶，总结出了胸痹心痛病痰瘀毒风互结理论体系。随着人们生活水平的提高、体质的改变，以痰瘀互结证为主的心血管病发病越来越多了。胸痹心痛病痰瘀毒风互结理论体系认为，胸痹心痛病、心衰病、心悸病发生不仅有痰，而且有瘀，痰瘀互结，日久可化热成毒，痰瘀毒互结，日久可以发生"风"变，热极生风，或可以耗伤气阴，阴虚生风。心律失常发生时，和中医"风性善行而数变"相类似。依据这一理论，在2012年至今治疗过几百例心血管疑难病患者，现报道三例典型案例。

1　病案举例

1.1　案例一

刘某，男，73岁，2014年11月10日初诊。

主诉　间断胸闷、胸痛3年。

现病史　3年前始无明显诱因发生间断胸闷、心前区疼痛，呈压榨样疼痛，伴心慌、烦躁易怒，持续10分钟，休息后可缓解。既往史："2型糖尿病"病史20年，"高血压"病史10余年，"脑梗死"病史4年，双侧颈动脉粥样硬化斑块3年。辅助检查：（2014年10月外院）冠脉CT示LAD（前降支）斑块形成，50%狭窄，D2（第二对角支）狭窄75%，RCA（右冠）狭窄75%。

首诊　间断胸闷、心前区疼痛，乏力，腹痛，下肢水肿，口干唇燥，寐可，二便调。舌脉：舌胖大，有齿痕，苔白腻，脉沉弦细。中医诊断：胸痹（气虚痰瘀互结），消渴（气虚痰浊中阻）；西医诊断：冠心病（心绞痛），2 型糖尿病，高血压 2 级。治法：补气祛痰，活血化瘀。方药：养心活血汤加味。太子参、麦冬、五味子等加瓜蒌皮 30g，薤白 20g，黄精 15g，马齿苋 30g，骨碎补 18g，地龙 15g，银杏叶 10g，水蛭 6g，桑叶 10g，黄连 6g。12 剂，每剂水煎 400ml，早晚分服，每日 1 剂。

二诊（2015 年 4 月 15 日）　服上药后胸闷、胸痛、心慌症状减轻，发作时间减短，发作次数减少。舌脉：舌胖，齿痕不明显，苔薄腻，脉弦细。拟效不更方，加红景天 10g，山萸肉 15g，葶苈子 15g。6 剂，每剂水煎 400ml，早晚分服，每日 1 剂。

三诊（2015 年 4 月 29 日）　服上药后胸闷、胸痛、心慌症状基本消失，乏力、腹痛、下肢水肿、口干唇燥等症状也明显改善，舌体适中，苔薄白，脉缓。原方再服 6 剂。症状未再反复，复查冠脉 CT 示原病变血管狭窄程度明显改善。

随访（2015 年 5 月 10 日）　于解放军某医院复查冠脉 CT：LAD（前降支）20%~30% 狭窄，D2（第二对角支）多发结节样钙化斑，LCX（回旋支）近中段可见弥漫性混合性斑块，RCA（右冠）10%~30% 狭窄。

按　雷老认为胸痹心痛发病不仅有"痛"，也会有"闷"，病理产物不仅有瘀血，也会有痰湿，其病机演变特点：患者老年男性，有糖尿病、高血压、脑梗死等病史，形体肥胖，脾不健运，痰湿积聚，气机不利，瘀血内生，痰浊瘀血搏结，痹阻不通，不通则痛，痹着于血脉，则发生血脉粥样硬化[1]。该患者糖尿病病史 30 余年，容易并发动脉粥样硬化改变，在初诊时，冠脉 CT 显示，有双支病变，结合舌脉主症，辨证为中医胸痹病、消渴病，气虚痰瘀互结证，经雷老经验方养心活血汤加味，养心活血汤补益气阴、祛痰化瘀，加上瓜蒌皮、薤白宣痹宽胸，地龙、水蛭等虫类药走窜而通痹，银杏叶、红景天活血化瘀，马齿苋、桑叶、黄连等清热解毒、燥湿祛浊，黄精、骨碎补、山萸肉补气通经。经治疗，患者痹通痛除，且复查冠脉 CT 显示，原狭窄血管较前明显改善，斑块减少。说明按雷老痰瘀互结理论辨证准确，祛痰活血化瘀治疗，可以消减冠状动脉粥样硬化之斑块。

1.2　案例二

雷某，男，37 岁，2012 年 3 月 16 日初诊。

主诉　气短、乏力、心悸 5 个月。

现病史　患者于 5 个月前无明显诱因出现乏力、心悸、气短等症状，曾先后就诊于两家西医医院，均确诊为"扩张型心肌病"，长期口服螺内酯、氢氯噻嗪、美托洛尔、贝那普利、曲美他嗪、辅酶 Q10 等药，效果不显著，动则气喘，不能正常生活。（2011 年 6 月 21 日）动态心电图示：全心扩大呈球形，左室 EF 29%。某西医医院建议做心脏移植手术，在找不到供体，非常绝望的情况下，经朋友介绍来找雷老中医治疗。

首诊　胸闷不适，乏力、心悸、气短，活动后加重，纳食、睡眠差。查体：血压 100/80mmHg，心界向双侧扩大，以左侧尤甚，心率 70 次/分，律齐，心音低，各瓣膜听诊区未闻及病理性杂音，双下肢压陷性水肿（＋＋＋）。舌质暗淡，苔白厚腻，有裂纹，脉沉细。中医诊断：心衰病（痰瘀互结，气虚水停）。治法：益气活血，化痰利水。方药：生黄芪 40g，党参 15g，丹参 15g，川芎 12g，赤芍 12g，郁金 12g，半夏 12g，茯苓 10g，升麻 12g，枳壳 10g，佛手 15g，桂枝 9g，茯苓 10g，薏苡仁 12g，北五加皮 3g。6 剂，水煎服，每日 1 剂。

二诊（2012 年 3 月 23 日）　气短、乏力、心悸减轻，有时双下肢发凉，舌质暗，苔白腻，脉沉细。效不更方，6 剂。

三诊（2012 年 4 月 1 日）　时有双下肢发凉，余无明显不适。舌质红，苔白，脉沉细。诊断：心衰病（气阴两虚，痰瘀互结）。方药：雷氏养心活血汤加味。西洋参、麦冬、五味子等加炙黄芪 30g，马齿苋 30g，葛根 30g，川芎 15g，制附片 10g，鹿角霜 30g，北五加皮 5g。3 剂，水煎服，每日 1 剂。

四诊（2012 年 5 月 16 日）　咳嗽、咯痰不利，纳差，舌质暗淡，苔黄腻，脉沉细。2012 年 4 月 10 日外院查心脏 B 超示：左室 EF 46%。上方中加入浙贝母 12g，大麦芽 15g，6 剂。

五诊（2012 年 6 月 27 日）　精神好转，血糖平稳，胸闷、气短未作。舌质红，苔白腻，脉沉缓。效不更方，原方西洋参改为党参 15g，10 剂。

以后即以此方为基础，略作化裁，坚持服药半年。活动耐力基本恢复正常，复查心脏彩超示，左心室射血分数日益增高。

2012 年 12 月 7 日复查心脏 B 超示：EF 50%；2014 年 5 月 28 日复查心脏 B 超示：左室 EF 55%；2015 年 4 月 12 日复查心脏 B 超示：左室 EF 53%。2018 年 3 月 20 日复查心脏 B 超示：左室 EF 60%，患者能正常上班，日常生活不受影响。

按　雷老根据痰瘀毒互结理论，痰瘀日久可以化热生毒，痰瘀毒日久，可以损伤气阴，也因运化乏力，痰饮瘀血积聚，虚实夹杂。痰浊和瘀血常相兼为病，两者既是病理产物，又是致病因素，相互胶结，在胸痹心痛病发生发展中起着非常重要的作用[2, 3]。患者临床表现为胸闷痛伴有烧灼感，心烦，易怒，头晕，少寐，大便干结，舌红苔腻，脉滑等，不是单纯的痰瘀互结证，可兼见较明显的热象。先生总结，此热非外感，必是内伤。而痰瘀互结日久，生热化毒，郁热毒邪内伏致营卫不和，气血亏虚，形成痰瘀与热毒互为因果的恶性循环，促进了胸痹心痛病的恶化[4, 5]。

1.3　案例三

井某，男，66 岁，2012 年 1 月 10 日初诊。

主诉　发作性胸闷、心悸 7 年余，加重 3 个月。

现病史　2004 年因急性心肌梗死于外院住院，诊断为"冠心病、急性前壁心肌梗死、心律失常、阵发性室性心动过速"，冠脉造影示：LAD 完全闭塞，LCX 75% 狭窄，RCA 25% 狭窄。行 PCI 术未成功，手术台上反复发生室性心动过速、心室颤动，给予静脉滴注胺碘酮、利多卡因、泵入艾司洛尔等，并植入 ICD，肌内注射氯丙嗪、异丙嗪，术中 ICD 放电 20 余次，体外电除颤 4 次。3 个月前反复出现胸闷、气短、心悸、晕厥，于某医院住院治疗，诊断为"冠心病、陈旧性前壁心肌梗死、心律失常、阵发性室性心动过速、交感风暴"。住院期间，心电监测示"阵发性室性心动过速、心室颤动"，其间一天，体内 ICD 反复放电 50 余次，几次体外人工电除颤，后给予口服酒石酸美托洛尔片，75mg，2 次/日。患者自感生命濒危，惶惶不可终日。经介绍来雷教授中医门诊就诊。

首诊　症见胸闷、气短、心悸、头晕、烦闷、发热，舌红、苔腻，脉弦滑数。中医诊断：心悸病、胸痹病（痰瘀毒风互结证）。治法：平肝息风，安神定悸，活血化痰，清热解毒。方选：天麻钩藤饮加黄连、徐长卿、甘松、龙齿、珍珠母、琥珀、茯神、郁金、泽兰、野菊花等。

二诊　胸闷、心慌减轻，有乏力、气短、自汗、盗汗、五心烦热，舌红、苔薄，脉弦滑数。治法：息风定悸，祛痰化瘀解毒，原方加浮小麦、沙参、麦冬等。

三诊　胸闷、心悸症状明显减轻，乏力、自汗、盗汗较前好转，舌红、苔少，脉弦滑。治法：息风定悸，原方去浮小麦，仍用滋阴息风之品。

四诊　胸闷、心慌未作，自汗、盗汗症状消失，舌淡红、苔薄白，脉弦滑。治法同前，于原方中加莲子以清心安神。

半年后，共服 218 剂中药，胸闷、心悸、乏力症状彻底消失，心律失常、阵发性室性心动过速未再发作。

随访（2017 年 4 月），胸闷、气短症状偶尔发生，阵发心悸、心慌症状未再发生，舌淡红，苔薄白，脉缓。精神可，可如往常一样散步、正常生活。复查动态心电图（2017 年 4 月 27 日）HOTEL：24 小时心跳 91 155 次，最快心率 86 次/分，最慢心率 58 次/分，平均心率 66 次/分，室性异位心律 192 次，成对 3 次，室上性期前收缩 75 次。

按　患者老年男性，有冠心病、急性前壁心肌梗死、心律失常、阵发性室性心动过速等病史，冠脉造影示：LAD 完全闭塞，LCX 75%狭窄，RCA 25%狭窄。行 PCI 术未成功，后植入 ICD。每次发病心悸、心慌频繁，惶恐，频发的室性心动过速、心室颤动。根据国医大师雷忠义探索性的理论"胸痹心痛心悸痰瘀毒风互结理论"认为痰瘀互结证，日久化热成毒生风[6]。对应于冠心病急性心肌梗死、急性冠脉综合征等伴发的快速心律失常改变，变异性心律失常似《内经》中的"风性善行而数变"特点。其病机胸痹痰瘀毒互结，既可以阻碍气机，气机不畅而逆乱，也因痰瘀毒本身耗气伤阴，阴虚而生风，同时，正气不足，不能抵御外邪，风邪易外受，表现为胸痹心痛病本身之胸痛、胸闷，也有心悸、怔忡、乏力、气短、恶风、多汗等症状。痰瘀毒风互结，正气不足，虚实夹杂[7]。从平肝息风、安神定悸、活血化痰、清热解毒等方法入手，用天麻钩藤饮平肝息风，加黄连可以清热除烦，加茯神、徐长卿、甘松、龙齿、珍珠母、琥珀可以安神定悸，加郁金、泽兰、野菊花可以疏肝理气，宽胸畅中等。二诊有乏力、气短、自汗、盗汗、五心烦热等气阴两伤之症状，加浮小麦、沙参、麦冬等益气养阴敛汗。三诊汗止，去浮小麦，继续扶正益气养阴，安神定悸。四诊加入养心之品。本病例病情复杂凶险，在西医 ICD 治疗下，仍有频繁室性期前收缩、室性心动过速、心室颤动发生，经过中医辨证，从"风"入手，平肝息风、安神定悸，患者症状缓解，后期复查心律失常较前明显改善。也给我们一定启发，说明心律失常中医辨证为心悸病、心悸怔忡不定时，可以从"风"入手辨证论治。胸痹心痛心悸痰瘀毒风互结理论成立，有待于进一步积累大量病例资料，从大量临床实验和基础实验考究其原理。

2　讨论

以上三个病例是非常典型的体现国医大师雷忠义教授提出的胸痹心痛病、心悸病痰瘀互结理论、痰瘀毒互结理论、痰瘀毒风互结理论的临床应用。痰瘀互结理论自提出已经 50 余年，已经被大量应用和广泛推广，痰瘀日久可以化热，郁热可以生热毒，痰瘀毒互结必生炎症因子和动脉粥样硬化，痰瘀毒日久，耗气伤阴，心神失养，心神不宁，风动而心悸不止。痰瘀毒风互结理论可以用于胸痹心痛病、心悸病的临床辨证施治。从以上病例治疗可以看出，雷教授根据长期临床经验总结，提出了胸痹心痛病痰瘀毒风理论体系，暨痰瘀互结理论、痰瘀毒互结理论、痰瘀毒风互结理论。经过中医药准确的辨证施治，都取得了很好的疗效。痰瘀互结可以导致胸痹、心痛病、心衰病、心悸病、眩晕病，治疗当考虑化痰活血化瘀；痰瘀日久可以化热成毒，痰瘀毒互结可以导致胸痹、心痛病、心衰病、心悸病，治疗当清热解毒、祛痰活血；痰瘀毒互结日久可以化风，风性善行而数变，引起心神不宁的心悸病，治疗当在以上方法中加入祛风药，以息风定悸。

　　总之，雷教授依痰瘀毒风互结理论，曾治疗多种心血管典型病例和疑难病例，用祛痰化瘀、清热解毒、息风定悸等治法，临床治疗，屡见奇效[1, 8, 9]。这一理论体系是经过不断的临床经验积淀而成，也还需要不断总结，不断挖掘，继承创新。

（陈金锋，田　心，侯杰军，周岩芬，刘超峰，范　虹，雷　鹏　指导老师：

雷忠义）

参 考 文 献

[1] 陈金锋，雷忠义，刘超峰，等. 雷忠义教授"胸痹痰瘀毒风"理论体系探析[J]. 陕西中医药大学学报，2018，41（6）：1-2, 20.

[2] 于小勇，雷忠义. 冠心病痰瘀互结证与痰瘀毒互结证探析[J]. 陕西中医，2013，33（12）：1646-1669.

[3] 雷忠义，于小勇，刘超峰，等. 冠心病痰瘀互结证与痰瘀毒互结证探析[J]. 陕西中医，2013，34（12）：1646-1648, 1669.

[4] 范虹，安静，刘超峰，等. 丹曲方治疗冠心病心绞痛痰瘀毒互结证疗效观察[J]. 陕西中医，2014，35（8）：973-975.

[5] 武雪萍，于小勇，刘超峰，等. 雷忠义主任医师痰瘀毒并治冠心病心绞痛的经验[J]. 陕西中医，2010，31（11）：1507-1508.

[6] 范虹，刘超峰，武雪萍，等. 养心活血汤加味治疗室性早搏 40 例[J]. 陕西中医，2014，35（9）：1167-1169.

[7] 范虹，刘超峰，雷鹏，等. 雷忠义主任医师治疗心肌炎Ⅲ° 房室传导阻滞验案 1 例[J]. 陕西中医，2013，34（1）：89-90.

[8] 范虹，雷鹏. 雷忠义主任医师运用养心活血汤治疗多种心血管病经验[J]. 陕西中医，2005，26（10）：1075-1076.

[9] 刘超峰，范虹，雷鹏. 名老中医雷忠义治疗冠心病心绞痛痰瘀互结证的经验[J]. 陕西中医，2003，24（8）：722-723.

第三十六章　国医大师沈宝藩辨治脑梗死临床经验探幽

【摘要】　脑梗死作为临床常见脑血管病，具有起病急、高发病率、高致残率、高复发率等特点。对脑梗死的诊治、干预对于疾病的预后有重要意义。国医大师沈宝藩教授行医 50 余载，临床经验丰富，深入研究脑梗死中医发病机制，认为"无痰不卒中""百病兼痰""百病兼瘀"，提出痰瘀同治为脑梗死主要治疗法则，并在临床治疗脑梗死中广泛应用，获得了较显著的疗效。

【关键词】　脑梗死；中医药疗法；沈宝藩；痰瘀同治

国医大师沈宝藩教授熟读经典，临证 50 余年，善治各类疑难杂症，尤善治疗心脑血管病、老年病，屡起沉疴，享誉内外。先生 1997 年被评为首届全国名老中医药专家；2013年被审定为首届全国中医药传承博士后，中医药传承博士后合作导师，享受国务院政府特殊津贴，被聘为新疆维吾尔自治区中医医院首席专家；2017 年被认定为第三届国医大师。笔者有幸拜师门下、侍诊于旁，获益良多，今不揣鄙陋，兹将先生辨治脑梗死经验从病因病机、证治分型、辨治特色、病案举隅等方面介绍如下，以飨同道。

脑梗死主要是指脑部血液供应障碍或突然供血中断导致脑组织缺血、缺氧、坏死[1]；也有因异常物体（固体、液体、气体）沿血液循环进入脑动脉或供应脑血液循环的颈部动脉，造成血流阻断或血流量骤减而产生相应支配区域的脑组织软化、坏死，其发病率、致残率和致死率均较高，严重威胁着人类健康[2]。临床表现包括半身不遂、言语不清、口舌㖞斜、头痛、眩晕、耳鸣等症状。

1　病因病机

脑梗死以半身不遂、言语不清、口舌㖞斜、头晕等为主症，属中医学"中风"范畴。中医学对于中风病的认识，唐宋以前，多以"外风学说"为主，以"内虚邪中"立论。如《灵枢》言："虚邪遍容于身半，其入深，内居营卫，营卫稍衰则真气去，邪气独留，发为偏枯。"用方多以祛风为主，如大小续命汤。金元以后，"内风"立论渐渐占据主流。张元素、刘完素认为中风与火热有关，朱震亨认为"痰热内生"，及至清代王清任提出中风为气虚血瘀所致。综合历史发展，中医学认为中风发病多与风、火、痰、气、瘀相关。沈宝藩教授认为，本病发病诱因虽有多种，而发病时"痰瘀互结"为其共同的病理特征。当代人过食寒凉，以伤脾阳，使水液代谢不利，乃生痰湿；又夏日贪凉居所，冬日居所内外温差过大，都使阳气过度受损。阳气不足，失其温煦，气血津液不畅，津阻成痰，血阻成瘀，痰瘀阻滞脑窍，而发为中风病。

2　证治分型

沈宝藩教授认为"无痰不卒中""百病兼痰""百病兼瘀"，故先生辨治脑梗死时常分为以下 7 种证型[3]：痰热风火内闭心窍型、痰湿瘀阻蒙闭心神、元气败脱心神散乱型、风痰瘀血痹阻脉络型、肝风内动痰热瘀阻型、气虚血瘀痰阻脉络型及阴虚瘀阻风动型。按照神志状态的有无，前三型属中脏腑，后四型属中经络。

2.1　中脏腑

2.1.1　痰热风火，内闭心窍

症见：起病急骤，神识昏迷，鼻鼾痰鸣，半身不遂而肢体强痉拘急，项强身热，烦扰不宁，频繁抽搐，或见呕血、便血，舌质红绛、苔褐黄干燥或腻，脉弦滑数。治宜辛凉开窍，清热化痰。方选羚羊角汤加减。常用药有羚羊角、桑白皮、旋覆花、葳蕤、升麻、茯神、牡丹皮、柴胡等；肝火重者加龙胆草、黄芩、栀子；痰热重者加天竺黄、天南星、贝母；瘀重者加桃仁、郁金、三七粉等。

2.1.2　痰湿瘀阻，蒙闭心神

症见：神识昏蒙，半身不遂而肢体松懈瘫软不温，甚则四肢逆冷，面白唇暗，痰涎壅盛，舌质暗淡，苔白腻，脉沉滑或沉缓。治宜辛温开窍，涤痰降浊。方选苏合香丸 1 粒即服，继之以涤痰汤加味，常用药有半夏、陈皮、茯苓、胆南星、枳实、石菖蒲、郁金、远志、牛膝等。瘀重者加桃仁、三七粉等。

2.1.3　元气败脱，心神散乱

症见：神识昏聩，肢体瘫软，手撒肢冷汗多，重则周身湿冷，二便自遗，舌萎、舌质紫暗、舌苔薄腻，脉沉缓或微弱。治宜回阳固脱。方药首选参附汤。内闭外脱者合涤痰汤，气阴亏虚者宜用生脉散。

2.2　中经络

2.2.1　风痰瘀血，痹阻脉络

症见：半身不遂，偏身麻木，口舌㖞斜，舌强语謇，头晕目眩，或胸脘满闷，或呕恶，痰多，舌质暗淡，苔白腻，脉弦滑。治宜息风化痰通络。方选真方白丸子加减。常用药有天麻、半夏、白术、橘红、茯苓、僵蚕、制南星、郁金、桃仁、红花、枳实、牛膝等。痰湿重者加石菖蒲、远志；瘀重者加当归、川芎、三七粉。

2.2.2　肝风内动，痰热瘀阻

症见：半身不遂，偏身麻木，口舌㖞斜，舌强语謇，头痛眩晕，面如醉酒，胸中烦热，口苦咽干，尿赤便干，舌质暗红，苔薄黄腻，脉弦数。治宜平肝清热，化痰通络。方选天麻钩藤饮加减，常用药有天麻、钩藤、决明子、夏枯草、天竺黄、胆南星、竹茹、贝母、郁金、赤芍、牛膝等。痰热者加竹沥；腑实大便秘结者加大黄粉冲服；肝火旺者加龙胆草；瘀重者加丹参、桃仁、三七粉。

2.2.3　气虚血瘀，痰阻脉络

症见：半身不遂，偏身麻木，口舌㖞斜，舌强语謇，面色白，气短乏力，自汗出，舌质暗淡或有瘀点，苔薄腻或白腻，脉细弱。治宜益气活血，化痰通络。方选补阳还五汤加减，常用药有黄芪、当归、赤芍、川芎、桃仁、红花、丹参、地龙、牛膝、半夏、橘红等；痰湿重者加胆南星、石菖蒲，气虚甚者加白术、茯苓、党参，舌强语謇者加石菖蒲、郁金、远志。

2.2.4　阴虚瘀阻风动

症见：半身不遂，偏身麻木，口舌㖞斜，舌强语謇，烦躁失眠，眩晕耳鸣，手足心热，舌质红绛或暗红，少苔或无苔，脉细弦或细弦数。治宜育阴息风通络。方选镇肝熄风汤加减，常用药有生地黄、麦冬、玄参、白芍、龟甲、女贞子、钩藤、天麻、桃仁、丹参、郁金、地龙、怀牛膝等。阴虚热重者加知母、牡丹皮、赤芍；灼津炼痰者加瓜蒌、贝母、天花粉。

3　辨治特色

3.1　"痰瘀同治"贯穿始终

上述诸型除元气败脱，心神散乱之病症当需救急固脱外，其他各型脑梗死的诊治吾师都将痰瘀同治法贯彻治疗之始终。瘀重者，善加川芎、当归、赤芍、白芍、牡丹皮、红花、桃仁、牛膝、丹参、葛根等药[4]；痰重者，善用石菖蒲、胆南星、竹茹、竹沥、贝母、郁金、瓜蒌、天花粉等药。在采用祛瘀通络法的同时必兼化痰，化痰的同时必顾活血，以达到瘀祛痰化，经隧畅达，气血流通，正气益然，诸症皆祛除之疗效。

3.2　标本兼顾，通补兼施

中风一病，半身不遂，偏身麻木，口舌㖞斜，舌强语謇等症状为标，本实为肝肾亏虚，标本有异，辨治有别。先生临证，常常标本兼顾，扶正祛邪，双管齐下。根据标本急缓，以定通补主次，即急则治标、缓则治本。中风病急性期，痰热腑实者居多，痰、瘀、热三者交杂，影响机体气血运行，脑络瘀阻而发为中风[5]，安宫牛黄丸、苏合香丸等开闭之常用丸剂顿服以急救，甚或每次半丸、一日内3~4次；继之以中药煎剂醒神开窍、化痰通络。

待病情渐趋稳定至恢复期，此时邪气已去大半，正气亏虚日益凸显，亦健脾渗湿、顾护胃气、滋补肾阴。

3.3　审证求因，多法并举

当今社会节奏日益增快，人类生存、生活所面临的社会压力也陡增，加之尚未得到有效解决的环境污染等诸多因素空前增多和繁杂，临床中往往多种病因交错、复合致病，多病丛生。沈师常教诲吾辈，临证时须抽丝剥茧、去伪存真、辨清主次。脑卒中是本虚标实、痰瘀同病的病证，其本是气血亏虚、脏腑虚损，其标为风、火、痰、瘀。临床采用痰瘀同治法治疗脑梗死时，紧紧抓住"痰瘀互结"病机，以"痰瘀同治"为主要治疗法则，祛瘀通络当兼化痰、化痰之余必顾活血，同时据证或兼醒神开窍，或平肝潜阳，或滋阴补肾，或健脾益气等治法，涤痰汤、天麻钩藤饮、镇肝熄风汤、补阳还物汤等小方复方加减，主次章法分明。

3.4　不拘于古，重视维吾尔医药的应用

维吾尔医药学是中医学不可分割的组成部分[4]。先生自 20 世纪 60 年代扎根新疆大地，辛勤耕耘 50 余载，并奋战至今。先生不仅对传统的中医药有着独到的见解，更是对维吾尔医学进行了深入的研究，并将之广泛应用到临床中。先生常说，维吾尔医学受传统中医学影响深远，诊治以切脉为主，兼望、闻、问等诸法，同中医四诊相似；而其常用的 400 余种药物有近百种药物和中药仅是称呼不同，而药物完全相同，使用方法也相似[6]。阿里红、阿莫尼亚脂、驱虫斑鸠菊、黑种草子、新疆圆柏实、雪莲花、骆驼蓬、司卡摩尼亚脂、牛至等化痰、活血药物更是被老师随证在处方中加减应用，共奏痰瘀同治之大法。

4　病案举隅

陈某，女，66 岁。以"突发一过性意识丧失伴左侧肢体活动受限 1 小时"为主诉，于 2018 年 12 月 1 日就诊。患者素有头晕病史，发病前 1 小时与人口角争执后突发昏仆，3～5 分钟后转醒，醒后出现口舌㖞斜，舌謇失语，左侧肢体不能活动，无二便失禁，无心慌胸闷，舌淡苔薄白，脉弦细滑。血压 180/110mmHg。颅脑 CT：未见高密度灶（2018 年 12 月 1 日）。颅脑 MRI：右侧基底节区梗死灶（2018 年 12 月 2 日）。中医诊断：中风-中经络（风痰瘀血，痹阻脉络）。西医诊断：脑梗死。中医治疗先予息风化痰逐瘀通络以恢复失语。处方：茯苓 15g，清半夏 9g，橘红 12g，枳壳 9g，竹茹 9g，胆南星 6g，石菖蒲 15g，僵蚕 10g，土鳖虫 10g，桃仁 10g，瓜蒌 15g，全蝎 10g，甘草 5g。水煎服，每日 1 剂。3 剂后，能简短发音，复述功能恢复，与人交流时找词困难、语速迟缓。复 3 剂后言语功能明显改善，改用益气活血、化痰通络法以治偏瘫，处方：黄芪 60g，当归 15g，赤芍 10g，川芎 12g，桃仁 10g，红花 12g，秦艽 20g，豨莶草 15g，全蝎 10g，牛膝 15g，甘草 5g。水煎服，每日 1 剂。6 剂后，左侧肢体能抬离床面，至 20 剂时能平稳站立，在家人看护下实现独立行走，步态不稳。效不更方，原方继服月余，肢体功能基本恢复。

（周　虹）

参 考 文 献

[1] 段海宇，刘信东，杜鹃，等. 丹红注射液联合阿替普酶治疗急性脑梗死的疗效观察[J]. 现代药物与临床，2018，33（9）：2198-2201.

[2] 吴文琴，皮海菊，秦雪琴，等. 动脉溶栓术治疗后循环急性脑梗死的短期疗效及对预后的影响[J]. 中西医结合心脑血管病杂志，2018，9（13）：1913-1915.

[3] 王晓峰，王先敏，胡晓灵，等. 沈宝藩临证经验集[M]. 北京：人民卫生出版社，2010：105-115.

[4] 省格丽，胡晓灵. 沈宝藩教授治疗脑血管疾病方药研究[J]. 中国实验方剂学杂志，2011，17（18）：302-304.

[5] 芦晓溪，侯志帆. 脑出血急性期应用祛痰瘀清热方的效果分析[J]. 光明中医，2018，33（18）：2700-2701.

[6] 阿提卡·吾布力哈斯木，胡晓灵. 沈宝藩临床经验辑要[M]. 北京：中国医药科技出版社，2000：195.

第三十七章　张炳厚教授从痰瘀互结论治痛证经验撷英

张炳厚教授为全国第二、三、四批老中医药专家学术经验继承工作指导老师，首都国医名师，全国首批博士后合作导师，酷爱中医事业，从医 50 余载，积累了丰富的临证经验，形成了以"脏腑辨证"为核心的辨证论治特色，在治法治则上提出"顺其性即为补""补其正即为顺"的学术观点。张炳厚教授擅治怪病、擅选怪方、擅用怪药，擅用活血化瘀、涤痰滚痰之品，尤其是虫蚁毒麻之剂，被誉为"医林怪杰""治痛名家"。

痛证是以疼痛为主要临床表现的一类病证，疼痛是临床各科最常见的主诉和主要症状之一，发病率高，严重影响患者生活质量。现代医学认为痛证和神经系统疾病关系密切，以周围神经病变引起的该神经支配区之放射性疼痛最为常见，主要以止痛剂治疗为主，但止痛剂多有成瘾性，易引起便秘、恶心、呕吐、肝损害等副作用。张炳厚教授对痛证治疗尤有心得。本文试从痰瘀互结的角度对张老治疗痛证的经验加以总结。

1　张炳厚教授对痰瘀互结的认识

1.1　痰

《黄帝内经》中没有出现"痰"，以"涕""沫""汁"等字代指排出体外的黏液[1]。《伤寒论》与《金匮要略》亦无单独对痰邪的描述，而是将"痰饮"联合使用，《金匮要略》四饮中对痰饮描述重点在于论"饮"，"痰"起修饰作用。之后文献中出现与"痰"通假的"淡"。至隋唐时，"痰"才作为专有名词出现[2]。自丹溪后，"怪病多痰"的理论被医家广为认知。

张炳厚教授认为痰湿水饮一源四歧，均为水液代谢及输布障碍的产物，其中痰是以稠、浊、黏为主要特征的病理产物。景岳论曰"非风之多痰者，悉由中虚使然"，后世以脾为生痰之源。张炳厚教授则提出痰亦可来源于肾气化不利，肾为先天之本，肾的气化温煦是气与津液正常输布的关键，正如张锡纯所说"痰之标在胃，痰之本原在于肾"。故痰之为病，其原在中下二焦。朱丹溪认为二陈汤加引药可"治一身之痰"，明代医家吴球谓："八味者，治痰之本也。"张炳厚教授认为怪病多由痰作祟，在治疗疑难怪病时往往从化痰涤痰入手，尤其擅长补肾化痰。

1.2　瘀

《黄帝内经》中尚无"瘀血"的名词记述，而有"恶血""留血"等类似的概念。《神农本草经》中已明确出现"瘀血"名称，里面明确记载可治疗瘀血的药有17种，其中水蛭、大黄仍为目前临床活血祛瘀的常用药。《伤寒论》《金匮要略》中共出现"瘀血"条文7次，并指出了相应的方剂，如抵当汤、下瘀血汤等，奠定了后世论治血瘀证与活血化瘀法的基础。

瘀血同样是一种病理产物，历代医家对此有着不同的认识。《说文解字》中曰："瘀，积血也。"提出积聚之血为瘀血。王清任认为"入络即血瘀"，瘀血可由久病入络形成。唐容川认为"旧血即是瘀血"，同样"离经之血，虽清血鲜血，亦是瘀血"。血不循脉而行，亦成血瘀。"瘀"不但包括现代研究的血液循环障碍所致的缺血、出血、瘀血等病理改变，还包括炎症所致的组织渗出、变性、坏死、增生或萎缩，以及代谢障碍所引起的病理反应等[3]。

张炳厚教授推崇王清任活血化瘀的理法与治则，认为疼痛与气血关系最为密切，并认为治疗痛证首要在于明气血，而瘀血所致疼痛以刺痛多见，并见脉涩、舌紫等表现，在疑难怪病中瘀血往往也是不容忽视的病因病机。

1.3　痰瘀互结

《黄帝内经》曰："汁沫与血相抟，则并合凝聚不得散，而积成矣"，可被认为是对痰瘀互结最早的论述。《丹溪心法》提出："痰挟瘀血，遂成窠囊"，至此痰瘀互结证正式形成。张炳厚教授通过大量实践体会到痰瘀互结所致的疾病往往迁延日久，治疗困难，正如朱丹溪言"痰病久得涩脉……必费调理，"喻嘉言亦言"窠囊之痰……生长则易，剥落则难"。

张炳厚教授认为内伤杂病治疗应从气、血、痰、瘀立论，痰与瘀均为有形病理产物，亦是重要的致病因素，二者往往同时出现，且互相转化，互为因果。《金匮要略》提出："血不利则为水"，《血证论》引申为"痰水之壅，由瘀血使然""血积既久，亦能化为痰水"。血脉瘀阻，津液不得输布，停滞而成水，痰水同源，水郁久化热，炼液为痰。《医宗金鉴》云："痰积流注于血，与血相搏。"而痰入血脉，阻碍血行，亦成血瘀。

2　张炳厚教授基于痰瘀互结对痛证的认识

《素问·举痛论》曰："经脉流行不止，环周不休。"张炳厚教授认为气血在身，贵在冲和不息，外充于表，内养于脏。气血失和则五脏功能失调，可致瘀血阻络，痰浊内生[4]。《古今医鉴》曰："……痰积流注于血，与血相搏，皆能为痛。"从病机上，中医学将痛证分为"实痛"与"虚痛"。"实痛"因于不通则痛，"虚痛"因于不荣则痛。痰瘀相搏形成恶性循环，阻遏气机运行，此为不通则痛；气机受阻以致脾失健运，不能化痰泄浊，而新血难生，进一步加重痰瘀，久则出现气血亏虚。总之，"不通"与"不荣"从病理上概括了产生疼痛的两个方面。不通与不荣可错杂出现，以致形成虚中夹实、实中有虚、虚实并见的证候。

而痰瘀互结所致痛证往往虚实夹杂，难以医治。

3　张炳厚教授从痰瘀互结论治痛证

3.1　以通为用

无论何种痛证，但凡出现痰瘀互结，往往难治，其治法均应把握祛痰化瘀。

痰瘀均为有形邪浊，客于血脉，阻碍气机运行则痛。痰瘀互结所致疼痛，即使日久伤正，然痰瘀亦存。叶天士认为"久病入络"，提出理气、化痰、活血等通络法，王清任进一步指出"入络即瘀血""痹证有瘀血"，擅用活血化瘀法，并创立身痛逐瘀汤等有效方。张炳厚教授认为通法涵义广泛，不单指通下法，而是一类治疗大法，提出凡病皆以通为用，正如《医方集解》言："塞痛通之，虚痛补之，实痛泻之，经络闭塞者利之。"顺五脏六腑之性，因势利导，从而使痰瘀尽去，五脏安和。

3.1.1　虫蚁通络

张炳厚教授重视通络法的使用，尤其注重虫蚁通络，《临证指南医案》言："通络方法，每取虫蚁迅速飞走诸灵，俾飞者升，走者降，血无凝著，气可宣通，与攻积除坚徒入脏腑者有间。"虫类药由于通络走窜作用较强，多有搜剔血分之邪、化痰祛瘀散结等功用，而根据虫类药的性味功用又可细分为有平肝潜阳、通络止痛作用的药物，如蜈蚣、地龙等；有息风祛痰通络作用的药物，如全蝎、僵蚕等；有走窜行血、破血散结作用的药物，如土元、水蛭、穿山甲等。对于痰瘀互结，深入骨髓之疾，必用虫蚁药搜剔络中之邪，张炳厚教授治疗各种疼痛时常加入全蝎 3～9g，蜈蚣 3～5 条，白花蛇 2～4 条（另煎兑服），僵蚕 10g，制水蛭 6g。蜈蚣、全蝎往往共同使用，痰浊甚者加僵蚕，血瘀重者加水蛭，痛甚者四药同用，痛剧者加乌梢蛇或白花蛇。张炳厚教授在化痰逐瘀时，往往加入少量虫蚁药，可使效果倍增。

3.1.2　补虚通络

张炳厚教授认为凡活血药，只要用量增大，都有逐瘀的作用。活血之药不仅在祛瘀，更在补血养血。根据张景岳提出："凡诸痛之虚者，不可以不补也"，强调荣则不痛。痰瘀互结往往耗伤阴血，正如《金匮翼》言："干血者，血瘀而干也。"补血可生新血，则旧血去矣。张炳厚教授宗丹溪大补中宫的思想，强调脾胃为气血化生之源，脾虚生痰，健脾补中，则可涩痰浊来源，痰去则络脉清。和血的同时分别对血虚者、血寒者、血瘀者予以补中、温中、化中[5]。

张炳厚教授治疗虚痛时，主张以祛瘀结合补气，宗当归补血汤方义，认为有形之血不能速生，无形之气所当急固，善用黄芪补气养血，非常推崇张元素对黄芪的认识：黄芪之用有五，"补诸虚不足一也；益元气二也；壮脾胃三也；去肌热四也；排脓止痛，活血生血，内托阴疽，为疮家圣药五也"，提出非补气瘀痰无以祛，新血无以生的观点。

3.1.3　理气通络

针对实痛证，张老认为治疗当以祛瘀结合理气。气为血之母，活血应行气，行气亦为通。张炳厚教授推崇王清任活血化瘀的理法，王氏在治疗瘀血时往往多用理气药，如血府逐瘀汤中合用四逆散疏肝行气，治疗痹证的身痛逐瘀汤中加用香附通达气血。张炳厚教授仿王氏补阳还五汤方义，治疗痹证时黄芪往往重用 120g，认为重用黄芪不在补气而在通阳，生阳通阳才能使气旺血行，此亦是以通为用。

丹溪言："善治痰者，不治痰而治气，气顺则一身之津液以随气而顺矣。"张炳厚教授非常认同此观点，治痰浊为病时，除用涤痰、滚痰之品外，常常加入陈皮、枳壳、香附等理气药，既可散痰，又可健脾消痰。

3.2　从肝治痛

张炳厚教授认为痛证的病因、病机、病位虽较为复杂，但从整体来看，与肝脏的关系最为密切，故多从肝论治，张炳厚教授善用的虫类药亦多属肝经。中医学认为肝主疏泄，调理气机，协助脾胃运化。肝主藏血，内养脏腑，外濡皮肤、肌肉。肝为罢极之本，主筋。肝脏失常，则气滞血瘀、经脉不通、痰湿由生。从肝论治痛证，并不等于一切痛证都要从肝治，而是强调临床辨治痛证时，可从肝经入手，提纲挈领，选方用药。这一辨治思路，提示医者从整体入手，从脏腑着眼，把握脏腑的相互关系，抓住主要病机。

在痰瘀互结的痛证治疗中，除强调从肝论治外，张老还注重健运脾胃，补益肾阴，助肾之气化，调理先后天之本，杜绝痰瘀的来源，使新血得生。《景岳全书》曰："不可攻者，便是虚痰"，张景岳认为形羸气弱、年老中衰等伴痰浊者，均不能攻伐，故曰："善治痰者，惟能使之不生，方是补天之手。"叶天士善用枸杞子、熟地黄等滋补药调理虚痰。张炳厚教授亦重视补肾，尤重滋补肾阴，在治疗上提出缓补、峻补、清补、温补、通补、涩补、双补、间接补等补肾法，合称补肾八法，配合祛瘀化痰治疗痛证。

3.3　善用引经治痛

在痛证的治疗中，张炳厚教授善用引经药，对不同的疼痛部位、不同的疼痛性质，都有不同的引经药。其学术渊源来自《黄帝内经》，《素问·至真要大论》指出："气有高下，病有远近，证有中外，治有轻重，适其至所为故也。"这句话指出了中医治病的气化原理，"气之高下"决定了相应的立法，同时"适至其所"则说明要令药力能够达到病所，从而"为故"，即恢复原有的气机平衡、气血通畅的状态。张炳厚教授在治疗瘀血跳痛时用三七粉、制水蛭，祛局部之血瘀用桃仁，祛全身之血瘀用红花，引血下行则用牛膝[6]。引经药每用 1~2 味，药量宜轻不宜重，往往可收奇效。

张炳厚教授在传统引经药的基础上，创造性运用类方引经。川芎茶调散是张炳厚教授治疗头痛的基础方。该方由诸多风药组成，功善疏风止痛，即通过疏风达到止痛的目的，偏重于治"标"。张炳厚教授认为不同证型的头痛均以风证为共同病机，而巅顶之上，唯风药可到，因此治疗无论外感、内伤头痛均需风药引药力直达巅顶，故而凡头痛均可以川芎茶调散引经。

4　痛证治疗经验举隅

4.1　头痛

头痛是临床常见病，张炳厚教授经多年临床实践，对头痛的治疗颇有心得。张炳厚教授认为头痛应首分外感与内伤，其次当分虚实，明寒热，辨气血，明经络。张炳厚教授以川芎茶调散为基础方进行加减引经使用，创造性地将本方用于治疗外感风寒、风热、风湿头痛及多种内伤头痛，并取得了良好疗效。

张炳厚教授在使用川芎茶调散时必加虫类药，往往蜈蚣、全蝎并用，张老经过反复验证认为不加虫类药，效果减半。针对痛有定处、痛如锥刺、经久不愈以瘀血为主的头痛，以川芎茶调散加当归、赤芍、桃仁、红花、全蝎、蜈蚣、土鳖虫等，增强活血化瘀之力，化裁为化瘀茶调散，瘀重者加水蛭。针对头痛昏蒙，呕吐痰涎的痰浊头痛，在基础方上加用半夏、陈皮、天麻、全蝎、蜈蚣等，且以僵蚕化痰、止痛，并重用茯苓，化裁为化痰茶调散。针对痰瘀互结的头痛则两方合用。

4.2　痹证

痹证是以风、寒、湿、热等外邪侵袭人体，阻闭经络，致气血运行不畅，引起肌肉、筋骨、关节疼痛、麻木、重着、屈伸不利或关节肿大等为主要表现的病证。张炳厚教授认为痹证诊治有三大要点，其一多由正气先虚，气血不畅，邪客经络造成；其二痹证的关键在于气血不畅，故调理气血是治疗痹证的根本大法，因此调气当补气，调血当和血；其三治痹证要辨寒热、调气血、分上下，在调气血的基础上，辨偏胜，分部位。

张炳厚教授治疗痹痛所创的痹证三两三由疼痛三两三加减而来，疼痛三两三是民间验方，全方由当归、川芎、鸡血藤各一两，穿山甲三钱，三七三分组成。其中当归、川芎合为佛手散，善活血化瘀，通痹止痛，正如《本草求真》言："养血行血无如当归，行血散血无如川芎。"两者均重用30g，功效倍增。鸡血藤以藤通络；穿山甲活血化瘀，软坚散结；三七通脉止痛，后用血竭代替三七，活血止痛效力更强。另加黄芪、桂枝、白芍治疗风寒湿痹，即名痹证三两三。同时张教授注重使用虫类药，风寒湿痹选全蝎、蜈蚣、白花蛇。风湿热痹选用地龙、僵蚕、蜂房、蚕沙。虫类药多可祛痰散风通络，配合三两三等活血之品，共治痰瘀互结所致的痹证。张炳厚老师治疗痹证善用引经药，往往根据病情、病位酌情选用1～2味引经药。

4.3　胸痹

冠心病属中医"胸痹"范畴，以胸痛为主要表现。胸痹疼痛的主要病机为心脉闭阻，痰瘀互结。病机多为本虚标实，本虚为气、血、阴、阳亏虚，标实为气滞、血瘀、痰浊、寒凝，病位在心，涉及肺、脾、肾[7]。治疗以活血化瘀为主，辅以化痰、扶正[8]。

张炳厚教授常用三两三类方活血化瘀止痛治疗胸痹。针对痰瘀互结的胸痹，在疼痛三两三基础上加瓜蒌、半夏、薤白、茯苓、陈皮形成化痰逐瘀三两三，即疼痛三两三合瓜蒌薤白半夏汤通阳宣痹，合陈皮、茯苓理气健脾祛痰；针对痰热内阻、血瘀心脉的心绞痛，在疼痛三两三基础上加瓜蒌、半夏、黄连、黄芩、竹茹，形成清化逐瘀三两三，即疼痛三两三合小陷胸汤苦降辛开，润燥相得，合黄芩、竹茹，以达清热化痰、宽胸散结之效；针对气阴两虚、痰瘀互结的心绞痛，在疼痛三两三基础上加黄芪、党参、玄参、延胡索、瓜蒌、半夏、薤白形成益气养阴、化痰逐瘀三两三，补气促其气化，使痰浊易祛，宣痹通阳，使气血易于运行。另每方中均加土元、水蛭等破血逐瘀，地龙化痰行经通络。

5　典型病例

魏某，男，75 岁。2004 年 10 月就诊。主诉：阵发胸痛 5 年，加重 3 个月。既往"冠心病"病史 5 年，5 年前因非 ST 段抬高性心肌梗死在外院行冠状动脉球囊扩张及支架植入术，近 3 个月心绞痛频繁发作，再次冠状动脉造影显示 3 支血管弥漫性病变，无法介入及手术治疗，经多种抗心绞痛药物治疗，仍有心绞痛发作，每于解大便时即心绞痛发作，需含服硝酸甘油，室内活动亦受限制。既往有高血压、高脂血症及糖尿病病史，现血压、血脂及血糖控制尚可。症见胸痛胸闷时作，活动及安静时均有发作，夜间亦有发作，乏力气短，口干口渴，头晕头重，舌质暗红，舌苔黄腻，脉细弦滑。证属气阴两虚，痰瘀交阻。治以益气养阴，化痰逐瘀，通络止痛。方用益气养阴、化痰逐瘀三两三，药用黄芪、党参、玄参、瓜蒌、当归、川芎、鸡血藤各 30g，半夏、黄芩、延胡索各 10g，三七、水蛭、土元各 3g，地龙 6g。每日 1 剂。服药 14 剂后胸痛发作明显减少，解大便时无心绞痛发作，再服 14 剂，患者心绞痛基本控制，2 周内仅有 1 次发作，生活可以自理。

按　本例患者属恶化劳力加自发性心绞痛，属中医学"胸痹"范畴。患者患病日久，久病入络，耗气伤阴，气虚不运，血瘀痰凝，阻于心脉。症以发作性胸痛，痛有定处、入夜亦作，伴头重苔腻，当以血瘀为主，兼有痰热；其乏力气短、口干口渴为气阴不足之候。方中当归、川芎、鸡血藤活血化瘀，共为君药；黄芪、党参补中益气，配玄参育阴软坚，共奏益气养阴之功，为臣药；瓜蒌、半夏、黄芩理气宽胸、清热化痰；水蛭、土元活血逐瘀为佐药，延胡索行气止痛、地龙通络止痛共为使药。全方益气养阴，化痰逐瘀，瘀血得祛，痰浊得消，心络得通，故获临床佳效。

（王禹霖，申子龙，赵文景）

参 考 文 献

[1] 王东坡，王琦. "痰"道源流论[J]. 中华中医药杂志，2007，（4）：195-197.

[2] 乔艳，郑佳昆，冯淬灵. "痰"义考辨[J]. 北京中医药，2021，40（1）：85-87.

[3] 马武开，姚血明，唐芳，等. 从毒蕴血瘀论治难治性类风湿关节炎[J]. 四川中医，2010，28（2）：18-19.

[4] 张胜荣. 张炳厚教授治疗三叉神经痛验案举隅[J]. 北京中医药大学学报，1999，（2）：8.

[5] 关伟，李婧，孔繁飞，等. 张炳厚应用和血祛风法治疗寒湿瘀阻型类风湿关节炎经验[J]. 中医杂志，2015，56（14）：1190-1192.

[6] 赵文景，王悦芬，周杰，等. 张炳厚教授应用引经药经验[J]. 河北中医，2015，37（10）：1445-1447.

[7] 陈可冀，付长庚. 黄芪在心血管疾病中的临床应用[J]. 中国循证心血管医学杂志，2014，6（5）：509-511.

[8] 吴荣，王阶. 陈可冀治疗冠心病稳定性心绞痛用药规律探析[J]. 西部中医药，2017，30（11）：91-92.

第三十八章 史载祥教授从痰瘀互结治疗介入后心绞痛经验

【摘要】冠心病介入治疗后存在介入后心绞痛发病率高的问题，史载祥教授根据冠心病心绞痛"阳微阴弦"的核心病机，以多年临床医疗经验为基础，应用经方治疗介入后心绞痛取得良好疗效。本研究结合临床案例，总结史载祥教授经方治疗介入后心绞痛的经验与特点。

【关键词】心绞痛；痰瘀互结；史载祥；介入治疗

史载祥教授为主任医师，博士生导师，首都国医名师。全国中西医结合心血管病中心首席专家。全国第三、四、五、六批中医师承人员指导老师，全国名老中医工作室学术带头人，1991 年首批全国 500 位名老中医。中日友好医院中西医结合心内科首席专家，主要研究成果获得多项国家级、省部级奖励。

冠心病是危害人类生命和健康的主要疾病之一。随着介入治疗技术（PCI）的不断发展和成熟，目前已经成为冠心病血运重建治疗的重要手段并广泛应用。但在介入治疗后并且应用西药规范治疗的情况下，仍然有超过 26% 的患者存在心绞痛症状，成为亟待解决的重要问题[1]，现代医学对此缺乏有效治疗方法。史载祥教授根据冠心病心绞痛"阳微阴弦"的核心病机，以多年临床医疗经验为基础，从痰瘀互结入手，治疗介入后心绞痛，可明显改善 PCI 术后心绞痛患者心绞痛的症状，提高患者生活质量。现结合具体案例，总结史载祥教授经方治疗介入后心绞痛的经验。

1 瓜蒌薤白半夏汤案

贾某，女，70 岁。2012 年 11 月 26 日首诊。患者 2010 年因冠心病心绞痛而于前降支植入支架 2 枚，术后心绞痛症状并未完全缓解，快速行走 20m 即出现胸闷憋气症状，伴有心前区刺痛，口干口苦，舌暗苔薄根黄腻，脉沉细短、寸弱。以瓜蒌薤白半夏汤合升陷祛瘀汤加减：全瓜蒌 30g，薤白 30g，半夏 30g，枳实 15g，生黄芪 30g，桔梗 30g，柴胡 6g，升麻 6g，山萸肉 15g，知母 20g，三棱 10g，莪术 20g，益母草 30g，生牡蛎 30g，生内金 15g，红景天 30g。黄酒煎服。14 剂，每日服 3 次。患者服药 2 周后症状缓解明显。已无胸痛，运动耐量提高。脉细短滑，舌苔薄白腻。效不更方，原方巩固 14 剂。后经随访，患者病情显著好转，可以行走 3000m 以上而不出现胸闷胸痛症状。

胸痹心痛的核心病机是"阳微阴弦"，即正虚与邪实并存才是胸痹的实质，二者缺一不可，因此《金匮要略·胸痹心痛短气病脉证并治》中的瓜蒌薤白剂三方，一方面宣通胸中之郁阳，兼以散寒；一方面清化中焦之痰饮，兼以行气。本患者胸痛发作时整个前胸部绞痛，胸痛彻背，乃至影响睡眠。与《金匮要略》原文所述之"胸痹不得卧，心痛彻背者"颇为契合，故应当"瓜蒌薤白半夏汤主之"。史载祥教授认为，瓜蒌薤白白酒汤原文中"寸口脉沉而迟"当指平时缓解期的脉象，而"关上小紧数"乃心绞痛发作时的脉象，二者并不矛盾。而在遣方用药上，从各药配伍剂量比例、煎药、服法上，务必取原著之意。如"瓜蒌实一枚，半夏半斤"，于药房实际观察瓜蒌一枚大致 60g，故而起始剂量瓜蒌、半夏皆为 30g，后随证加减。法半夏乃白矾、甘草等炮制而成，毒性很低，临床应用多年未见不良反应。而且所有应用本方的患者，史载祥教授均叮嘱其使用黄酒煎服。原文白酒乃米酒，不仅仅有活血化瘀、引药上行之功，而且从西医药理上也可解释部分有效成分是醇溶解而非水溶解[2-4]。且本方每日三服，以遵原旨，遂速其效。

2　乌头赤石脂丸案

孔某，男，56 岁。主因胸痛、心悸于 2012 年 11 月 26 日首诊。患者于 2006 年确诊"心肌梗死"，有"室壁瘤"。行冠状动脉支架术，前后一共植入支架 4 枚。初诊时患者频繁发作胸骨后绞痛，需服用硝酸甘油。伴乏力，腹胀，大便不成形（1～2 次/日），五更泻。欠寐。脉细弦寸弱，舌质紫暗，苔黄厚腻。史载祥教授初治以瓜蒌薤白半夏汤合升陷祛瘀汤。前八诊治疗后，患者病情缓解明显。但自 2013 年 3 月起，病情反复。胸痛剧烈，胸痛彻背，背痛彻胸。苔黄腻根厚，舌质暗，脉细弦而寸弱。遂投以乌头赤石脂丸：制川草乌各 10g（先煎 1 小时），川椒 10g，干姜 10g，附子 10g，半夏 40g，白芥子 10g，薤白 40g，全瓜蒌 60g，生黄芪 60g，三棱 20g，莪术 30g，苍术 30g，全蝎末 2g（冲），穿山龙 60g，蜈蚣末 2g（冲），红景天 30g。7 剂。患者服药后胸痛立止，后减至一剂分 3 日服，症状得到控制，后随访 2 年有余，可以恢复正常工作，未再发作心绞痛。

本患者多支病变多次介入治疗，相对于一般心绞痛患者，其病情复杂、程度更重，虽然经瓜蒌薤白半夏汤治疗后，可使心绞痛发作缓解。然一旦有诱因则随时可诱发心绞痛。本患者晨起发作，脉细弦寸弱，伴五更泻。此乃阴寒痼冷，痰结瘀凝所致，为胸痹之重症，一般通阳散结已难胜任，非峻逐阴寒并用温涩调中难以奏效。方中乌、附、椒、姜，一派大辛大热，别无他顾，峻逐阴邪而已。赤石脂味甘、涩，性温，入脾、肾、大肠经，涩肠止血，收敛生肌。山萸肉味酸，性温，收敛元气，固涩滑脱。《神农本草经》谓其"逐寒通痹"。故上方取其意，易其药也。本案在阳微阴弦，虚实错杂，升降失调，基础病机之上，突出阴寒、痰瘀、痹阻，寒凝瘀阻，津停为痰，互为因果，不可不知。

3 橘枳姜汤合茯苓杏仁甘草汤案

郭某，男，75 岁。于 2012 年 9 月因急性心肌梗死在北京某医院行冠状动脉造影示：三支病变并行支架术。2013 年 1 月 10 日初诊：以阵发性胸闷痛为主要症状，发作时需用硝酸甘油喷雾剂（2 喷/次）、速效救心丸（4～5 粒/次）等才能缓解症状。伴腹部不适、乏力、咳嗽，气短。脉细短，苔薄质淡暗。遂以橘枳姜汤合茯苓杏仁甘草汤加减：橘红 10g，炒枳壳 10g，炮姜 8g，茯苓 15g，杏仁 10g，炙甘草 10g，三七粉 3g。7 剂。2013 年 1 月 17 日二诊：诸症缓解，胸闷症状未发作，未服用硝酸甘油、速效救心丸等。口干涩，夜间加重需饮水缓解。脉沉细短，苔薄质淡暗。效不更方，原方加附子 15g。14 剂。随访病情平稳，未再发作胸闷。

按 本患者冠心病、前壁心肌梗死病史明确。症状表现为胸闷胸痛，脘腹不适，咳嗽、气短。辨证为胸痹为患，胸阳不振，气机不畅，水饮上逆。《金匮要略直解》曰："气塞短气，非辛温之药不足以行之，橘皮、枳实、生姜辛温，同为下气药也。"胸中气塞，短气，且未见上逆抢心之症表明胸痛不甚，故可知为胸痹轻症。茯苓杏仁甘草汤偏于化痰饮；橘枳姜汤偏于行气滞。两方兼顾了"阳微阴弦"两个方面，又各有侧重，故临床常合用。二诊患者口干涩，伴咳嗽、气短，是气虚不能布津使然。又有近期上消化道出血病史，故以炮姜易生姜，取炮姜守而不走，也有甘草干姜汤意。另加三七，止血活血，气、饮为患要累及血。取效后兼顾气阴，加生脉饮，以阴配阳，巩固疗效。

不可否认，随着冠心病介入治疗技术的发展和完善，其临床实施例数逐渐增多。但 PCI 虽能重建血运、纠正严重狭窄，却不能改变动脉硬化的生物学过程，更不能消除引起冠脉狭窄的原因。支架内再狭窄、冠状动脉痉挛、冠状动脉分支栓塞、微循环紊乱、无复流、边支栓塞或局部"扩张痛"等多种原因都可以导致介入后心绞痛，因此其发病率居高不下，且西医治疗无特殊手段[5]。而且个别情况下，介入治疗的临床指征有宽泛化的趋势。

中医理论和实践是从人体整体、脏腑，到心脏、血管；从宏观到微观、从整体到局部的有机综合考量。经方上溯岐黄，下逮百世，为"方术之祖"。是整体观与辨证观的典范；具体到《金匮要略·胸痹心痛短气病脉证治》提出"师曰：夫脉当取太过不及，阳微阴弦，即胸痹而痛，所以然者，责其极虚也。今阳虚知在上焦，所以胸痹心痛者，以其阴弦故也。"首次明确提出"阳微阴弦"是形成胸痹的主要病机，并被后世医家公认为是对胸痹心痛病因病机的高度概括。其中阴弦体现的就是阴性的邪气致病因素，也就是痰、瘀、寒。所以治疗上也要针对痰瘀互结而行。金属支架的植入，尤其是连续、多枚、反复植入的情况下，虽然可以局部消癥通瘀，但是会导致冠状动脉血管自身的舒缩、物质交换等生理功能的丧失。故病机复杂多变，与介入前单纯的"阳微阴弦"已经有所区别。一方面需要着重化痰祛瘀治疗，另一方面需要兼顾气、血、水三者的转化和平衡，调节升降，兼顾气阴。

结合以上病例，总结史载祥教授在临床实践中的辨治特点：

（1）务循原旨 经方经过数千年临床实践验证，其应用不仅仅是辨证用药，而且涉及配伍、剂量、煎法、服法、加减、调护等一系列问题。史载祥教授在原方剂量基础上，根据具体患者年龄、体质、病证不同而加减化裁。且强调酒煎、温服、一日三服，以增强疗效。

（2）标本兼治　因为介入后心绞痛患者多病程长、病势重、病情复杂，尤其是大部分已经经过多年的西医乃至中医治疗，因此更体现出复杂多变的情况，需要从繁多芜杂的临床症状和病史资料中抓住核心病机，并进而做出正确的辨证施治。从以上病例中可以看出史载祥教授根据具体患者的病因病机，分别从痰瘀、寒凝、气陷络阻等重点入手，根据患者病情的不同而有侧重点，选取相适应的方药治疗。益气升陷，以固其本；化痰祛瘀，以治其标。

（3）痰瘀互结　史载祥教授师从朱良春国医大师。朱老认为冠心病"痰、瘀、虚"三大因素贯穿始终，并总结出"怪病多由痰作祟，顽疾必兼痰和瘀"的辨治思路。

气、血、津液在生理上相互维系，在病理上也相互影响。津血的生成、相互转化，是以气为枢纽而实现的。《灵枢·决气》说："中焦受气取汁，变化而赤为血"，《血证论》说："水化于气"。气为血帅，血在脉中流行，有赖于气之率领和推动，故"气行乃血流"（《素问·五脏生成》），气能行津，津液的输布排泄，依靠气的升降出入运动，故"气行水亦行"（《血证论》）。血在脉中循行不逸出脉外，主要依赖于气对血的统摄作用，而津液代谢平衡的维持也有靠于气的固摄功能。津液代谢失常，则为痰、为饮、为水、为湿；血液循行迟缓和受阻，则为血瘀。痰饮、瘀血形成之后，又会阻碍气之流动。痰瘀作为津血所化的病理产物和致病因子，是津血为病的两个不同方面的表现形式，同属阴，津血同源，因此痰瘀同源，痰瘀相关。

瘀血内阻，久必生痰，痰致之血瘀，痰瘀掺杂，互为因果，不能截然分开。痰滞则血瘀，血瘀则痰滞，形成恶性循环，交结不解，从而使病情往返不已，缠绵难愈。痰瘀同病，就当痰瘀同治，因此治疗中治痰要兼顾化瘀，治瘀不忘祛痰，做到见瘀之证而防痰之生，见痰之象而防瘀之结，及早地化解和防止痰瘀互化与互结，就能防止疾病向纵深发展。

（4）攻补兼施　介入后心绞痛患者，往往因邪实日久耗竭气阴而致虚，又因体虚运化推动无力而导致痰阻、血瘀、寒凝而致实。故而多呈现本虚标实、虚实夹杂之疑难重症。史载祥教授在辨证施治过程中，扶正不忘祛邪，使邪去而正复；祛邪亦不伤正，则生机再现。

（5）燮理阴阳　介入后心绞痛患者多为日久迁延不愈，累及阳气虚衰，此所谓"阳微"也。但阳虚日久，也会导致生化不足而阴液亏虚，最终发展为阴阳两虚之证。因此史载祥教授在使用附子、干姜等助阳之药时，多配伍使用白芍、生地黄、麦冬、知母等滋阴之品。生地黄，《神农本草经》谓之"逐血痹"，兼有活血化瘀之效。而知母除滋阴作用外，根据《神农本草经》"补不足，益气"记载，尚有气阴双补作用。正所谓"善补阳者，必于阴中求阳，则阳得阴助而生化无穷；善补阴者，必于阳中求阴，则阴得阳升而源泉不竭"。

（6）复脉生新　经方囿于历史局限性，并未强调活血化瘀治法，组方中仅有白酒一味药，具有有限的活血化瘀作用。而活血化瘀法治疗心血管疾病是近现代中医药最大的理论与实践的进展，介入后心绞痛临床特点多叠经治疗，痰瘀癥积（斑块）日久，非一般的赤芍、桃仁、红花等花果类活血化瘀药力所及，因此需要合用祛瘀消癥的三棱、莪术，以及虫类药水蛭、全蝎、蜈蚣等。并将"大气下陷"理论与活血化瘀理论结合为一体，提出升陷祛瘀疗法，不仅增强了经方治疗之力，而且补充了经方力所不逮之处，可达到事半功倍之疗效。实现了经方和时方有机的结合，更是对经典的继承和发扬。

（柳　翼，史载祥）

参 考 文 献

[1] Ruzyllo W，Szwed H，Sadowski Z，et al. Efficacy of trimetazidine in patients with recurrent angina：a subgroup analysis of the TRIMPOL II study[J]. Curr Med Res Opin，2004，20：1447-1454.

[2] 姚新生. 中药天然药物活性成分的研究方法[J]. 药学服务与研究，2003，3（4）：205-209.

[3] 何祥久，邱峰，姚新生. 瓜蒌薤白白酒汤活性成分研究（Ⅱ）：呋甾皂苷类成分[J]. 沈阳药科大学学报，2003，2（20）：107-110.

[4] 何祥久，王乃利，邱峰，等. 瓜蒌薤白白酒汤活性成分研究（Ⅲ）：黄酮类活性成分[J]. 中国中药杂志，2003，5（28）：420-423.

[5] 王琴. 冠状动脉介入治疗后心绞痛原因分析[J]. 兵团医学，2014，1（39）：32-33.